HISTOIRE

DE LA DOCTRINE MÉDICALE

HOMŒOPATHIQUE.

LYON. = IMPRIMERIE DE DUMOULIN ET RONET,

Quai Saint-Antoine, 33.

HISTOIRE

DE LA DOCTRINE MÉDICALE

HOMOEOPATHIQUE

SON ÉTAT ACTUEL

DANS LES PRINCIPALES CONTRÉES DE L'EUROPE

APPLICATION PRATIQUE

DES PRINCIPES ET DES MOYENS DE CETTE DOCTRINE

AU TRAITEMENT DES MALADIES

PAR

Aug^te **RAPOU**, DE LYON

DOCTEUR-MÉDECIN.

Orné du portrait de Hahnemann, gravé sur acier.

Opinionum enim commenta delet
dies naturæ judicia confirmat.
CICER, NAT. DEOR. L. II.

TOME SECOND.

PARIS.

CHEZ J.-B. BAILLIÈRE,

LIBRAIRE DE L'ACADÉMIE ROYALE DE MÉDECINE,

Rue de l'École-de-Médecine, 17.

LONDRES.

CHEZ J.-B. BAILLIÈRE, REGENT-STREET, 117.

1847.

HISTOIRE

DE LA DOCTRINE MÉDICALE

HOMOEOPATHIQUE.

CHAPITRE PREMIER.

DE L'HOMŒOPATHIE A PRAGUE

Sommaire : Arrivée à Prague. — Histoire de l'homœopathie dans cette ville. — Docteur Schaller; restriction faite à l'emploi des émissions sanguines. — Docteur Hermann Lævy; l'*analogie*, complément de la *similitude* ;—pharmacopée animale; importance de l'anatomie pathologique.—Docteur Hirsch; indications pratiques diverses.—Influence des *constitutions médicales* sur le choix du remède.—Traitement des maladies des dents.—Remèdes administrés en nature.—Observations cliniques sur les dilutions élevées. — *Médication physiologique.* — Situation de l'homœopathie à Prague en 1846.—Petites pharmacies portatives; Franz Jerack, émailleur.

Celui qu'intéressent les souvenirs de l'histoire d'Allemagne, et qui aime à se laisser impressionner par la vue de ses vieux monuments, ira visiter Prague, et contemplera avec émotion sa vaste surface noire et sombre comme les événements dont elle fut le théâtre. Du haut de ses clochers en flè-

che, il lui semblera voir flotter les drapeaux des révoltés hus-
sistes; sur ses portes à tourelles crénelées, il se plaira à replacer
les légions suédoises, françaises, bavaroises, impériales, qui
s'y entre-choquèrent si souvent; il se rappellera les fameuses
assemblées de la diète, qui ne sont plus maintenant qu'une
brillante cérémonie, et cette université célèbre qui, la première, introduisit en Allemagne le goût des lettres, et languit
aujourd'hui sous le monopole de Vienne. Tous ces souvenirs
revivent à la vue de cette antique métropole, encore em·
preinte du caractère original de ces temps reculés.

Le médecin trouvera encore à Prague une source intarissable d'observations et d'études. L'anatomie y est cultivée
avec une rare perfection ; les hôpitaux y sont nombreux, très-
vastes, bien dirigés pour l'instruction clinique, et l'hospice
des aliénés est, je crois, le plus complet et le mieux organisé
qui existe en Europe. Du reste, ce fut à l'examen de l'état
de la doctrine homœopathique en cette ville, que je consa-
crai presque tous les instants de mon séjour.

Lorsque mon père visita Prague, en 1832, il y trouva la
nouvelle école à l'état de formation, représentée par deux
praticiens seulement, les docteurs Schaller et Lævy. Je vis avec
plaisir les grands progrès qu'elle avait faits depuis ce temps
dans la population et parmi les médecins, qui la reconnaissent comme une méthode sérieuse, ayant rang et influence
dans le domaine de la science. Le nombre de ceux qui l'ont
adoptée est aujourd'hui de quatorze à quinze. La plupart
d'entre eux, comme aussi les plus anciens et les plus expérimentés, suivent la même direction que leurs confrères de
Hongrie; ils se déclarent hautement contre les prétendues
réformes des spécificiens, et se dirigent d'après la méthode
hahnemanienne modifiée par leurs observations particulières.

Cependant il faut avouer qu'ils sont loin d'égaler leurs collègues hongrois pour la pureté de la doctrine, et qu'ils adoptent trop légèrement des modifications que l'expérience ne sanctionne pas assez.

Ce n'est pas sans avoir combattu et surmonté beaucoup d'obstacles que la nouvelle méthode a pu s'établir à Prague, et y conquérir la position qu'elle occupe à présent. Faire l'histoire de ces discussions serait répéter, en changeant les noms propres, tout ce que nous avons dit de Naples, de Vienne, ce que nous dirons de Dresde, de Berlin, de Munich. Partout les mêmes hommes et les mêmes préjugés. Cependant je vais rapporter quelques particularités de la lutte qui fut engagée dans cette ville.

Il y a une dizaine d'années que l'exercice de l'homœopathie fut tout-à-fait interdit à Prague sous de graves peines. Le médecin convaincu de l'avoir pratiquée devait être condamné d'abord à une amende de 500 florins ; repris en contravention, on le privait de son diplôme ; la troisième fois, il devait être exposé sur la place publique comme un malfaiteur. Mais ces ordonnances absurdement sévères restèrent, par cela même, sans exécution. L'université n'osa appliquer de sang froid ce qu'elle avait décrété dans un moment de passion. Les années suivantes, par ordre exprès de l'empereur, le conseil médical de Vienne dut prendre en main la solution de ces querelles, et s'occuper bon gré mal gré à y mettre un terme par de justes concessions. La Faculté de Prague se réunit souvent pour répondre aux questions adressées de Vienne à cet effet : —A quelles conditions doit-on permettre l'exercice de l'homœopathie ? — Peut-on abandonner à ses praticiens la distribution des remèdes ? etc. Ses réponses furent toujours dictées par un esprit de violente hostilité. On y vit le docteur Heger, un des praticiens les plus connus de Prague, demander une première fois la prohibition absolue de l'homœopathie, comme étant un système de nulle valeur et purement expectatif; et une seconde fois proposer qu'on la repoussât, à cause de la dangereuse énergie de ses remèdes.

Voyant qu'il était impossible de rien résoudre avec ces hommes passionnés, la cour de Vienne envoya l'ordre de réunir un comité d'examen, composé d'un nombre égal de partisans de chaque méthode. On n'eut pas égard à cet ordre positif, et nos adversaires se réunirent encore seuls pour délibérer à leur aise; mais le docteur Schaller protesta vivement et les contraignit à l'admettre au milieu d'eux. Enfin, l'année 1837 vint mettre un terme, à Prague comme sur toute l'étendue de l'Empire, aux persécutions dont notre école était l'objet. Ses partisans furent conviés à se réunir pour déterminer les moyens propres à concilier les lois sur l'exercice de la médecine, avec les modifications que l'homœopathie avait introduites dans la pratique. Nos confrères délibérèrent sous la présidence du doyen de la Faculté, et conclurent à l'adoption d'une liberté pleine et entière. Le gouvernement, suivant son habitude, n'adopta ni ne repoussa rien, laissant toute chose dans le provisoire. Depuis ce temps, les homœopathes exercent sans entrave; la Faculté s'est réconciliée avec eux; les praticiens de l'une et de l'autre opinion vivent en bonne intelligence, s'aidant et s'éclairant mutuellement dans la pratique de leur art, harmonie qui n'est pas, du reste, à l'avantage de l'ancienne école, dont les doctrines se modifient sous l'action des idées nouvelles et cèdent peu à peu à leur influence envahissante.

Le docteur Schaller est un praticien de vieille date, qui a exercé l'allopathie pendant quatorze ans, et l'homœopathie depuis vingt-quatre ans. Il a quelque chose de l'extérieur fier et vénérable de Hufeland, et représente dignement comme doyen de notre école dans ce pays. On lui doit en grande partie la position qu'elle y occupe aujourd'hui. Personne, aux jours de la persécution, ne prit en effet sa défense avec autant d'énergie, et maintenant encore il possède sur ses partisans et ses adversaires l'influence que donne toujours le mérite joint à une longue expérience.

Schaller emploie les diverses dilutions, depuis la première jusqu'à la trentième, mais ne dépasse pas habituellement la douzième. Il les fait prendre par gouttes, et c'est la manière généralement admise à Prague. Toutefois dans certains cas, tels que les douleurs névralgiques-céphaliques et faciales, dans les accès hystériques avec menace de suffocation, il se contente du simple flairer, dont il dit retirer alors de très-bons effets que l'on n'obtient point par l'administration interne. Au sujet des doses, il a fait une observation digne de remarque : c'est qu'à la première apparition du choléra (en 1831), les hautes dilutions lui réussirent bien, et à ses confrères aussi ; tandis qu'à la réapparition du fléau, en 1836, quoiqu'il eût perdu beaucoup de sa première énergie, les petites doses restèrent sans action, et il fallut recourir à de plus fortes. Ainsi, le *veratrum*, qui produisit d'abord ses effets à la quinzième dilution, dut être employé ensuite de la quatrième à la sixième.

Longtemps avant que Hahneman fît connaître son opinion définitive sur la répétition des remèdes, Schaller constata l'utilité des répétitions fréquentes dans les maladies aiguës, et adopta cette méthode qui s'est généralisée maintenant. Nous causâmes longtemps sur l'utilité relative des procédés propres aux deux écoles, et particulièrement sur la valeur des émissions sanguines. Elles doivent être rejetées comme méthode, pour rester aux mains du praticien homœopathe un moyen auxiliaire, exceptionnel, rarement applicable. C'est à peine si, pendant une pratique de vingt-quatre ans, il y a eu vingt fois recours. Il les trouve cependant impérieusement indiquées contre les épanchements sanguins que l'*arnica* ne suffit pas à dissiper, et dans les cas de pléthore lorsqu'il faut agir promptement. C'est ce qui m'a été dit par les homœopathes des diverses nuances ; quelle que soit leur dissidence d'avec Hahnemann, ils s'accordent tous sur ce point. Ce n'est pas l'expérience d'un individu qui condamne ainsi une opinion séculaire, mais celle d'une foule de médecins répandus partout. Cette grande expérimentation est faite, et chacun a les moyens de s'assurer de sa valeur sans essais dangereux. Je ne sache pas que, depuis Hippocrate, il se soit opéré dans la thérapeutique une révolution plus digne de fixer l'attention.

Le docteur Herman Lævy est un praticien homœopathe moins exact que Schaller. Il se distingue par une connaissance approfondie des sciences physiques et naturelles, dont il poursuit encore l'étude avec ardeur et succès. Irrésistiblement porté à ce genre de travaux, il serait peut-être resté étranger à notre doctrine médicale , si la reconnaissance ne lui eût fait un devoir de s'en occuper ; car il fut guéri par Hahnemann d'une maladie chronique, qui allait chaque jour en empirant sous la médication allopathique. Sa guérison achevée, il suivit les leçons d'Hahneman et vint à Prague les mettre en pratique.

Lævy a, comme les savants spéciaux, une manière originale de voir les choses, et joint à cette originalité une grande justesse de jugement. Je m'attachai à lui, ainsi que je fis avec Attomyr, et j'aimais à l'entendre exposer ses aperçus ingénieux, dans de longues et vives conversations. Il est, à ce qu'il me dit, sur la voie d'un perfectionnement important de l'homœopathie. Il possède une méthode qui lui est propre, des remèdes nouveaux , des indications nouvelles. Ce n'est pas un système médical différent de celui de Hahnemann, mais c'en est, dit-il, une modification importante, c'est un progrès. Il ne le fait point connaître maintenant, parce qu'il compte le publier dans un ouvrage de longue haleine, auquel il travaille depuis plusieurs années. Du reste, ce ne sont pas des spéculations théoriques, car il ne se sert pas d'autre méthode au lit du malade. Malgré ses réticences et son désir de tenir ses procédés cachés, il m'en a dévoilé plusieurs points, mais en me faisant promettre de n'en rien dire, si je venais à publier l'histoire de mon voyage. Il craint en effet qu'une exposition prématurée, incomplète et mal faite de sa doctrine, n'en donne une idée défavorable ; et il est si difficile d'effacer une première impression ! Toutefois il m'est loisible de rapporter, sans manquer à mes engagements, ce qui est connu de tous ses confrères de Prague. Suivant lui, le principe des *semblables* n'est pas suffisant. Son caractère relatif, approximatif, en rend l'application exacte très-difficile, et y laisse un élément d'imperfection que les travaux subséquents pourront bien amoindrir, mais non pas enlever tout-à-fait. Il veut quelque chose de plus que le *semblable*, il veut l'*analogue* (lequel, pourtant, n'est pas l'*identique*); il veut un rapport plus rapproché, plus vrai, plus intime que celui de *similitude* entre la nature du remède et celle du mal. Il ne veut pas le *similis*, mais l'*ähnelich* (qui est cependant sa traduction allemande). *Similis* vient de *simius*, singe, qui imite, qui contrefait seulement l'extérieur, l'apparence. *Ahnen* (qui signifie parents, aïeux) exprime un rapport de consanguinité et de nature.

Il était préoccupé de ces idées, lorsque parut le mémoire du docteur homœopathe Weber sur le traitement du *charbon des animaux* par l'*anthracin*. C'est une très-remarquable histoire de guérison, tant par la nouveauté du sujet que par l'authenticité et le nombre des preuves, la valeur des témoins qui les attestent, remarquable surtout par ce fait, qu'aucun cas ne résista à l'action du médicament, ce qui ne se voit pas dans le traitement avec les remèdes de Hahnemann, qui guérissent souvent, mais non pas infailliblement, l'affection contre laquelle ils sont indiqués. L'anthracin a avec ce mal un rapport de nature invariable, le remède homœopathique un rapport phénoménal, sujet à mille modifications. Ce livre fut un trait de lumière pour Lævy; il lui fut ce que l'observation du quinquina avait été pour Hahnemann : un principe fondamental, un point de départ.

Du reste, dans cette doctrine de Lævy, il n'y a rien qui contredise ou renverse celle de son maître : elle ne se présente même pas comme une modification bien tranchée, mais plutôt comme un complément, un perfectionnement; c'est un progrès, un pas de plus dans cette tendance de Hahnemann à asseoir la thérapeutique sur son rapprochement exact entre les états morbides et les propriétés toxiques.

Ce fut dans le règne animal que Lævy chercha ses nouveaux moyens. Il y trouva une mine féconde à peu près inexploitée, une abondante variété de produits morbides, surtout dans les insectes et leurs sécrétions. Il crut reconnaître à ces matières plus de rapports avec les causes de nos maladies spéciales, que n'en ont les substances médicamenteuses fournies par les autres règnes de la nature. Il soumit chacune d'elles à l'opération nécessaire de l'expérimentation sur l'homme sain. Maintenant il ne fait pas usage d'autres moyens, et prétend guérir radicalement, avec leur secours la syphilis, la diathèse tuberculeuse, squirrheuse, et la plupart des dégénérescences de tissus qui se sont montrées jusqu'à présent très rebelles à nos remèdes.

Voilà un aperçu de ce qui est connu de son système. Il y a là certainement de quoi exciter l'intérêt des savants. Mais quant à son exclusivisme en faveur de sa matière médicale, je crois qu'il y a beaucoup de préventions d'auteur. L'idée que les substances animales toxiques sont dans un rapport plus intime que les autres avec les causes morbides, pourrait bien n'être pas fondée, pour un grand nombre de cas ; car qui nous prouve *à priori* que, pour certaines fièvres de marais, le quinquina ne sera pas dans le rapport thérapeutique le plus intime, lorsque le phénomène qui suit son administration est la disparition prompte et radicale de la maladie ? Les médicaments fournis par les règnes végétal et minéral ne doivent pas être de pures superfétations ; car la nature ne renferme rien d'inutile. Il y aura des cas, quelque rares qu'ils soient, pour lesquels ils seront toujours les moyens les mieux appropriés. Jamais l'on ne pourra se restreindre à telle classe de remède : tous les règnes doivent apporter leur tribut aux jouissances de l'homme bien portant, et au soulagement de l'homme malade. Mais Lævy, par son exagération même, aura rendu un grand service à notre école ; il aura ouvert une carrière d'investigations fructueuses, à peu près inconnue, et qui fournira très-probablement des agents médicamenteux, capables de modifier certains états morbides, contre lesquels nos moyens actuels agissent trop lentement ou restent trop souvent impuissants.

Il attache une grande importance à l'anatomie pathologique. Si les applications de cette science n'ont pas répondu à l'attente des praticiens de l'ancienne école, il n'en sera pas de même pour les médecins homœopathes, qui possèdent dans cette branche des connaissances médicales un puissant moyen de perfectionner leur méthode. Suivant Lævy, les lésions de tissu, productions anormales, sécrétions morbides, altérations d'humeurs, doivent constituer un élément fondamental de la symptomatologie, et peuvent devenir la source des meilleures indications. Il faut les observer au même titre que les symptômes purement dynamiques, qui ont été jusqu'ici l'objet d'une attention trop exclusive. Par l'étude de l'action des substances toxiques sur les tissus et la composition des humeurs, on sortira autant que possible des phénomènes apparents, relatifs, variables, pour entrer sur le domaine des faits primitifs, essentiels, moins propres à induire en erreur. Bien entendu que c'est dans l'emploi de ses substances animales toxiques, qu'il trouve la solution de ce problème; avec celles-ci seulement, on pourra produire comme dissiper ces altérations de tissu et d'humeurs. Cependant, je ne pense pas qu'il ait encore renoncé à l'emploi de la silice contre les diathèses purulentes; car il m'en vanta beaucoup les bons effets dans une maladie contre laquelle on n'eut, que je sache, jamais avant lui l'idée d'en faire usage : la gonorrhée vénérienne, ou simple avec écoulement d'un liquide puriforme. Il administra souvent la *sépia* par le flairer, et a cru déterminer par ce moyen de fortes aggravations. Aussi ne la donne-t-il jamais qu'aux dilutions les plus élevées. Le travail de Lævy sur les substances animales aura l'avantage de faire mieux connaître la bizarre pharmacopée isopathique qui renferme certainement, dans un grand nombre d'indications douteuses, d'excellentes ressources thérapeutiques.

Le docteur Hirsch est un jeune homme qui exerce depuis une dizaine d'années, et qui possède déjà une clientèle assez étendue. Il est allé étudier à Paris l'état actuel de l'art orthopédique, et vient d'élever à Prague un établissement de ce genre, qu'il dirige conjointement avec un de ses amis, comme lui médecin homœopathe. Ils allient heureusement la médication spécifique interne à l'emploi des moyens mécaniques. Quand on réfléchit aux rapports intimes de nos agents médicamenteux avec les systèmes lymphatique et osseux, et aux effets salutaires qu'ils produisent, on comprend combien leur usage doit efficacement aider l'action des procédés orthopédiques. Il est bien à regretter que de pareils établissements ne se forment pas dans nos grandes villes.

Hirsch s'occupe aussi beaucoup du traitement par l'eau froide, et en fait un heureux et fréquent emploi dans des maladies qui sembleraient devoir réclamer uniquement l'action médicamenteuse. C'est de lui que j'appris l'efficacité des compresses mouillées, dans les angines. Il les applique autour du cou et les renouvelle, suivant l'intensité de l'inflammation, tous les quarts d'heure ou toutes les heures. L'expérience nous a prouvé l'inutilité d'un renouvellement aussi fréquent.

Dans les gonorrhées chroniques, genre de maladie si rebelle à tous les moyens, Hirsch dit réussir assez souvent en alliant au traitement interne les bains de siége froids ; du reste, au sujet de cette affection, il pense avec tous les homœopathes, que le meilleur procédé est un régime sévère, consistant à éviter les fatigues corporelles, toute influence excitante et l'usage du vin et de la viande. Contre le chancre, il administre le *solubilis* à la première trituration ; mais il avoue que la guérison est ordinairement précédée d'une aggravation de longue durée. Pourquoi donc donne-t-il une préparation aussi forte? Si le travail de la cicatrisation languit, il emploie avec succès *acid. nitri*. Dans les condylômes, il fait usage de *thuya* à forte dose (quelques gouttes de teinture dans un verre d'eau) à l'intérieur et à l'extérieur. Il a remarqué que dans les maladies qui se manifestent par une lésion extérieure, on guérit beaucoup plus vite en unissant à l'administration interne du remède, son application locale au moyen de compresses trempées dans sa dilution. Il s'en est fait une règle générale.

Contre l'encéphalite des enfants, 1er et 2e degré, comme

aussi contre leurs états vermineux , surtout les plus graves ,
alors que le petit malade est raide ou convulsé , avec fièvre
intense , haleine fétide , il possède un moyen qui ne lui a
jamais failli depuis plusieurs aunées qu'il en fait usage dans
ces cas : c'est la décoction de *mercure vif.* On met une demi-
once de ce métal dans la valeur de 6 onces d'eau qu'on fait
bouillir pendant une heure , en ayant soin d'ajouter du liquide, pour en conserver la même quantité. On donne à l'enfant une cuillerée à café de cette décoction , toutes les heures
ou plus souvent, suivant l'acuité du mal. Les effets de ce
moyen sont bien préférables à ceux du même remède préparé par dilution ou trituration, d'après le procédé ordinaire.
Il y a longtemps que Dessaix et mon père administraient
ainsi ce médicament dans les mêmes cas , et plus longtemps
encore que le professeur Récamier l'employait avec succès
pour combattre les accidents vermineux seulement.

Contre les hémoptysies liées aux hémorrhoïdes , surtout
quand le sang est mal hématosé , peu fibrineux , Hirsch a
constaté l'efficacité d'*acid. snlfurique* dont il donne quelques
gouttes de la 2ᵉ dilution dans de l'eau. A l'exemple de Schaller et de Lævy, il fait usage de toutes les atténuations ; cependant je ferai remarquer que les homœopathes de Prague
sont en général plus portés à se servir des basses dilutions,
que ceux de Hongrie ou d'Italie.

Hirsch a observé, d'une manière particulière, l'influence des
constitutions médicales sur la thérapeutique. Un médicament
qui guérit aujourd'hui très-bien telle maladie, n'exerce plus
d'action sur elle à une autre époque. Ainsi l'an passé, le
rhus toxic. se montrait efficace contre une espèce de rhumatisme qui régnait alors à Prague. Cette affection s'y est renouvelée cette année , revêtant des caractères en apparence
identiques, et cependant le *rhus* ne produisit aucun effet

salutaire. (Ceci nous rappelle les rhumatismes de Linz , sur lesquels le *rhus* n'a pas eu jusqu'à présent la moindre action). Le *veratr. album* était très-efficace contre les coqueluches de l'année dernière , maintenant c'est l'*ambra grisea*, (Ceci me rappelle une des notes que mon père a consignées dans la relation qu'il a faite de son voyage en Allemagne. Il dit en parlant de la société homœopathique viennoise :

« ... C'est là que j'appris que certaines maladies réellement
« modifiées par le climat sous lequel elles se développent, bien
« qu'offrant en apparence les mêmes symptômes, ne guéris-
« sent pourtant pas sous l'influence des mêmes remèdes ; que,
« par exemple, certaines fièvres intermittentes dont on triom-
« phe généralement en Saxe par *china, noix vomique et pulsa-*
« *tille*, ne cèdent en Hongrie et autres parties de l'empire
« qu'à *ipecac. ignat. chamom.*, tandis que *sepia* est le médica-
« ment qui se montre à Berlin le plus souvent applicable à
« cette maladie. Certains exanthèmes chroniques qui ne
« résistent guère à Vienne au *graphit*, à la *douce-amère*, à
« la *teinture sulfurique*, guérissent à Pesth par l'emploi du
« *lycopod*, du *charbon animal* et de l'*arsénic*, tandis qu'à
« Dresde et à Leipsig, ils réclament l'usage de *salsaparilla*,
« *natrum mur, rhus* et *conium.* »

Ces faits , qui semblent contredire la loi homœopathique, méritent de fixer un instant notre attention. Il faut remarquer d'abord que le remède qui convient mieux que tel autre à telle époque et sous tel climat, a toujours avec celui-ci de grandes ressemblances pathogénétiques, et que , par conséquent, ils sont tous deux avec le mal dans le rapport homœopathique. Ainsi , pour nous en tenir au fait cité par le docteur Hirsch , le veratrum porte, au nombre de ses effets sur l'homme sain : *toux creuse, profonde, comme venant du ventre, avec douleur incisive dans l'abdomen ; toux semblable à la coqueluche avec vomissements, dyspnée, souvent au point de suffoquer, produite par une contraction spasmodique de la gorge ou de la poitrine; dyspnée, même en étant assis; crampes de poitrine avec constriction douloureuse.* Et l'ambra — *souffrances asthmatiques chez les enfants et les vieillards; toux nocturne excitée par un vif chatouillement au gosier; toux convulsive avec rapports et enrouement.* — S'il n'avait eu ces caractères, il n'aurait pu remplacer *veratrum* dans le traitement de la coqueluche. Il n'y a pas de climat, de température, de constitution médicale qui puisse modifier l'organisme de telle sorte, que la loi de similitude cesse de s'exercer. On n'a jamais vu un état morbide cédant une première fois à son remède homœopathique, reparaître rebelle à ce moyen ou à tout autre qui en présentera les caractères, et exiger pour sa guérison un médicament d'une nature toute différente du premier. Cela, dis-je, ne s'est jamais vu; il n'y a donc pas dans ces faits une objection sérieuse à la valeur de notre principe thérapeutique.

Mais, objectera-t-on : si, dans ces circonstances, la nature ne transgresse pas la loi de similitude, au moins peut-on conclure que cette loi ne s'applique pas avec l'exactitude que vous prétendez, car voilà des cas morbides semblables qui réclament, suivant les circonstances, des remèdes *homœopathiques*, il est vrai, mais cependant différents les uns des autres. Ces différences dans leur pathogénésie ne les empêchent pas de guérir des maux semblables entre eux ; d'où l'on doit tirer la conséquence que votre précepte thérapeutique n'est susceptible que d'une application approximative.

Nous ne nions pas qu'en fait il n'en soit quelquefois ainsi, mais en principe il n'en est rien. Cette conclusion qui se présente d'abord, n'a cependant rien de fondé. L'on ne peut admettre, en effet, que dans deux cas dont tous les éléments sont communs : le sujet, la nature de la maladie et le remède, le résultat de leur action soit différent ; que dans un seul cas, il y ait guérison. Il faut de toute nécessité, pour que cette différence ait lieu, qu'il y en ait une dans l'un de ces termes. Le sujet et le médicament sont supposés identiques ; ce ne peuvent être que les états morbides qui diffèrent, et qu'on regarde à tort comme parfaitement analogues. Il est tout naturel de penser qu'il en doit être ainsi, en réfléchissant à l'impossibilité où nous sommes d'apprécier avec exactitude et d'une manière complète tous les éléments d'une maladie. Nous ne le pouvons même pas pour les phénomènes physiologiques des fonctions, qui sont cependant moins complexes et moins sujets à variations. Il nous est impossible de dire de deux cas morbides en présence, qu'ils sont parfaitement pareils ; à combien plus forte raison lorsqu'ils se présenteront à nous à un certain intervalle de temps. La différence symptomatique sera une nuance légère qui indiquera et cachera à la fois une dissemblance profonde ; c'est un caractère que son apparente insignifiance dérobe à notre observation. Il s'agit de le reconnaître et de ne point se hâter de prononcer, que le même remède ne convenant pas au même cas, la loi homœopathique est d'une vérité plus ou moins douteuse.

Il faut cependant avouer, nous dira-t-on, que votre symptomatologie, soit morbide, soit médicamenteuse, cette source de vos indications thérapeutiques, est aussi une source d'erreurs, puisqu'elle met sur la même ligne des phénomènes de valeur fort différente, ce qui la rend d'une application si difficile, que mieux vaudrait encore s'en tenir aux appréciations générales que réclament les médications allopathiques. Nous répondrons que la tendance de nos travaux et de nos recherches est de déterminer la valeur relative des symptômes et que nous y parvenons très-bien à l'aide de la clinique. On note les phénomènes qui ont d'abord disparu et le remède qui les a dissipés. A la réapparition de la même maladie on s'applique à rechercher et à prendre note des légères différences symptomatiques et on administre le même médicament. Celui-ci ne produisant pas d'effet, on emploie celui qui s'en rapproche le plus. Il guérit. Alors ces légères nuances deviennent, pour ce second remède, des caractères très-importants. On les joint à ses effets pathogénétiques, en indiquant par certains caractères graphiques leur valeur, comme source d'indications. Il est permis de croire pourtant qu'il y a des états morbides, dont les différences essentielles, non revélées par les symptômes, resteront toujours un mystère ; mais avec ce procédé méthodique de tâtonnement, cette cause d'imperfection de notre méthode sera de moins en moins sensible, jusqu'à devenir à peu près inappréciable. Je suis bien aise que les circonstances m'aient amené à développer ces points de doctrine dont l'exacte entente épargnera à nos adversaires une foule d'objections spécieuses.

Le *régime* a servi à Prague, plus que partout ailleurs, à expliquer le succès du traitement homœopathique. Les médecins allopathes sont devenus extrêmement rigides sous ce rapport, et recommandent à leurs malades de vivre comme s'ils étaient soumis à notre méthode. Mais ils n'en obtiennent d'autres résultats que de se convaincre eux-mêmes de la valeur purement accessoire du régime, qui aide à la guérison sans pouvoir seul la produire, surtout dans les affections chroniques qui le réclament spécialement.

Un autre praticien de Prague, docteur Altschule, s'est livré à la spécialité intéressante du traitement des affections dentaires à laquelle je vais consacrer quelques pages.

Dans tout le domaine pathologique, il n'est pas de genre

d'affections qui ait été aussi généralement délaissé par la médecine interne et si aveuglément abandonné aux ressources de l'art chirurgical, pas de genre d'affections qui sous le rapport médical soit devenu au même degré la proie de l'empirisme et de la charlatanerie. Et cependant où trouver le motif valable d'un tel abandon? Quel médecin ignore l'influence des organes masticateurs sur l'exercice normal des fonctions digestives? Qui ne sait combien de troubles généraux souvent très-graves sont produits par l'action sympathique de leurs souffrances? L'étude exacte de leurs symptômes morbides qui n'a pas encore été faite est devenue, ainsi que celle des effets pathogénétiques des remèdes sur le système dentaire, une spécialité neuve et intéressante de la thérapie homœopathique qui trouve, dans la comparaison des objets de ces deux études, une source d'indications précises pour le traitement.

Avant la connaissance de la nouvelle méthode, les maladies des dents furent considérées, en général, comme des affections locales, et soumises en conséquence à des traitements locaux. On se contenta donc d'appliquer sur les dents mêmes ou sur la gencive contiguë, des poudres ou des teintures propres à diminuer l'irritabilité, à calmer la douleur, et à dissiper l'odeur. Mais cette action topique stupéfiante, antiseptique, chimique ou purement physique, en dehors de la loi de similitude, ne produit ordinairement qu'un effet palliatif, un soulagement de courte durée acheté souvent au prix de souffrances nouvelles, et d'un délabrement plus complet encore du système dentaire. L'homœopathie admet que la plupart des odontalgies proviennent, comme les autres maladies, d'une modification générale de l'organisme, et peuvent céder comme celles-ci à l'administration interne d'un médicament approprié. En effet, sans agir directement sur l'organe, sans modilier, sans altérer son tissu, le médecin homœopathe parvient en général à faire cesser les douleurs au moyen de spécifiques indiqués par la nature même de ces douleurs. C'est un des avantages de la nouvelle méthode, bien fait pour lui gagner les suffrages du public ; car quoi de plus commun , quoi de plus pénible que ces souffrances? La nouvelle méthode prévient ainsi quelquefois l'opération si ordinaire de l'évulsion de la dent, opération qui, dans beaucoup de cas, est loin d'être sans inconvénients graves ; ainsi l'on a vu l'ébranlement pénible qui en résulte déterminer la syncope, des crises hystériques, l'avortement, etc. D'ailleurs, on a toujours à redouter , quelle que soit l'habileté du dentiste, une foule de lésions fâcheuses des gencives, de l'os maxillaire, et des hémorrhagies dangereuses ; encore, même avec toutes ces chances défavorables, n'obtient-on pas toujours le résultat qu'on se proposait : la cessation de la douleur, et il arrive souvent qu'on extrait la dent qui n'en était pas le siége. D'autres fois la douleur, étant fixée profondément dans le nerf, persiste après l'évulsion. En présence de tant d'inconvénients, nous ne devons pas être surpris de voir un grand médecin de l'école allopathique, Celse, qui consacra une attention toute particulière à ce genre de maladies, se montrer très-mal disposé envers cette opération et vouloir épuiser, avant d'y recourir, toutes les ressources de sa pauvre pharmacopée. Mais cette heureuse idée ne peut devenir d'une application efficace qu'au moyen de la puissante thérapie dont Hahnemann a doté la science. Cependant loin de s'opposer d'une manière absolue à l'extraction des dents, l'homœopathie en admet la nécessité dans les cas suivants :

1° Lorsqu'une dent rongée par la carie est certainement la cause des douleurs que les médicaments ne peuvent faire cesser.

2° Lorsque la dent occupe une position qui gêne la parole, la mastication, ou fatigue les parois des joues.

3° Lorsque la dent est la cause d'une fistule.

4° Lorsqu'une dent de lait tarde à tomber et s'oppose au développement normal de celle qui doit la remplacer.

5° Lorsqu'une dent gâtée est la cause permanente de l'inflammation des parties molles.

La plupart des douleurs de dents ont leur siége sur le nerf qui s'y rend et surtout sur les divisions qui se distribuent à son périoste. Elles sont donc pour la plupart purement dynamiques et rentrent dans le domaine de la médecine spécifique.

Il est à remarquer qu'avec des symptômes en apparence semblables, les odontalgies réclament, suivant les pays, des remèdes différents. Ainsi à Bucharest, en Valachie, la *nux* réussit presque toujours à calmer les douleurs; à Palerme, cette même substance employée en gargarisme dans de l'eau dissipe ordinairement l'irritation nerveuse des grosses molaires; tandis qu'à Prague, il n'est comparativement que peu de cas qui en reçoivent du soulagement. Le docteur Siegritz à Bâle (en Suisse) calmait la plupart des douleurs dentaires au moyen de *cocculus*, qui ne trouve à Prague qu'un petit nombre de cas auxquels il soit approprié. A Lyon c'est *aconit* et *belladonne* qui se montrent le plus souvent efficaces.

Le docteur Altschul n'applique ses remarques qu'aux affections dentaires telles qu'il les a observées dans la capitale de la Bohême, et pour la facile intelligence de ses résultats pratiques, il les expose sous des titres généraux de chapitre, dont il corrige le manque de précision en énumérant pour chacun d'eux l'ensemble des symptômes caractéristiques qui les constitue; il établit les dix classes suivantes :

1° Odontalgie inflammatoire.

2° Odontalgie congestive, presque toujours suite de la suppression des règles ou des hémorrhoïdes.

3° Odontalgie arthritique.

4° Odontalgie rhumatismale ou catarrhale.

5° Odontalgie nerveuse.

6° Odontalgie périodique.

7° Odontalgie métastatique.

8° Odontalgie scorbutique.

9° Odontalgie sympathique.

10° Odontalgie produite par la carie.

1° *Odontalgie inflammatoire*. Si les gencives sont le siége d'une douleur battante, si elles sont rouges et enflées, la langue sèche, la face vultueuse, le pouls dur, fort et vite, et que la dent malade soit douloureuse au toucher, on administre l'*aconit* (qui produit sur l'homme sain un état analogue). S'il n'y a pas une prompte amélioration sous son influence, on peut employer, d'après les indications accessoires qui les réclament, l'un des remèdes suivants : *belladonne* lorsqu'à la surexcitation sanguine est jointe une grande irritabilité et mobilité nerveuse, avec soif, sécheresse et légère rougeur de la gorge. — *Nux vom.* chez les tempéraments vifs, ardents, lorsque la douleur se renouvelle, s'accroît le matin ou l'après-dînée, augmente par le mouvement en plein air, le froid, le travail de tête. — Le *mercure* dissipe ces espèces d'odontalgies qui sont accompagnées de salivation abondante et de gonflement des joues. Celles des enfants cèdent en général très-bien à ce moyen. — Si la douleur franchement battante devient sourde, s'il se montre sur la couronne de la dent une tache noirâtre ou bleuâtre, on peut croire que l'inflammation a passé à suppuration. Pour prévenir les conséquences fâcheuses de cette terminaison, on emploiera, suivant les cas, *silicea*, *carbo animal.*, *sulfur*, *causticum*. Si l'odontalgie inflammatoire provient d'un coup ou d'une autre violence extérieure, *sepia* ou *rhus* la feront certainement cesser, à moins qu'il n'y ait quelques lésions du ressort de la chirurgie.

2° L'*odontalgie congestive* peut être considérée comme le premier degré de la précédente. Cependant elle s'en distingue, parce qu'elle persiste à cet état de simple congestion, provient en général de causes différentes, et exige un autre traitement. La douleur consiste plutôt dans un sentiment de palpitation que dans un battement. Elle se manifeste surtout chez les femmes en couches, les nourrices, les femmes grosses dont le système circulatoire gêné congestionne les parties supérieures. On les observe aussi chez les femmes qui sont sur le retour. Elles se lient fréquemment aux irrégularités des menstrues. Les émotions morales vives, l'abus des boissons alcooliques en sont aussi des causes occasionnelles. Ces causes sont ici, pour le traitement, la source principale des indications. L'odontalgie provient-elle de la suppression des règles, alors *aconit* et *belladone* se montreront efficaces. On emploiera celui-là de préférence si la suppression a été amenée par un accès de colère ou un violent chagrin, comme aussi lorsqu'il y a une excitation fébrile générale, et l'on choisira *belladone* si à l'odontalgie se joignent des maux de tête augmentés vivement en se baissant ou par la toux, gonflement et battement des vaisseaux de la tête, sommeil agité, rêves, bourdonnement d'oreilles. Ce remède est également indiqué quand la suppression provient d'un refroidissement des pieds. Si elle est due à la suppression des hémorrhoïdes, il faut recourir au *sulfur*, et encore mieux au *graphites*, remède héroïque dans ce cas, et sous l'action duquel le docteur Altschul a vu souvent des hémorrhoïdes aveugles devenir promptement fluentes au grand soulagement des douleurs de dents.

3° L'*odontalgie arthritique* ou *goutteuse* n'a pas son siége seulement dans le périoste de la racine, mais elle occupe aussi l'os maxillaire. Elle est extrêmement vive et donne lieu à des élancements fugaces. Le tissu dentaire ne présente rien d'anormal ; des souffrances goutteuses ont affecté ou affectent encore d'autres organes (¹) ; tout ce qui peut amener et favoriser la diathèse goutteuse devient une cause occasionnelle efficace de cette espèce d'odontalgie. Elle ne résiste pas davantage que les précédentes au traitement homœopathique, ce qui est d'autant plus heureux, que l'extraction, dans ce cas, n'est pas une ressource à laquelle on puisse avoir recours ; car la dent souffrante est en général saine, et lorsqu'elle est enlevée, la douleur se porte sur une autre. Comme le transport du virus arthritique sur les dents y amène une fluxion inflammatoire, il sera utile de commencer le traitement, surtout chez les sujets sanguins, par l'usage de l'*aconit* qui jouit du reste, depuis longtemps, d'une certaine renommée anti-arthritique. La douleur est-elle au plus vif la nuit, accrue par la chaleur, diminuée par le froid et la marche à l'air libre, s'étendant à l'oreille et sur la moitié de la face du côté malade, il conviendra d'employer *pulsatil*. Si les exacerbations se produisent le matin, après

---

(¹) Nous entendons par *goutte*, cette maladie générale qui s'allie à un trouble manifeste des organes digestifs, surtout du foie, avec excrétion d'une bile morbide en qualité et en quantité, sécrétion trop faible d'une urine déficiente en sels phosphoreux, exhalation cutanée diminuée ; retour plus ou moins fréquent d'accès fébriles, pendant lesquels se produisent des fluxions inflammatoires très-douloureuses dans les articulations, et des dépôts de phosphate calcaire dans les divers tissus, surtout dans les parties blanches fibreuses. Ce dernier caractère différencie très bien la goutte du rhumatisme.

le repas, à la suite des travaux de tête, comme aussi par le froid, la promenade au grand air, enfin si l'odontalgie provient d'excès de boisson, la *nux vom.* est indiquée. *Rhus toxic.* et *bryone* méritent une attention toute spéciale, le premier lorsque la douleur est accrue par le repos, celui-ci lorsqu'elle est augmentée par le mouvement. Un remède peu usité et cependant très-efficace est le *rhododendron chrysanthum.* Le docteur Altschul en a toujours obtenu des résultats avantageux dans les odontalgies de cette classe qui se manifestent par des élancées tiraillantes dans les molaires, augmentées par le mauvais temps, les orages, par le repos, se dissipant souvent pour reparaître et cela surtout le matin. Le *colchicum autumnale* convient lorsque l'odontalgie est accompagnée d'une sensation paralytique de constriction dans l'articulation de la mâchoire, d'une sensibilité douloureuse des dents au toucher, et se montre plutôt la nuit que le jour. Quand les souffrances goutteuses se sont développées à la suite de la rétropulsion d'un exanthème, le *sulfur* est le meilleur moyen à employer.

4° L'*odontalgie rhumatismale* est mordicante, tiraillante; elle ne consiste pas en des battements, mais en des déchirements qui s'étendent de tous les côtés aux parties voisines. Elle est essentiellement erratique, ne se circonscrit guère à une seule dent, mais en occupe plusieurs à la fois, et quelquefois même toute la mâchoire et les parties molles qui la recouvrent. Elle est ordinairement rémittente ou intermittente, augmentée par le froid, diminuée par la chaleur, insensible à la pression extérieure. Les gencives offrent assez souvent une bordure rouge, enflammée. Quelquefois la douleur et l'irritation se portent aux joues et aux glandes du cou qui sécrètent alors une abondante salive. Ici, pour la réussite du traitement, il est encore plus indispensable que dans les espèces précédentes d'arriver à une appréciation exacte, minutieuse des différences symptomatiques. Le remède ainsi choisi avec soin , dissipe ordinairement les douleurs avec une promptitude merveilleuse, comme par enchantement. C'est ici le cas d'appliquer l'axiome médical : *qui benè distinguit, benè medebitur*. L'odontalgie est-elle plus forte la nuit, intermittente, avec rougeur des joues, avec des accès d'une violence insupportable , sans siége précis, consistant au plus faible degré en des palpitations, à un degré plus élevé en des déchirements, et au degré le plus intense en de vives élancées qui s'étendent jusqu'aux oreilles, se manifestant surtout aussitôt après le boire et le manger, calmée par l'application du doigt mouillé, cependant accrue par l'impression de l'eau froide, comme aussi par la chaleur du lit ; accompagnée du gonflement de la joue et des glandes voisines, alors la *chamomille* est le spécifique indiqué. Il y a-t-il dans les gencives de fines élancées, le nerf dentaire est-il comme subitement atteint de douleurs tiraillantes qui cessent aussi subitement; la douleur est-elle augmentée par la chaleur, soulagée par un courant d'air frais, non augmentée par la mastication, mais bien par les piquées du cure-dent , exacerbée la nuit ou le matin, accompagnée de céphalalgie et de déchirements d'oreille , alors la *pulsatille* de la 10e à la 12e dilution, agira avec une prompte efficacité , surtout chez les personnes d'un caractère doux et tranquille et de disposition pleureuse.

L'odontalgie rhumatismale attaque-t-elle une dent creuse, cariée ; la douleur est-elle forante , comme si on désarticulait la dent ; il y a-t-il un gonflement dur à la gencive ; se développe-t-elle le matin surtout, empêchant la mastication, s'accroissant en ouvrant la bouche, en aspirant l'air frais comme aussi en travaillant de tête , alors la *nux* est indiquée. Les dents sont-elles branlantes, la douleur augmentée après le repas , par les boissons froides ou chaudes, les glandes salivaires affectées et leur sécrétion augmentée, le *mer-*

cure se présente comme le meilleur moyen. Si cette espèce d'odontalgie qui se manifeste surtout le matin à l'air frais, est accompagnée d'une forte congestion sanguine à la tête avec dents vacillantes et sourdement douloureuses, sensation pénible en mâchant, comme si elles allaient s'ébranler et tomber , les gencives seules étant le siége d'une douleur déchirante , *hyoscyamus* 9me dilution devra être administré. Le *pôle nord du barreau aimanté* trouve son application lorsque l'odontalgie rhumatismale occupe une dent creuse avec gencives gonflées et douloureuses au toucher, qu'elle augmente dans la chaleur et après le repas, et qu'elle diminue par la marche à l'air libre; lorsque le malade ressent des secousses à travers l'os de la mâchoire et une sensation douloureuse aux dents incisives en respirant par la bouche ; quand, après la cessation des vives douleurs, il reste dans les gencives un état de torpeur et d'insensibilité. Les odontalgies rhumatismales battantes qui se manifestent après les refroidissements avec transport de sang à la tête , chaleur et rougeur à la face, cèdent facilement à l'usage d'*aconit*. Si la douleur déchirante est jointe à une sensation de meurtrissure , augmentée par le repos , soulagée par le mouvement et la chaleur, alors le *rhus* convient. *Bryone* est au contraire sûrement indiquée lorsque la souffrance empire par le mouvement et la chaleur, et diminue dans le repos. *Ignatia* se montre efficace contre les odontalgies suite de refroidissement avec sensation de meurtrissure et dans les cas de dentition difficile des enfants. La *belladone* convient ordinairement chez les femmes lymphatiques, à peau blanche, douées d'embonpoint , d'une facile excitabilité des systèmes nerveux et sanguin.

5° *L'odontalgie nerveuse, névralgie dentaire simple,* n'occasionne ni chaleur, ni battement dans les parties malades; n'est jamais suivie de la formation d'abcès, comme on le voit dans les espèces précédentes; n'amène jamais comme celles-ci d'altération des tissus dentaire et des gencives; ne reçoit aucun changement de l'impression du chaud ni du froid ; se manifeste par une violente douleur sourde survenant et cessant à des intervalles irréguliers , occupant souvent plusieurs dents à la fois et même toute la rangée. Au dernier degré de violence, le névrilème enflammé donne à cette espèce d'odontalgie, le caractère de la névralgie faciale de Fothergil.

Cette affection est quelquefois héréditaire , et il n'est pas rare de l'observer chez la plupart des membres d'une même famille , surtout chez les femmes hystériques. Elle cède pourtant avec facilité à un traitement exactement homœopathique. L'*arnica* convient dans le cas où le patient éprouve un sentiment de pression dans l'intérieur de la gencive , ou bien un fourmillement avec sensation d'engourdissement avec douleur en mâchant, comme si la gencive était ulcérée (unterkhörig); en général *belladone* est indiquée chez les personnes du sexe à tempérament délicat ou hystériques avec surexcitabilité et mobilité nerveuse. Mais son cas spécial d'application est contre le sourd tiraillement dans toute la rangée dentaire supérieure persistant toute la nuit, comme on voit au symptôme 430 de la pathogénésie de ce remède. La *cicuta virosa* se recommande à peu près aux mêmes titres que l'*arnica*, lorsque le nerf est irrité par une cause mécanique, ainsi qu'il arrive fréquemment aux dents plombées ou cassées. L'odontalgie nerveuse est-elle accompagnée de beaucoup d'inquiétude, d'agitation, d'anxiété, la nuit surtout et après le manger, la partie malade est-elle excessivement sensible, on obtiendra de très-bons effets d'une basse dilution de *café cru*. L'*ignatia* conviendra chez les femmes hystériques à humeur changeante, qui passent facilement d'une folle gaîté à la tristesse et aux larmes.

6⁰ L'*odontalgie périodique* se rencontre assez rarement avec un caractère essentiel ; c'est presque toujours le symptôme d'une fièvre larvée. On la dissipe en général facilement avec *metallum album* et *spigelia*. Le premier convient particulièrement aux douleurs qui se manifestent surtout la nuit, qui sont soulagées par la chaleur, augmentées en se couchant du côté malade, qui s'accompagnent de saignement des gencives, de serrement convulsif des dents. Il conviendra encore si la douleur est brûlante, augmente dans le repos, reçoit du mouvement un léger soulagement, et si elle se complique d'accès d'extrême faiblesse. L'odontalgie de la *spigel.* est plus irradiante.

7⁰ L'*odontalgie métastatique* provient de la rétropulsion d'éruptions cutanées qu'il s'agit de rappeler à l'extérieur. Ici les antipsoriques sont indiqués, et au premier rang *tinctura sulfuris*.

8⁰ Le docteur Altschul entend par *odontalgie scorbutique* cette affection de l'appareil dentaire qui peut bien ne pas provenir du scorbut, et qui consiste dans un état d'ébranlement de ces organes. — *Vacillatio dentium, agumphiasis.* Elle provient d'un ramollissement des gencives. Les mouvements auxquels les dents restent sujettes, finissent par amener l'irritation de leur pulpe, de leur périoste, et une douleur plus ou moins vive. Si cet état est compliqué d'une inflammation putride de la muqueuse buccale, on administrera *mercure* ou *ammonium carb.* ; s'il provient d'une stomatite mercurielle, on fera usage d'*acide nitri.*; le *carb. veget.* conviendra s'il y a un état général de dissolution du sang.

9⁰ *Odontalgie sympathique.* Le traitement tire ses indications des symptômes de la maladie générale qui l'a produite. On prend aussi en considération les substances qui jouissent de quelque action spéciale sur le système dentaire, afin de se rapprocher le plus possible de l'homœopathicité, condition nécessaire de toute médication spécifique efficace. Est ce à quelque embarras ou irritation gastrique que se rapporte l'odontalgie sympathique, on aura à choisir entre *pulsatil.*, *nux vom.*, *bryon.*, *antim. crud.*, *chamom.*, *ignat.*, *digit.*, et *metall.*, suivant que prédominent les caractères de l'un ou de l'autre de ces remèdes. La *nux* se recommande d'une manière plus particulière lorsqu'à une souffrance gastrique se joint de la constipation; *pulsatil.*, au contraire, lorsqu'il y a des selles diarrhéïques muqueuses. Si les phénomènes bilieux sont prédominants on donnera *chamom.*, surtout si la maladie a été occasionnée par des accès de colère ou de dépit. Cependant dans ce cas, *nux*, *pulsat.*, *ignat.*, *staphysaigre* peuvent aussi être utiles. Suivant Hartmann, la teinte jaune autour du nez et de la bouche est un indice sûr de la convenance de *nux*, surtout si le sujet est colérique, pléthorique, habitué à une nourriture excitante, à l'usage de l'opium ou des boissons alcooliques.

Dans le cas où l'affection gastrique primitive consiste dans une sécrétion anormale, abondante de mucosités, il se présente pour dissiper l'odontalgie sympathique trois excellents remèdes : *pulsat.*, *mercur.* et *dulcamara :* le premier chez les personnes d'une constitution flasque, chagrine, pleureuse, sujettes aux vomissements et aux selles muqueuses; *mercure*, dans les mêmes circonstances, lorsque le malade se plaint d'une extrême lassitude ; enfin *dulcamara*, lorsque cet état provient d'un refroidissement par l'eau.

Lorsque l'odontalgie est sympathique de la présence des vers dans le canal digestif, il semblerait que l'expulsion de ces parasites dût être la première et principale condition à remplir; cependant l'on ne doit recourir à ce moyen que comme à un pis-aller ; car encore sur ce point le profond génie de Hahnemann et l'expérience de ses collaborateurs ont démontré l'inconvenance des procédés en usage jusqu'à ce jour. Toute diathèse vermineuse est un état morbide dépendant d'une modification générale de l'économie, qu'il faut faire cesser pour détruire les vers, dont elle favorise le développement. Par les purgatifs, on n'obtient qu'un misérable effet palliatif, et les vers expulsés se reproduisent en aussi grande quantité. C'est ici le cas d'un traitement spécial quelquefois antipsorique. Au sujet du *ténia*, que plusieurs auteurs considèrent comme la cause la plus ordinaire des odontalgies sympathiques, Hahnemann a reconnu que l'ensemble des symptômes qui décèlent sa présence est entièrement dissipé par l'usage de *filis mas* administré même à très-petite dose (une goutte de la 9ᵐᵉ dilution). Cependant le vers n'est pas chassé sous l'influence de cette médication, mais il cesse d'exciter des sympathies fatigantes. Son expulsion n'a presque jamais lieu qu'à la fin du traitement antipsorique.

10° *L'odontalgie produite par la carie* est soumise dans l'école allopathique à deux traitements distincts, chacun exclusivement préconisé par l'un des deux plus célèbres dentistes modernes : Linderer et Maury. Dans l'un, on rejette tout-à-fait l'usage des remèdes internes, et l'on ne sait recourir qu'à l'emploi des moyens mécaniques, tels que le sciage, le raclage, le plombage. Dans l'autre on est très-sobre de ces procédés opératoires que l'on remplace par l'administration de médicaments propres à diminuer la sensibilité générale et la douleur locale, tels que les fortes teintures aromatiques et surtout les opiacés. Ce dernier traitement, préconisé par Maury, est beaucoup plus communément adopté que celui de Linderer. L'homœopathe n'agit point ainsi; il pense que cette affection, en apparence toute locale, a son point de départ dans un état morbide de l'économie entière. La carie est, en effet, presque toujours liée à une composition anormale des fluides gastriques, des sécrétions buccales et de la salive, qui prennent une certaine âcreté chimique, par laquelle le tissu dentaire est à la longue corrodé et détruit. Le traitement qui peut prévenir ou faire cesser ces vices de sécrétion, peut aussi prévenir la formation de la carie et arrêter ses progrès. Presque toujours c'est une disposition psorique qui attaque le système dentaire, par la tendance naturelle de cette cause morbide à agir de préférence sur l'enveloppe cutanée et ses appendices. Il sera donc convenable de débuter dans le traitement par l'administration de l'antipsorique par excellence : le *sulfur*. Lorsque le temps de sa durée d'action est terminé, on fait séparer des autres la dent cariée par quelques coups de lime, et on en vient à l'emploi de *phosphor* qui est surtout indiqué lorsque la douleur tiraillante et déchirante se manifeste à l'air libre, s'accroît par le contact des aliments chauds, lorsque les dents sont plus ou moins vacillantes, et les gencives facilement saignantes. Quatre semaines environ après l'administration de ce médicament, on fait encore séparer une fois avec la lime la dent qui s'est déjà rapprochée de ses voisines, surtout chez les enfants où ses pertes de substance se réparent avec promptitude par la superposition de nouvelles couches à l'extérieur. Ordinairement on fera bien d'en venir alors à l'usage de *silice* si le sujet est scrofuleux et surtout rachitique, ou seulement si la douleur est plus forte la nuit et augmente sous l'action du chaud comme du froid. *Sepia* est un précieux remède d'une efficacité remarquable contre les douleurs des dents cariées et contre la carie elle-même chez les femmes enceintes, sujettes aux excitations sanguines et aux congestions partielles, chez lesquelles l'odontalgie est augmentée par le serrement des mâchoires et l'impression de l'air frais.

D'autres antipsoriques trouvent l'indication de leur emploi dans les circonstances suivantes : *calcarea carb.* dans la carie des enfants scrofuleux et rachitiques ; *assa fœtida*, *acid. nitr.*, *daphne mezereum*, contre les maux de dents par abus de mercure ; *daphne mezereum* est spécialement indiqué par la nature hémiplégique des souffrances , par la sensation de douleurs forantes, brûlantes, donnant lieu à des élancées qui s'étendent en haut jusque dans les os de la face, et augmentent par le toucher et par le mouvement. Le *rhus* réussit assez souvent dans la *carie crustacée* qui, au dire de Maury, se montre presque toujours conjointement avec des éruptions cutanées dartreuses ; il convient surtout chez les personnes rhumatisantes ou goutteuses. L'*aurum* devra être administré toutes les fois que, dans un état de syphilis constitutionnelle ou d'infection mercurielle, se manifeste une odontalgie accompagnée de chaleur permanente à la tête, de vacillement des dents et d'ulcères aux gencives. Le *china* est également indiqué contre l'abus du mercure, lorsque la carie est du genre de celle que Maury désigne sous le nom de *charbonneuse*. Le *metall. alb.*, aux plus hautes dilutions, peut trouver son application contre les caries des individus scorbutiques, accompagnées d'anxiété générale, d'agitation nocturne, de douleurs brûlantes qui sont exaspérées en se couchant du côté malade et par le repos, soulagées par l'exercice et la chaleur du feu. On pourra donner *angusture* lorsqu'il se produit le soir des douleurs pulsatives dans la dent creuse; *carbo animalis*, lorsqu'il y a une sensibilité extrême à l'action du moindre froid, que les dents sont vacillantes et lorsque les gencives sont le siége d'une éruption pustuleuse. Enfin *le pôle nord du barreau aimanté* se montre très-efficace dans les odontalgies carieuses , où le malade ressent des secousses subites dans l'os de la mâchoire et un gonflement douloureux des gencives, sensible au toucher, soulagé par la marche à l'air libre. On a remarqué que par l'application du barreau sur le point douloureux, il résultait une sensation de froid bientôt remplacée par de la chaleur avec battements, à la suite de laquelle la douleur se dissipait entièrement.

Telles sont les principales indications que donne le docteur Altschul sur ce point intéressant de pratique , dont il a fait une étude spéciale. J'y ai joint quelques considérations fournies par d'autres praticiens, afin de traiter ce sujet aussi complètement que possible dans les étroites limites que me trace la nature de cet ouvrage. Car s'il y a des espèces de maladies plus graves que les odontalgies, il n'en est aucune qui soit si fréquente ; pour aucune il n'est aussi facile de reconnaître les indications des remèdes par la simple observation des symptômes, sans notions antécédentes d'anatomie et de pathologie ; par conséquent il n'en est point qui puisse fournir aussi facilement aux gens du monde l'occasion de s'assurer, par eux-mêmes et sur eux mêmes, de l'efficacité de notre méthode, résultat auquel doivent tendre nos efforts, puisque la génération médicale actuelle refuse opiniâtrément de dépouiller ses préjugés et ses préventions, au moins en France.

Prague, il faut l'avouer, commence à former sous ce rapport une glorieuse exception. La haine aveugle et les querelles passionnées des années précédentes ont fait place à une bonne et loyale confraternité ; les partisans des deux écoles vivent dans une sincère harmonie. Ces indices d'une époque meilleure se montrent aussi en divers pays d'Allemagne. Le temps approche, nous avons lieu de l'espérer, où tous les médecins contribueront de concert au perfectionnement de l'art de guérir ; les allopathes, en renonçant au principe faux des *contraires*, à l'emploi d'une vicieuse pharmacopée, et en payant leur tribut par de solides travaux sur le diagnostique, les homœopathes, en apportant avec le principe régénérateur des *semblables*, de riches et précieuses notions sur la pharmacodynamie. Que cet heureux événement, qui se prépare déjà sur plusieurs points de l'Allemagne, ne tarde pas à se produire aussi parmi nous ! Nous l'appelons de tous nos vœux.

Pendant mon dernier séjour à Prague (en juin 1846), je fus privé de l'avantage de causer avec le vieux Schaller, que des visites dans les environs retinrent presque constamment éloigné. Je trouvai aussi ses confrères plus occupés qu'autrefois ; mais je reçus encore du docteur Hirsch le plus obligeant accueil, et je retirai de sa conversation un certain nombre de bons renseignements cliniques.

Hirsch est aujourd'hui trop adonné à la pratique pour diriger lui-même son établissement orthopédique, qu'il a cédé à un collègue et dont il s'est constitué simplement le médecin. Il emploie avec de grands succès les lotions d'eau salée sur le dos, dans les cas de déviation de la colonne vertébrale. Il y fut conduit, me dit-il, par la pathogénésie du muriate de soude (*natrum muriaticum*), qui présente les symptômes : raccourcissement des tendons et faiblesse des muscles du dos. La veille du jour où doivent se pratiquer ces lotions, il fait dissoudre dans un verre d'eau une cuillerée de sel marin : au moment de procéder au lavage, on étend cette solution avec une suffisante quantité d'eau très fraîche. Ces résultats avantageux pourraient bien n'être dus qu'à l'action tonique de l'eau froide et des frictions, car, par ce seul moyen, nous sommes parvenus à faire disparaître en quelques semaines, chez une fille de seize ans, une incurvation commençante de la colonne vertébrale, accompagnée de gonflement des vertèbres du dos.

L'expérience acquise par 15 ans d'une heureuse pratique a confirmé le docteur Hirsch dans son opinion sur l'utilité d'employer, en quelques cas, certains médicaments à doses massives, et quelquefois en application extérieure. Ainsi, par exemple, il administre avec beaucoup de succès le *sulfate de zinc* dans les irritations des yeux, surtout lorsqu'il y a cuisson et démangeaison au grand angle (ce qui est un des effets pathogénétiques de cette substance). Il en fait dissoudre une pincée dans cinq ou six onces d'eau dont il fait faire de fréquentes lotions sur ces organes.

Dans les ulcères de la syphilis constitutionnelle, il réussit toujours avec l'*iodure de potassium* administré à l'intérieur, à la dose de 5 grains par jour, en dissolution aqueuse. Lorsque les ulcères occupent la gorge, ce qui est le cas le plus ordinaire, il prescrit aussi cette substance en gargarisme. Bien avant d'avoir reçu ces communications, les résultats de ma pratique m'avaient déjà confirmé la grande efficacité de l'iodure de potassium dans la syphilis constitutionnelle ulcéreuse. Je suis parvenu, au moyen de ce sel, à arrêter et à cicatriser en quelques semaines des ulcères rongeants que les médecins allopathes avaient traités inutilement pendant plusieurs mois avec les diverses préparations mercurielles. D'après les récentes expériences cliniques de Ricord, il résulterait que cette substance conviendrait d'autant mieux que les phénomènes syphilitiques seraient plus secondaires et plus invétérés. Elle reste sans effet contre les lésions primitives, telles que le chancre, la gonorrhée, les bubons, ou même elle les aggrave. Elle ne convient pas non plus aux syphilides, quoique ce soit un symptôme d'infection constitutionnelle au même titre que les ulcères consécutifs. Dans cette récente publication, Ricord vient à l'appui de nos doctrines, d'une manière très-remarquable, en proclamant que la maladie vénérienne n'a pas de spécifique proprement dit, attendu que l'indication du remède varie avec l'expression symptomatique. Que la médecine allopathique entre dans cette voie de spécialisation, et elle se verra nécessairement poussée à l'adoption de notre méthode.

L'expérimentation de l'iodure de potassium sur l'homme sain permettra, sans doute, à la nouvelle école, de revendiquer la possession de cet agent thérapeutique, que l'allopathie emploie contrairement à ses principes généraux de médication.

Hirsch partage l'avis d'un grand nombre de praticiens homœopathes sur la convenance de l'administration en nature des substances médicamenteuses dans certains cas de dyscrasies, de viciation humorale ou de composition anormale des fluides. C'est ainsi qu'il prescrit les pilules de Blaud dans la chlorose essentielle (¹), le *solubilis*, 1re et 2e trituration, dans le chancre primitif, les lotions sulfureuses dans la gale. Mais, lorsque l'affection est plus particulièrement dynamique, il pense qu'on ne peut agir efficacement qu'avec les dilutions, ou tout au moins qu'elles sont de beaucoup préférables aux doses massives.

Il a fait avec les dilutions élevées quelques essais très-satisfaisants. Il me rapporta plusieurs observations à ce sujet, entre autres celle d'un enfant atteint depuis huit jours de toux férine sèche, qui céda complètement en moins d'une heure à *bellad.* 100me dil.; même chose lui arriva avec *spigel.*, 50me dilut. Chez un enfant de huit ans, il fit cesser en peu d'heures, avec *lycopod.* 100me dil., un grincement chronique des dents,

---

(¹) Il nie que *pulsat.* ait jamais guéri d'une manière directe, spécifique, la chlorose vraie, pourvue de tous ses phénomènes caractéristiques, qu'elle ne peut dissiper que des états chloroïformes en imprimant une excitation salutaire aux organes génitaux et en faisant cesser l'aménorrhée.

suite d'une entérite. Il se propose de continuer l'emploi de ces hautes dilutions, qui ne dépassent pas, il est vrai, la centième, et sont toujours préparées au dixième.

Depuis quinze ans qu'il exerce, Hirsch ne s'est pas encore vu une seule fois dans la nécessité de pratiquer la saignée. Il traite toutes les pneumonies franches avec *phosphor* 2e dilut. Lorsqu'il y a forte dyspnée et phlogose intense, il fait précéder ce remède d'*aconit*, et de *bryone* s'il y a douleur pleurétique. Dans les apoplexies cérébrales sanguines, il emploie les médicaments homœopathiques, à l'exclusion de tous autres moyens, en reconnaissant toutefois que les émissions sanguines pourraient être applicables alors chez les sujets pléthoriques, et surtout lorsque la déglutition est empêchée. Quoiqu'il pratique l'homœopathie pure et sans mélange, il ne rejette point cependant les auxiliaires rationnels. Il me cita à ce propos un cas fort intéressant, qui montre l'importance de modifier physiologiquement les fonctions :

Il fut appelé auprès du prince de Turn-Taxis, résidant alors à Prague, pour un de ses enfants, qui était atteint de fièvre typhoïde. La maladie parcourut doucement ses diverses phases sous l'influence de *metallum;* mais au moment où la convalescence allait s'établir, il se produisit une hémiplégie droite accompagnée de tous les symptômes de l'épanchement séreux ventriculaire; le pouls était petit et précipité, le côté gauche agité de mouvements convulsifs, les traits contractés, la perte de connaissance complète. Tous les agents spécifiques étaient sans effet, ainsi que les procédés hydrothérapiques conseillés par un consultant allopathe. Hirsch s'attacha dès-lors à provoquer la sueur, qu'il obtint en emmaillottant la moitié inférieure du corps dans du coton cardé recouvert de toile cirée. Avec l'apparition des sueurs, le pouls se releva, et au bout de quelques jours l'enfant fut hors de danger.

Cette efficacité des procédés hygiéniques ou des médications physiologiques, est établie sur un trop grand nombre de faits, sur une expérience trop ancienne et trop générale pour pouvoir être révoquée en doute. Elle reste debout au milieu des ruines que la logique et le sens commun accumulent dans le domaine de la médecine allopathique. Il s'agit de déterminer d'une manière au moins approximative les cas d'application de ces moyens et leur enchevêtrement légitime avec l'emploi des agents spéciaux. C'est là le problème important que notre école est appelée à résoudre, aujourd'hui que la cause de la spécificité est définitivement gagnée, et que cet élément essentiel de la thérapeutique ne peut plus être méconnu.

Je revis le docteur Hofrichter, qui a essayé les dilutions élevées, et en obtient, ordinairement de bons résultats Il les emploie (jusqu'à 100 préparées au cinquième) dans les affections chroniques seulement, et y a renoncé tout-à-fait dans les états aigus, fébriles, où les préparations moyennes et basses se montrent beaucoup plus efficaces.

L'homœopathie fait à Prague des progrès incessants. On compte aujourd'hui dans cette ville dix praticiens de plus qu'à l'époque de mon second passage, en 1842, et plusieurs médecins allopathes font usage des agents spécifiques d'après les nouvelles indications. Nos confrères y jouissent maintenant d'une entière liberté, et distribuent eux-mêmes les médicaments. On y voit, comme à Vienne, la plus grande partie des employés supérieurs et des familles nobles se confier à leurs soins.

Prague est, de toutes les villes d'Europe, celle où l'on confectionne le mieux les petites pharmacies portatives à l'usage des praticiens homœopathes. Les flacons y sont fabriqués dans une rare perfection, avec des verres blancs ou coloriés, de diverses qualités qu'on ne trouve pas ailleurs. Je recommande aux amateurs l'émailleur Franz Jerak, qui joint au talent la célérité d'exécution, qualité si précieuse pour les voyageurs.

CHAPITRE II.

DES EAUX MINÉRALES.

Sur la route qui conduit de Prague à Dresde, vers le milieu du trajet, on rencontre la jolie petite ville de Tœplitz, si connue par son établissement de bains. Je m'arrêtai quelque temps pour le visiter.

Sous le point de vue de la composition chimique des eaux

et de leur température, Tœplitz est le Plombières de l'Allemagne. Ces deux thermes présentent comme éléments minéralisateurs principaux, le carbonate, le sulfate et le chlorure de soude. Une proportion constante de carbonate de fer et de la silice, en quantité notable, ajoutent aux propriétés des sources de Tœplitz, dont plusieurs sont en outre saturées d'acide hydrosulfurique, et l'on dirait que la nature se soit plue à rassembler en ce point central du continent germanique, les diverses espèces d'eaux minérales qui se montrent à profusion sur la surface de ce vaste pays, et y sont exploitées sous la dénomination peu variée de Baden, Baden-Baden, etc.

Aussi Tœplitz a-t-il le privilége d'attirer une très-grande quantité de malades et la foule des amateurs de distractions à leur suite. Il est peu d'années où le roi de Prusse et la haute noblesse autrichienne ne viennent animer de leur présence cette jolie petite ville et ses environs pittoresques. Des forêts de sapins et de charmes, de beaux parcs, des vallées touffues pleines de gibier, permettent de goûter tous les plaisirs champêtres, et l'établissement balnéaire unit un luxe royal aux conditions du meilleur confortable.

Mais ce qui fixa mon attention sur ces thermes, ce fut la circonstance très-intéressante de leur application à la thérapie homœopathique. Plusieurs années avant la publication du livre des *maladies chroniques* et la connaissance des remèdes antipsoriques, ces eaux étaient étudiées sur l'homme sain, et appliquées avec succès aux maladies par un observateur laïc, grand admirateur de la doctrine de Hahnemann.

Le nombre des visiteurs de Tœplitz et de tous les bains en général, s'accroît chaque année, et l'on ne peut nier que leur usage ne soit plus répandu que dans les siècles précédents. Quelques-uns expliquent cette faveur croissante par les connaissances plus exactes que possède la médecine sur les propriétés des eaux, et ils en concluent aussi à leur plus grande efficacité ; il n'en est cependant rien : les mêmes obscurités règnent aujourd'hui comme jadis sur leurs effets thérapeutiques, et la même routine empirique préside à leur prescription. Des malades qui viennent en foule vers ces sources chercher un remède à leurs maux, ce n'est que le petit nombre qui y trouve guérison ou soulagement : la plupart se retirent sans avoir obtenu d'amélioration, et plusieurs même n'en ont éprouvé qu'un accroissement de souffrances. Dans cette ignorance où sont les médecins des propriétés des eaux minérales, on ne pourrait comprendre la confiance qu'ils mettent en elles et les louanges qu'ils leur décernent, si l'on ne savait sur quelles fragiles bases ils ont établi toute leur matière médicale, et l'aveugle sécurité avec laquelle ils administrent les diverses substances toxiques dont les effets leur sont à peine connus.

C'est en vain qu'on a cherché et qu'on cherche encore dans l'étude chimique des eaux, dans la connaissance de leurs éléments constituants, le secret de leur valeur médicinale. En présence de la meilleure analyse, que dira le praticien, après avoir laissé un libre cours aux élucubrations théoriques, sinon qu'il faut employer ces eaux dans les maladies pour lesquelles l'expérience les a montrées utiles. «Avec « les connaissances chimiques, dont ils font tant de bruit, « ces médecins *savants* en sont réduits aux indications du « grossier empirisme, tout comme leurs *ignorants devanciers* « dont ils ne possèdent pas le coup-d'œil médical (¹). »

« Il est deux manières d'étudier les eaux minérales, chimiquement et médicalement, disait notre savant confrère

(¹) G. Gross. archives vol. 10. cahier 3.

Molin (¹), avant même qu'il ne pratiquât l'homœopathie. Les travaux des Anglada, Longchamp, Orfila, Vauquelin, etc., ne laissent plus rien à désirer sous le premier rapport ; entraînés par ces noms si justement célèbres, les médecins ont pendant longtemps presque totalement perdu de vue l'étude de l'action médicale des eaux ; je crois qu'il est temps de porter son attention de ce côté, et que ce ne sera pas un temps stérilement employé que celui qu'on consacrera à cette étude ; il promet d'être fécond en heureux résultats. »

Nous dénions à l'étude chimique des eaux minérales, toute application thérapeutique. Dira-t-on qu'il importe de savoir quels éléments elles contiennent, afin de les employer dans les cas où conviennent ces substances qui occupent leur place dans la matière médicale ? Mais les quelques propriétés générales que vous attribuez à ces médicaments, de bonne foi, que peuvent-elles ajouter aux notions que l'on possède sur l'action curatrice des eaux minérales ? Que celles-ci renferment du fer, qui est un reconstituant ; celles là du soufre, qui est un altérant ; cette autre du sulfate de soude, qui est un purgatif ; etc., que nous importe ? Nous étudions le liquide dans son entier ; notre creuset, c'est l'organisme, et notre réactif, c'est la maladie.

Quand bien même on connaîtrait (supposition purement gratuite) toutes les propriétés de chaque élément minéralisateur, on n'aurait pas avec cela une idée approximative des vertus de la source qui les tient en dissolution. Car celle-ci forme un tout, un composé médicamenteux, dont l'action peut n'avoir aucun rapport avec l'ensemble des effets propres à chacun de ses éléments. L'art du chimiste

______

(¹) Notice sur les eaux de Luxeuil.

est inhabile à soulever le voile qui couvre ces vertus se-
crètes ; il ne pénètre pas dans la sphère de ces propriétés
dynamiques. « Puisque nos alambics et nos microscopes
« étrangers aux forces qui interviennent dans une guérison,
« ne sauraient rien nous apprendre sur les effets salutaires
« des médicaments, n'est - ce pas dans une officine d'un
« autre ordre que nous devons nous placer ; n'est-ce pas
« avec des réactifs plus voisins des puissances curatives
« que nous devons interroger les agents curateurs ? N'est-
« ce pas à la vie seule enfin, qu'il nous est permis de de-
« mander le secret de la vie ? (DESSAIX , *Médecine conjecturale*).

C'est cet admirable procédé de l'expérimentation pure,
appliqué par Hahnemann aux médicaments des officines ,
dont G. Gross de Tœplitz eut l'heureuse idée d'étendre
l'application à l'étude des eaux minérales, Il s'adjoignit,
dans ses essais, plusieurs personnes en parfait état de santé,
de sexe, d'âge et de tempérament différents, et les soumit
à un régime exact. Il commença par faire prendre des bains
de 5 à 10 minutes de durée, qu'il porta ensuite jusqu'à une
heure et plus, en ayant soin de les interrompre aussitôt
qu'il remarquait l'apparition d'une modification pathogénétique générale bien marquée, et ne les reprenant qu'à la
cessation complète de ces phénomènes toxiques. Ces inter-
ruptions furent la plupart très-longues, à cause du lent
développement et de la tenacité de ces phénomènes.

Il arriva quelquefois à cet observateur de se baigner journellement pendant un mois, sans rien éprouver des eaux, et
d'en ressentir vivement les effets pendant plusieurs semaines
à partir du jour où il avait cessé de s'y plonger. Sur plusieurs
des sujets qui se soumirent à ces expériences, il ne put observer aucune modification. — Ce fait s'est déjà reproduit

dans l'essai des médicaments simples , et n'a rien qui doive surprendre. Tous les organismes ne sont pas également impressionnables aux agents de modifications vitales ; peut-être aussi faudrait-t-il modifier pour eux le mode d'application et les doses. Les idiosyncrasies, comme les états morbides, établissent quelquefois des tolérances qu'il faudrait oser vaincre avant de se prononcer sur la nullité d'action d'une substance toxique. Il n'est pas rare aussi de rencontrer des cas où les effets pathogénétiques, développés pendant comme après l'usage des bains, acquièrent un degré croissant d'intensité qui résiste à l'emploi de tous les moyens , mais qui cède complètement à l'administration renouvelée des eaux. Ce fait bizarre pent s'expliquer de la sorte, au point de vue homœo. pathique.

Les symptômes produits par les bains , et persistant après leur cessation, doivent être considérés comme un effet primitif (Erstwirkung) qui tend à se développer pour atteindre son point d'acmé , et ne le peut par défaut d'excitation médicamenteuse suffisante. Cependant cette tendance a reçu une impulsion assez forte pour durer et résister à l'action de moyens thérapeutiques. Qu'on revienne alors à l'emploi des bains, l'effet primitif s'achèvera et passera à l'état d'effet secondaire (nach-heilwirkung ou curatif, dont l'action est essentiellement passagère sur l'homme sain, et se transforme chez le malade dans le phénomène de la guérison. Mais si l'on dépasse une certaine limite dans la prescription des eaux, l'effet secondaire, qui est aussi l'effet réactif, n'a pas lieu, et l'économie reste en proie à une infection médicamenteuse. On voit des gens qui , prenant indéfiniment des bains par passe-temps ou autre motif, finissent par éprouver des perturbations profondes : ils oppriment la faculté de réaction, par laquelle l'économie change l'effet primitif en effet secondaire, et amènent ainsi une affection chronique générale.

Parmi les remèdes qui dissipent le plus sûrement l'intoxication récente des eaux de Tœplitz, on doit placer en première ligne le *datura stramonium*, 1e dilution.

La plupart des homœopathes sont peut-être d'avis (c'est l'opinion de notre observateur) que les sources de Tœplitz, comme toutes les autres, viennent d'être rendues inutiles par les découvertes récentes dont s'est enrichie leur matière médicale. Plusieurs croient, sans doute, que les *remèdes antipsoriques* les remplacent complètement et les surpassent de beaucoup en efficacité par le mode de préparation qu'on leur fait subir. L'expérience nous prouve que cela n'est point. Nos médicaments ont leurs propriétés, les eaux minérales ont les leurs. Ce n'est pas dans les degrés d'action que diffèrent les deux ordres de moyens, mais dans les qualités, et l'on ne doit pas songer à les substituer les uns aux autres. Nos remèdes antipsoriques, qui sont pour la plupart des éléments minéralisateurs, agissent isolément, développant les effets qui leur sont propres ; mais leurs pathogénésies et leurs actions curatrices diffèrent entièrement de celles des eaux, où ces diverses substances, fondues en un tout homogène dans le laboratoire de la nature, constituent un nouvel agent thérapeutique qu'il faut étudier sur l'homme sain et appliquer au malade d'après ces connaissances, sans égard pour les propriétés de chacune des substances qu'elles renferment. Elles ne sont pas dynamisées, il est vrai, à la manière des remèdes homœopathiques, mais elles le sont d'une autre façon qui ne se laisse pas imiter par l'industrie de l'homme. L'élaboration de la nature dans les entrailles de la terre constitue cette dynamisation, cette vitalité mystérieuse qui reste aussi inaccessible à nos instruments que les agents médicinaux répandus dans les organes des plantes.

Mais cette dynamisation, cette efficacité dans toute sa puissance spécifique, les eaux thermales ne la possèdent qu'au moment où elles sourdent douées de leur chaleur naturelle. Cette efficacité diminue à mesure que leur calorique se dissipe, et qu'elles restent exposées à l'action modificative de l'air ambiant. Avant même que le refroidissement soit complet, et que l'air ait exercé toute son influence chimique, le fluide médicinal a déjà perdu sa faculté d'agir ; les maladies n'en sont pas modifiées, les personnes saines n'en sont plus affectées. C'est à peine si l'on voit sous leur action se dissiper d'insignifiantes douleurs rhumatismales, qui eussent tout aussi bien cédé à de l'eau simple. Cependant, à cette température tiède, le liquide n'a rien perdu encore de ses éléments minéralisateurs, de ceux au moins dont la chimie constate la présence ; mais elle a perdu, si l'on peut s'exprimer ainsi, son esprit vital, cet agent, cette propriété, ce *quid divinum* enfin, qui se développe dans nos médicaments par la trituration et la dilution, et dans les eaux minérales par des procédés qui nous sont inconnus, mais dont nous pouvons savoir, par les faits précédents, que la calorification est une condition essentielle. (Cela est dit de Tœplitz. Il est certain que ces assertions ne sont pas fondées à l'égard de toutes les eaux thermales, dont plusieurs agissent très-bien à froid. Il paraît que ces remarques se rapportent particulièrement aux sources alcalines ; qu'elles demandent au moins de 25 à 30° pour agir dans toute leur efficacité. Ce sont des questions pleines d'intérêt, bien importantes à résoudre.) G. Gross cite, à l'appui de ses assertions, plusieurs observations authentiques et très complètes, prises sur les lieux. Cela nous explique, dit-il, comment un si grand nombre d'amateurs peuvent user des bains de Tœplitz sans en ressentir les effets. Leur chaleur naturelle ôterait trop à leur agrément, et ils ont soin de la faire refroidir souvent en la mélangeant. Nous comprenons aussi par-là pourquoi aujourd'hui, où l'art est venu modifier de mille manières la nature, on observe bien moins de guérisons remarquables qu'aux temps passés, où l'on ne connaissait rien de ces raffinements, de ces tuyaux porteurs d'eaux froides, et où l'on se plongeait instinctivement dans les chaudes ondes de la source.

Les eaux de Tœplitz, comme celles de Carlsbad, une fois refroidies, ne peuvent recouvrer par un nouvel échauffement leur première efficacité : elle a disparu sans retour. A combien plus forte raison en sera-t-il ainsi des eaux artificiellement préparées? Ce sont des corps sans âme, de beaux produits bien imités, mais qui n'ont pour eux que l'apparence qui manque de vie et de vertu. On ne peut nier cependant que les eaux minérales artificielles ne jouissent de propriétés thérapeutiques, mais ces propriétés sont celles des éléments coërcibles et reconnaissables qu'elles renferment, et non pas celles des eaux naturelles qu'elles prétendent remplacer ; il y a entre elles un caractère distinctif qui se montre surtout dans les résultats thérapeutiques.

L'esprit de la source (brunnengeist), qui est le produit de la dynamisation, paraît rester à l'état latent lorsque les eaux sont tranquilles, et se développer d'autant plus énergiquement, qu'elles sont plus agitées. Il se manifeste là cet effet remarquable que les homœopathes obtiennent par la succession de dilutions médicamenteuses : plus les eaux sont battues, plus elles sont efficaces, le baigneur restât-il lui-même en repos. Cela explique pourquoi les gens du bas peuple, qui se baignent dans des réservoirs communs vivement et sans cesse agités par les mouvements de cette multitude, ressentent beaucoup plus vite l'action, soit toxique, soit curatrice, des eaux, que les personnes qui font usage de baignoires séparées, où la masse de liquide reste comparativement tranquille. On ne peut expliquer la raison de cette différence, en disant que chez les premiers la surface du liquide qui touche le corps, variant continuellement, met en rapport avec lui toutes les molécules médicamenteuses ; car l'individu, dans une baignoire isolée, fait assez de mouvement pour changer incessamment ses points de contact avec le fluide. Mais ce mouvement est léger, ondulé, n'a rien qui brise, qui choque, qui tourmente les eaux, et c'est ce qu'il faut pour développer en elles la vertu médicinale.

Entre un grand nombre de faits qui confirment la justesse de cette observation, G. Gross cite le suivant : A. S., âgé de trente-quatre ans, célibataire, fut atteint dans sa vingt-sixième année, à une époque où il voulait se marier, d'une éruption vive, qu'un médecin, sur sa demande, fit passer promptement au moyen de calomel pris à l'intérieur, et de frictions locales d'onguent gris. Un mois après la disparition de cette maladie de la peau, se manifestèrent des douleurs atroces dans les deux membres inférieurs, depuis les hanches jusqu'au bas des jambes. Toutes les ressources de la thérapie allopathique échouèrent, et ne purent même procurer du soulagement. Après deux mois de souffrances continues, il se produisit une rétraction des jambes qui restèrent dans une flexion permanente. Au bout d'un an de médications inutiles, on en vint à l'usage des bains. Toutes les eaux sulfureuses d'Europe furent successivement visitées, et en dernier lieu Carlsbad; mais aucune ne produisit d'amélioration. Enfin, sur l'invitation pressante d'un hôte de Tœplitz, il s'y rendit en juillet 1828, avec une bien faible lueur d'espérance. Il se confia aux soins de notre observateur, G. Gross. D'après ses indications, il fit usage pendant deux semaines des bains particuliers, à la température naturelle de 36° Réaumur, mais sans aucun succès. (Les eaux minérales, à un degré égal de calorique, produisent une moindre sensation de chaleur que l'eau simple.) Cependant, comme la maladie, d'après son étiologie et ses symptômes actuels, était évidemment de nature psorique et de la sphère d'action des eaux de Tœplitz, G. Gross ne se découragea pas ; mais, au lieu d'insister sur les bains pris isolément, il fit entrer son patient dans le réservoir commun, au moment où quatre-vingts malades mettaient les ondes dans la plus grande agitation. Dix minutes s'étaient à peine écoulées, que la flexion contractive des jambes commença à céder ; bientôt le malade put marcher avec l'aide de ses porteurs', et il sortit du bain sans leur secours. Ainsi, en moins d'une heure, l'eau agitée fit cesser une contraction morbide que n'avait pu modifier pendant deux semaines cette même eau, au même degré de température, mais dans un état de repos. (Ceci rappelle involontairement à l'esprit la piscine de Bethsaida, qui ne manifestait ses propriétés salutaires qu'au moment où l'ange en agitait violemment les eaux. Mais, en science, le merveilleux doit toujours amener le doute et réveiller l'esprit de critique. Je rapporte simplement cette observation extraordinaire de guérison, pour qu'elle attire l'attention sur un fait très-important qui a besoin d'être étudié.)

D'après les modifications qu'elles amènent chez l'homme sain, et le genre de maladies qu'elles guérissent, on ne peut nier que les eaux de Tœplitz ne doivent être mises au rang des plus importants antipsoriques. Le bain est le mode d'administration sous lequel elles développent le mieux leurs propriétés. Prises en boisson (non refroidies), elles produisent beaucoup moins d'effet. Voici un exposé analytique de leur pathogénésie :

Respiration difficile, comme s'il y avait un poids sur la poitrine, sans gêne pour respirer profondément.

Violente douleur d'oppression sur la poitrine, comme si l'haleine allait manquer à chaque instant; mais il peut respirer profondément sans éprouver de gêne ni de douleur.

Respiration difficile, surtout pendant le mouvement.

Elancées dans les parois de la poitrine, comme avec la pointe d'un couteau, qui ne gênent en rien la respiration.

Vive douleur à la nuque et au bras droit, qui empêche de remuer le cou et de lever le bras, comme par luxation de l'épaule (pendant six jours de suite).

Déchirements dans les deux épaules, avec raideur des membres inférieurs, qui rend la marche très-difficile.

Vives élancées, comme des coups de couteau, au coude gauche.

Petites pustules rouges sur le dos de la main, qui disparaissent par la friction et qui reviennent ensuite.

Tremblement des mains; crampes et raideur des mains.

Eruption de larges plaques rouges sur tous les membres inférieurs.

Les deux pieds sont paralysés pour la marche : levés de terre, ils exécutent tous les mouvements.

Violente douleur dans les genoux, qui oblige à garder le lit pendant trois jours.

Tiraillements douloureux dans les membres, de haut en bas, comme si on tirait avec une épingle plusieurs filets nerveux.

Eruption ressemblant à la gale, qui recouvre tout le corps, la figure exceptée.

Eruption générale de petites papules rouges, pointues, qui porte à gratter et brûle vivement après, (les jambes et les bras en sont exempts).

Sensation de pesanteur et d'empâtement aux pieds et aux mains, comme s'ils étaient tuméfiés (ce qui n'est cependant pas).

Raideur générale des articulations, qui l'empêche de se lever de son siége.

Sueurs abondantes à la tête seulement; sueurs profuses aux mains, à la tête, à la face, avec ophthalmie.

Tels sont les principaux effets pathogénétiques des eaux minérales de Tœplitz, et l'expérience a démontré que c'est aussi contre les vieilles douleurs psoriques, avec rétraction des tendons ou raideur des jointures, qu'elles se montrent le plus efficaces. Des essais plus multipliés sur l'homme sain étendront beaucoup cette pathogénésie, dont je n'ai rapporté du reste qu'un petit nombre de phénomènes caractéristiques.

Cette connaissance positive des effets des eaux minérales doit fournir des données exactes sur leurs propriétés thérapeutiques, et permettre d'arriver à les administrer avec un succès constant. Seulement alors, on saura pourquoi dans tels cas leur emploi est nuisible, et dans tels autres efficace, et l'on pourra indiquer *à priori* quels sont les états morbides qui en obtiendront du soulagement.

G. Gross avait soin de faire cesser à ses malades l'usage des eaux, dès qu'il observait chez eux quelque modification tranchée, et aussi longtemps qu'elle persistait, afin de permettre à la réaction de s'effectuer librement. De cette manière, il lui arrivait toujours de dissiper radicalement pendant la saison, et quelquefois même en peu de semaines, les affections invétérées que les médecins allopathes ne faisaient que modifier ou diminuer, par une administration continue des eaux pendant plusieurs saisons consécutives. On ne saurait trop le répéter, le défaut de succès est le résultat inévitable de cet emploi vicieux des eaux. Aussitôt que le malade accuse des sensations insolites, on doit y reconnaître l'apparition des symptômes primitifs, et savoir que la réaction se prépare.

Mais cette réaction salutaire ne se produira pas si l'on fait trop longtemps usage des eaux, car alors les effets toxiques se développent et prédominent ; les souffrances morbides se cachent derrière eux, elles ne tardent pas à devenir en effet plus légères, et les malades quittent les thermes avec l'espoir d'une amélioration progressive. L'interruption nécessitée par la fin de la saison l'amène en effet quelquefois ; mais souvent aussi la puissance de réaction a été tellement opprimée, qu'elle ne peut reprendre une énergie suffisante, non seulement pour guérir l'affection primitive, mais même pour se délivrer de l'influence toxique des eaux minérales. Ceci se voit surtout dans les diathèses tuberculeuses soumises à l'action des eaux, soit sulfureuses, soit ferrugineuses. Ces deux états morbides, s'unissant et se confondant en un seul, mettent l'économie dans une situation maladive compliquée, très-tenace.

L'école allopathique a toujours été très-indifférente au danger des eaux minérales administrées à contre-temps. C'est dans ces dernières années seulement, lorsque l'homœopathie eut proclamé l'importante découverte de la faculté toxique de tout agent curateur spécial, que quelques allopathes célèbres commencèrent à prémunir les praticiens contre les fâcheuses conséquences de l'abus ou de l'usage intempestif des eaux. Hufeland fut un des premiers à faire connaître son opinion sur ce grave sujet, et sa parole respectée contribua puissamment à faire disparaître un funeste préjugé que des milliers de faits n'avaient pas encore pu détruire. Il publia que les eaux minérales développent chez le malade des symptômes ou des états morbides qui leur sont propres, que ce n'est souvent qu'après leur apparition que la maladie naturelle commence à se dissiper , et que si on abuse des eaux en en prenant trop ou trop longtemps, il se produit ordinairement une diathèse spéciale médicamenteuse (Brunnen-Krankeit). D'autres médecins allemands ne tardèrent pas à observer sous ce point de vue les traitements thermaux, et à émettre une opinion semblable à celle de l'archiâtre prussien.

Au congrès scientifique de Strasbourg en 1842, je vis avec plaisir le professeur Forget insister sur les effets dangereux des eaux minérales mal indiquées, particulièrement des sulfureuses, et engager les membres de la section médicale à étudier ce point de pratique. Le docteur Forget a vu quelquefois les eaux sulfureuses accélérer la marche de la phthisie pulmonaire et développer chez certains sujets cette maladie qui était restée jusqu'alors à l'état latent (¹). Maintenant qu'on a été rendu attentif à ces faits, on les observe très-fréquemment.

Il est évident que, d'après le principe homœopathique auquel l'action des eaux minérales est soumise, comme nous le verrons bientôt, l'efficacité thérapeutique est proportionnée à la puissance toxique, et que les sources thermales les plus salutaires doivent être aussi les plus nuisibles lorsqu'elles sont prises sans véritables indications. Ainsi avons-nous vu trois verrées seulement d'eau de Vichy, bues, non pas à la fois, mais dans l'espace de plusieurs jours, par un homme atteint de gastrite chronique bénigne, fort et bien constitué, déterminer chez cet individu tous les symptômes d'une affection

______

(¹) Il y a déjà longtemps que les praticiens homœopathes ont fait connaître cette fâcheuse propriété du soufre.

organique de l'estomac (vomissements porracés, rénitence indolente de la région épigastrique, lenteur et faiblesse du pouls, prostration des forces) et amener la mort au bout de deux semaines. C'est ainsi que vient de périr un membre bien regretté de notre conseil général du Rhône.

Les eaux minérales, surtout celles de France, sont encore trop mal connues sous le rapport de leurs effets pathogénétiques pour être exactement prescrites dans les cas qui leur conviennent. On est donc toujours exposé à déterminer chez quelques sujets des accidents fâcheux. Pour remédier jusqu'à un certain point à cet inconvénient, il faut conseiller au malade de débuter par de très-faibles quantités. Malheureusement les médecins des eaux n'ont le plus souvent pas égard à ces recommandations, et soumettent tous leurs clients, dès les premiers jours du traitement, au même régime de potations plus ou moins abondantes. La dose de boisson est généralement trop forte ; dans la plupart des cas, on eût obtenu de meilleurs résultats et évité une aggravation pénible, avec une quantité moitié moindre de liquide. Les praticiens homœopathes ne sauraient assez s'élever contre cet abus qui enlève une grande partie de son efficacité à la classe la plus précieuse des agents thérapeutiques. On trouve cependant une exception à cette routine déplorable, dans l'établissement thermal de Bonnes (Pyrénées) où l'on a soin de proportionner la dose de liquide à l'excitabilité du sujet, et de la modifier suivant les effets qu'il en éprouve.

Toutes les espèces d'eaux minérales guérissent d'après la loi de similitude ; c'est une confirmation intéressante de ce principe thérapeutique qui ne trouve pas d'exception dans tout le domaine des agents spéciaux. Tous ceux qui ont observé attentivement sur les lieux l'action des eaux alcalines de Vichy, ont pu remarquer sous leur influence un accroissement de fluxion et de douleur aux parties engorgées, au foie surtout. Les sources vantées contre le rhumatisme articulaire goutteux par le docteur Petit de Vichy, ont pour premier effet de déterminer une aggravation dans les souffrances rhumatismales. Les eaux sulfureuses avivent d'abord les éruptions cutanées ou en font paraître de nouvelles. Chacun connaît le phénomène de la *poussée*. M. le docteur Andrieux, médecin des eaux de Bonnes, a publié qu'elles agissaient homœopathiquement, guérissant l'appareil organique qu'elles ont la propriété d'irriter et d'exciter d'une manière spéciale.

Les sources minérales de Celles, près la Voulte en Vivarais sont très-variées : les unes alcalines, les autres acides ; il y en a de ferrugineuses, de chlorurées. Elles opèrent toutes par voie homœopathique, comme l'a reconnu, il y a près de deux siècles un médecin du midi, M. le docteur Perrin dans un mémoire qu'il publia sur ces eaux (1).

Ces effets homœopathiques se remarquent encore mieux dans l'usage des eaux ferrugineuses qui, étant communes et abondantes et d'une saveur peu désagréable, sont prises souvent en boisson dans certaines localités. C'est là qu'on observe sur une vaste échelle la série des affections morbides que le fer produit par un long usage et qu'il peut dissiper chez le malade. Écoutons à ce sujet Hahnemann dans sa *Matière médicale, préface du fer* : « L'état des hommes qui « vivent dans le voisinage des eaux ferrugineuses, aurait dû « suffire déjà pour éclairer sur l'énergie puissante avec la« quelle ce métal porte atteinte à la santé. Là où toutes les « sources de la contrée en contiennent un peu, tous les habi-

(1) De la Spagyrie des eaux de Celles 1656. — La bibliothèque de Lyon possède un exemplaire de ce livre curieux et fort rare. Il en est un autre chez le Dr Barrier, médecin actuel des eaux de Celles.

« tants portent les marques évidentes de son influence fâ-
« cheuse. Là, plus que partout ailleurs, on rencontre des
« maladies chroniques d'une importance et d'une espèce
« particulière, chez ceux même qui ont un genre de vie
» irréprochable sous le rapport hygiénique. Une faiblesse de
« tout le corps ou de quelques parties, avoisinant la para-
« lysie ; certaines douleurs violentes dans les membres ; af-
« fections diverses du bas-ventre ; vomissement des aliments ;
« phthisie pulmonaire avec hémoptysie ; défaut de chaleur
« vitale, suppression du flux menstruel ; avortement ; im-
« puissance ; stérilité ; jaunisse , et beaucoup d'autres ca-
« chexies rares y sont à l'ordre du jour.... La plupart de
« ceux qui vivent près des sources ferrugineuses et qui en boi-
« vent habituellement, traînent une existence languissante. »

Et maintenant d'où viennent ces attributions de tonique,
de fortifiant, de reconstituant, que les praticiens allopathes
se plaisent à donner au fer. Il est facile d'expliquer cette
contradiction apparente des deux écoles. L'allopathie, ne prenant pas en considération les effets propres de la substance,
n'entend parler que de son action thérapeutique, qui est en
effet de guérir, c'est-à-dire de fortifier les individus malades
par pauvreté du sang, par débilitation de l'organisme. Mais
cette propriété curatrice, le fer la possède par sa faculté
même de produire un état analogue d'anémie chez l'homme
sain. Le fer occupe d'ailleurs une position exceptionnelle
dans la matière médicale. Il doit être considéré, ainsi que le
sel de cuisine et la chaux, comme une substance jusqu'à un
certain point nutritive. Il y a des cas, où par des causes
qu'on n'a point encore su apprécier, l'organisme ne contient
pas dans ses humeurs la quantité de matière ferrugineuse
qui doit naturellement s'y trouver. Il s'agit alors d'en présenter de fortes quantité à l'action des vaisseaux absorbants

qui en introduisent suffisamment (quelle que soit la faible dose qu'ils en absorbent) pour reconstituer le fluide sanguin et donner à tout l'organisme une vigueur nouvelle. Le traitement analeptique et le traitement homœopathique par le fer sont choses fort différentes; ils exigent probablement aussi une différence dans la dose et le mode de préparation de ce remède.

Il n'est pas d'espèce d'eaux minérales dont l'allopathie abuse autant, au grand détriment de ses clients, que celle des eaux ferrugineuses. Car avec sa théorie erronée de tonification et de toniques, elle envoie de préférence à ces sources une multitude de malades, dont l'état est loin de réclamer un tel moyen. C'est le résultat des études chimiques sur le sang, qni ont absorbé, en ces derniers temps, les loisirs d'un célèbre praticien de la faculté de Paris. Quand comprendra-t-on la nécessité de raisonner autrement sur la vie que sur les forces de la matière !

Le docteur Weigel de Schmiedberg a publié dans l'ex-journal de Thorer (Praktische-Beiträge), une dissertation sur l'emploi des eaux minérales en homœopathie. Suivant lui, ces agents thérapeutiques agissent d'après la loi des semblables, et il se fonde en cela sur l'action déjà connue des thermes de Tœplitz. Ils ont reçu, dit-il, une préparation efficace sous l'influence de l'esprit minéralisateur qui en réunit les divers éléments en une substance médicinale homogène. Il ne faut point chercher, suivant lui, d'autres préparations, et il rejette vivement l'application aux eaux minérales du procédé hahnemannien de dynamisation, proposé et appliqué déjà par plusieurs homœopathes. Il est d'avis de s'emparer au plus tôt de ces ressources thérapeutiques. Bien que la nouvelle méthode se montre de plus en plus efficace dans le traitement des maladies chroniques, cepen-

dant il y aura toujours certains cas rebelles qui sont du ressort des eaux. Nous arriverons à connaître ces indications
spéciales par les données cliniques unies aux résultats de
l'expérimentation pure. Nous éviterons ainsi tous les inconvénients de ces agents, en ne les prescrivant que dans les cas
qui en réclament positivement l'emploi ; bien éloignés en
cela des médecins ordinaires, qui, partant de théories générales, expédient aux sources thermales un grand nombre
de sujets qui ne peuvent en éprouver de soulagement.

Le docteur Pleyel de Bleyburg, dont j'ai parlé au chapitre de Vienne, s'est occupé d'une manière toute particu-
tière de la question des *eaux minérales artificielles*. Il s'élève
avec énergie contre leur emploi, dont il s'efforce de montrer
les inconvénients.

Cette opinion, qui est celle de tous les homœopathes, a
été exposée avec chaleur par un praticien également versé
dans la connaissance des deux méthodes, et très-estimé de
ses confrères, le docteur Elwert de Hanovre ; on lit dans
son traité de l'*allopathie et de l'homœopathie dans la balance
de la pratique* (Hannovre, 1844, p. 104.): « Toute eau
« minérale, au sortir de la source, perd plus ou moins
« promptement sa vie propre, soit qu'on la réchauffe ar-
« tificiellement, soit qu'on la refroidisse, pour l'usage théra-
« peutique. Ainsi, il est bien connu que les eaux d'Ems par
« exemple n'ont plus leurs propriétés lorsqu'elles ont perdu
« leur chaleur naturelle et que rien ne peut les leur rendre. Il
« en est des eaux minérales comme du sang en circulation.
« Au sortir de la source, lorsque se produit l'évaporation
« et le rayonnement du calorique, alors commence, si je
« puis m'exprimer ainsi, la mort du fluide médicamenteux
« et sa décomposition ; aussi ne lui ai-je jamais vu effectuer
« de guérisons bien constatées lorsqu'il n'est pas pris sur les

« lieux mêmes, et maintenant il est à peu près générale-
« ment admis, que les fameuses eaux de Carlsbad ne sont
« pas susceptibles d'être transportées. Il n'est pas même jus-
« qu'à notre simple eau de fontaine qui ne perde bientôt
« ses propriétés rafraîchissantes et excitantes, et qui ne
« laisse déposer une partie de ses éléments minéraux , sur-
» tout si on la soumet à la coction, ce qu'attestent suffi-
« samment nos ustensiles de cuivre. A plus forte raison
« ce résultat devra-t-il se produire pour des liquides chargés
» d'une proportion bien plus forte de matières tenues en
« suspension. »

A l'école nouvelle revient l'honneur d'avoir refait la
thérapeutique à l'endroit des eaux minérales , d'avoir apporté, par son principe fécond de la similitude et par son
esprit vitaliste, les éléments d'indications pratiques sûres et
précises, là où régna jusqu'à présent sans contrôle un grossier
empirisme. L'homœopathie réclame à juste titre la possession de ces moyens comme agents de médication spéciale ,
et d'ailleurs, elle seule a su déterminer scientifiquement
leurs propriétés, leur mode d'action et les conditions de
leur emploi.

Les eaux minérales sont une des preuves les plus
frappantes de la convenance du procédé de dilution appliqué par Hahnemann aux substances spécifiques. La nature
nous a mis elle-même sur la voie de cette *dynamisation*,
par le diluement et toutes les ingénieuses théories apportent à son appui, comme toutes les critiques dont elle a été
l'objet ne sont que l'explication ou la négation d'un fait
naturel de la plus complète évidence. L'élément minéralisateur, dans certaines sources thermales très-énergiques,
telles que celles de Castaing en Tyrol et de Louëche en
Suisse, a reçu un degré de diluement semblable à celui des

dilutions moyennes des remèdes homœopathiques. A Bonnes, on est souvent obligé, pour obtenir les effets thérapeutiques convenables, d'étendre encore davantage le liquide de la source, et de se contenter d'en faire prendre trois ou quatre cuillerées dans un litre d'eau ordinaire, prises, il est vrai, sur-le-champ avant que le liquide minéral ait eu le temps de se décomposer ou de perdre son efficacité thérapeutique.

L'agitation continuelle des eaux minérales, leur calorification (circonstances souvent réunies) correspondent aussi aux procédés de trituration et de succussion employés dans la préparation hahnemannienne des médicaments.

Les travaux de l'école homœopathique sur les eaux minérales sont déjà nombreux, mais ils n'ont rapport qu'aux sources d'Allemagne, et, par conséquent, ils ne sont que d'une importance très-minime pour les praticiens français. Je crois devoir cependant les signaler dans ce chapitre.

Feu le docteur Press de Nuremberg fut un des premiers à se livrer à ce genre d'études. Il publia la pathogénésie des eaux de Kissingen, obtenue en grande partie par des essais qu'il fit sur lui-même, auxquels il ajouta les phénomènes observés par son confrère Siebold.

En 1833, le docteur Neumann, de la société homœopathique silésienne, exposa jour par jour les effets qu'il ressentit en prenant les eaux de Reinerz.

En 1835, le docteur Bethmann de Burgk, fournit des indications exactes, moitié pathogénétiques, moitié cliniques sur les propriétés des eaux iodeuses et brômeuses d'Adelheid près Heilbrunn en Bavière. Les effets pathogénétiques furent observés chez des sujets de sexes différents, qui s'étaient rendus à ces thermes pour de légères incommodités.

En 1838, on eut l'étude plus importante des eaux des

sources de Wiesbaden, dont la riche pathogénésie fut fournie par le médecin militaire Apelt, assisté des docteurs Peez
et Van Hornig,

En 1840, le docteur Gustave Schreter étudia les eaux
minérales acidules de Bartfeld, dans la Hongrie supérieure.
Il a publié une pathogénésie de 130 symptômes observés sur
trois personnes en santé : un homme de 37 ans, une femme
de 27, et un enfant de 9 ans.

En 1843, le docteur W. Gross mit la dernière main à
sa pathogénésie des eaux de Karlsbad, à laquelle il travaillait depuis un grand nombre d'années.

En 1845, ces importantes sources, le Vichy d'Allemagne,
devinrent l'objet des investigations de M. Teller, praticien
à Hronow en Bohême : investigations fort incomplètes, mais
qui justifient toutefois la conclusion que ce médecin en a
tirée. « Que l'on considère, dit-il, maintenant les bonnes
« indications de l'ancienne école, pour les eaux de Karls-
« bad ; que l'on compare les symptômes de ces maladies
« indiquées avec les effets de ces eaux sur l'homme sain et
« avec ceux que j'ai éprouvés, et l'on ne tardera pas à
« y trouver une éclatante confirmation de la vérité du prin-
« cipe *similia similibus.* On restera persuadé que toutes
« les belles cures dues à l'efficacité des thermes de Karls-
« bad, ont été obtenues par voie homœopathique (¹).

Une circonstance remarquable de l'expérimentation de Teller, c'est que les souffrances qu'il éprouva des eaux de Karlsbad cédèrent complètement à l'action d'une autre source ther-
male analogue — celle de Marienbad ; une constipation tenace
qui s'était produite pendant l'usage des premières eaux fit
place à d'abondantes selles bilieuses dès qu'il eut bu quelques

____

(¹) OEsterreichische zeitschrift. vol. 2. cahier 1.

verrées de Marienbad. Ce fait rentre dans la théorie homœopathique des antidotes médicamenteux.

L'excellent docteur Hubert de Linz, travailleur aussi modeste qu'infatigable, vient de donner (en 1846) une pathogénésie-modèle des eaux iodeuses de Hall (dans l'Autriche supérieure). Il l'entreprit dans le but d'instruire nos confrères allopathes, et de les mettre sur la voie de faire eux-mêmes ces importantes études. Hubert indique exactement toutes les circonstances de son expérimentation, qui fut faite sur trois jeunes personnes, les modifications survenues, non seulement chaque jour, mais encore aux différentes époques de la journée, et la dose employée chaque fois ; puis il rassemble ces divers phénomènes et les expose d'après l'ordre anatomique, au nombre de 65. En regard de cette pathogénésie, Hubert place les conclusions pratiques que le médecin de l'établissement des bains de Hall, docteur Starzengruber, a publiées (en 1843) dans une monographie de ces eaux.

Starzengruber vante l'efficacité des thermes de Hall ; 1° contre le scrofule et la multitude de formes morbides variées que revêt ce protée, et il attribue ces résultats thérapeutiques aux propriétés stimulante et fondante de ces eaux. Comparons-les maintenant aux effets pathogénétiques 59, 60 et 61, de l'iode.

Symptôme 59 : glande lymphatique tuméfiée, de la grosseur d'un œuf de pigeon, douloureuse, mobile sous le doigt, située à droite entre la branche maxillaire et l'oreille.

Symptôme 60 : gonflement glanduleux, indolent, du volume d'une noix, mobile, placé sur la partie antérieure du cou, entre l'os hyoïde et le larynx, et persistant pendant plusieurs jours chez une femme qui n'eut jamais de glandes engorgées.

Symptôme 61 : gonflement chaud, rouge, douloureux, d'un ganglion dans le creux de l'aisselle à droite.

Starzengruber a observé l'efficacité des eaux de Hall dans les engorgements et indurations des mamelles et de la glande thyroïde; comparons avec les effets suivants : symptôme 10 : douleur tensive dans la thyroïde chez les goitreux.

Du symptôme 41 à 51 : démangeaison et brûlement aux mamelons; douleur de brûlement et d'élancement dans les mamelles; vives élancées dans les mamelles avec sensibilité douloureuse extrême de ces organes, qui ne peuvent même supporter le poids du drap ou de la chemise; le moindre attouchement des mamelles est douloureux; la peau des mamelles devient d'un rouge foncé et se recouvre de boutons furonculeux.....

Le célèbre allopathe allemand, docteur Jahn, appréciant, mieux que ses collègues la haute portée des faits de ce genre proclamés par la nouvelle école, a soutenu que les eaux iodeuses ne produisaient jamais le goitre. Mais il est facile de lui répondre par les résultats de recherches sérieuses entreprises, sans esprit de parti, par des praticiens de son école. Ainsi on lit dans Schmidt's Jahrb. (B. 1, S. 12, mémoires sur les propriétés des eaux iodeuses dans le goitre lymphatique) : « L'eau iodeuse irrite les poumons, excite la toux, « et son usage prolongé produit un gonflement spécial de la « glande thyroïde. »

Il est bien à désirer que l'on commence enfin en France à se livrer à ces utiles travaux, seuls capables de faire cesser l'emploi empirique des eaux minérales, qui enlève à ces précieuses ressources thérapeutiques la plus grande partie de leur efficacité et qui présente l'art médical aux gens du monde sous un jour très-défavorable. Nous adjurons surtout les médecins des eaux, au nom de la science et des intérêts des malades, de faire connaître les effets positifs de leurs sources thermales, et de fournir ainsi des données précises à la multitude de leurs confrères qui y envoient leurs clients, d'après des indications générales, souvent mal fondées. Il faut aussi que la clinique reprennent exclusivement possession des eaux minérales, et chasse loin de leurs ondes vivifiantes la froide chimie et ses manipulations stériles.

CHAPITRE III.

DE L'EXPÉRIMENTATION DES REMÈDES SUR L'HOMME SAIN.

Sommaire : Haller conseille l'expérimentation des remèdes sur l'homme sain. — Sa nécessité. — On propose d'y substituer l'observation clinique. — Insuffisance et inconvénients de ce moyen. — Toute substance toxique est un médicament. — La *pathogénésie*, science des remèdes. — Imperfections inhérentes à l'expérimentation pure. — Application légitime de la clinique.—Essais sur les animaux.— De la *tolérance médicamenteuse.* — Société viennoise pour l'expérimentation des remèdes. — Ecueils où tombent les praticiens qui veulent essayer sur eux-mêmes les médicaments.

A quelques lieues de Tœplitz on arrive sur les frontières de la Saxe et j'y pus dire enfin adieu, non sans contentement, à cet immense empire d'Autriche et à son impassible aigle noir à deux têtes, morne cachet stéréotypé au front de tant de peuples divers, impatients de s'en délivrer.

Nous allons entrer maintenant dans l'Allemagne proprement dite, ce foyer de l'école homœopathique, et nous nous proposons d'y traiter les questions médicales d'une manière plus pratique et moins générale que nous n'avons fait jusqu'ici. Mais avant de présenter ces détails cliniques, il importe d'exposer avec quelques développements un des préceptes fondamentaux de notre doctrine, sur lequel nous ne nous sommes pas encore assez arrêtés. Je veux parler de L'EXPÉRIMENTATION DES REMÈDES SUR L'HOMME SAIN.

Le grand Haller avait dit (préface de sa pharmacopée) : « primùm in corpore sano medela tentanda est, sine pere- « grina ulla miscella, exigua illius dosis ingerenda et ad « omnes, quæ inde contiguas affectiones, qui pulsus, qui « calor, quæ respiratio, quænam excretiones attendum. « Indè ad ductum phœnomenorum in sano obviorum transeas « ad experimenta in corpore ægroto. » Ce lumineux précepte du père de la physiologie moderne, ce précepte si naturel qui dut se présenter au premier essayeur d'un médicament nouveau, ce précepte de simple prudence ne fut pas compris ou mal apprécié, et dans tous les cas entièrement négligé par l'école allopathique.

La médecine, comme science d'application, est nécessairement constituée par ces trois éléments : l'homme malade, son objet, — la guérison, son but, — les remèdes, ses moyens. Le premier constitue ce qu'on appelle la pathologie (qui présuppose l'anatomie et la physiologie) ; le second, la thérapeutique ; le troisième, la matière médicale. La médecine positive sera donc celle qui possédera une connaissance exacte des symptômes des maladies, des propriétés, des remèdes et des rapports qui existent entre ces deux espèces de phénomènes. Il pourra y avoir des médications hygiéniques accessoires, fondées sur d'autres principes, mais la médecine générale proprement dite, sera nécessairement celle dont nous indiquons les éléments, et il ne pourra y en avoir une autre ; car il faut toujours en venir à connaître les symptômes morbides, les propriétés médicamenteuses, et le rapport naturel qui unit ces deux ordres de faits.

L'allopathie possède une connaissance positive des phénomènes pathologiques ; mais elle n'a que des notions factices et arbitraires sur les propriétés des médicaments, qu'elle n'a pas étudiés, et par suite de ce défaut d'études, elle ignore la loi thérapeutique. Cette médecine manque donc de deux des conditions nécessaires à l'existence d'un art de guérir. Cependant elle a cherché et cherche encore, par la théorie et le raisonnement, à se procurer ces notions indispensables, qu'elle ne veut point demander à l'expérience. Mais, avec ces guides trompeurs, elle avait toute chance de s'égarer, et c'est ce qui arriva. A la place des propriétés réelles des médicaments, elle eut des propriétés conventionnelles, abstraites, fausses en un mot; et à la place de la véritable loi thérapeutique, elle se créa un principe directement opposé. Elle fut donc façonnée en un vain système, pour n'avoir pas recherché les effets purs et simples des remèdes.

L'homœopathie, par des études directes, parvint à la connaissance des caractères propres aux médicaments, et, les comparant aux symptômes morbides, elle en vit ressortir la vraie nature de leurs rapports. Cela suffit à nous faire apprécier l'immense importance de l'étude expérimentale des substances toxiques.

Ce n'est pas que l'ancienne école ait de tout temps ignoré l'importance de cette étude ; mais, détournée sans cesse de cette direction par ses tendances théoriques, distraite et satisfaite par quelques propriétés curatives qui se dévoilèrent par hasard d'elles-mêmes, jamais elle ne posa sérieusement devant elle le problème de la matière médicale. Ses tentatives, dans ce sens, furent des essais insignifiants, entrepris sans méthode et toujours infructueux. Quelquefois l'impression donnée par la vue, le goût, l'odorat, lui faisait conclure à l'action de telle substance sur le malade. D'autres fois, un seul effet toxique accessoire, accidentellement reconnu, devait représenter le caractère général du médicament, à l'exclusion de l'ensemble de ses propriétés. C'est ainsi que d'après une seule donnée, dont on interpréta mal la valeur, on eut les inutiles multitudes d'irritants, d'antispasmodiques, de purgatifs, de vomitifs, de fébrifuges. Lorsque la chimie, la physique, le système des humeurs, etc., vinrent tour à tour occuper le terrain de la philosophie médicale, on rechercha aux remèdes des propriétés correspondantes à ces diverses manières de voir : jamais on ne partit d'un principe arrêté, pour déterminer le mode d'action médicamenteuse, qui fut ainsi toujours interprétée de différentes manières, suivant les systèmes en vogue.

Cependant l'école ancienne n'accepte point comme fondées ces trop justes critiques ; elle prétend posséder une méthode satisfaisante et logique pour arriver à la connaissance des vertus médicinales : c'est la *clinique*, c'est-à-dire l'observation des effets des remèdes sur l'homme malade. Il nous est facile de faire voir en peu de mots l'insuffisance et l'imperfection de cette manière de procéder.

D'abord, par la clinique on procède à contre-temps ; car on fait un essai au moment même où l'on devrait employer un moyen dont l'action fût bien connue par une expérience antécédente. Le patient n'est pas traité, mais exploité, pour ainsi dire, dans un but d'expérimentation. Assurément, si la Providence n'a pas voulu nous tenir cachées les propriétés salutaires des substances médicinales, elle a dû nous donner un autre moyen d'y parvenir que cette méthode criminelle. D'ailleurs, quand bien même ce procédé ne serait pas à rejeter sous ce rapport, il est aisé de voir qu'il ne remplit pas les conditions qu'on se propose. Au lieu de faire connaitre les qualités propres, inhérentes de la matière pharmaceutique, il indique seulement le résultat de son action sur le mal, et cela d'une manière encore très-imparfaite. «Vous ne « serez jamais sûrs, par la seule expérimentation clinique, « de connaitre dans leur intégrité les propriétés d'un mé- « dicament. De ce qu'un agent thérapeutique, le mercure par « exemple, réussit contre la syphilis, est-ce à dire qu'il ne « jouisse pas d'autres propriétés aussi positives, aussi utiles « contre d'autres affections dépourvues du caractère syphili- « tique?... Quelle raison auriez-vous donc de l'administrer « contre des maladies de caractère différent et de cause souvent opposée? Aucune. Le principe *ab usu in morbis*, pris « isolément, restreint donc, au lieu de l'agrandir, la sphère « de la matière médicale.» (Léon Simon, lettre aux membres de la faculté , etc. , p. 89.)

Le but qu'on se propose, c'est de tirer de la connaissance des propriétés du remède (qui sont indépendantes de ses facultés thérapeutiques) la raison de son administration au malade. L'emploi que les allopathes font des médicaments, parce qu'ils ont guéri en cas pareils, est un mode tout-à-fait empirique, qui exclut l'idée d'un motif scientifique, d'une loi première dirigeant le choix du praticien. Ce procédé suppose l'action thérapeutique déjà connue d'une manière empirique; i lne fait donc rien connaitre, et permet seulement de constater les résultats dus à des circonstances fortuites. Aussi ne voit-on pas, dans l'histoire de la médecine, un seul médicament fourni par la clinique. Celle-ci ne fit jamais qu'expérimenter des substances déjà usitées parmi le peuples ou qui furent apportées des pays étrangers où on les trouva en possession de guérir certains maux.

La clinique, sous ce rapport, reste donc à peu près stérile. Je dis plus, la clinique fût-elle capable de diriger dans la recherche et le choix des remèdes, sans présupposer l'aveugle empirisme, ne fournirait que des données incomplètes, variables et le plus souvent erronées. En effet, la maladie qui est un état essentiellement anormal et irrégulier mêle ses symptômes aux effets médicamenteux, les modifie, les altère de mille différentes manières, de sorte qu'on ne peut reconnaître sûrement le caractère propre à la subs'ance médicinale. Dans une même espèce de maladie ces mo ifications varieront suivant le degré du mal et ses nuances, et combien plus encore dans les affections de nature diverse, contre lesquelles on administre souvent les mêmes substances médicamenteuses. Aussi voyons-nous de tout temps l'école ancienne recourir inutilement à la clinique pour obtenir une connaissance exacte de l'action des remèdes. Cette malheureuse et infatigable persévérance a de quoi frapper d'étonnement, surtout lorsqu'on pense combien il est facile d'apercevoir le vice radical de cette méthode. Et c'est encore elle aujourd'hui qu'on oppose avec complaisance au procédé simple, sûr et fécond dont l'homœopathie vient de doter la science médicale!

Mais écoutons d'éloquentes paroles qui repoussent victorieusement ces vaines prétentions :

« Tout glorieux d'avoir dépouillé les armes infidèles de nos pères, et sans nul souci de nous en forger de meilleures, nous venons, en braves Gaulois, renouveler, nus et corps à corps, une lutte à outrance avec l'expérience clinique, comme si la difficulté n'était pas toujours la même, ou comme si nous pouvions sérieusement nous croire plus habiles observateurs qu'Hippocrate et Arétée !

« Observateurs plus habiles ! eh ! de combien de spécifiques ou de procédés pouvant leur être un peu comparables, avons-nous donc armé la société contre tant de phlegmasies mortelles, tant de lésions organiques et de névroses, contre la fièvre muqueuse, le typhus, les dartres, les scrophules, le scorbut, la peste, le choléra ; le choléra qui, à lui seul, vient d'épuiser sous nos yeux dix siècles d'expérimentation clinique, traité qu'on l'a vu avec une audace et une variété sans bornes par des milliers de praticiens dévoués et savants, de tous les systèmes, de toutes les écoles, de tous les climats ?

« Observateurs plus habiles, vraiment ! nous qui trouverons sans doute dans la clinique seule ce que n'ont pu y trouver Galien, Sydenham et Boerhaave, où sont donc nos larges conquêtes en faveur de l'art de guérir, je ne dis pas même chez tant de médecins distingués qui sont disséminés partout, mais au moins dans ces grands hôpitaux où les expériences peuvent se répéter et se varier sans fin, où toutes les comparaisons sont possibles, où se réunissent à grands frais toutes les conditions imaginables pour faciliter nos recherches, et où des Dehaën et des Stoll embrassent des siècles dans une série de travaux et se continuent comme un seul homme ?

« Observateurs plus habiles ! nous dont, à la voix du divin vieillard, la brillante aurore éclaira presque le berceau de la civilisation, qu'avons-nous fait de ce poste de l'honneur ? et pourquoi, si fertiles de nos jours en bienfaisants prodiges, tous les arts, toutes les sciences, même celles qui sont nées de la poussière de nos pieds, nous ont-elles devancés et si vite et de si loin ? Et que nous sert donc d'entendre depuis vingt-trois siècles tous nos grands chefs sonner le tocsin sur nos misères, si nous ne tentons jamais un effort généreux pour arracher l'art des langes où il languit au milieu des savantes splendeurs dont nous l'entourons et qui ne lui sont rien ?

« Cet effort, Messieurs, il faut le faire ; il faut absolument et à tout prix sortir de la voie sans issue où nous nous sommes trop longtemps oubliés. Il faut ajouter quelque chose à l'observation clinique, à cette *fallacieuse* qui se joue sans miséricorde et sans fin des labeurs de nos plus grands hommes (Dessaix, *de l'art de guérir et ses progrès*).

Le procédé qui seul peut nous donner une connaissance exacte des propriétés des remèdes , c'est celui que nous voyons en tête de ce chapitre, recommandé par le célèbre Haller. — L'essai des substances médicinales sur l'homme sain, dite *expérimentation pure* par opposition aux résultats impurs, c'est-à-dire toujours mélangés de symptômes morbides que la clinique fournit. Voilà l'instrument , l'organe qui a manqué à l'art ancien , et qui fait de l'homœopathie la médecine exacte et positive.

Toute substance qui possède une action thérapeutique, c'est-à-dire la faculté de modifier l'état de maladie, est aussi douée du pouvoir d'altérer plus ou moins profondément le jeu des fonctions chez l'homme bien portant. Et par contre, il n'est pas d'agent susceptible de troubler la santé, qui ne se soit montré efficace contre certains maux. Toute substance toxique est un remède , tout remède spécifique est aussi substance toxique. La propriété toxique est donc inhérente au médicament ; c'est elle qui constitue son caractère essentiel ; tandis que son action curatrice n'en est que la conséquence et reste inapte à montrer les traits qui le distinguent. Car plus cette dernière action est énergique, moins il se produit d'effet appréciable dans l'économie, et l'on ne voit alors que deux choses : administration du remède et simple cessation de la maladie. Il n'y a rien là qui soit propre à représenter la nature de l'agent employé ; c'est un résultat abstrait, aussi bien négatif que positif, et, pour rendre la chose claire par un exemple, nous dirons, de même que les électricités résineuses et vitrées perdent à leur contact réciproque les propriétés par lesquelles elles se manifestent à nous, ainsi les forces toxiques et morbides s'altèrent mutuellement au point de disparaître quelquefois complètement, pour laisser place à l'état neutre de la santé. Donc pour connaitre les propriétés des agents médicamenteux, il faudra les appliquer à l'homme sain, terrain où elles se développeront dans toute leur plénitude et variété, n'y rencontrant point la disposition morbide qui peut seule les neutraliser.

Nous avons déjà rapporté comment Hahnemann fut poussé par une inspiration spontanée à ouvrir cette nouvelle carrière d'observations qui eurent d'abord le quinquina pour objet. Il essaya ensuite sur lui-même, successivement, les spécifiques généralement employés par l'ancienne école. Cette expérimentation ne manifestait pas seulement les propriétés saillantes déjà connues ; mais, dans une circonstance aussi favorable à l'observation, apparaissaient une multitude d'autres effets dont on n'avait pas eu jusqu'alors le moindre pressentiment. La *pathogénésie* (de πάθος et γεινζι, *morbum*, *affectum producere*, nom que les homœopathes ont donné à la science des propriétés des médicaments, par opposition à la pathologie, la science des manifestations morbides), devenait aussi variée que les formes du mal. Hahnemann ne s'arrêta point dans un travail si fécond ; il agrandit encore le cercle de ses recherches, en les faisant porter sur des substances inconnues aux matières médicales d'alors comme remèdes spécifiques internes ; ce furent, entre autres : la *silice*, la *potasse*, les *charbons animal et végétal*, le *lycopode*, la *sœpia*, etc. Ces médicaments nouveaux manifestèrent une richesse d'action étonnante, en même temps caractéristique pour chacun, qui les plaça au premier rang d'importance thérapeutique. Leur pathogénésie fait le plus grand honneur à son auteur, qui, sans antécédent, sans point de ralliement, parvint à déterminer le caractère général de chacun d'eux et tous les traits de détail, avec une précision et une exactitude telles qu'aujourd'hui, après maints essais nouveaux, cet ouvrage n'a pu subir de modification. Hahnemann s'adjoignit alors, comme expérimentateurs, des personnes saines, de sexe et de tempérament différents, dont les observations servirent de contre-épreuve et de complément aux siennes, Ce travail si remarquable avait été commencé en 1790 ; ce ne fut qu'en 1796 que fut publié, pour la première fois, dans le *Journal de Hufeland*, l'exposé de cette découverte. En 1805 parurent les premiers matériaux d'une matière médicale homœopathique sous le titre de *Fragmanta de viribus medicamentorum positivis sive in corpore humano sano obviis;* mais c'est de 1810 à 1820 que fut élaborée l'œuvre complète, qui prit le titre de *Matière médicale pure.*

Voilà les effets des agents toxiques bien connus. Mais, dira-t-on, à quoi bon cette connaissance, et où nous mène-t-elle pour le traitement? C'est là le point important, la pierre angulaire de l'édifice de la nouvelle école, et la base de la médecine positive. Si toute substance qui trouble les fonctions de l'homme en santé est aussi un remède et *vice versâ*, il y a nécessairement un rapport quelconque direct ou indirect, entre les effets toxiques et le résultat thérapeutique. Ce rapport, quel qu'il soit, sera invariable, et servira de guide sûr dans l'administration du médicament. Quel est donc ce rapport dont la connaissance nous est si précieuse et sans laquelle l'art ne peut exister? Serait-il obscur, diffi-

cile à apercevoir, complexe et malaisé à comprendre ; serait-
ce un rapport d'opposition ou de similitude, lequel enfin ?
Jamais aussi importante question n'a tenu le monde médical
en suspens. L'expérience prononce par la bouche d'Hahnemann : ce rapport est de tous le plus simple, le plus facile
à saisir, celui d'analogie et de ressemblance ; et le seul procédé de médication spécifique sera de comparer les symptômes des affections naturelles, avec ceux des souffrances
artificielles. C'est ainsi que, par l'étude des propriétés des
remèdes, on est arrivé à trouver la loi thérapeutique et à
placer la médecine au rang des sciences exactes.

Par cette expérimentation sur l'homme sain, tous les
agents médicamenteux répandus autour de nous se laissent
découvrir, et nous cessons désormais de les attendre des
faveurs précaires du hasard. Nous pouvons augmenter indéfiniment leur nombre ; car l'instrument qui nous sert à les
découvrir reste toujours à notre disposition. Nous soumettons successivement à l'action de ce creuset vivant les diverses substances des trois règnes. Celles qui produisent des
effets toxiques sont rangées parmi les médicaments, et le
caractère de ces effets indique en même temps le genre de
maladie contre lequel elles seront efficaces. Ainsi, par la seule
expérimentation pure, on arrive à ce double et précieux résultat, de savoir qu'on possède un médicament et les cas où
il convient d'en faire usage.

C'est en vain qu'on objecterait à ce procédé qu'il manque
de précision et ne peut être d'une application générale,
parce que les effets médicamenteux doivent varier suivant
les dispositions particulières de chaque expérimentateur.
Sans méconnaître qu'il y ait là une source féconde d'inexactitudes, nous nions que cette dissemblance soit essentielle,
qu'elle porte sur le fond des choses, et qu'elle modifie le

caractère de la substance toxique au point qu'en partant d'une pathogénésie prise pour type, on ne puisse reconnaître dans toutes les autres des rapports fondamentaux. Cela n'a jamais lieu ; l'expérience le prouve.

Mais une objection mieux fondée, et qui n'est pas venue à l'esprit de nos adversaires, parce qu'elle suppose une certaine connaissance de la doctrine homœopathique, c'est la presque impossibilité de trouver des organisations parfaitement saines, c'est-à-dire des instruments bien exacts d'expérimentation. L'humanité entière est infectée d'un vice morbide qui, chez toutes les races, à toutes les époques, complique de phénomènes spéciaux les perturbations simples des agents extérieurs. Qu'on appelle psore, ou qu'on désigne sous tout autre nom cette cause morbide, peu importe ; toujours est-il que la santé parfaite est un état à peu près introuvable. Il n'est peut-être pas un individu qui, jouissant de l'exercice régulier de ses fonctions, n'ait un organe faible, plus facilement impressionnable que les autres ; en un mot, qui n'ait sa tendance, sa disposition maladive. L'action propre aux médicaments, qui se manifeste par leur contact avec la vie, est donc toujours plus ou moins modifiée, altérée par l'existence de ce vice psorique, dont l'influence est bien autrement puissante que les différences de tempérament, de climat, etc., pour dénaturer les effets pathogénétiques. Nous ne chercherons pas à affaiblir la force de cette objection ; mais que peut-on en conclure? qu'il faut abandonner l'étude des médicaments, parce qu'on manque d'instruments parfaitement exacts pour reconnaître leurs effets? Gardons-nous de tomber dans ce funeste découragement ; faisons usage de ce que nous possédons. Si nous ne pouvons avoir l'exactitude absolue, ayons une exactitude relative, la plus grande possible. Quel est l'art ou la science qui débuta avec des instruments parfaits? Que la médecine entre, elle aussi, dans cette voie laborieuse de l'analyse, qui mène pas à pas mais sûrement vers la perfection, lorsqu'on procède sous la direction d'une loi bien établie. Du reste, ne nous exagérons pas les obstacles : s'il est difficile de rencontrer des sujets tout-à-fait bien portants, il ne l'est pas d'en trouver qui jouissent d'un état habituel de santé, dans lequel les manifestations normales de la vie l'emportent tellement sur les dispositions morbides, que la substance médicamenteuse pourra produire le plus grand nombre de ses effets exempts de toute modification, et qui resteront invariables dans les divers essais. Ceux, au contraire, qu'aura modifiés le vice psorique (dont l'action est infiniment diversifiée) offriront, dans chaque résultat et chez les divers individus, des différences tranchées. On les supprimera dans le tableau pathogénétique, qui finira, après des essais multipliés, par représenter à peu près exactement les effets purs des agents médicamenteux.

Une objection spécieuse des allopathes, c'est l'impossibilité de produire sur l'homme sain des états analogues ou correspondants à plusieurs maladies que présente le cadre nosologique. Vous ne pouvez produire, nous disent-ils, le typhus, la phthisie, l'épilepsie, le cancer, etc. Il faut s'entendre : jamais nous n'avons eu la pensée de pouvoir produire des maladies pareilles à celles qui existent naturellement, mais bien seulement des états morbides semblables; ce qui s'obtient facilement; chacun peut s'en convaincre. Bientôt le livre que va publier le docteur Hermann Lœvy de Prague, sur les rapports de l'anatomie pathologique et de la thérapeutique, achèvera de renverser cette vaine objection, en montrant qu'on peut, avec des substances toxiques, faire naître chez les animaux les mêmes lésions de tissu que les influences morbides peuvent produire.

Les dégénérescences organiques amenées par les remèdes et les maladies sont identiques (au moins en apparence) et non point semblables, par la raison que les tissus s'altèrent d'un petit nombre de manières, déterminées par le mode de nutrition qui leur est propre. Quelle que soit la cause de cette altération, elle revêtira un de ces caractères, et l'on ne pourra reconnaître dans ce résultat identique la différence de l'agent producteur.

Cependant, quelle que soit l'excellence du procédé de l'expérimentation pure, il rencontre dans une circonstance étrangère un obstacle insurmontable à sa complète application, je veux dire les droits sacrés de l'homme, qui ne permettent pas de porter à sa santé une sérieuse atteinte. Ce qu'on peut connaître par lui de l'action des substances toxiques, se réduit donc nécessairement aux effets superficiels, aux phénomènes de sensation. Il faut éviter les modifications intimes et durables. De nombreuses propriétés caractéristiques restent ainsi forcément ignorées. Un autre résultat non moins fâcheux de cette expérimentation incomplète, c'est de donner lieu, pour toutes les substances essayées, à un grand nombre de symptômes généraux, mal définis, tels que fièvre, malaise, lassitude, insomnie, embarras gastrique, céphalalgie, vertiges, etc., accidents qui se produisent au début de toute expérimentation exprimant un trouble général indéterminé. Ces effets communs remplissent les pathogénésies de chaque médicament, voilent leurs caractères différentiels, et permettent à peine de démêler leurs indications spéciales. Les propriétés caractéristiques ne se manifestent le plus souvent, au contraire, que par une expérimentation continue, et persistent même alors qu'on est obligé de les suspendre. Il faut dire aussi que la dynamisation et la petitesse de la dose favorisent l'apparition des caractères spéciaux. Ainsi, pour prendre un exemple connu de tous les praticiens, le tartre stibié, le calomel, l'huile de térébenthine, donnés à dose minime et réfractées, commencent à manifester leur action spéciale, le premier sur le poumon, le second sur l'appareil salivaire et buccal, la dernière sur l'appareil urinaire. A doses plus fortes, ces effets spéciaux font place aux effets généraux de purgation et de vomissement.

L'essai sur les animaux pourra remplir quelques-unes de ces lacunes, mais non pas toutes, et même ces données seront-elles toujours plus ou moins inexactes, à cause de la différence d'organisation qu'il y a entre l'homme et la brute. Heureusement on possède dans la clinique un moyen de compléter cette étude. Voilà la place de ce procédé si stérile, si impuissant par lui-même, mais qui, uni à l'expérimentation pure, permet d'achever le tableau pathogénétique, et répand sur les indications thérapeutiques la plus vive lumière. Ainsi, supposons un cas d'inflammation à la gorge. Les essais sur l'homme sain indiquent les remèdes suivants: *acon.*, *bellad.*, *spong.*, *hepar*, *mercur.*, *mezereum.* Cette inflammation est profonde ; elle occupe non pas la muqueuse, mais le tissu cellulaire qui tapisse le fond du pharynx. La douleur est battante, sourde. Cependant la pathogénésie de ces diverses substances présente cette douleur pharyngienne, mal déterminée, parce qu'on ne poussa pas assez loin l'expérimentation pour la développer plus distinctement. On administre quelques-uns de ces remèdes sans succès bien marqué, jusqu'à ce qu'on en vienne au *mezereum*, qui guérit promptement et radicalement. L'on saura donc maintenant, au moyen de la clinique, que l'indication spéciale de me-

zereum, dans les affections de la gorge, n'est point une phlogose superficielle, mais une inflammation profonde avec douleur d'abcès dans le fond et les côtés du pharynx. (Je tiens cette indication du docteur Haubold de Leipzig). Voici le précieux avantage de la clinique : comme il est établi par les faits qu'un remède peut guérir les maladies semblables à celles qu'il est apte à produire sur l'homme sain, le praticien homœopathe sait que les souffrances évidemment dissipées par l'*usus in morbis* peuvent être produites dans l'expérimentation pure. Il les fait donc entrer dans la liste des phénomènes pathogénétiques. Au moyen de cette simple transposition, la science des remèdes peut être portée sans entrave à son perfectionnement.

Cependant il se présente ici une difficulté, c'est de ne pas attribuer au médicament la cessation d'un symptôme ou d'un état morbide qui a disparu naturellement pendant l'évolution de la maladie, ou qui a cédé aux seuls efforts de la réaction vitale. Voici en quoi diffèrent ceux qui sont réellement *guéris :* ils ne parcourent pas complètement leur période d'accroissement, d'état et de déclin ; leur marche est brusque, irrégulière ; assez souvent ils éprouvent une modification remarquable, qui consiste en une exacerbation subite, anormale, sans rapport avec l'état général, formée tout-à-coup et aussi promptement interrompue ; c'est ce qu'on appelle *aggravation homœopathique.* A ce signe, on peut reconnaître l'action du remède.

Mais remarquons bien que la clinique reste toujours un auxiliaire de l'expérimentation pure, qu'elle se rattache à la loi des semblables, qu'en dehors de l'homœopathie elle n'est plus qu'un vain procédé dépourvu d'applications utiles.

Dans l'état de susceptibilité spéciale où la maladie a placé l'organisme, maintes propriétés médicamenteuses peuvent être ressenties et manifestées, qui le seraient à peine ou pas du tout sur l'homme bien portant. Mais il importe de ne pas faire erreur, de distinguer exactement les effets pathogénétiques des symptômes morbides, opération fort délicate. On pourra admettre comme produit du médicament les phénomènes qui apparaissent isolément, sans connexion et sans rapports avec les autres symptômes, qui se montrent brusquement et disparaissent de même, sans rien changer à la marche de la maladie.

On comprend *à priori* que l'homme en santé étant dans un état d'indifférence relative vis-à-vis les substances médicamenteuses, il faudra les lui administrer à doses plus fortes qu'on ne fait au malade, sans quoi l'on s'exposerait à ne produire aucun effet. Ceci est dit d'une manière générale, car plusieurs essais ont été entrepris avec succès à des dilutions élevées.

Il est une remarque curieuse à faire sur l'action des remèdes, suivant qu'ils sont administrés homœopathiquement, ou bien d'après la loi des contraires : dans le premier cas se produisent des aggravations qui obligent à diminuer de plus en plus la dose; dans le second on voit apparaître une tolérance qui nécessite une augmentation de la dose, quelquefois énorme. Mais l'aggravation homœopathique est l'avant-coureur à peu près certain de la guérison, et la tolérance allopathique est l'indice presque certain de l'incurabilité.

Le phénomène de la *tolérance médicamenteuse* n'est que l'expression vive et tranchée d'un fait qui se produit habituellement dans les traitements par la médecine ordinaire. L'agent toxique et l'affection morbide, n'ayant pas de rapports directs entre eux, ne peuvent avoir prise l'un sur l'autre d'une manière efficace, et, pour amener un effet simplement palliatif, la réaction vitale réclame souvent des doses énormes qui, administrées dans l'état de santé, eussent produit de graves désordres. Rien ne montre mieux que cette tolérance la fausseté du principe des contraires, d'après lequel l'allopathie prescrit la plupart des remèdes. Rien aussi n'a plus puissamment contribué à dissuader les partisans de cette école de l'expérimentation des médicaments sur l'homme sain, en leur montrant des substances très-énergiques, données en quantité considérable, n'amener en certains cas aucune modification.

Il y a aussi une tolérance physiologique qui s'acquiert par l'habitude, le long usage ; mais l'on n'a pas observé qu'elle se manifestât avant que la substance ait eu le temps de développer tout l'ensemble de ses effets. Il est à remarquer, d'ailleurs, que cette tolérance n'a pas lieu pour tous les agents toxiques ; il y en a plusieurs auxquels l'économie ne peut jamais s'habituer, et dont elle éprouve toujours une perturbation plus ou moins violente. Ce caractère différentiel devrait être pris en considération dans une classification naturelle des médicaments.

Pendant longtemps, les essais de Hahnemann sur les remèdes suffirent à l'école homœopathique ; mais aujourd'hui nous voyons avec plaisir ce goût d'expérimentation se manifester de toutes parts parmi ses disciples. Dans le duché de Bade s'est formée une réunion de médecins, dans le but principal de se livrer à ce genre d'études ; chaque année, dans une assemblée générale, on indique la substance qui devra être l'objet de l'expérimentation ; un prix est décerné à l'auteur de la meilleure pathogénésie, et son travail est inséré au journal de la société. En 1843, s'est constituée à Vienne, sous la direction de Fleischmann, une société analogue, mais exclusivement consacrée à l'étude des remèdes. Elle est composée d'environ trente membres, la plupart jeunes docteurs assidus à la visite de Gumpendorf. Chacun reçoit la substance à essayer sans la connaître, mais avec l'indication de la dose à laquelle il peut la prendre sans crainte d'accident. Chacun inscrit ses sensations sur un bulletin dont le dépouillement se fait en séance, et les phénomènes qui ont été perçus par la totalité ou la majorité des expérimentateurs sont notés comme caractéristiques. Ces résultats sont insérés dans le journal de la société.

Depuis 1845, les membres de cette société ne procèdent plus à l'expérimentation avec toutes ces formalités ; le bureau se contente d'indiquer les substances proposées à l'essai pour l'année ; chacun fait choix de la substance qui lui plaît, se l'administre à sa manière, et publie isolément dans le journal le résultat de ses recherches. L'analogie et la comparaison de ces diverses pathogénésies, d'où doivent sortir les indications thérapeutiques précises, sont laissées au travail du lecteur. Nous formons des vœux pour que cette société, appréciant la haute valeur de ses études, mette tous ses soins à en rendre les résultats facilement appréciables et applicables au traitement des maladies. Il y a trop de vernis scientifique sur les pages du journal où l'on expose des vues générales touchant les propriétés thérapeutiques des diverses substances essayées.

L'étude par soi-même, sur soi même, est en effet indispensable pour devenir habile dans la pratique de l'homœopathie. Il est plus difficile d'apprendre à connaître les propriétés des remèdes sur la froide page d'un livre que sur son propre organisme, où l'impression en est frappante et durable. Il est évident aussi qu'on ne pourra jamais bien les comprendre, si on ne les a éprouvées ; les nuances des douleurs produites par les différentes substances toxiques, le plus souvent ne sont pas susceptibles d'être rendues par des mots.

Mais, pour faire ces expériences, il ne suffit pas de s'in-
gérer le médicament ; il faut plusieurs conditions, sans lesquelles le résultat obtenu manque de la certitude désirable, et
ne peut être admis. Il faut un régime sévère et le soin d'éviter toute cause de perturbation.

Un grossier écueil, contre lequel sont venues échouer les
tentatives d'essais entrepris par les allopathes, c'est la condition des doses. Les uns, comme le professeur Trousseau, ont
opéré avec des quantités massives, répétées à peine deux ou
trois fois à de courts intervalles ; les autres, à l'exemple des
médecins de Berlin et de Nuremberg, ont fait usage de la
30e dilut. ; et ni les premiers, ni ceux-ci, n'ont rien obtenu
qui fût comparable au résultat des expériences faites par les
homœopathes.

Ces expérimentateurs improvisés auraient dû savoir que
l'effet de toute substance toxique, administrée à dose massive, sans être redonnée plusieurs fois à de longs intervalles,
consiste presque uniquement en modifications générales insignifiantes, et telles que le docteur Trousseau les a observées par lui-même. Ils auraient dû savoir que les quantités
qui sont capables d'impressionner le malade (dont l'état est
toujours très-sensible aux modificateurs homœopathiques),
pourront rester sans action sur un homme bien portant ; enfin, que les médicaments développent des effets très-variés,
suivant la dose qu'on emploie, et qu'ainsi pour obtenir la
pathogénésie complète d'une substance, il faut l'avoir essayée
à diverses dilutions.

On trouvera dans l'Organon (livre 2, section 2, chap. 2,
§§ 114 139, traduction de Brunow) des préceptes admirables
sur les règles à suivre et les conditions à remplir dans l'expérimentation des remèdes sur l'homme sain.

CHAPITRE IV.

—•••—

DE L'HOMŒOPATHIE EN SAXE

Sommaire : Introduction de l'homœopathie à Dresde. — Epidémie de
scarlatine.—Docteurs Elb et Trinks, observations cliniques diverses.
—Docteurs Helbig et Schwartz.— De l'étiologie en homœopathie.—
Opinions des médecins de Dresde sur les doses. — Docteur Wolf,
indications pratiques diverses.—Traitement des fièvres puerpérales.
— Influence du génie épidémique sur la détermination du remède.
— Etat actuel de l'homœopathie en Saxe. —Des doses infinitésimales.
— Quantité et qualité. — Dynamisme médicamenteux ; conditions
sous lesquelles il se développe.— Du vitalisme. — Du dynamisme en
général. —Point de vue différent sous lequel l'ancienne et la nouvelle
médecine considèrent et appliquent les remèdes. — Preuves théoriques et expérimentales de l'efficacité des doses infinitésimales. —
Convenance et nécessité des procédés de trituration et de dilution
pour la préparation des remèdes.—Manière de diluer. — Grüner,
pharmacien homœopathe. — Opinions du père Veith sur l'importance
du diluement.

———

L'introduction de l'homœopathie à Dresde offre cela de
particulier, que les médecins y eurent beaucoup moins de
part que les gens du monde. Ceux ci avaient déjà formé un
noyau compact de partisans zélés de la nouvelle doctrine,
avant qu'un homme de l'art pensât à la pratiquer dans leur

ville. On conçoit aisément la raison de ce développement anormal. Leipzig était à cette époque le centre des études homœopathiques, et attirait sans cesse dans son sein les praticiens des pays environnants, désireux de suivre la voie tracée par Hahnemann. Cependant ce foyer de propagation rayonnait à son tour ; sa polémique scientifique, ses productions littéraires, excitaient un vif intérêt dans les classes instruites des villes voisines et y formaient un public nombreux, tout prêt à accueillir les médecins homœopathes que l'influence de Leipzig devait leur procurer bientôt. Par sa proximité et la fréquence de ses rapports, Dresde fut la première à ressentir cette influence ; car déjà, vers 1825, elle fut dotée de deux habiles médecins, les docteurs Wolf et Trinks, qui, par une suite de travaux utiles à la science, ont acquis aujourd'hui une très-grande réputation.

Mais, avant eux, le baron George Brunow avait travaillé efficacement à l'introduction de notre école par des publications d'utilité pratique. C'était un homme riche, ayant du loisir, le talent d'écrire et beaucoup de jugement. Il se consacra entièrement au service des idées nouvelles, fit paraître un excellent *Exposé de la Doctrine homœopathique*, à l'usage des gens du monde, et traduisit l'Organon en français. Il est mort cette année, très-vivement regretté de nos confrères allemands, auxquels il avait si généreusement prêté jusqu'à la fin de sa carrière son utile concours.

Dès que l'homœopathie fut introduite dans la capitale de la Saxe, elle ne tarda pas à y soulever cet orage de haine et de persécution qu'il est de sa destinée d'exciter partout où elle se montre. Cependant je n'ai point ici à passer en revue les phases diverses de la lutte, comme je l'ai fait à Vienne et pour le royaume des Deux-Siciles. Dans ces pays, deux pouvoirs en présence, l'Université d'une part, le Gouvernement, ou plutôt la haute noblesse de l'autre, se firent les champions des deux écoles défendant leurs intérêts à chances presque égales. Mais en Saxe la position fut bien différente. Le pouvoir royal, avec la masse des fonctionnaires, prit parti pour l'Université qui, ne pouvant trouver une opposition suffisante dans la bourgeoise clientèle de l'homœopathie, opposa aux progrès de cette école des obstacles qu'elle n'a pas encore pu surmonter.

Le principal de ces obstacles fut la défense faite à tout praticien de préparer et distribuer lui-même ses médicaments. Plutôt que de rester sous le coup de cette prohibition, on vit Hahnemann se condamner à l'exil, et l'on sait qu'il avait souvent annoncé que cette mesure, dans l'état actuel des esprits, amènerait inévitablement la ruine de la pratique nouvelle. Cet aveu, bien apprécié de ses partisans et de ses adversaires, avait été le prétexte de leur querelle dans toutes les parties de l'Allemagne. Cependant l'Autriche, la Prusse et la plupart des petits états de la confédération germanique, avaient, soit tacitement, soit officiellement, concédé cet important privilége ; mais, par une fatale combinaison de circonstances, en Saxe, sur cette terre natale de l'homœopathie, le litige fut terminé promptement par le triomphe de la légalité venue en aide aux mauvaises passions.

Ce ne furent point cependant les défenseurs habiles et zélés qui manquèrent à notre cause. De cette classe de laïcs instruits qui prépara les voies à l'introduction de l'homœopathie à Dresde, sortirent en 1829 les deux meilleurs ouvrages apologétiques qui ont été publiés sur la matière (¹). Ils passèrent

(¹) Die homœopathie von dem standpunkte des Rechts und der medicinal polizey. Von Carl August Albrecht advocat in Dresden by Arnold. 1829. Die homœopathie in staatspolizeitrechtlicher hinsicht von justizrath Tittmann in Dresden 1829.

inaperçus du gouvernement saxon, dont la résolution tyrannique était irrévocablement arrêtée. Mais l'influence de ces deux excellents ouvrages ne tarda pas à franchir les étroites frontières de ce royaume, pour se faire sentir dans les autres Etats et y favoriser les rapports bienveillants du pouvoir civil et du nouveau système médical.

Malgré cette fâcheuse affaire, plusieurs poursuites judiciaires et autres persécutions universitaires dont on trouve la relation dans les volumes 8 et 10 des Archives, notre méthode ne cessa pas de se répandre, au point qu'aujourd'hui il n'est pas de ville, à l'exception de Vienne, où la clientelle homœopathique soit proportionnellement aussi considérable.

Dans l'hiver de 1831 éclata à Dresde une épidémie assez meurtrière de scarlatine. La *belladonne* fut peu efficace comme remède, et rarement employée, mais elle soutint sa réputation de préservatif. A cet effet, on l'administrait alternativement avec *aconit,* tous les cinq à six jours. *Bryon.* réussit très-bien, sans doute parce que l'irritation du poumon et des plèvres était prédominante. *Helleborus niger* dissipa toujours l'anasarque consécutif, et *pulsatille,* les derniers restes de l'irritation muqueuse et cutanée. Les résultats cliniques firent connaître l'identité de nature de la scarlatine lisse de Sydenham et de la scarlatine miliaire, ce qui rappelle une opinion anciennement émise par Hahnemann, à savoir que ces deux espèces d'éruptions (la miliaire et la scarlatine) n'existaient plus aujourd'hui dans leur pureté primitive, mais s'étaient combinées et transformées en une éruption mixte, qui ne cédait ni à l'aconit seul, ni à la belladonne seule, mais bien à l'emploi alterné de ces deux remèdes.

Une constitution typhoïque, qui s'établit à Dresde de 1838 à 1841, fut pour l'homœopathie une cause de rapides progrès. Les allopathes perdirent le plus grand nombre de leurs malades; les praticiens du nouvel art sauvèrent, au contraire, la plupart de ceux qui se confièrent à leurs soins. On peut dire qu'il nous est très-facile d'alléguer de tels faits, mais assurément il est moins facile de persuader que la population de Dresde ait pu se faire illusion au sujet du résultat des deux méthodes.

Je ne trouvai pas le docteur Wolf, qui faisait en ce moment un voyage médical dans le nord de l'Italie. J'en fus vivement désappointé, car j'avais pu apprécier, lors de mon premier séjour, son amabilité, ses manières prévenantes, sa facilité d'élocution, qualités qui, réunies à une grande expérience clinique, constituaient le type du médecin dont j'aurais voulu recevoir les leçons. Je vis son élève et remplaçant, le docteur Elb, qui pratique sous sa direction depuis cinq à six ans. Il a étudié sur lui-même l'usage du *guaco*, plante américaine qu'il emploie avec succès contre les migraines ordinaires. Il a eu l'occasion de l'administrer avec succès dans un cas de paralysie de la langue (idiopathique ou provenant d'une affection cérébrale?). Ce qui l'avait mis sur la voie de cette indication, c'était un des phénomènes produits par l'expérimentation de cette substance : extrême difficulté à porter la pointe de la langue au palais.

Elb se dit assez heureux contre les gonorrhées chroniques. Il commence par *cannabis*, qu'il fait suivre de *capsicum*, surtout s'il y a douleurs; puis il en vient à l'emploi d'*iodium*. Dans le typhus avec symptômes putrides très-prononcés, il donne d'abord *arsenic*, puis *créosote*, surtout lorsqu'il se manifeste des hémorrhagies par dissolution du sang. Il dit traiter avec succès les fièvres puerpérales putrescentes au moyen d'*arsenic* précédé d'*acon.*, *bryon.* ou *bellad.*, suivant les cas.

Trinks et Wolf ont émis des opinions à peu près semblables sur les divers points de doctrine que soulève aujourd'hui la polémique allemande. Placés, pour ainsi dire, dans un juste milieu, entre les homœopathes exacts et les spécificiens, ils s'accordent avec les premiers sur l'admission du *similia similibus*, comme loi générale et unique de la thérapie spécifique, et se rapprochent des seconds sur la question du dynamisme médicamenteux et des doses, que nous allons à ce propos traiter dans ce chapitre plus complètement que nous ne l'avons fait jusqu'ici. Mais, avant d'entrer dans ces développements, je vais rapporter quelques considérations cliniques dont Trinks me fit part en causant sur des sujets généraux, et qui pourront intéresser les praticiens.

D'après ce médecin, on doit administrer le remède d'autant plus souvent et à d'autant plus forte dose que la maladie est plus aiguë. Il faut le donner, en dilution, par gouttes. Il arrive souvent, dans le traitement des affections tant aiguës que chroniques, que les remèdes indiqués n'agissent point, ou que l'amélioration s'arrête tout-à-coup et ne fait pas de progrès ; il s'agit alors de stimuler l'organisme, ou de changer son mode de sensibilité par l'action de certaines substances dont l'expérience démontre l'utilité dans ce cas ; tels sont, dans les maladies chroniques, le *soufre* et l'*acide nitrique*, dans les aiguës, l'*opium*. Wolf y joint le *musc*, dont il vante beaucoup l'efficacité. Dans le traitement des maux chroniques, lorsque les avantages qu'on avait obtenus d'abord ne se soutiennent pas, que les remèdes très-homœopathiquement choisis restent sans action, ainsi que les stimulants précédents, ces praticiens font usage non seulement de la poix de Bourgogne, conseillée alors par Hahnemann, mais encore des mouches de Milan, des taffetas épipastiques et même des vésicatoires ; ne les laissant pas, toutefois, agir au delà de la rubéfaction. Dans les constipations extrêmement tenaces, ils se sont toujours bien trouvés d'*opium*

et de *nux vom.* (d'après les indications), celui-ci à basse dilution, celui-là à plusieurs gouttes de teinture. C'est surtout dans
les inflammations abdominales suraiguës qu'il est absolument
nécessaire d'administrer des dilutions basses, car il s'agit de
produire des effets prompts, et la rapidité de l'action est en
raison inverse de la petitesse de la dose.

Trinks a traité un grand nombre de fièvres puerpérales,
parmi lesquelles il ne regrette jusqu'à présent (1842) que
trois cas de mort. Ces trois cas revêtirent à peu près le
même appareil symptomatique : froid général, intense vers
le début, qui fait cesser toute espèce de sensations douloureuses ; le bas-ventre, qui était d'abord endolori, devient
insensible à la pression ; congestion à la tête, délire, loqua-
cité ; convulsion des muscles de la face ; paralysie, commen-
çant par les membres inférieurs, et mort. Lorsqu'une fièvre
puerpérale est prise au début et n'offre pas ce caractère, le
praticien homœopathe est à peu près assuré de la guérison.
Trinks débute en général par *acon.*, qu'il n'alterne pas avec
d'autre médicament. S'il se produit un état de putrescence de
l'utérus, il donne, suivant les cas, *arsenic* ou *secale.*

Il emploie le *lycopode* à la 2ᵉ dilution, obtenue de la teinture, ce qui est une préparation nouvelle ; car jusqu'ici on
avait trituré cette substance, comme les minéraux. Il en fait
usage avec un grand succès dans certaines inflammations de
la vessie, et en particulier contre l'irritation produite par la
présence de la pierre ou de la gravelle. Trinks appelle la
pathogénésie la *physiologie* des médicaments.

Je vis encore à Dresde les docteurs homœopathes Schwarz
et Helbig. Celui-ci s'est fait connaître par la publication d'un
journal de médecine très-original, intitulé *Heraclites.* C'est
un esprit singulièrement excentrique, ce docteur Helbig ! il
semble poussé par un instinct naturel hors de toutes les voies

battues vers les recherches difficiles, négligées du vulgaire, et ses aperçus partent tous d'un point de vue exceptionnel et bizarre. Il prend en considération les influences occultes, magnétiques, surnaturelles; c'est un homme d'une autre époque, un savant à l'Albert-le-Grand. Malgré, et peut-être à cause de cette disposition fantasque, il fournit à notre école des faits intéressants, des considérations ingénieuses et fécondes. Il serait assurément fâcheux que le cerveau de tous nos praticiens fût de la sorte organisé, mais aussi il serait regrettable que dans le nombre il n'y en eût pas quelques-uns comme Helbig, qui ne craignent pas de s'aventurer hors des limites de la science, pour y chercher, à la lueur douteuse de leurs vagues inspirations, ces notions primitives qui précèdent l'expérience et l'observation des faits. Le sujet de ses préoccupations est la recherche des médicaments et la détermination des sources de la matière médicale, dans laquelle, suivant lui, les *signatures* doivent jouer un certain rôle.

La tournure originale de l'esprit n'exclut point chez Helbig la justesse du jugement et la profondeur des idées. Nous devons lui savoir gré de s'être élevé le premier contre le règne trop absolu de la thérapie symptomatique, qui menaçait de frapper d'impuissance notre école et de la reporter vers l'empirisme qu'elle cherchait par dessus tout à éviter. Je ne puis m'empêcher de rapporter ici quelques-unes des considérations dans lesquelles il entre à ce sujet et dont tous ceux qui savent ce que nos doctrines laissent encore à désirer, sauront apprécier l'importance.

» Comme tout examen de maladie commence par l'observation des symptômes, puis se termine par la recherche des causes, de même la médecine débuta par l'étude des symptômes, et passa ensuite à celle des causes. Mais toutes les fois qu'elle eut la hardiesse de vouloir approfondir la connexion des uns et des autres, le changement vital intérieur, l'effet prochain des causes, la cause prochaine des symptômes, l'essence de la maladie, elle tomba dans les ténèbres et l'aveuglement.

» Chaque génération, sauvant du naufrage les débris des faits, recommençait un voyage qui ne manquait jamais de rejeter les générations suivantes sur les mêmes écueils. C'est un nouveau voyage de ce genre qui débute aujourd'hui, depuis la découverte de la boussole homœopathique, *similia similibus curantur.*

» En effet, de même que peu après l'observateur Hippocrate, l'application des dogmes de Platon, de Zénon, d'Aristote et de l'école d'Alexandrie à la recherche du changement vital interne qui est la source des symptômes, fit dégénérer la médecine entre les mains des dogmatistes, à tel point qu'il devint bientôt nécessaire de séparer les faits des hypothèses, de même aussi la médecine actuelle a tellement été égarée par les efforts tendant à découvrir les rapports de causalité des symptômes avec le secours de tous les systèmes accrédités, qu'aujourd'hui on est obligé de se remettre à réunir des faits, et de recommencer ce voyage en entier. Philinus et Sérapion, fondateurs de l'ancienne école empirique, tentèrent également de tourner l'écueil des causes sur lequel avaient échoué leurs prédécesseurs, les dogmatistes ; mais Héraclide de Tarente ne tarda pas à enseigner qu'il y avait folie à perdre entièrement de vue cette direction, et quoique la découverte de la boussole thérapeutique rende notre marche bien plus sûre que ne le fut celle des anciens empiriques, son emploi pratique sur la mer des symptômes présente souvent de si grandes difficultés, que nous sommes contraints de diriger nos regards vers l'écueil des causes morbifiques, comme vers un astre propre à nous guider.

» Dans les maladies même les plus riches en symptômes, chaque homœopathe aura certainement rencontré des cas où le remède qui couvrait tous les symptômes, ne soulageait cependant point le malade. Il n'est pas rare non plus qu'un médicament imparfaitement approprié aggrave temporairement l'état morbide. Enfin, plus d'un homœopathe, voyant les remèdes choisis avec le plus de soin et administrés avec quelque succès momentanés contre tel ou tel symptôme, ne point contribuer néanmoins à ramener la santé, n'a sans doute pu s'empêcher de penser qu'indépendamment du choix d'un médicament bien approprié, nous avons encore quelque autre condition à remplir. C'est ce que Hahnemann a senti depuis longtemps, et il a reconnu que la cause des maladies est ce que nous avons besoin en outre de connaître. Mon but n'est point de révoquer en doute la grande influence de la psore sur la production des maladies; mais je ne saurais m'empêcher de faire remarquer que, si elle revêt tant de formes diverses, et s'il faut tant de moyens pour l'anéantir, c'est peut-être sa fusion avec d'autres influences morbides qu'on doit en accuser.......

» Il y a longtemps déjà que Hahnemann a reconnu les rapports intimes d'un grand nombre de médicaments avec certaines causes de maladies, et chaque jour les homœopathes prescrivent l'acide nitrique, l'acide phosphorique, l'acide sulfurique, l'aconit, l'agaric, l'anacarde, l'antimoine, l'asa, l'or, etc., ayant égard aux causes éloignées des maladies.

» Je ne méconnais donc point ce que les homœopathes ont déjà fait jusqu'à présent sous ce rapport, pas plus que je ne ferme les yeux sur les inconvénients auxquels donnerait lieu la méthode de choisir les médicaments d'après la considération des causes morbifiques seules, et sans avoir égard aux symptômes. Mon unique but est de prouver, d'après les mo-

tifs suivants, qu'il importe de recueillir les effets purs et
vrais de chacune des influences morbifiques éloignées, en
suivant la marche adoptée dans la *matière médicale pure...*»

Le docteur Hofrath Schwartz est un ancien praticien qui
a fait de l'allopathie pendant 20 ans, et s'adonne à l'homœopathie depuis un temps à peu près aussi long. Il est
peu connu hors de Dresde, mais paraît être fort répandu
dans cette ville. C'est un homme plein d'enthousiasme, et qui
ne me semble pas avoir le sang froid observateur qu'on remarque chez les Allemands. Il m'a beaucoup parlé de ses admirables succès contre l'épilepsie, que je trouve trop merveilleux pour leur consacrer ici une place. Mais je rapporte une
humble remarque échappée sans bruit, et que d'autres praticiens m'avaient déjà faite, à savoir que dans le cas où les
points pleurétiques inflammatoires ne cèdent pas à *bryon,*
sabadilla réussit presque toujours à les dissiper.

Si la pratique de l'homœopathie à Dresde reste aux mains
d'un petit nombre de médecins, leurs théories, au moins
triomphent déjà dans l'opinion de nos adversaires. Un d'eux,
le docteur allopathe Close, a publié un livre qui témoigne de
cette disposition des esprits. Il critique amèrement son école et
considère l'homœopathie comme la question vitale de l'époque,
comme la plus haute, la plus générale, la plus féconde idée
qui se soit jamais produite dans le domaine de la médecine.
(Voyez Close : Die medicin unserer Zeit, Leipsig.)

Tous les médecins de Dresde administrent les remèdes à
fortes doses, c'est-à-dire, quelques-uns en nature (teinture
ou poudre), et la plupart de la 1re à la 4me dilution ou trituration ; il en résulte qu'ils obtiennent une étendue d'action beaucoup moindre que ceux qui font usage de toute la
série des préparations, à quoi ils suppléent par l'emploi de
moyens hétéropathiques, auxquels les homœopathes exacts

n'ont presque jamais recours. Il y a dans cette manière de faire une cause puissante de dépérissement pour notre école en Saxe ; c'est ce qu'Attomy avait depuis longtemps remarqué, lorsqu'il écrivait dans ses lettres (1er mars 1833) ces éloquentes lignes : « La Palestine, au temps du Christ, le plus fer-« tile pays du monde, n'offre plus qu'une surface aride et « désolée. Au pied du Liban, sur les rives du Jourdain , où « Jésus parut enseignant les peuples , les Musulmans crient « aujourd'hui leurs prières dévotes. — *Nullus propheta in pa-« tria.* C'est pourquoi je suis plein d'inquiétude pour l'avenir « de l'homœopathie en Saxe. Déjà nous voyons cette mé-« thode mieux étudiée, mieux appliquée dans les divers « pays d'Europe, que dans le lieu qui fut son berceau. »

Le rejet absolu des doses hahnemaniennes de la part des médecins de Dresde, me semble bien moins un résultat de l'expérience qu'une conséquence de l'interdiction qui leur est faite de préparer eux-mêmes et de distribuer leurs remèdes. Peu à peu, ils en sont venus à se persuader qu'ils ne perdaient rien en perdant les hautes dilutions; enfin, ils se sont mis à combattre leur efficacité pour faire partager à leurs confrères ces opinions qu'ils se sont données. C'est cependant avec les doses hahnemaniennes qu'ils ont tous débuté, avec elles qu'ils ont acquis une foi inébranlable dans la valeur de la nouvelle méthode. Pourquoi, dans les pays où la dispensation des remèdes a toujours été permise, se sert-on des dilutions élevées dans un grand nombre de cas? N'est-il pas raisonnable de penser qu'on s'en trouve bien. On ne peut admettre que ce soit la pure expérience qui ait engagé les homœopathes à Dresde à repousser les dynamisations élevées. Pour ma part, j'ai entendu Helbig m'avouer que la raison principale de leur emploi des basses divisions, était la facilité du contrôle, que plus la préparation était prompte et facile, moins il y avait de chances d'erreur , de tromperie ou de négligence de la part du pharmacien. Voilà ce que j'ai entendu positivement avouer dans le laissé-aller de la conversation.

Trinks se défend vivement à ce sujet ; il répond qu'Hahnemann a fondé sa réputation et celle de sa méthode, en faisant usage des doses massives avec lesquelles il débuta , et qui ne produisent pas d'aggravation , comme il l'a soutenu depuis. Il est aisé de démontrer le peu de valeur de cette assertion. Hahnemann dut nécessairement commencer avec les doses ordinaires, l'efficacité des quantités infinitésimales, qu'il reconnut plus tard par l'administration homœopathique , étant un fait trop étrange pour être trouvé et adopté tout d'abord. Mais s'il eut des succès incontestables au moyen des remèdes donnés suivant la posologie allopathique , il en eut de plus brillants, de plus nombreux, de mieux avérés par le mode de préparation dont il dota la thérapie nouvelle et par les dilutions élevées. Si les aggravations ne se produisent pas sous la main de Trinks , c'est une preuve que les remèdes donnés comme il le fait , ne développent point la sphère entière de leurs propriétés; car ce phénomène est fréquent dans la pratique des homœopathes exacts, et j'ai déjà pu observer des aggravations violentes par quelques globules de *bellad.*, de *nux* ou de *sepia* à la 12me dilution. Cependant Trinks ne dénie pas toute action aux préparations élevées, et leur reproche même d'exciter trop souvent, sans produire d'effets secondaires curatifs. Nous nous étendrons sur ces opinions personnelles à propos de la polémique que nous établirons vers la fin de ce volume avec les spécificiens. Qu'il nous suffise de dire ici que l'école allopathique ne reçoit aucune concession, car les 3me et 4me dilutions, dont font usage les médecins de Dresde , sont pour elle aussi *in-*

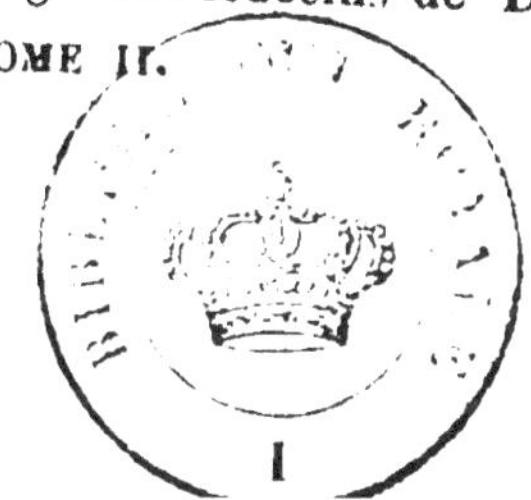

finitésimales, aussi ridicules, aussi inertes que la 30me. Les opinions que nous avons émises dans cet ouvrage sur la posologie dynamique, sont donc partagées par la masse imposante de tous les praticiens homœopathes, quelle que soit la nuance de leurs opinions.

A mon retour à Dresde, en 1846, j'eus l'avantage de rencontrer le docteur Wolf et de pouvoir causer longuement avec lui sur différentes questions de pratique, en particulier sur celle des doses. Il est clair, en effet, que la nouvelle posologie ne sera jamais fixée par les discussions théoriques, et que le seul moyen de lui donner une base solide est de faire connaître la méthode des médecins expérimentés, et les modifications qu'ils croient convenable d'apporter à la dose, suivant les cas.

Wolf est d'avis que tous les degrés de l'échelle des dilutions trouvent leur application, et qu'on aurait grand tort, dans leur emploi, de se fixer des limites restreintes. De même, pour la quantité de la dose, on avait autrefois des scrupules que l'expérience n'a pas justifiés. Il donne indifféremment des gouttes, de la poudre ou des globules, mais ordinairement en quantité notable, plusieurs gouttes à la fois, un grain de poudre, une pincée de globules, et trouve que le remède ainsi administré agit mieux et plus sûrement. J'ai remarqué que cette manière de faire devient générale, même parmi les homœopathes les plus exacts. On se préoccupe moins de la quantité que de la dilution, et les résultats pratiques confirment ce que le raisonnement semblait devoir établir; car il est évident, en effet, qu'une dilution quelconque diffère peu de celle qui la précède ou qui la suit, et qu'une goutte de l'une équivaut à cent gouttes de l'autre, ou *vice versâ*. Si le degré de division est bien choisi, la quantité qu'on emploie doit donc moins importer qu'on ne l'a cru jusqu'à présent.

Wolf a fait quelques expériences cliniques avec les dilutions élevées (100e, 200e), et n'en a pas obtenu de résultats bien marqués. Il ne révoque cependant pas en doute l'efficacité de ces hautes préparations : il pense qu'elles peuvent être indiquées dans quelques cas exceptionnels, lorsque par des circonstances particulières les divisions inférieures d'un remède bien indiqué ne produisent pas l'effet désirable ; il condamne vivement l'application habituelle de ces moyens, et surtout l'emploi exclusif qu'en font quelques praticiens. (On compte à peine en Allemagne cinq à six de ces enthousiastes.)

Il se tient de préférence aux six premières dilutions ou triturations, mais sans renoncer complètement à l'usage des préparations moyennes, et même des trentièmes ; car il rencontre tous les jours, dans sa clientèle, des sujets chez lesquels ces dernières agissent mieux, ou sont même les seules efficaces. Il a remarqué que la quatrième dilution ou trituration était celle qui mettait la substance médicamenteuse en état de manifester le plus complètement son action, que c'était la préparation type, au-dessus et au dessous de laquelle les divisions sont d'une indication exceptionnelle.

Wolf fixa mon attention sur l'emploi rationnel des effets primaires des médicaments ; par exemple de l'*aconit* pour provoquer la transpiration, et du *soufre* pour faciliter les selles. On ferait bien de rechercher ces indications, et d'étendre leur sphère ; pour obtenir ces résultats, il faut donner de plus basses dilutions et de plus fortes doses.

Je cherchai à compléter auprès de ce praticien les renseignements pratiques sur le traitement des fièvres puerpérales que m'avaient fournis les docteurs Elb et Trinks. Il se félicite de ses succès contre ces affections, qu'il fait ordinairement avorter trois fois sur dix environ, lorsqu'il les prend au début. S'il y a forte fièvre et sécheresse de la peau, il com-

mence par administrer *aconit*.. S'il y a malaise indéterminé
frillosité, inquiétude, appréhension morale (fürchtsamkeit),
état qui, en général, précède et annonce la formation de la
maladie, il emploie *bryone*. Dès que l'irritation morbide est
localisée, il recourt à la *belladone*, qui répond alors très-homœopathiquement à l'ensemble symptomatique. Dans la période de malignité et de putridité, il donne soit *rhus*, soit *arsenic*. Les indications spéciales qui doivent fixer le choix sur
l'un de ces moyens sont bien appréciables pour ceux qui connaissent la pathogénésie de ces deux remèdes. Il fait prendre,
concurremment avec eux, dans cette dernière période, quelques doses de *carbo. veget.* qui produit souvent d'excellents
effets, mais ne suffit jamais seul. C'est un agent précieux d'excitation qui est sans rapport spécial avec la nature de l'affection
puerpérale, et convient généralement dans les moments très-
critiques, lorsque la réaction fait défaut ou semble succomber,
et que la vie est près de s'éteindre. Ce médicament réveille,
ranime cette réaction défaillante, et donne à la force vitale un
coup de fouet efficace qui marque quelquefois le premier pas
vers la guérison ; mais il faut le faire suivre promptement du
remède homœopathique. Il est cependant spécifiquement indiqué contre les chaleurs âcres, insupportables, quoique accompagnées de sueurs profuses qui s'observent assez souvent
dans la fièvre puerpérale.

Wolf pense que la grande supériorité de la méthode nouvelle, dans le traitement de cette maladie, ne tient pas seulement à l'usage qu'elle fait de médicaments véritablement indiqués, mais aussi à sa proscription des purgatifs. Il conclut,
d'après de nombreuses observations, que les purgatifs, dont la
médecine ordinaire fait un usage si banal et si fréquent chez
les femmes en couche, contribuent puissamment à provoquer
ou à favoriser le développement de la métro-péritonite et de

la fièvre puerpérale. Il a remarqué plusieurs fois que la maladie avait débuté aussitôt après l'administration de l'évacuant, et à l'époque même où il pratiquait encore l'allopathie, il avait renoncé complètement à prescrire ces moyens après l'accouchement. On comprend, en effet, que la moindre irritation des entrailles, un simple minoratif, peut localiser sur les viscères abdominaux la disposition phlogistique de l'organisme, si caractérisée chez les femmes en couche.

D'après l'indication fournie par le caractère pathognomonique de la fièvre puerpérale, qui est la diathèse purulente, je proposerais l'emploi de la *silice* dans le traitement de cette affection. Je crois devoir fixer l'attention des praticiens sur cette **indication nouvelle, qui permettra peut-être d'arriver à des résultats cliniques encore plus satisfaisants que ceux obtenus jusqu'à ce jour.** Ce fait de la pyogénie, **comme** élément essentiel de l'état puerpéral, a été proclamé depuis peu par le docteur Tissier, de Paris, et un de ses meilleurs élèves, Edouard Dufrène, fils du célèbre praticien homœopathe de Genève, qui en fit le sujet de sa thèse pour le doctorat, publiée en 1846.

Dans le traitement de la fièvre puerpérale, Wolf prescrit toujours les remèdes aux basses dilutions, jamais au-dessus de la 6e, et répétés à de courts intervalles. Il est grand partisan de la répétition fréquente des remèdes et de la saturation d'action médicamenteuse (bien différente de l'infection médicamenteuse matérielle); il est d'avis de répéter souvent, même dans les cas chroniques. Les avantages de ce procédé, de cette saturation, sont, suivant lui, clairement indiqués par la manière d'agir des eaux minérales. A ce propos, il me dit qu'il avait utilisé son dernier voyage à visiter quelques sources thermales du sud de l'Allemagne, et qu'il avait recueilli assez de documents sur chacune d'elles pour pouvoir établir qu'elles guérissaient par voie homœopathique; il fait observer que les médecins des eaux connaissent mal les effets propres, physiologiques de ces agents; car, lorsque ceux-ci produisent une aggravation pathogénétique, ils l'attribuent à une action irritante générale et ne poussent pas plus loin leurs investigations. Il a étudié d'une manière plus particulière les eaux de Castaing, dans le Tyrol, qui sont remarquables par la très-faible proportion de leurs éléments minéralisateurs, et leur grande efficacité contre les affections de la colonne vertébrale et les paralysies consécutives. L'élément dominant est le *phosphate de chaux;* il l'emploie, préparé homœopathiquement, dans des cas analogues, et se loue de ses effets. Il recommande cette substance comme un des meilleurs polychrestes, mais il ne s'était pas encore occupé de préciser les cas qui la réclament. Du reste, la pathogénésie de cette substance est encore à faire.

Wolf attira de nouveau mon attention sur l'influence du génie épidémique qui détermine impérieusement les indications du remède, et souvent sans qu'on puisse s'en rendre un compte exact d'après l'ensemble des effets pathogénétiques. Pendant l'hiver de 1846, sévit à Dresde une épidémie de scarlatine maligne, avec paralysie du poumon, suffocation promptement mortelle, contre laquelle tous les remèdes en apparence indiqués restèrent sans action. Enfin, à force de recherches, il parvint à trouver quelques traits caractéristiques de l'affection régnante dans *calcarea carb.* et *zincum;* et, au moyen de ces deux remèdes, tantôt seuls, tantôt alternés, il sauva la vie à tous ses malades. Le génie épidémique détermine l'indication thérapeutique d'une manière encore plus tranchée que la *constitution médicale :* sous son influence, on guérit tous les cas morbides avec le médicament propre; toute autre substance, se rapprochât-elle beaucoup de celle-ci, reste néanmoins complétement sans effet.

Wolf est le médecin favori de la haute société et des familles princières d'Allemagne; il a des clients dans les maisons royales de Saxe, de Prusse et de Russie. Il a maintes fois refusé des offres brillantes d'établissement à Saint-Pétersbourg ou à Berlin, préférant à ces faveurs son genre simple de vie qui le laisse tout entier à la science. La noble indépendance de son caractère a su gagner à notre école l'estime et la confiance de personnages influents.

Bien que tous les praticiens homœopathes de Dresde distribuent souvent eux-mêmes les médicaments, en dépit des lois, leur pharmacie centrale, tenue par Schneider, a reçu en 1845 quinze mille prescriptions, ce qui fait un tiers de plus qu'en 1841; et si l'on considère que l'ancien apothicaire Grüner n'a pas cessé de tenir des remèdes homœopathiques pour le détail, qu'en outre une troisième pharmacie s'est établie depuis mon précédent voyage, on en devra conclure que notre école a fait des progrès rapides dans l'opinion publique. Mais cela n'infirme point les assertions d'Attomyr sur la fâcheuse situation de l'homœopathie en Saxe, et n'ôte rien à la légitimité de ses lamentations, que nous avons rapportées au commencement de ce chapitre. Cet état actuel de prospérité tient au talent et à la réputation de quelques hommes, et il disparaîtra probablement avec eux, car on ne voit pas en Saxe, comme partout ailleurs, la jeune génération médicale s'adonner à l'étude de nos doctrines. Les adhésions sont rares, isolées, et ne font guère que remplacer les anciens praticiens qui se retirent. Le nombre des homœopathes ne diminue pas, il est vrai; il augmente même toujours un peu, mais d'une manière à peine sensible. Il n'y a plus là cet entraînement, ce zèle de propagande qu'on y remarquait autrefois. La Saxe homœopathique laisse flétrir sa couronne, et s'est vue descendre à la suite des contrées voisines qu'elle dirigeait autrefois avec honneur dans la carrière nouvelle. On observe là cette loi de décadence qui se reproduit en tout et partout, Les influences se perdent peu à peu et se déplacent ; les foyers de lumière, qui ont jeté le plus vif éclat, s'éteignent et se rallument ailleurs. Mais ces vicissitudes n'ont rien de déplorable, car elles ne sauraient atteindre les vérités d'un certain ordre, qui progressent sans cesse, quel que soit le lieu où elles dominent dans l'opinion, et où elles comptent le plus d'adeptes.

La Saxe aura toujours la gloire d'avoir été le berceau de l'homœopathie, et de l'avoir propagée efficacement dans toute l'Europe. Les enfants qu'elle a formés sont devenus grands et forts ; ils se sont émancipés et lui ont enlevé la direction de cette école. Les rôles changent avec le temps, et le pays natal de Hahnemann, qui donna d'abord l'impulsion, devra maintenant la recevoir du dehors.

Du Dynamisme médicamenteux.

La question des doses infinitésimales sur laquelle nous nous sommes arrêtés dans ce chapitre et que nous traiterons encore en quelques endroits de cet ouvrage, n'est pas le résultat d'une conception bizarre et arbitraire comme le prétendent les adversaires de nos doctrines, ni la conséquence exagérée d'un fait isolé et exceptionnel ; ainsi que l'ont avancé certains praticiens homœopathes. Cette question se rattache au fait plus général du dynamisme qui domine la science des êtres organisés ; elle en ressort comme une conséquence de son principe, et maintenant qu'elle a été jetée dans le domaine de la discussion, il n'est plus au pouvoir des préjugés de la replonger dans l'oubli, de dénaturer sa valeur, ni même d'en diminuer l'importance. Entrons ici dans quelques considérations sur ce sujet fondamental dont l'exacte entente est aussi nécessaire pour apprécier le nouvelle méthode que la connaissance de la loi des semblables.

Le caractère hygiénique de la médecine rationnelle à son origine, conduisit naturellement à l'administration des remèdes à doses massives. En effet, l'entretien de l'équilibre des fonctions par un juste ménagement de la *quantité* de chaque agent modificateur, était la méthode de cet art primitif et reste encore aujourd'hui un caractère fondamental de l'allopathie, comme nous l'avons montré plusieurs fois. Ce fut dans cette école, un procédé toujours exceptionnel que l'emploi de substances curatrices, capables d'assurer la guérison sans phénomènes appréciables, d'une manière cachée au raisonnement, ne laissant à l'esprit que la notion de *qualité*, de propriété spéciale. Les agents spéciaux ou spécifiques constituent toute la matière médicale homœopathique, et n'y sont pris en considération que sous le rapport de la qualité, de la force propre dont ils sont doués ; tandis que l'allopathie, sous la loi de l'influence des contraires et de ses dichotomies, est forcée d'admettre dans ses moyens thérapeutiques la quantité comme un élément essentiel. Elle les administre en substance comme les aliments. L'homœopathie, sans égard pour la masse de ses médicaments, les présente au malade sous la forme où leurs propriétés spéciales sont le plus complétement développées. Chacun de ces modes convient à la méthode qui en fait usage. Il faut au praticien du vieux système, certaines proportions de matière pour amener les résultats généraux qu'il veut obtenir, pour porter aux sueurs, aux urines, pour aider les voies digestives, pour narcotiser, pour irriter profondément ou largement la surface cutanée. Cette action physiologique, purgative, vomitive, sudorifique, narcotique, astringente, irritante, émolliente, etc., que produit le remède pris en nature en certaine quantité , n'est point ce que recherche le praticien du nouvel art. Il lui faut la série variée des propriétés spéciales qui sont en partie latentes dans la substance brute , et ne se développent pas en raison de la masse de celle-ci , mais en raison des préparations appropriées que nous ferons connaître plus loin. Les doses que l'allopathie emploie ne conviennent donc qu'à cette méthode; de même, l'homœopathie ne pourrait se pratiquer convenablement sans la posologie qui lui est propre. Tout ce que nos adversaires ont écrit contre nos doses, en partant de leur point de vue , est donc dépourvu de sens. J'étais bien aise d'établir ce fait pour délivrer le sujet que je traite de toutes les objections spécieuses.

Le monde est un système de force qui met en jeu , d'après certaines lois, un corps inerte, la matière. Tout phénomène, toute modification d'un être matériel, suppose donc une force. C'est cette idée simple, et par cela même féconde, qui conduisit deux grands hommes à la découverte des plus importantes vérités scientifiques. Newton réfléchissant sur la chute d'un grâve, trouve l'attraction universelle ; Hahnemann observant les effets du quina sur l'homme sain, révèle aux physiologistes le *dynamisme médicamenteux*. Dans un remède, il n'est plus question d'une substance, mais d'une force; et de ce point de vue, le chaos de la thérapeutique se débrouille , ses incohérences cessent et ses mystères s'expliquent. De la loi des semblables ressortent les indications pour le praticien ; de la notion du dynamisme médicamenteux ressort le mode de préparation des remèdes.

On trouve dans les annales de la médecine une doctrine maintes fois reproduite, souvent abandonnée, doctrine aussi belle que stérile, qui captiva à toutes les époques les intelligences d'élite, et qui ne répondit jamais aux légitimes exigences des praticiens , je veux parler de la doctrine du dy-

namisme vital ou du *vitalisme*. Le vitalisme est la théorie médicale par excellence, c'est l'explication pure et simple des
phénomènes les plus évidents, les moins contestables de l'activité organique : c'est la reconnaissance de l'autocratie vitale, d'une puissance plastique et conservatrice, dont les lois
et les tendances concourent au développement de l'organisme
individuel et au maintien régulier de ses fonctions. Par cette
puissance, l'économie se forme, se conserve et résiste aux
causes extérieures de destruction; par elle seule, soit qu'elle
agisse spontanément, ou sous une impulsion étrangère, les
aberrations morbides cessent et font place à la santé. Le vitalisme proclame les fondements, les axiômes de la médecine;
il proclame des vérités si palpables, que leur simple énoncé
est une démonstration, vérités primitives d'où l'art de guérir
devrait ressortir comme une conséquence de son principe.
Et cependant, chose étrange, le vitalisme est resté une belle
théorie, une source inépuisable de considérations académi-
ques, d'une utilité pratique très-restreinte. L'ensemble même des procédés thérapeutiques est en opposition directe avec
l'esprit de cette doctrine, et le médecin s'immisce souvent
dans le travail de la guérison, sans égard pour les lois et
les tendances de la force vitale qui y préside. De-là, l'inefficacité et les dangers des médications allopathiques. De-là
ces divergences d'opinion, ces oppositions choquantes, ces
incertitudes et ces contradictions pratiques malgré la connaissance précise de l'unité vitale et de ses manifestations.

On sent qu'il manque à la thérapeutique quelques éléments essentiels ; la loi des semblables est un de ces éléments,
et le *dynamisme médicamenteux* complète l'*organon* de l'art
de guérir. La dynamisation naturelle ou artificielle des substances médicinales les met en état de modifier directement
le dynamisme vital et leur administration *homœopathique* le

sollicite efficacement à réagir contre les influences morbides. Le dynamisme vital et le dynamisme médicamenteux mis en rapport d'après la loi de similitude, telle est l'expression aphoristique de la seule véritable doctrine médicale; la seule possible; la seule qui concilie parfaitement les conséquences de l'induction, avec l'observation des faits et les résultats cliniques.

Je le répète, tout effet suppose une cause, tout phénomène, une force productrice. Dans l'économie vivante en état de santé, chaque mouvement, chaque manifestation est le résultat de la force vitale. Les manifestatious étudiées avec soin et reconnues identiques, invariables, coordonnées entre elles, dans chaque individu de même espèce, constituent ce qu'on appelle les *phénomènes physiologiques*. Les agents extérieurs, l'air, l'eau, les substances alibiles, en sont les conditions diverses, mais non les causes. Ce sont des matériaux mis en œuvre par la force vitale.

Il y a aussi d'autres agents capables de produire dans l'économie des états insolites qui ne revêtent point le caractère des phénomènes physiologiques et qu'on désigne sous le nom d'*effets toxiques*. Leur différence d'avec les premiers, montre qu'ils sont dus à une force spéciale étrangère à la vie. Mais, dans la nature, il n'y a pas de saut brusque, et les contrastes les plus marqués sont unis par des nuances. Ainsi, entre l'action pure de la vie qui travaille sur la matière alibile et l'action pure de l'agent toxique qui trouble l'économie vivante, il existe une foule de modifications intermédiaires où les deux forces, spéciale et physiologique, agissent à la fois en proportions variées. On a dans les influences météorologiques, diététiques, dans certaines actions physiques et chimiques, dans quelques médicaments à l'état brut, des agents de perturbations qui s'éloignent peu des phénomènes physiologiques. Ils produisent bien moins des effets spéciaux, qu'ils n'incitent la force vitale à développer outre mesure les fonctions naturelles. Sous leur influence, la sensibilité va jusqu'à la douleur, l'irritabilité jusqu'à l'irritation, la faculté sécrétoire donne lieu à des flux, l'excitabilité se change en fièvre, etc., etc. C'est sur ces modifications générales des agents toxiques, dans lesquelles l'élément physiologique entre en excès, qu'est fondée la thérapeutique ancienne.

Les substances toxiques, préparées, triturées, diluées, les virus animaux, les miasmes contagieux développent au contraire dans l'économie des états auxquels la vie est à peu près étrangère comme cause, sinon comme condition. Ce sont ces actions tout-à-fait spéciales, résultat de forces particulières, que la thérapie nouvelle prend en considération. D'où l'on doit conclure que la dénomination de médecine *spécifique*, par opposition à médecine *physiologique*, remplacerait avantageusement les étranges appellations d'homœopathie et d'allopathie.

A priori, il devait être permis de penser que la force médicamenteuse se comporterait avec la substance qui la renferme, de la même manière que la plupart des autres forces connues. L'expérience est venue confirmer cette hypothèse bien légitime. De même que le calorique, l'électricité, le magnétisme sont en général latents dans les corps qui les recèlent, ainsi la vertu médicinale est en grande partie latente dans la plupart des substances toxiques. De même que ces forces sont développées, qu'elles sont libérées de leur gangue par certains procédés, dont le plus efficace est le frottement, ainsi le dynamisme médicamenteux est mis au jour par le broiement, la division des molécules du remède. De même que ces forces mises à nu, peuvent être rassemblées sur un nouveau support, de même, on peut infecter une substance neutre de la vertu médicinale, ex-

traite par trituration des corps qui la renferment primiti-
vement. Enfin, de même que la somme de ces forces ne
se calcule pas par la masse de matière qui les tient latentes,
de même la dose du remède n'est pas déterminée par sa
quantité en poids, mais par le degré de trituration qu'on
lui a fait subir ; la balance est remplacée par le degré de
la dilution.

Les médecins allopathes, qui ne daignèrent pas suivre la
progression logique de cette théorie expérimentale, furent
aussi choqués que surpris à la vue de cette dernière conséquence mise en pratique : ils ne purent se représenter les
diverses dilutions autrement que comme des millionièmes,
des billionièmes de grain ou de goutte. Rien ne put leur faire
sortir cette fausse idée de l'esprit, d'autant plus qu'ils y te-
naient pour trouver matière au ridicule. Depuis quarante ans,
ceux qui ne plaisantent pas crient à l'absurdité, à la charlatanerie, sans voir combien ils font peu d'honneur en cela
à leur sens commun, à leur bonne foi, et je dirai même à
leurs connaissances scientifiques, car cette efficacité de nos
doses est un fait que l'expérience doit constater. S'ils répu-
gnent à ce travail d'expérimentation, entrepris cependant par
un si grand nombre d'homœopathes, qu'ils veuillent donc
bien observer que la seule théorie milite déjà fortement en
faveur de cette efficacité remarquable. Mais je veux bien
abandonner cette doctrine du dynamisme médicamenteux
pour adopter leur manière de voir, et ne considérer dans nos
dilutions que des millionièmes. Et même encore sous ce point
de vue, il leur est impossible de pouvoir nier *à priori* l'efficacité des petites doses ; car des millions de faits irréfra-
gables surgissent de toutes parts pour la prouver. Combien pèse ce miasme marématique que vous respirez en
passant, et qui vous laisse une fièvre tenace, ces éma-

nations putrides qui tuent subitement celui qui s'expose à leur influence, qui tueraient également des milliers d'êtres vivants à la fois, et dont les appareils des chimistes ne peuvent constater la présence ? (telle est la cause inconnue des asphyxies foudroyantes des fosses d'aisance). Combien pèse ce contagium pestilentiel qu'un simple attouchement transmet à des populations entières, ces causes cachées, invisibles, impondérables, de violentes épidémies ? Si une dose infinitésimale suffit à nous rendre malade ou même à nous priver de la vie, pourquoi refuser de croire qu'une dose infinitésimale puisse nous guérir ? Ne faut-il pas une plus grande somme de force pour troubler la santé que pour la rétablir, puisque, dans le premier cas, il est nécessaire de combattre toutes les tendances naturelles, dont on reçoit, dans le second, une assistance efficace ?

Nous sommes entourés d'agents toxiques dont la nature reste cachée à nos sens, et qui ne se révèlent que par leurs effets. Pourquoi voudrions-nous exiger que la force médicamenteuse représentât son support brut et sensible ; ne nous doit-il pas suffire pour admettre son existence, d'en constater les effets par la clinique? Plus le support d'une force est insaisissable, plus cette force est rayonnante, plus elle en est dégagée, plus aussi elle est énergique. C'est cependant ce fait incontestable que les allopathes repoussent en refusant de croire à la puissance des dilutions homœopathiques.

Chacun connaît l'extrême divisibilité de la matière. « Toute « étendue abstraite est essentiellement divisible à l'infini, « comme le démontrent une foule de considérations géo- « métriques, et ce résultat est, pour l'esprit humain, le « plus incompréhensible des problèmes, le plus inaccessi- « ble des mystères » a dit le professeur Desdouit (Traité de l'homme et de la création). Il y a donc des problèmes incompréhensibles qu'il faut admettre, des mystères qu'il faut croire. De quel droit voudrions-nous dénier à la dernière des molécules une certaine puissance d'action sur nos organes, si tel sens, l'odorat, par exemple, y est sensible? Quoi d'étonnant que la vie, dans son ensemble en reçoive une certaine impression! Combien pèse l'émanation qui attire le chien de chasse sur les traces du gibier? Combien pèsent les exhalaisons de ce morceau de musc qui répandit pendant plusieurs années des milliards de milliards de parties odorantes, dans un air sans cesse renouvelé et *qui ne perdit rien de son poids!* Une partie infiniment petite de ces molécules exhalées, dont l'ensemble ne pèse rien, aurait pu suffire à produire de pénibles effets chez une multitude de femmes nerveuses. Cette efficacité des doses imfinitésimales frappe de stupeur ceux qui unissent la notion de force à celle de matière; mais elle n'a rien de surprenant pour celui qui se représente la force distincte de son support brut.

Nous pouvons d'ailleurs apporter des preuves mieux en rapport avec le point de vue pharmaceutique où nous sommes placés. M. Bouchardat a lu à l'Académie des sciences, séances du 24 et du 31 juillet 1843, un mémoire sur l'action qu'exercent sur les végétaux les produits organiques et inorganiques qui sont des poisons pour les animaux. Nous remarquons dans ce travail les faits suivants (1): « Les « préparations *arsénicales* à la dilution d'un millième, em- « poisonnent les végétaux ; les poissons éprouvent de même « l'action toxique de ces substances.

« Aucune plante, aucun animal n'a résisté à l'influence « des préparations *mercurielles* solubles. Cette expérience « est très-remarquable. L'action délétère des sels mercuriels

(1) Journal des Débats, 1er août.

« est vraiment prodigieuse par rapport à la petite dose ; un
» milligramme d'*iodure de mercure*, dissout dans mille
« grammes d'eau (environ un centigramme pour 20 litres
« d'eau) a suffi pour tuer, en quelques secondes, les pois-
« sons que l'on a plongés dans cette dissolution. Cette pro-
« portion de sel mercuriel est tellement faible, un millio-
« nième, qu'elle échappe aux réactifs chimiques les plus
« sensibles. Et quelle peut être la quantité que les poissons
« en ont absorbée !

« Les poissons sont comme foudroyés dans l'eau conte-
» nant un millième d'essence de *moutarde*. L'*essence d'a-
« mandes amères* privée d'acide cyanhydrique a encore
» une action plus prononcée.

« Il y a là des faits nouveaux qui trouveront, nous n'en
« doutons pas, leur application dans la physiologie des ani-
« maux supérieurs et même dans la thérapeutique. »

Notons, en passant, ces étranges prétentions aux honneurs
de la découverte : *ces faits nouveaux qui trouveront, nous n'en
doutons pas..*, est excellent, et ce : *même dans la thérapeutique* n'est-il pas le *nec plus ultrà* de l'outrecuidance, en présence de notre école, qui s'efforce depuis près d'un demi-
siècle d'inculquer ces notions aux praticiens allopathes ?

Les diverses espèces de forces médicamenteuses ne sont
pas latentes au même degré dans les substances qui les
recèlent. Ainsi l'*aconit*, l'*opium*, la *digitale*, l'*arsénic* (indépendamment de ses propriétés caustiques, dont il n'est pas
question ici), dégagent librement, dans leur texture naturelle l'agent toxique dont ils sont pourvus, tandis que le
lycopode, la *silice*, la *sépia*, etc. la tiennent renfermée et
ne la produisent au dehors que par la trituration, la division
extrême de leurs molécules. D'autres substances occupent,
sous ce rapport, un état intermédiaire. On appelle en gé-

néral *poison* celles dont la force toxique est fort peu latente ; celles, au contraire, que le support tient cachées, sont reléguées par l'ancienne pharmaceutique au nombre des corps inertes. L'homœopathie ne reconnaît pas une semblable division, qui dénote une ignorance grossière du dynamisme médicamenteux. Elle a soumis à ses procédés de trituration plusieurs substances déclarées indifférentes jusqu'à ce jour, et leur a fait développer des effets puissants sur l'organisme ; poussée par une analogie, qu'aucune expérimentation n'est encore venue contredire, elle établit que toute substance non alibile est un agent toxique.

L'école allopathique, de temps immémorial, a su développer routinièrement, par trituration, les propriétés médicamenteuses de certains corps à peu près inertes dans l'état brut. On sait combien ce procédé réussit à manifester de l'odeur et de la saveur dans des matières naturellement inodores et insipides. Il n'est cependant pas venu à l'idée d'aucun partisan de cette école, de pousser la trituration au-delà de ses limites habituelles, pour voir si l'énergie du remède ne croîtrait pas en raison de la durée de cette manipulation. Chose plus étonnante encore ! il n'est entré dans l'esprit de pas un allopathe, de soumettre à ce procédé d'autres substances inertes prises en dehors du petit nombre de celles auxquelles ils l'appliquent par routine. Tant il est vrai que sous une mauvaise direction, lorsqu'on se laisse guider par un faux principe, les idées les plus naturelles, les vérités les plus évidentes nous échappent !

De même que la pierre d'aimant transmet à la barre de fer la force qu'elle contient, de même le grain de remède trituré a transmis la vertu qui lui est propre au sucre de lait ou à l'alcool qu'on lui unit dans les dilutions successives. On ne sait encore jusqu'où peut aller cette puissance de transmission des agents infectants. Elle doit varier pour chaque espèce, et les expériences récentes des homœopathes portent à croire qu'elle s'étend bien au-delà de ce qu'avait pensé Hahnemann lui-même.

En dehors de ces faits, proclamés par la nouvelle doctrine, il en est d'autres admis par tout le monde savant, qui démontrent la transmission des forces virulentes aux substances neutres avec lesquelles on les met en contact. Au dire de Spallanzani, une quantité de liqueur séminale du volume de $\frac{1}{3,002.120,420}$ de ligne cube suffit pour féconder un œuf de crapaud. Dans de telles circonstances, la semence ne peut féconder par nutrition, mais seulement par excitation, influence dynamique. N'est-ce point d'une manière analogue, sans contact, sans impression matérielle, que le sperme chez les animaux vertébrés, excite le germe et lui fait rompre son enveloppe ovarique. Chacun connaît cette expérience de Spallanzani : il versa quelques gouttes de liqueur séminale de salamandre dans une masse d'eau, et déposa une goutte de ce mélange dans un grand baquet également plein d'eau, où il plongea par milliers des œufs de salamandre, qui furent presque tous fécondés. Chaque goutte du liquide n'était-elle pas devenue participante de toutes les propriétés de la matière prolifère. Bien plus, cette faculté s'y manifesta avec une énergie supérieure à celle de la matière séminale non diluée, qui féconda proportionnellement beaucoup moins d'œufs. Il est difficile de fixer un terme à cette transmission des vertus inhérentes aux substances modificatrices de la vie.

Dans un siècle qui a été témoin des belles découvertes sur les forces électriques, magnétiques, voltaïques, quelle étrange disposition d'esprit que de vouloir repousser aveuglément les découvertes, non moins remarquables, faites au sujet des forces médicamenteuses ! Qui ne connaît les effets du galvanisme, et qui aurait jamais pensé, sans l'indication du hasard, qu'on pût obtenir de pareils effets avec d'innocents morceaux de métal mis à côté les uns des autres? Qu'il y a-t-il de plus étonnant d'admettre qu'en des substances inertes à l'état naturel, des forces impondérables se développent par certaines préparations? Nous connaissons mal cette multitude d'agents dynamiques qui sous le voile de la matièrc répandent dans le monde la vie et l'harmonie, et nous devons applaudir aux génies heureux qui ont révélé quelques-unes de ces forces cachées à nos sens sous les propriétés générales des corps.

Les sciences de l'organisation vivante et moléculaire ont accumulé autour d'elles la multitude de faits et d'observations que fournit l'étude de la nature ; mais déjà elles sont arrêtées dans leur essor légitime par cette quantité prodigieuse de données expérimentales, résultat de la dissection des œuvres du créateur par une analyse indéfinie et trop exclusive. Pour former de ces matériaux épars un édifice régulier et durable, il faut remonter des conséquences aux principes, des phénomènes aux lois ; or, les lois sont la manière d'être des forces. Cette tendance aux vues générales , à l'admission des causes dynamiques, qui étouffa la science à son début, devient aujourd'hui indispensable pour établir l'ordre, la clarté et les harmonies au milieu des faits que d'infatigables scrutateurs dévoilent et jettent incessamment à pleines mains dans le monde des intelligences, et dont la valeur ne reste que trop souvent cachée aux philosophes comme aux praticiens. Les hardies et fécondes intuitions de Newton et de Hahnemann en sollicitent de nouvelles. Nous sommes fiers de pouvoir proclamer en France, dans un de nos savants les plus populaires, le professeur Dumas, un ardent fauteur de ces tendances progressives. « Mais que sont les « forces de la vie ? dit-il à la jeunesse de nos écoles. Sans

« doute, la lumière, la chaleur, l'électricité y jouent leur
« rôle. Le flambeau de Prométhée n'est pas un vain jouet
« de l'enfance du monde, et sous son manteau la fable ca-
« che plus d'une vérité philosophique. Cependant, jusqu'ici,
« ces forces ne sauraient représenter toutes celles que la vie
« utilise (¹) ».

Si Dumas signale les dynamismes spéciaux, il ne se laisse
point absorber par cette sphère restreinte, et, embrassant
l'ensemble du monde créé où tout vit et s'agite, il répète à la
science analytique de nos jours ce mot célèbre de l'ancien
dogmatisme : *Mens agitat molem.* « L'âme humaine, s'é-
« crie-t-il, immatérielle et libre, les forces impondérables
« dont elle dispose ; les matières organiques que son souffle
« pétrit et façonne ; les matières minérales qu'elle leur as-
« socie : quatre grands aspects de la vie, quatre grands pro-
« blèmes de la mort (²). »

Ce phénomène d'accroissement de force, ce développement de propriétés nouvelles produit par la dilution, la division, la friction des molécules, est un fait que les sciences
physiques proclameront souvent lorsqu'on sera attentif à
l'observer. Comme le microscope a soulevé un coin du voile
qui cache à nos yeux le monde des infiniment petits, ainsi
le procédé pharmaceutique hahnemannien ouvre une carrière neuve d'études fécondes sur la vie moléculaire des corps
et le dynamisme en général.

On sait que toutes les forces se nuisent, s'affaiblissent
réciproquement, et même peuvent se neutraliser dans leurs
effets. Partout on trouve dualité et opposition, et c'est par
là que se maintiennent l'équilibre et l'harmonie de l'univers.

(¹) Discours prononcé à la rentrée de l'Ecole de médecine en novembre 1846.
   (²) Idem.

Deux forces générales communes à tous les êtres matériels, tendent : l'une (pesanteur, attraction, affinité) à resserrer les corps, à rapprocher leurs molécules, à étouffer la manifestation des propriétés spéciales dont ils sont doués ; l'autre (calorique) tend à dilater les corps, à exciter et répandre au dehors leur influence, à faire rayonner leur vie moléculaire. Si la première domine, la plupart des phénomènes spéciaux cessent de se produire pour faire place à la stérilité, l'inertie absolue. C'est le spectacle que nous offre, bien qu'imparfaitement, la surface du sol dans les hivers rigoureux où manque une certaine proportion de la force calorifiante expansive. Si elle manquait absolument et que l'attraction fût seule agissante, le monde entier se réduirait à un point indivisible qui ne manifesterait d'autres propriétés que celle de l'existence pure et simple. Toutes choses égales d'ailleurs, l'état sous lequel un corps agit le plus efficacement sur notre organisme est celui où ses molécules sont le plus raréfiées, le mieux pourvues de calorique. C'est pourquoi le solide est inerte et n'agit qu'en solution : *corpora non agunt nisi soluta*. C'est pourquoi le gazeux est plus actif que le liquide. Il semble donc qu'avec le calorique nous puissions développer au point voulu les diverses forces dont nous avons besoin. Mais cette puissance qui, à un degré modéré, suffit à entretenir les phénomènes variés de la vie animale et végétale, à un degré plus élevé, détruit la nature même de ces substances organiques, et, avec elle, leurs propriétés spéciales. Il nous faut donc recourir à d'autres procédés de dilatation et d'expansion, parmi lesquels se présente d'abord le broiement ou la dilution avec un corps neutre. Plusieurs faits bien connus dans les sciences nous montrent l'influence de cette expansion moléculaire, sans laquelle il est souvent impossible de développer telle propriété dans un corps. Ainsi, par

exemple, le fluide dégagé par la machine électro-magnétique ne produira que des effets chimiques s'il passe sur un
court excitateur. Si, au contraire, avant d'arriver au pôle,
il se répand sur la surface d'un fil mille fois contourné et
par conséquent très-long, il produira des effets physiologiques et thérapeutiques. Diverses combinaisons gazeuses ne
peuvent s'effectuer, si les substances destinées à s'unir ne
répandent leurs molécules entre celles d'un menstrue
commun. On lit dans *l'ontologie médicale* du professeur
Brera. « Combien de réactifs chimiques n'agissent que portés
« à un deuxième degré de dilution par l'addition d'une im-
« mense quantité d'eau. » « Oui ; même, dit Spallanzani,
« après que j'eus mêlé la semence à quatre fois son poids
« d'eau, il se développa 300 larves, tandis que lorsque je
« n'y mêlai que sa moitié d'eau, il n'y en eut que
« 100 de fécondés.......... Enfin , chose très-curieuse ,
« cette dissolution aqueuse conservait sa force fécondante
« plus longtemps que la semence pure. » L'homœopathe
Arnold a répété et confirmé ces expériences. On lit dans le
formulaire de Sainte-Marie (médecin de Lyon) page 56 :
« Je parlerai d'un effet singulier et à peine observé, bien
« qu'il arrive tous les jours. C'est l'accroissement d'activité
« qu'acquièrent certaines substances quand elles sont mêlées
« à l'eau en certaines proportions. Ce liquide, loin d'éner-
« ver leur vertu, comme on est d'abord porté à le croire, ne
« fait que la développer. » Quelque explication qu'on en
donne, le fait existe, et il se manifeste pour toutes nos préparations pharmaceutiques.

Vaincues par l'évidence, la plupart des notabilités médicales en Allemagne reconnaissent aujourd'hui l'efficacité des
doses infinitésimales. L'aveu le plus significatif est celui du
docteur Kopp de Hahnau, qui, après six ans d'expérimenta-

tions entreprises dans le but de prouver la nullité des doses homœopathiques, se voit contraint d'écrire : « Si j'étais ap- « pelé à prononcer comme juré, ma conscience ne me per- « mettrait pas de m'exprimer autrement : — Oui, les décil- « lionièmes déploient des vertus curatives déterminées. » (Kopp's Erfahrungen... Frankfurt 1832).

On ne peut nier qu'il n'y ait dans la division, l'atténuation des molécules d'un corps, un point où toute force cesse de se manifester. Mais avant d'arriver à ce degré d'anibilation, le médicament passe par une série de dilutions où ses effets sont intimes, lents à se produire et incapables d'exciter aucun trouble appréciable. Ce sont là les véritables *petites doses* ; car la grosseur de la dose ne doit être calculée que d'après la force de ses effets curatifs. Dès qu'elle guérit, elle est suffisante, quelle que soit l'exiguité de la quantité de matière médicamenteuse. Et sous ce point de vue, le seul juste, nous pouvons dire que nous employons souvent de trop fortes doses. Ce n'est pas à dire, comme on nous le prête, que nous tenons la partie pour plus puissante que le tout, que nous obtenons plus d'effet d'un millième de gramme que d'un gramme entier. Le fait est que nous soumettons nos médicaments à des préparations qui développent extrêmement leurs propriétés thérapeutiques ; ce qui nous oblige à les donner en très-petite quantité. Un milligramme ainsi préparé aura plus d'action curatrice qu'un gramme brut ; comme aussi ce milligramme en aura mille fois moins que le gramme qui a subi la même préparation.

La disposition maladive rend l'économie extrêmement sensible à l'action similaire du remède homœopathique. La loi des semblables réclame donc les doses dynamiques dites infinitésimales, en même temps qu'elle donne la raison de leur efficacité. Cette douce et délicate force médicinale déve-

loppée par la trituration, suffit ponr mener à bien la réaction vitale, dans le sens de laquelle elle agit. Telle une faible
main appliquée à l'aviron dirige à son gré la masse énorme
du navire. Un rhumatisant éprouve de vives douleurs par
un courant d'air froid ; une personne nerveuse tombe en
syncope sous l'influence de certaines odeurs ; l'impression
passagère d'un corps frais sur les dents malades, peut y
exciter des souffrances atroces. Dans les ophthalmies aiguës
la plus douce lumière se change en un irritant insupportable. Ces exemples, et nous pourrions les multiplier, nous
montrent les organes malades doués d'une réceptivité ex-
trèmement vive à l'égard de leurs modificateurs ; dans cet
état, une très-petite dose de substance médicinale appropriée
suffira pour les modifier vivement. Celui qui nierait d'une
manière absolue cette efficacité de nos préparations, devrait
aussi révoquer en doute les idiosyncrasies qui rendent extrêmement sensibles à certaines influences qui restent tout-à-fait
inaperçues chez les sujets qui ne sont pas avec elles dans des
rapports spéciaux. Ainsi, l'homme bien portant sera beaucoup
moins sensible que le malade à l'action des substances médicamenteuses, et, pour essayer sur lui les remèdes, il faudra
les administrer à des préparations plus actives ; mais il peut
arriver aussi que l'état pathologique apporte un obstacle quelquefois insurmontable à la manifestation des effets du médicament qui n'a pas été administré d'après le principe homœopathique.

Nous avons vu jusqu'ici deux circonstances contribuer à
rendre nos remèdes plus efficaces que ceux de l'allopathie,
d'abord leur mode de préparation, et puis leur administration d'après la loi des semblables. Il faut y joindre une troisième raison, la simplicité de la prescription, qui ne porte jamais que sur un seul médicament à la fois. L'ancienne école

prescrit, au contraire, des drogues composées de plusieurs substances ou des remèdes simples à de courts intervalles, de manière que, dans tous les cas, ils se nuisent réciproquement et peuvent même se neutraliser en partie. Le régime bien suivi contribue encore à procurer aux agents homœopathiques la plénitude de leur action.

Voici comment on obtient le remède à la dose voulue : si l'on a affaire à une plante sèche ou ligneuse, on la laisse digérer dans de l'alcool aqueux ; si le végétal est frais et succulent, on en exprime le suc. Une goutte de la teinture, ou du suc mêlé à 99 gouttes d'alcool, constitue la 1re dilut., appelée encore indifféremment atténuation ou puissance; ce mélange bien effectué par succussion, on en verse une goutte dans 99 gouttes d'alcool, ce qui forme la seconde dilution, et l'on procède successivement de la même manière jusqu'à trente fois, et même plus. C'est la préparation hahnemannienne par division centésimale, à laquelle la plupart des praticiens ont renoncé pour adopter le mélange d'une partie de remède à dix de véhicule. S'il s'agit d'une substance minérale, on en broie un grain dans 99 grains de sucre de lait, ce qui constitue la 1re trituration ; un grain de ce mélange ajouté à 99 de sucre, traités de la même manière, forme la seconde trituration. La troisième rend tous les corps solubles. On en mettra donc un grain dans 99 gouttes d'alcool; ce qui devient la quatrième dilution, et l'on procède ensuite comme pour les liquides. Ce procédé général produit ce qu'on appelle la *dynamisation*. On peut traiter tous les médicaments par trituration seulement, en faisant sécher les plantes fraîches (à l'exception toutefois des crucifères et autres simples dont l'agent actif se perd par la dessiccation); comme aussi on peut les traiter tous par le seul diluement, en soumettant à une longue digestion, et finement pulvérisées, les substances minérales réputées insolubles. Le premier procédé paraît devoir donner des résultats plus sûrs ; il est employé avec succès par nos confrères de Sicile.

Dresde possède dans M. Grüner un pharmacien homœopathe d'un grand mérite : son talent et ses soins y neutralisent, autant que possible, la fâcheuse influence que la défense d'une libre distribution des remèdes doit exercer sur notre méthode. Il reçoit des pays environnants, et même de Vienne, de Berlin, de Saint-Pétersbourg, de nombreuses commandes. Ce fut chez lui que je me procurai la plus grande partie de la collection de médicaments que j'apportai en France. Grüner est un chimiste habile auquel la pharmacopée doit d'heureuses modifications. Ainsi, par exemple, il est parvenu à faire des triturations parfaites de métaux en nature, ce que personne n'avait obtenu avant lui. Il s'occupe surtout à déterminer avec exactitude la proportion relative des menstrues aqueuses, alcooliques, etc., que réclament les diverses substances pour dissoudre complétement leur élément médicamenteux ; ce qui est un point très-important, et cependant peu connu.

Grüner fut chargé en 1843, par le congrès homœopathique central, de travailler à une pharmacopée complète qui pût servir de manuel à tous les pharmaciens homœopathes, et uniformiser la préparation de nos médicaments. Cette pharmacopée a été publiée deux ans après (1845).

Je ne crois pouvoir mieux terminer ces considérations sur la posologie homœopathique et le dynamisme médicamenteux, qu'en rapportant quelques passages d'une lettre écrite sur ce sujet par le père Weith, de Vienne, à notre confrère Griëslich de Carlsruche.

« ...... On ne peut nier que les hautes dilutions (12.18)
« ne se soient montrées efficaces contre le choléra ; mais,
« attendu que les plus basses n'ont produit aucune exacer-

« bation, il faut les employer de préférence, comme plus
« sûres..... J'admets la doctrine du dynamisme, et reconnais
« sa nécessité; mais, si la dilution est élevée, on doit en don-
« ner une plus grande quantité. J'ai certainement lieu d'at-
« tendre davantage de quelques gouttes que d'un globule
« humecté, qu'il soit de la grosseur d'un grain de pavot ou
« d'un grain de chanvre, à moins qu'il ne soit dissout et
« étendu dans de l'eau. Dans tous les cas d'angine où la bel-
« ladonne est indiquée, on peut constater la vérité de ces
« assertions. On ne peut nier que les dilutions conservent
« leur force médicamenteuse à un très-haut degré....... S'il
« n'est pas toujours indispensable de diluer des substances
« telles que *dulcamara, sassapar.*, *sambucus*, chez d'autres,
« telles que *rheum comm., rhododendron*, la première dilu-
« tion est le plus souvent préférable à la teinture. (Je vis
dernièrement à Lyon un des membres de la Société expérimentale de Vienne, le docteur Arnett, qui me parla des
premiers essais qui avaient eu lieu sur *colocynthis.* Les
effets spéciaux de ce remède, tels que la douleur sciatique,
ne purent être produits, à ce qu'il me dit, que par l'usage
de la 2e dilution; la 1re et la teinture furent inaptes à dé-
« velopper cet effet.) Mais il n'en reste pas moins prouvé
« que, pour *calcarea, sepia, silicea, graphit., lycopod.*, etc.,
« les hautes dilutions sont très-efficaces, et qu'avec elles on
« fait de grandes choses.
« ..... Chaque individu est une fraction comparée à l'en-
« semble de l'univers, mais en soi et pour soi chaque chose
« est un tout. Il est ce qu'il est. Chaque médicament, par
« exemple, est semblable à lui-même dans toutes ses divi-
« sions, de manière qu'on ne peut en présenter une frac-
« tion. Belladonne demeure toujours belladonne, aussi long-
« temps que son esprit atropique ne se dissipe pas dans l'es-

« pace. Il n'y a pas de billionième de belladonne, mais elle
« peut avoir encore dans le quinzième flacon toutes ses pro-
« priétés, puisqu'à cet état elle réussit souvent à guérir.
« Ainsi, nous arrivons par la théorie à ce que l'expérience
« a constaté mille fois......... Quelque grosse ou petite que
« soit une dose, le remède y est tout entier et non pas en
« partie. »

Cette manière d'envisager les doses dynamiques est tellement étrangère aux adversaires de la nouvelle méthode,
qu'ils se fondent, pour prouver leur défaut d'action, sur ce
qu'elles ne laissent pas reconnaître la substance médicamenteuse par les investigations chimiques. Mais si la chimie est
impuissante à reconnaître les altérations des liquides, l'existence des miasmes et la nature des virus, pourquoi exiger
qu'elle nous montre la présence des agents toxiques? Si les
fluides impondérables, et nous comprenons sous ce titre tous
les contagiums, sont les causes les plus fréquentes et les plus
énergiques des maladies, l'homœopathie s'est mise tout-à-
fait en rapport avec eux, et a réalisé complètement l'application de la loi de similitude en administrant les remèdes à
l'état impondérable.

De ce que les réactifs chimiques ne signalent pas la présence de l'agent médicamenteux, est-ce a dire que la sensibilité vitale n'en ressentira pas les effets! Si certains sens
nous font apprécier des molécules infiniment ténues, quelles
quantités matérielles seront trop petites pour produire ces
modifications intimes de la vie qui ne se perçoivent pas? Et
si la maladie a développé outre mesure une impressionnabilité
spéciale, l'imagination pourra-t-elle se représenter la particule de substance homœopathiquement indiquée, qui serait
trop faible pour modifier d'une manière appréciable cet état
morbide? A en juger par les seuls phénomènes physiologi-

ques, l'imagination reste confondue en présence des résultats qu'elle est obligée d'admettre. L'homme reste anéanti devant cet infini qui le déborde, devant cette révélation du Créateur tout puissant qui a donné aux forces qui découlent de son essence active la faculté de contenir toutes les substances matérielles, et d'être toutes contenues dans la dernière des molécules.

Cependant, il faut le dire, tout a été fait avec poids et mesure : *Est modus in rebus sunt certi denique fines quos ultrà citràque nequit consistere....*

On comprend *à priori* et l'expérience prouve surabondamment qu'à un certain degré d'*atténuation*, de division, d'expansion moléculaire, le dynamisme spécial se dissipe, et tout effet cesse d'avoir lieu. Le but que nous nous sommes proposé dans cet article n'est pas d'apporter des arguments à l'appui de ce système exagéré de dynamisation médicamenteuse que quelques esprits excentriques s'efforcent aujourd'hui de mettre en faveur dans notre école. Nous avons voulu simplement dissiper les préjugés généralement répandus touchant les doses dites infinitésimales de la posologie hahnemannienne, et nous espérons avoir atteint ce résultat auprès des gens intelligents et de bonne foi.

CHAPITRE V.

DE L'HOMŒOPATHIE A LEIPZIG.

Première partie.

De Dresde je me rendis à Leipzig par le chemin de fer nouvellement établi entre ces deux villes, partie de ce grand railway qui traversera bientôt tout le continent germanique du nord au sud, de Stettin à Trieste, de la Baltique à l'Adriatique, auquel il ne manque plus aujourd'hui que la ligne de Prague à Dresde qui se fait en bateau à vapeur, et le parcours de l'Illyrie. Mais si l'on gagne en célérité, combien ne perd-on pas en agrément par ce genre de véhicule? C'est le triomphe des commis-marchands et le fléau des touristes ; la bruyante machine tirant impitoyablement au but, chassant derrière elle confondus, monts et vallées, châteaux et clochers. Le chemin de fer de Dresde à Leipzig passe au milieu d'une plaine insignifiante, laissant de côté la contrée pittoresque dite Suisse allemande, les sinuosités de l'Elbe et la ville de Meissen où naquit Hahnemann. La maison que ce grand homme habita pendant son enfance y est signalée aujourd'hui à l'attention des étrangers par une table de bronze avec inscription.

Nous voici arrivé au foyer de l'école homœopathique, aux lieux où elle prit sa consistance doctrinale, d'où elle se propagea en Allemagne, et de là dans le monde entier.

Hahnemann vint s'établir à Leipzig peu de temps après la publication de son *Organon* de l'art de guérir, en l'année 1812, et il ouvrit, dans l'Université de cette ville, un cours de médecine homœopathique qui attira autour de lui une foule d'étudiants. Ce furent ses premiers partisans : tous l'applaudirent; quelques-uns se livrèrent activement à l'étude de sa méthode et l'assistèrent dans ses expérimentations sur les substances médicamenteuses. On trouve leur nom dans la *matière médicale pure*, à la suite de chaque effet pathogénétique qu'ils ont fait connaître. Ce grand travail sur les remèdes, sans lequel l'homœopathie restait une théorie spécieuse, mais inapplicable, fut publié de 1811 à 1821, grâce à ce concours persévérant de plusieurs élèves et de jeunes médecins de l'Université de Leipzig.

Cependant l'apparition de ces ouvrages remarquables frap-

pas d'étonnement l'école de médecine. Une doctrine semblable
ne s'était jamais produite : tout s'y montrait neuf, original,
dans la forme comme dans le fond ; tout y contredisait les principes reçus. C'était une direction vigoureusement donnée en
dehors des sentiers battus jusqu'à ce jour, c'était un adieu fait
aux traditions du passé. A la vue de cette doctrine prête à lui
ravir le sceptre, l'ancienne école n'écoutant que l'instinct de
sa conservation, lui déclara cette guerre aveugle dont nous
sommes encore témoins. Hahnemann, persécuté par ses ennemis, se vit contraint de quitter Leipzig, heureux de trouver
un asile voisin auprès du duc d'Anhalt-Köthen, qui lui permit, dans ses petits états, le libre exercice de sa méthode, et
le décora du titre de conseiller de cour.

L'exil d'Hahnemann, loin de refroidir le zèle scientifique
de ses partisans de Leipzig, ne fit que lui donner une nouvelle ardeur. Ils se réunirent en 1822 pour fonder un journal périodique, destiné à perfectionner et propager leur doctrine, comme aussi à lutter avec ensemble contre les anciens
systèmes de médecine. Le docteur Stapf, de Naumburg (ville
voisine), en devint le rédacteur en chef. Ce journal, intitulé
les *Archives*, contribua puissamment à la propagation de l'homœopathie, qui prit dès lors rang dans la science. Ce recueil,
qui est arrivé aujourd'hui à son vingt-quatrième volume, paraît tous les trois mois par gros cahiers de 180 à 200 pages
chacun ; le docteur Stapf a des collaborateurs en Italie, en
Hongrie, en Russie, en Danemark et en Amérique.

Les coups de l'Université qui frappèrent Hahnemann n'épar-
gnèrent pas non plus ses disciples, et, par ces procédés incon-
venants, il s'établit tout d'abord, entre les deux écoles, une
funeste et radicale scission. Les homœopathes de Leipzig, plus
intimement rapprochés par cette imprudente opposition, formèrent un corps à part, et se consacrèrent entièrement au

triomphe de leur cause. Ils résolurent d'établir un congrès annuel qui, à raison de maints obstacles, ne put avoir lieu qu'à partir de 1830, et un hôpital avec clinique, qui, par suite d'obstacles plus grands encore, ne fut ouvert qu'en 1832, à l'époque où mon père arrivait à Leipzig pour s'y instruire dans la nouvelle méthode. Nous parlerons plus tard de ces deux institutions.

Ces premiers champions de l'homœopathie travaillèrent à son perfectionnement avec une rare ténacité, persévérant dans la voie de l'observation ouverte par Hahnemann. De féconds résultats couronnèrent ces premiers efforts, et, dix ans après l'exil de ce grand homme, ses élèves avaient fait parvenir sa doctrine à peu près au point où nous la voyons aujourd'hui. il semble que nous voulions vivre de leurs avances, et nous reposer de leurs fatigues. (J'écrivais cela en 1842, avant mon dernier voyage.) Parmi ces illustres praticiens de Leipzig, qui ne sont plus, on compte Caspary, Hornburg, Franz, Hartlaub. Faire l'exposé de leurs travaux, c'est faire l'histoire de notre école à son origine.

Caspary, petit-fils du professeur D. Schott, faisait en 1822 un cours de chirurgie pratique aux étudiants de Leipzig, lorsqu'il fut lui-même attiré aux leçons de Hahnemann. Gagné à ces nouvelles et désormais inébranlables convictions, il abandonna généreusement la perspective d'un enseignement lucratif dans une école célèbre, pour une place, peut-être obscure, parmi ceux qu'on appelait alors de ridicules sectaires. Après de sérieuses études, on vit paraître de lui un manifeste intitulé *Mes Observations en Homœopathie* (Leipzig, bei Hartmann, 1823). Le jeune écrivain y cherche à concilier les deux doctrines. Soit par déférence pour les opinions de ses anciens maîtres, soit par un louable désir de concorde, soit enfin par défaut d'expérience, il y propose un monstrueux amalgame des divers procédés. Repoussé, comme renégat, du camp allopathique, il n'en persévéra pas moins, pendant plusieurs années, dans cette voie mixte, jusqu'à ce que, vaincu par l'évidence des faits cliniques, il adopta définitivement les principes de l'homœopathie pure, c'est-à-dire les seules indications fournies par la loi des semblables, et l'emploi des seules substances spécifiques.

La chirurgie avait été son étude favorite, et ses premiers travaux en homœopathie eurent pour objet de déterminer l'influence réciproque et les rapports naturels de ces deux parties de l'art de guérir. On possède plusieurs mémoires de lui sur cet intéressant sujet. Voici un aperçu de ses idées : Si l'on jette un coup-d'œil sur l'histoire de la chirurgie, on est surpris de la singulière position qu'on lui a faite, de son isolement dans le système des sciences médicales, de l'extension qu'on fit prendre à son domaine à certaines époques, et des restrictions qu'on y apporta en d'autres temps. L'arbitraire a toujours voulu changer en spécialité tout-à-fait distincte ce point de vue de l'art de guérir, lui poser des limites tranchées et lui donner un objet bien défini. Dans le siècle passé, nous voyons le professeur Mœderer menacé, insulté par ses élèves, pour avoir émis l'opinion d'unir l'étude de la chirurgie à celle de la médecine. Nous voyons les chirurgiens italiens prêter le serment de ne jamais traiter de maladies internes. En France, comme en Allemagne, les réglements d'autrefois interdisaient aussi cette pratique. Aujourd'hui, on a consacré cette scission par une nosologie spéciale des affections *externes*.

Il était réservé à l'homœopathie de créer l'unité de notre art, en établissant que les mêmes causes peuvent amener les mêmes altérations artificiellement divisées en médicales et chirurgicales ; que les mêmes remèdes pris à l'intérieur peuvent les modifier et les guérir. Grâce aux vives lumières que notre méthode a répandues sur ces questions, la médecine forme un tout homogène, un ensemble harmonique, auquel se rattache un accessoire fort distinct, qui est la partie manuelle de la thérapeutique. C'est bien là la chirurgie de χειρος main, mais non la chirurgie telle qu'on l'entend en allopathie. Elle ne s'occupe du corps malade que sous le point de vue mécanique : une plaie a-t-elle été faite, ou bien une fracture, une luxation, etc., elle est là pour réparer le désordre. L'adresse des doigts, les connaissances anatomiques lui suffisent. Elle opère sous la direction de la médecine, qui se charge de faire concourir les forces vitales à la réussite de l'opération manuelle. Lorsque la maladie amène des lésions de tissus qui gênent mécaniquement les fonctions, la chirurgie apporte encore là son secours ; mais ces cas ne sont pas, à proprement parler, de son domaine, et les progrès de la médecine spécifique tendent à y rendre son ministère de plus en plus restreint. Voilà la chirurgie telle que l'homœopathie l'a faite.

Notre méthode part de ce principe: que la plus grande partie des affections dites locales ou externes, qui ne résultent pas de l'action directe d'agents mécaniques ou chimiques, comme certaines espèces d'inflammations, les brûlures, plaies, contusions, etc., proviennent d'un état morbide général ; que la lésion organique n'est que l'expression du vice qui infecte l'économie tout entière. C'est ainsi qu'après avoir fait disparaître de vive force cette altération organique, on voit se manifester des maladies internes beaucoup plus graves, qui ne cessent ordinairement que par le retour du mal primitif ou d'un autre état analogue. Ce fait incontestable met au jour l'identité de nature de ces divers accidents, et condamne la division essentielle qu'on a voulu établir entre eux.

Un autre principe que la nouvelle méthode prend en considération est celui-ci : la plupart des lésions, locales par les causes qui les ont fait naître, sont générales par les effets qu'elles produisent. Elles impressionnent l'ensemble de l'économie, qui, en réagissant, les modifie à son tour. Par exemple, la tumeur squirrheuse des mamelles, suite d'un coup, bien que locale d'abord, finit par amener une dyscrasie, car, après sa destruction par le fer ou par le caustique, elle ne manque pas ordinairement de se reproduire ou d'amener une fièvre hectique spéciale, et la mort. Une lésion n'est vraiment locale que lorsqu'elle a cessé de mettre en jeu la réaction. Tels sont certains produits anormaux qui persistent après la disparition de la maladie qui leur a donné lieu, soit qu'ils résistent à l'absorption, soit parce que la membrane sous-jacente a pris une habitude vicieuse de sécrétion; tel est un certain nombre d'ulcères chroniques. Mais ces cas constituent l'exception, et l'on peut dire, en général, que l'altération locale extérieure est la manifestation de l'état interne; que celui-ci n'est changé ou dissipé que lorsque celle-là s'est modifiée, ou bien a disparu. Lors même que la maladie ne se manifesterait par aucun symptôme dynamique, les changements survenus dans l'aspect des lésions organiques font conclure assez exactement aux modifications qu'a dû subir la maladie elle-même.

Ce sont là les principes de l'homœopathie dans le traitement des affections externes. Mais, avant de parler plus en détail de cette thérapie, il convient de rectifier certaines opinions erronées qu'on a sur la valeur de la nouvelle méthode, en présence des maladies dites chirurgicales.

Lorsque nous cherchons dans la matière médicale pure un remède contre un état pathologique, considéré dans l'ensemble de ses phénomènes dynamiques, nous trouvons presque toujours quelques substances dont les caractères ont avec les siens une ressemblance frappante. Il n'en est point ainsi quand il s'agit des altérations de tissus : presque jamais on ne leur trouve d'analogue dans la liste des phénomènes pathogénétiques, d'où l'on conclut que le choix du médicament doit être fort inexact, sinon impossible. Il n'en est pourtant rien. Nous pouvons obtenir des indications aussi précises pour le traitement des lésions matérielles des tissus, que pour celui de leurs modifications purement vitales. Seulement, dans le premier cas, il faut un diagnostic plus exact, plus minutieux, plus complet ; il faut prendre en considération les circonstances les plus minimes. D'abord, on doit chercher à reconnaître la cause productrice de l'altération, quoique, dans bien des cas, nous soyons appelés à traiter le malade longtemps après que cette cause a cessé d'agir. Cependant il arrive souvent qu'elle a donné à la lésion une nature spéciale, appréciable ou non, qui lui fait réclamer un médicament plutôt qu'un autre. Ainsi, la cataracte produite par un coup ne cède qu'à l'emploi d'*arnica* ou de *conium maculatum ;* la déformation articulaire, suite d'entorse, pourra disparaître sous l'action de *rhus;* tandis que, si elle provient d'une disposition rhumatismale, elle aura dans *antimon. crudum* un remède mieux indiqué. Lorsque le mal est tout-à-fait isolé et local, il faut savoir quels étaient les symptômes qui l'accompagnaient à son origine, et l'on fera choix du médicament dont les effets ont le plus d'analogie avec ces symptômes primitifs. Il importe beaucoup de prendre en considération la dyscrasie générale, de la découvrir si elle est cachée ; car souvent l'affection locale dépend d'une nutrition trop faible ou trop forte, d'une disposition hémorrhoïdale contrariée, de goutte périodique pas encore fixée, de rhumatisme, etc. Il faut s'informer aussi des infections médicamenteuses qui ont pu être produites, et dont on connaît l'action détériorante sur nos tissus.

Ces principes sont indispensables à suivre dans le traitement homœopathique des affections externes ; mais le plus important est celni d'observer tous les phénomènes dynamiques qui les accompagnent. On obtient, par ce moyen, une source féconde d'indications, et l'on supplée amplement à l'insuffisance des caractères anatomico-pathologiques fournis par la matière médicale. Ainsi, chaque genre d'ulcère a sa douleur caractéristique, ses causes particulières d'exacerbation ; toute tumeur inflammatoire a son influence propre sur l'ensemble de l'organisme ; les diverses cataractes modifient la vision à leur manière. Quelle variété de sensations ne font pas éprouver les indurations, les excroissances, les maladies des os ! Et chacune de ces différences notables, dans l'expression symptomatique de la lésion matérielle, conduit à l'emploi d'un médicament particulier. Ces phénomènes dynamiques de la lésion du tissu, qu'on trouve si bien énumérés dans les pathogénésies, doivent être considérés comme le premier degré de ces lésions, comme le début du travail morbide qui les a produits.

L'on est justifié à soutenir que, si l'on avait poussé plus loin l'expérimentation de la substance toxique, à ces symptômes se serait joint l'altération matérielle, comme on l'a vu chez l'infortuné docteur Franz, de Leipzig, qui poussa sur lui l'essai des remèdes jusqu'à production d'affections organiques dont il mourut. Ainsi donc, en attaquant les phénomènes dynamiques d'après la loi des semblables, on suit une méthode sûre pour détruire les accidents secondaires ou anatomiques. Il est cependant évident que ce procédé, très-exact en lui-même, offre une grande difficulté dans son emploi, par les profondes connaissances et la finesse d'obversation qu'il exige. Mais nous pourrons nous en contenter jusqu'au jour où les résultats cliniques, combinés aux expériences sur les animaux et aux résultats des empoisonnements accidentels, feront connaître les lésions de tissus que chaque substance toxique est capable de produire sur l'homme sain.

De ces principes découle toute la thérapie homœopathique des maladies chirurgicales. Puisque les altérations locales sont, pour la plupart, le résultat d'une modification générale de l'inervation et des humeurs ; puisque les substances toxiques administrées à l'intérieur peuvent déterminer ces lésions de tissus, après une série de phénomènes dynam'ques, il convient de les traiter par des médicaments internes, et de renoncer à la méthode ordinaire des topiques (des topiques non spécifiques, disons-nous; car l'expérience a conduit un grand nombre de nos confrères à l'emploi simultané interne et externe des médicaments). Par cette méthode, on attaque le mal dans sa source ; on prend, pour le détruire, la marche qu'il a suivie pour se former. Ainsi, les modifications qui surviennent dans le mal local indiquent exactement la nature de l'état morbide primitif et général, dont il est comme le reflet.

Ces précieuses lumières sont perdues avec l'application externe du médicament; car alors on ne peut savoir si l'amélioration observée dans le tissu malade est réelle ou apparente, si elle ne provient pas d'un effet de répercussion qui a laissé intacte l'affection primitive, si même celle-ci n'en sera pas accrue et n'ira pas reporter sur un organe important l'action destructive qu'elle exerçait ainsi au dehors.

Les lésions véritablement locales, telles que les plaies, les irritations par agents extérieurs simples, etc., doivent aussi être traitées par des médicaments internes lorsqu'elles sont accompagnées de réaction générale. Cette médication conduit à bonne fin le procès inflammatoire, prévient la gangrène, l'ulcération, l'induration chronique, et même très-souvent la suppuration et les vives douleurs. Ce dernier résultat se montre d'une manière merveilleuse dans le traitement du panaris.

S'il y a déjà de larges foyers purulents, on voit bientôt les abcès s'ouvrir, se vider et se fermer. S'il existe peu de suppuration, elle cesse de se produire et se résorbe bientôt. Pris au début, la violente douleur s'apaise, la turgescence inflammatoire diminue, et tout revient à l'état normal au bout de vingt-quatre à quarante-huit heures. Ce fait s'est présenté plusieurs fois dans notre pratique ; mon père eut même occasion de le faire constater à notre savant confrère feu docteur Bouchet, qui ne pouvait assez s'étonner de cet arrêt subit du travail pyogénique et de la douleur. Un millionième de grain de *mercure soluble*, de *silice* ou de *foie de soufre calcaire*, suivant les cas, suffit pour produire ces puissants effets. Il n'est pas de praticien homœopathe qui n'ait obtenu de semblables guérisons, et il n'est pas de preuve plus palpable de l'efficacité de notre méthode.

Il y a, comme nous l'avons dit plus haut, des affections purement locales, sans réaction sur l'organisme, dont la cause interne a cessé et qui consistent dans une habitude de nutrition pervertie. Contre ce genre de mal, nous devons employer conjointement les médications interne et externe, car alors le tissu altéré n'est sensible à l'action du remède que lorsqu'il est mis en rapport direct avec lui. (Nous avons dit que plusieurs praticiens emploient maintenant les topiques spécifiques dans tous les cas d'altération locale externe, qu'elle tienne ou non à un état général.) Pour l'application locale, on doit généralement faire usage des médicaments en nature ou aux plus basses dilutions. Par ce moyen, on surexcite le tissu malade, on concentre vers lui la réaction, qui finit par changer son mode de vitalité. L'électricité et l'aimant employés concurremment avec les topiques médicamenteux, ou bien alternativement, se montrent quelquefois de très-utiles auxiliaires. C'est ainsi qu'une foule de kystes, d'exsudations plastiques, d'excroissances verruqueuses et autres, disparaissent sans laisser de traces par l'effet des modifications spéciales imprimées aux tissus par les agents spécifiques.

Il convient, pendant l'emploi des remèdes, de renoncer à l'application des bandages compressifs, des ablutions répercussives, des frictions grasses, etc. Il faut, autant que possible, laisser les parties dans leur état naturel. On fera usage de fortes doses de médicament, souvent répétées et longtemps continuées. Si le mal local résiste opiniâtrement à cette médication, et amène des accidents qui peuvent compromettre la vie, ou même gêner d'une manière notable le jeu des fonctions essentielles, c'est alors qu'on doit recourir aux procédés chirurgicaux, et que le fer, le feu, le caustique, trouvent leur application Cependant le gouvernement municipal de Leipzig, d'accord avec l'Université, ne crut pas devoir laisser l'école homœopathique mettre seule à profit l'activité scientifique de Caspary. On le chargea d'aller étudier les affections calculeuses dans les pays où elles sont endémiques, et de faire un traité sur ce genre de maladie. A son retour, Caspary publia le *Lithyasis*, qui est aujourd'hui un ouvrage classique assez estimé.

Bientôt après on vit paraître de lui une revue mensuelle, intitulée *Bibliothèque homœopathique*. Nous possédons de cet ouvrage trois volumes : le premier traite des questions générales de pathologie. La médecine allopathique procède de deux sources d'erreurs qui, en dépit de tous les travaux, de tous les essais de perfectionnement, la rendent essentiellement vicieuse : ce sont la matière médicale et la nosographie. Celle-ci présente des indications générales qui ne peuvent être appliquées aux cas individuels; celle-là attribue aux médicaments des propriétés qui ne les caractérisent point en effet, et pervertit l'idée que nous devons avoir de leur action thérapeutique. Ces deux branches constitutives de la médecine ancienne demandent une réforme complète, et cette réforme, entreprise par la voie de l'expérience, constitue l'homœopathie. Cette école a découvert toute une espèce de forces, et a su déterminer leur mode d'action. Le développement de ces idées importantes fait l'objet du premier volume; c'est un exposé philosophique de notre méthode, ouvrage précieux à cette époque où les médecins ne pouvaient encore trouver sur elle d'autres explications que celles fournies par Habnemann, dont le style magistral, sec, dur et concis, amenait chez la plupart d'entre eux une invincible répulsion. Les deux autres volumes de la *Bibliothèque* sont consacrés d'une manière spéciale à l'étude des fluides impondérables magnétique et électrique, de leur action physiologique et de leur application à la méthode homœopathique. Devant traiter ce sujet un peu plus loin, j'y renvoie ce que j'aurai à dire ici du travail de Caspary.

Cet illustre médecin, dans son ardeur scientifique, venait de refuser, pour n'être point distrait de ses plans d'études, une chaire d'homœopathie à l'Université de Cracovie (offerte à l'instigation du consul général à Leipzig, secrétaire-d'état russe, M. de Freigang), lorsqu'un fatal accident l'enleva tout à coup à notre école. Au commencement de 1825, se manifesta une épidémie de variole dont Caspary fut atteint. En proie à une violente exaspération cérébrale, il se brûla la cervelle en l'absence de ses amis qui le veillaient habituellement. Ainsi périt misérablement à la fleur de l'âge (il avait à peine trente ans) un des plus actifs fondateurs de l'homœopathie, qui engagea généreusement la lutte sur le terrain de nos adversaires, sut y faire goûter, y vulgariser les idées nouvelles, et compensa par un talent fécond la courte durée de sa vie.

Les travaux de Charles Franz et l'influence qu'ils exercèrent sur le perfectionnement de notre doctrine, sont d'une tout autre nature que ceux de Caspary. Franz fut un observateur exact, étranger aux discussions théoriques, livré dans l'intérieur du cabinet aux études de matière médicale et à l'expérimentation des remèdes; occupation aride et cachée, qui ne conquiert pas une brillante renommée, mais qui fait gagner l'estime et les suffrages des esprits sérieux et pratiques.

Franz venait d'entrer à l'Université de Leipzig, lorsque Hahnemann y faisait son cours et appliquait avec succès sa méthode au traitement des malades. Atteint lui-même d'une affection chronique débilitante, ce jeune étudiant se confia aux soins du praticien novateur qui parvint à lui rendre la jouissance d'une santé parfaite. Dès lors il devint son élève assidu, puis son collaborateur zélé. Il en partagea la mauvaise fortune et le poids des haines qu'il avait soulevées. En 1820, on lui intenta un procès long et dispendieux, au sujet de la dispensation des remèdes; et, plus heureux que son maître, il put obtenir justice et achever paisiblement dans sa patrie une vie consacrée à de nobles travaux. Je le vis avec mon père, en 1832 : c'était un homme déjà usé par l'expérimentation des substances toxiques; son organisation délicate en avait reçu une atteinte profonde. Il s'affaiblit peu à peu pendant notre séjour à Leipzig, nous laissant le regret de ne pouvoir mettre à profit son trésor de connaissances pharmaceutiques. Heureusement les *Archives* renferment la plupart de ses travaux et la matière médicale pure de Hahnemann en est en partie composée. On lui doit la pathogénésie du *zinc*, de la *renoncule bulbeuse*, de la *valériane* et de l'*assa fœtida*.

Christian Hornburg était aussi du nombre de ces étudiants de Leipzig qui composèrent le premier auditoire de Hahnemann. Ce fut, comme Franz, un de ces généreux et rares caractères qui adoptent franchement ce qu'ils prennent pour la vérité, et n'hésitent pas à y sacrifier leur avenir. Il serait trop long et peut-être fastidieux de faire ici l'histoire des persécutions dont il fut l'objet de la part de la faculté de médecine. Contraint d'aller chercher ailleurs le titre de médecin praticien, il revint dans ce foyer d'études pour y propager l'homœopathie au milieu même de ses fougueux ennemis. Caspary travaillait en ce sens par des écrits didactiques, Franz par les recherches pharmaceutiques. Hornburg fit choix du moyen le plus direct, le plus sûr, le plus efficace, *la pratique*. Imbu de l'expérience de Hahnemann, il devint le plus heureux et le plus brillant praticien homœopathe.

Le bruit de ses guérisons multipliées se répandit dans toute la Saxe, et de là en Prusse, d'où lui vint une foule d'illustres clients, et de jeunes docteurs, désireux d'observer sa méthode. A Christian Hornburg revient la gloire d'avoir le mieux contribué à faire triompher notre doctrine par l'évidence des faits cliniques. C'est à ses beaux succès que l'on doit la formation de cette classe nombreuse de partisans laïques de l'homœopathie, dont le chaud dévouement à ses intérêts fut le contrepoids efficace de l'opposition acharnée des médecins allopathes.

Hornburg mourut en 1833, d'une phthisie négligée, laissant de dignes successeurs dans les praticiens Karl Haubold et **Fr.** Hartmann, auteur de la *Thérapie des Maladies aiguës.*

Ch. Hartlaud fut un des plus féconds écrivains de notre école. Ses œuvres, moins riches en dissertations théoriques que celles de Caspary, renferment plus de traités relatifs à la pratique médicale. Il s'appliqua le premier à rendre notre pathogénésie d'un emploi commode, en formant des résumés judicieux et des classifications méthodiques des phénomènes.

Ce genre de travail, par lequel Weber, Rückert, Bönninghausen et Jahr s'acquirent plus tard une renommée méritée, fut mise en honneur par ce praticien de Leipzig. Malgré sa faible constitution, sa santé chancelante et sa courte existence (il mourut jeune), il laissa à notre littérature plusieurs ouvrages de longue haleine qui eussent semblé devoir exiger une longue vie, ou le concours d'une société savante. De 1825 à 1830, il fit paraître les œuvres suivantes : *Exposition systématique des effets purs des remèdes*, 6 vol. ; *Exposition systématique des anti-psoriques*, 3 vol. ; *Matière médicale pure*, 3 vol. ; *Tableaux à l'usage du praticien homœopathe*, 1 vol. Il entre-mêlait ces publications de traités propres à répandre dans le public la connaissance de l'homœopathie et la confiance en ses procédés ; tels sont le *Catéchisme de l'Homœopathie*, dont il y eut trois éditions ; *Exposé de l'Homœopathie, à l'usage des gens du monde ; De l'éducation des enfants ; De l'art de conserver la santé et de prolonger la vie*.

Vers 1830, Hartlaub quitta Leipzig pour se fixer à Dresde, auprès de son ancien condisciple, le docteur Trinks, et travailla avec lui à la rédaction d'un journal de clinique. Ce journal parut en 1830, sous le titre : *Annales de la Clinique homœopathique*. Son but était de contribuer au perfectionnement de notre méthode par la publication incessante d'observations détaillées sur le traitement des diverses espèces de maladies ; c'était de compléter, de vérifier la pathogénésie par la clinique, et d'asseoir ainsi la médecine nouvelle sur une base plus large et plus sûre. Ces *Annales* parurent jusqu'en 1834, époque à laquelle Hartlaub fut appelé auprès du duc de Brunswick. Elles furent continuées par la Société homœopathique de Silésie, sous le titre de *Pracktische Beitrage*, jusqu'en 1840, embrassant une période de dix ans et offrant aux praticiens une riche collection de faits et de leçons cliniques. Hartlaub mourut à Brunswick, après avoir publié encore deux bons livres, la *Médecine des Enfants* et les *Fondements du nouvel art de guérir*.

Tels sont les hommes que Leipzig fournit à la culture et à la propagation de notre école. Ils furent au niveau des exigences de l'époque, se multiplièrent avec les obstacles et les besoins, firent face à tous les adversaires, étendirent leur clientèle, éclairèrent l'opinion publique, et perfectionnèrent la méthode elle-même, se montrant à la fois praticiens habiles et écrivains intarissables. Nous admirons aujourd'hui et ne pouvons atteindre ce déploiement d'activité.

Cependant cette masse de talent, d'étude, d'expérience, serait peut-être restée insuffisante pour assurer l'existence et l'avenir du nouveau système médical, si l'on n'en eût formé un faisceau. Les homœopathes de Leipzig eurent le bon esprit de changer en travaux d'association leurs efforts individuels. Cette association se manifesta de trois manières : par la création de journaux, par l'établissement de la Société centrale de propagande (Central-Verein), dont nous parlerons plus loin, et par la fondation d'un hôpital.

Ce fut en 1829 que les disciples de Hahnemann, assemblés autour de lui pour célébrer l'anniversaire de la cinquantième année de son doctorat, résolurent de consacrer à l'érection d'un hôpital homœopathique la somme que chaque année on recueillerait à cette fête. En trois ans, cette somme atteignit le chiffre de 3,500 thalers (13,000 fr. environ). Dès lors, on jugea convenable de mettre le projet à exécution, comptant sur le concours des partisans laïques. On acheta, dans un des quartiers les plus sains de Leipzig, une maison de deux étages, pourvue d'un jardin et disposée de manière à recevoir vingt-quatre lits, dont douze pour femmes et douze pour hommes, et l'on résolut d'entretenir cet établissement pendant sept ans au moins, période qui fut jugée suffisante à la démonstration pratique de la valeur de notre méthode.

J'assistai avec mon père à l'ouverture de cet hôpital, qui eut lieu en janvier 1833. Les docteurs Müller, Hartmann, Haubold, furent élus, le premier, médecin en chef, les deux autres, médecins assistants. Un dispensaire quotidien fut annexé à la clinique, et tous les homœopathes de Leipzig vinrent apporter à cette œuvre commune leur contigent de temps et de travail. Le zèle dont ils étaient la plupart animés devait faire espérer de brillants résultats, et tous nos confrères en Allemagne avaient les regards portés sur le théâtre de cette expérimentation.

Malheureusement on avait pris conseil du zèle, et non point de la prudence. On avait vu seulement les avantages de cette œuvre, sans prévoir les obstacles qui pouvaient s'opposer à sa réussite. Tels étaient, en premier lieu, l'exiguité des ressources, qui, ne permettant pas de concéder gratuitement tous les lits, mettait dans la nécessité de recevoir les plus mauvais cas des établissements non payants, gens incurables en grande partie, qui seuls pouvaient se décider à faire un sacrifice pécuniaire, dans l'espoir d'être guéris par une méthode nouvelle ; en second lieu, les machinations hostiles de la faculté de médecine, et surtout enfin les discordes inévitables entre les praticiens d'une même ville, dont il est impossible de subordonner longtemps aux intérêts communs la rivalité jalouse. Ces causes réunies ôtèrent à cette clinique une partie des résultats avantageux qu'on en attendait.

Cependant ces résultats furent loin d'être nuls, et plus loin encore d'être négatifs. L'expérimentation dura dix ans, au lieu de sept. J'assistai à son ouverture, au commencement de 1833, et à sa clôture, dans la dernière moitié de 1842. Elle ne permit pas de conclure, comme celles de Vienne, Günz et Gyöngyös, à l'immense supériorité de notre méthode sur l'ancienne, mais prouva seulement qu'elle leur est préférable. Ce résultat modeste suffit à récompenser de leurs peines ceux de nos confrères qui se sont dévoués avec zèle à l'érection et à l'entretien de l'hôpital de Leipzig.

Je vais indiquer ici ces résultats cliniques, en y joignant ceux du dispensaire-annexe.

HOPITAL HOMŒOPATHIQUE DE LEIPZIG.

I. Clinique interne.

ANNÉE	Transportés de l'année précédente.	Reçus.	Guéris.	Améliorés.	Non guéris.	Décédés.	Restés au bout de l'année.	Apportés moribonds.	Transportés d'une clinique à l'autre.	Congédiés à cause d'insubordination.	Congédiés à la clôture de l'établissement.
	A. Résultats significatifs du traitement homœopathique.							B. Résultats non significatifs du traitement homœopathiq.			
1833.	—	118	79	20	9	4	6	—	—	—	—
1834.	6	114	49	26	21	5	19	—	—	—	—
1835.	19	84	49	22	12	11	9	—	—	—	—
1836.	9	110	69	25	9	5	11	—	—	—	—
1837.	11	96	47	22	11	8	19	—	—	—	—
1838.	19	90	63	11	12	10	13	—	—	—	—
1839.	13	80	49	11	10	9	12	—	1	1	—
1840.	12	119	80	5	4	17	16	—	7	2	—
1841.	16	122	86	8	5	12	13	1	11	2	—
1842.	13	37	20	8	5	7	—	1	7	—	2
—		970	591	158	98	88	—	2	26	5	2
		935						35			
		970									

II. Policlinique. (1)

ANNÉE	A. Résultats significatifs de traitement homœopathique.							B. Résultats non significatifs.					
	Transportés de l'année précédente.	Reçus.	Guéris.	Améliorés.	Non guéris.	Décédés.	Restés au bout de l'année.	Apportés moribonds.	Morts par défaut de première formation.	Morts par accident.	Transportés d'une clinique à l'autre.	Non revenus après quelques visites.	Restés au bout de l'année 1842.
1833.	—	1086	159	420	183	17	127	—	—	—	—	180	—
1834.	127	356	61	145	77	7	91	—	—	—	—	102	—
1835.	91	192	40	90	52	9	56	—	—	—	—	36	—
1836.	56	205	70	109	21	5	27	—	—	—	—	29	—
1837.	27	505	544	71	23	10	30	—	—	—	—	56	—
1838.	30	222	99	65	25	10	11	—	—	—	—	42	—
1839.	11	174	84	7	6	1	36	—	—	—	4	47	—
1840.	36	629	375	16	2	20	97	5	2	1	18	129	—
1841.	97	694	490	53	7	18	63	1	—	—	18	161	—
1842.	63	387	208	10	3	13	—	1	—	—	7	124	78
	—	4244	1750	966	397	110	—	7	—	1	47	906	78

3203   1041

4214

(1) C'est ainsi que les Allemands appellent le dispensaire.

III. La Clinique interne et la Policlinique réunies.

ANNÉE	A. Résultats significatifs du traitement homœopathique.							B. Résultats non significatifs du traitement homœopathique.							
	Transportés de l'année précédente.	Reçus.	Guéris.	Améliorés.	Non guéris.	Décédés.	Restés au bout de l'année.	Apportés moribonds	Mort par défaut de première formation.	Mort par accident.	Transportés d'une clinique à l'autre.	Non revenus après quelques visites.	Renvoyés à cause d'insubordination.	Congédiés à la clôture de l'établissement	Restés dans la Policlinique au bout de l'année 1842
1833.	—	1204	238	440	192	21	153	—	—	—	—	180	—	—	—
1834.	133	470	110	171	98	12	110	—	—	—	—	102	—	—	—
1835.	110	276	89	112	64	20	65	—	—	—	—	36	—	—	—
1836.	65	515	159	154	30	10	58	—	—	—	—	29	—	—	—
1837.	38	401	191	95	52	18	49	—	—	—	—	50	—	—	—
1838.	49	312	162	76	37	20	24	—	—	—	—	42	—	—	—
1839.	24	254	133	18	16	10	48	—	—	—	5	47	1	—	—
1840	48	748	455	21	6	37	113	5	*2	1	25	129	2	—	—
1841.	113	816	576	41	12	30	76	2	—	—	29	161	2	—	—
1842.	76	418	228	18	8	20	—	2	—	—	14	124	—	2	78
	—	5214	2321	1124	495	198	—	9	2	1	73	906	5	2	78

4138   1076

5214

Bien avant la clôture de cet établissement, l'école homœopathique allemande avait cessé de porter intérêt à la publication de ses résultats cliniques. Des dissensions intestines lui avaient porté un coup funeste, irrémédiable. D'abord, Hahnemann s'éleva contre la nomination du médecin en chef, le

(*) Atresia ani, cyanosis.

docteur Müller, qu'il accusa de dénaturer la méthode. Après une lutte bien fâcheuse, Müller dut céder à l'autorité de son accusateur, et remettre sa place au docteur Schweickert, nommé par le comité et approuvé par Hahnemann.

Ce médecin habile semblait devoir satisfaire bientôt par une pratique heureuse l'attente des partisans du nouvel art, lorsque séduit par une offre avantageuse il ne craignit pas d'abandonner son poste d'honneur, pour accepter en pays étranger (Breslau en Silésie), une position mieux rétribuée. Il partit donc sans prévenir personne, laissant la caisse et le matériel dans le plus grand désordre. Un praticien expérimenté, dévoué, zélé, persévérant, était seul capable de relever cet établissement. De tels hommes ne manquaient pas. Eh bien ! par une fatalité déplorable, le choix tomba sur un allopathe déguisé, un fourbe insigne, qui par une intrigue honteuse, conduite de longue main, sut se faire nommer à une place qu'il ambitionnait dans l'unique but de dénigrer le traitement homœopathique, pour le livrer à la risée du monde savant. Ce projet réussit en partie et la plupart de nos adversaires en Allemagne, se hâtèrent d'exploiter ce grand scandale, comme une démonstration évidente de la nullité de notre méthode. Les adversaires de notre méthode en France ne tarderont sans doute pas à puiser à cette source d'insinuations malveillantes. Il importe donc d'insister sur cette histoire et de la rapporter avec quelques détails.

L'homœopathie n'eut pas seulement à vaincre comme de nos jours encore, les préjugés médicaux, les oppositions des corps constitués, les passions excitées par les intérêts froissés; un ennemi plus dangereux pénétra sur son domaine, cherchant à la frapper au cœur par des moyens que la ruse et la supercherie peuvent mettre aux mains d'un esprit pervers.

Vers 1831, le grade de docteur fut conféré par l'université

de Leipzig à deux jeunes élèves , qui devaient exercer sur notre école une influence bien différente, l'un est Noack, qui compte au nombre de ses plus érudits écrivains ; l'autre est Fickel. Ce dernier avait conçu le projet de se faire agréger parmi les praticiens du nouvel art, et de publier à ce titre maintes expériences , observations , pathogénésies imaginaires , livres pseudonymes et faux , qu'il espérait devoir obtenir les suffrages de ses prétendus collègues. Cela fait, il devait dévoiler le pseudonyme , démontrer la fausseté des expérimentations acceptées comme véritables ; enfin , au moyen de cet infâme manége , accuser de nullité tous les travaux entrepris par l'école homœopathique, et s'acquérir, par ce grand œuvre de destruction , une immense renommée. Nous connaitrons bientôt celle qui fut le partage de ce nouvel Erostrate.

Philologue d'un rare mérite , d'une vaste érudition , Fickel fit preuve en effet d'un grand talent et d'une activité prodigieuse. D'abord il quitta Leipzig pour aller mûrir ses projets dans la petite ville saxonne de Zwickan. L'homœopathe Haas , auquel on doit un répertoire très-connu, habitait cet endroit et Fickel s'empressa de cultiver son amitié, de se faire initier à ses travaux, à ses idées. Haas communiqua tout sans défiance. Bientôt il reçut de Hahnemann la lettre suivante : «Je vous envoie ci-inclus un libelle lancé con-
« tre vous et contre le petit livre que vous venez de publier ;
« il doit paraître dans l'*Indicateur-général allemand*. Le ré-
« dacteur de cette feuille me l'a envoyé afin que j'en pusse
« prendre connaissance et faire paraître la réponse dans le
« prochain numéro ; il vous sera facile de faire vous-même
« cette réfutation ; envoyez-la moi au plustôt, afin que je
« puisse l'expédier avec le pamphlet. Je vous conseille de ré-
« pondre avec douceur et tranquillité ; par là vous gagnerez

« plus certainement l'opinion publique. Je compte là-dessus.
« Votre dévoué, Hahnemann. Cöthen, 13 octobre 1832.» Le libelle était signé *Fickel!* L'imposteur, prévenu aussi à temps, retira son manuscrit. Peu de jours après, on vit sortir de Zwickan, à grand nombre d'exemplaires, une satyre mordante sur l'homœopathie par le docteur *Lekcif*, (anagrame de Fickel). C'était un début. Ce pseudonyme trop transparent fut ensuite changé en plusieurs autres noms inconnus.

Il revint à Leipzig poursuivre avec assurance l'exécution de ses projets si dignement commencée ; à peine y fut-il installé, qu'on vit paraître de lui un livre tout-à-fait convenable dans les formes, intitulé : *Essais pratiques et dissertations sur plusieurs points des doctrines homœopathiques, augmentés de quelques nouveaux remèdes, à l'usage des gens du monde et des médecins, par L. Heine* 1834. En même temps, il avait établi des rapports avec tous les praticiens homœopathes et surtout avec son ancien condisciple le docteur Noack, dont il cultivait assidûment l'amitié. Un jour, croyant son plan suffisamment assuré, et Noack facile à convaincre, il l'invita à passer la soirée dans un cabaret à la façon allemande, et lui parla *inter pocula* d'une excellente spéculation, consistant à publier des traités de pathogénésie ; qu'il connaissait des libraires bons payeurs, et que du reste, *on avait bien vite rempli une feuille de symptômes.* Il insista sur les avantages de former les tableaux pathogénétiques de manière à exciter la curiosité des lecteurs ; on en aurait, dit-il, un débit extraordinaire.

Il y a dans la médecine, telle que l'homœopathie l'a faite, une large voie ouverte aux illusions et aux tromperies, où peuvent entrer également les hommes consciencieux et les charlatans, les observateurs exacts et les esprits enthou-

siastes : c'est la recherche et l'exposé des effets des remèdes sur l'homme sain. En même temps qu'un vrai disciple de l'art se dévoue à cette pénible expérimentation,
transcrivant à la longue les phénomènes qu'il observe, qui
empêche un faiseur de dupes de coucher sur le papier des
séries symptomatiques, fruits de son invention, et de les livrer au public comme un résultat d'observations réelles?
D'un autre côté, quel moyen plus facile et plus sûr de porter un coup funeste à la doctrine nouvelle, en répandant la
confusion et l'erreur parmi les connaissances essentielles à
la pratique?

Fickel, repoussé avec indignation par Noach, se mit seul
à l'œuvre. On le vit publier coup sur coup, les pathogénésies des substances suivantes . *aquilegia, actea spicata, tri-
plex olida, caïnça, nigella, bismuthum nitricum, strontiana
carbonica, verbena officinalis, molybdena et osmium*. Il appelait ce dernier l'antipsorique par excellence! Ces productions
faites de toutes pièces, et l'apparition depuis 1834 de plusieurs
ouvrages pseudonymes, excitèrent vivement l'attention du
monde médical homœopathique. Les uns joyeux de voir s'en-
richir notre littérature et sensibles à ce fait seul, s'abstinrent
d'examiner les œuvres, et louèrent complaisamment l'auteur inconnn. D'autres, mis en défiance par le pseudonysme,
firent un examen sévère de ces produits. Des idées allopathiques habillées à la hahnemanienne, de luxuriants tableaux
pathogénétiques, des expériences variées, heureuses, par
faites, telles qu'on n'en voit pas en pratique, devaient mettre à
découvert ce tissu de mensonges. Stapf et Arnold sans juger
ces travaux, avaient loué leur tendance; Gross avait élevé
des doutes sur leur valeur. Mais Noack, Trincks et Helbig,
sans se consulter entre eux, reconnurent à fond l'imposture.
Trincks signala nettement les auteurs comme des fourbes,

qui, sous des noms d'emprunt, souillaient et exploitaient la science. Helbig, très-versé dans les connaissances de la matière médicale des anciens, s'aperçut que les effets physiologiques attribués à la *verbœa*, étaient presque entièrement tirés d'une ancienne monographie de la *véronique ;* que toutes les autres pathogénésies de ce pseudo expérimentateur consistaient en collections de symptômes glanés çà et là dans les études faites jadis sur d'autres substances médicinales, à la manière de l'éclectique, qui prend à chaque système un élément pour construire le sien. En 1835, parut sous le pseudonyme d'*Hofbauer*, un livre intitulé : *Traitement homœopathique des maladies chirurgicales, suivi de l'étude d'un nouveau et très-important antipsorique (l'osmium).* Des critiques bienveillants et inattentifs eurent encore de flatteuses louanges pour un ouvrage dont ils ne regardaient que la couleur homœopathique; mais ceux qui avaient été mis sur leur garde tonnèrent cette fois contre ces approbateurs, contre cette vaine critique qui loue, les yeux fermés, toute production décorée du nom de l'école nouvelle, misérable critique infidèle à son mandat. Chacun fut réveillé par ces dures paroles. C'était comme une inquiétude, une terreur générale, semblable à celle que produit un fléau dont on ne sait discerner ni la cause ni l'origine, tout en ressentant ses funestes atteintes. Cependant Noack jugea qu'on ne pouvait rester sous le coup de ces attaques perfides, qu'il fallait à tout prix en découvrir la source, et détruire dans sa racine un mal dont les développements successifs entraîneraient infailliblement la ruine de notre école. C'est à ces recherches qu'il se livra dès lors avec ardeur; il était d'ailleurs mis naturellement sur la voie par les propositions insidieuses et imprudentes que Fickel lui avait faites. Il découvrit aisément en lui l'auteur des pathogénésies. Bientôt après il reconnut

que les prétendus *Heine et Hofbauer* n'étaient autre chose que
ce même écrivain. Poursuivant ses investigations, il parvint
à trouver que le fameux *Real-Lexicon*, cette grande encyclopédie homœopathique , *rédigée par une société de médecins*,
était encore l'œuvre de notre personnage, qui, compo-
sant à lui-seul la société susdite, avec une fecondité merveilleuse mais bien déplorable, était ainsi parvenu à altérer
sur tous les points notre littérature. Noack fit savoir à l'é-
diteur qu'il eût à changer la rédaction de l'Encyclopédie,
pour la confier à des praticiens connus et consciencieux ;
qu'à son refus, il dénoncerait l'ouvrage comme la production
d'un imposteur. L'éditeur effrayé s'empressa de ménager
un accommodement entre Fickel et Noack, qui se donnèrent
en effet rendez-vous. Celui-ci avait eu soin de faire cacher,
près de la salle de réunion et à portée d'entendre, deux
personnes, dont un homme de loi, pour servir de témoins dans
le cas où l'affaire serait appelée devant les tribunaux. Fickel
avoua en partie ses manœuvres, et renouvela ses anciennes
propositions. Noack restant froid et sévère, il insista, pria,
s'irrita, finit par le supplier de ne rien divulguer, et se
retira avec une expression d'embarras mêlée de colère et
de menaces.

Vers cette époque, Fickel publia deux traités sur la *pratique allopathique*, où il expose la *fausseté* de notre méthode,
avec autant d'aplomb qu'il en avait mis à démontrer sa *vérité
inébranlable*. Et bientôt après l'apparition de ces deux volumes du pseudonyme Herting, suivit un mémoire d'Hofbauer,
où brillait de nouveau la logique de nos doctrines.

C'en était trop pour rester plus longtemps spectateur de
cette œuvre de ténèbres ; mais quel parti prendre ? ruiner
tout à-fait un homme peu fortuné et père de famille ; entrer
dans un procès scandaleux ; il y avait des ménagements à

garder. Noack résolut de lui écrire. « Vous êtes entièrement dévoilé, lui dit-il, mais je cacherai tout néanmoins, si vous me promettez de renoncer à vos projets. » Fickel lui répondit qu'il lèverait bientôt le voile qui couvrait l'auteur de tant d'ouvrages, que tout cela recevrait sous peu son explication, sans que lui Noack prit la peine de s'en préoccuper; qu'il saurait tirer vengeance de la méchanceté avec laquelle on ne cessait de le poursuivre. Il avait, en effet, un motif bien puissant de dissimuler quelque temps encore, et Noack eut aussi la funeste pensée de ne pas le démasquer aussitôt, et d'attendre pour cela une occasion favorable.

Cette occasion ne se présenta que trop. Ce fut la nomination à la place de médecin en chef de l'hôpital homœopathique, laissée vacante par le départ de Schweickert. Après la mauvaise administration de ce médecin et le désordre qu'il avait mis dans la caisse, personne ne se souciait d'occuper ce poste. Aucun de ceux qui, par leur longue pratique à Leipzig, avaient acquis des droits à la direction de cet hôpital, ne se présenta comme candidat. Noack qui s'était tenu en arrière, se trouva de la sorte porté au premier rang à la suite de .... Fickel ! Se délivrer de ce concurrent en faisant connaître son caractère et ses œuvres, la chose n'était pas possible dans l'instant même; il ne convenait pas que le rival se fît l'accusateur. Les intrigues de notre fourbe l'emportèrent sur la simple demande de Noack. Cette vipère entrée au sein de la nouvelle école pour la mieux blesser, pénétra cette fois jusques au cœur. C. W. Fickel fut nommé médecin en chef de l'hôpital homœopathique de Leipzig ! Dès lors il ne pouvait plus y avoir de ménagement. Noack prépara son travail, présenta devant la justice, son accusation en forme, suivie de l'exposition de tous les faits qu'il publia dans un petit livre sous le titre d'*olla potrida*.

Comme on doit le penser, Fickel ne resta pas longtemps à la direction, et fut contraint d'aller cacher sa honte dans quelque lieu ignoré. Cependant, ce peu de temps qu'il était resté à la tête de la clinique, suffit à l'accomplissement de son projet favori. En 1840, parut dans le monde médical, un livre avec ce titre étrange : *preuve directe de la nullité de l'homœopathie, comme méthode curative, par Fickel, médecin en chef de l'hôpital homœopathique de Leipzig.* L'annonce seule de cet ouvrage frappa d'un étonnement extrême et bien pénible tous les praticiens du nouvel art en Allemagne, qui se prirent un moment à douter d'eux-mêmes et de leur expérience; les allopathes triomphèrent un instant. La divulgation des manœuvres de Fickel aurait enlevé toute influence facheuse à son dernier livre; mais l'ollapotrida, collection sèche de faits, ne fut lue presque de personne, tandis que le piquant écrit de l'ex-médecin de l'hôpital de Leipsig, se répandit de tous côtés, attaquant par la base l'édifice de notre jeune école. La vérité se fit cependant jour peu à peu, et l'on finit par oublier complètement ce scandale scientifique.

Les homœopathes allemands n'en abandonnèrent pas moins dès ce jour le malencontreux hôpital à sa mauvaise destinée, refusant de contribuer plus longtemps à son entretien ; et on resta insensible aux supplications du comité de Leipzig, dont il avait été expédié de nombreuses circulaires. Ainsi délaissé, cet établissement, confié trop tard aux soins du docteur Noack, alla en dépérissant, faute de secours pécuniaires, jusqu'au mois de juillet de 1842, époque de sa clôture définitive. Cette nouvelle fut reçue par nos confrères de Hongrie avec une parfaite indifférence, et à Vienne on s'en réjouit. C'est ainsi que cessa misérablement cette clinique, à laquelle tant d'espérances s'étaient rattachées ; dans laquelle mon père et tant d'autres reçurent les premières no-

tions de l'art qu'ils sont heureux de pratiquer aujourd'hui.
Pendant que l'homœopathie prospère de toutes parts, qu'il
s'élève pour elle des hôpitaux riches et bien servis, l'établissement central est vendu à l'encan. Qu'une honte ineffaça-
ble s'attache à la mémoire de celui qui, dans un but criminel,
s'est fait un jeu de la plus noble des sciences. Si son livre
imposteur, méprisé maintenant en Allemagne et déjà presque oublié de nos adversaires, parvient jamais en France,
en réponse aux objections qu'il pourrait faire naître, je
renvoie à cette histoire que je viens de tracer.

Les *Archives* qui avaient été créées en 1822, paraissant par
gros cahiers trimestriels, ne pouvaient plus donner une publicité suffisante. Les homœopathes de Leipsig établirent en
1832, une feuille hebdomadaire sous le titre de *Gazette homœopathique universelle* (Allgemeine Zeitung). Ce journal
rend compte des faits qui se rattachent à l'histoire et aux progrès de notre méthode ; il accueille toutes les communications de détail, tandis que les *Archives* ne reçoivent que des
mémoires, des articles de fond, qui constituent bien plutôt un
recueil périodique qu'un organe de publicité. Ces deux journaux sont très-répandus dans toute l'Allemagne.

Le dix août 1829, vit réunis, autour du fondateur de
l'homœopathie, tous les nombreux disciples accourus des
diverses contrées de l'Allemagne, pour célébrer et fêter la
cinquantième année de son doctorat. Cette assemblée remarquable, à l'occasion de laquelle parurent les *Kleine schriften*
(petits écrits) de Hahnemann, devait encore faire époque
dans l'histoire de la nouvelle science, comme origine et point
de départ de ces réunions annuelles, où les homœopathes
viennent puiser cet esprit d'ensemble qui doit présider à
tous leurs travaux. Depuis lors, et aussi longtemps que
Hahnemann resta à Cöthen, l'assemblée se constitua près de

lui comme vers son centre naturel, et se tint sous sa pater-
nelle présidence. Mais après qu'il eut quitté le sol allemand
elle est devenue mobile, et se tient tous les ans dans une
ville différente, indiquée à la précédente réunion.

Ce congrès ainsi établi sous le nom de *Central-Verein*
(réunion centrale), par un grand nombre d'amis et d'appréciateurs du nouvel art, eut un plein succès et marcha si bien
vers son but, que de nombreuses sociétés se formèrent sur ce
modèle dans tous les états allemands ; il y eut d'abord la société de *Lausitz*, constituée par les praticiens homœopathes
de ce pays et de Silésie, qui se fondit bientôt avec le *Central-
Verein*, et lui communiqua un nouveau degré de vie et d'importance. Quatre autres sociétés vinrent ensuite et conservèrent leur indépendance d'action sous le nom de *Local-Verein*,
par opposition au *Central-Verein* destiné à recevoir tous les
partisans de la nouvelle doctrine, quels que fussent leur pays
et leur langue. Il y a celui du grand duché de Bade, qui s'est
déjà fait connaître par sa pétition à la Chambre des représentants. Ceux de Hesse Darmstadt, de Saxe-Veimar, et un
quatrième à Gotha. Toutes ces sociétés ont un but plus pratique, et laissent à la réunion centrale les grandes questions
d'intérêts généraux ; c'est à la quatorzième session de cette
réunion centrale, tenue en 1842 à Leipzig, que j'ai eu l'a-
vantage d'assister. Je vais essayer d'en rapporter ce qui m'a
paru offrir le plus d'intérêt.

Dès le soir du 9, il y eut une réunion préparatoire où l'on
convint des questions à traiter le lendemain ; on révisa les
règlements de la société, à laquelle on résolut de donner une
base plus solide en établissant, avec plus de rigueur qu'on ne
l'avait fait jusqu'à présent, les conditions de l'admission et
du maintien des membres. Cependant on ne put tenir une
séance régulière ; à chaque instant de nouveaux arrivants

interrompent une discussion trop sérieuse qui se change peu à peu en agréable causerie prolongée jusqu'à une heure avancée de la nuit.

L'assemblée, dite *du dix août*, eut lieu le lendemain matin; on y voyait les rédacteurs des deux plus importants journaux homœopathiques : Rummel, Hartmann et le bon Stapf, ce vénérable doyen des disciples de Hahnemann , qui a vu naître la nouvelle doctrine, qui a suivi les phases de son développement et de son perfectionnement progressif au milieu de tous les obstacles amenés par les dissensions intestines et les oppositions du dehors; Trinks de Dresde, Lobethal de Breslau, connu par ses études pathogénétiques de l'iode, Mélicher de Berlin, honoraient aussi de leur présence cette nombreuse et savante réunion. J'y trouvai le docteur Severin , dont j'avais fait connaissance à Naples, et le docteur Hamilton , de Londres, avec lequel je fus heureux de causer de nos confrères d'Angleterre, dont je n'avais pas de nouvelles depuis deux ans. Tous ces hommes étaient réunis, dans un aimable contact, par des connaissances et des amis communs. Leur confrère de Leipzig, Maurice Müller , élu président de cette session par celle de l'an passé, ouvrit la séance par un discours remarquable, qui excita vivement mon intérêt. Il exposa d'abord l'influence que la méthode homœopathique commence à exercer sur l'ancienne thérapeutique , et combien les praticiens allopathes, aveuglément opposés au nouvel art , se laissent cependant insensiblement guider par lui ; leurs doses sont devenues moins fortes, leur régime plus rationnel, et leurs formules commencent à se rapprocher de la simplicité hahnemanienne. Seulement il déplore l'emploi qu'ils font maintenant des spécifiques d'après les indications de la loi des semblables sans vouloir admettre ce principe, et il flétrit leur imprudence à faire usage et à vanter les remèdes étudiés par Hahnemann, sans mentionner son nom et en s'en attribuant toute la gloire. Un tel procédé montre jusqu'à quel point est encore vive leur passion jalouse contre la nouvelle méthode, et les obstacles que celle-ci doit vaincre pour jouir en paix de son triomphe; à ce propos il cite le docteur Kindervater, à Burgdorf, qui célèbre sa découverte (¹) de l'emploi de l'aconit dans les maladies inflammatoires, et l'inutilité des émissions sanguines avantageusement remplacées par ce moyen, et ne dit pas un mot de la méthode homœopathique qui proclame ce fait depuis 50 ans en Allemagne. (J'ai recueilli d'autres exemples de ce genre qui trouvent, dans notre France, de dignes imitateurs (²). C'est pourquoi, ajoute Müller : il faut travailler au développement de notre école avec plus d'ardeur que jamais, et par conséquent faire trève enfin à nos trop longues luttes. Pourquoi ne travaillons-nous pas tous dans le seul but de réformer le vieux système d'erreurs ! N'est-ce pas là que doivent tendre tous nos efforts communs ; ne sommes-nous pas tous frères dans le noble art de guérir créé par Hahnemann ? Ne reconnaissons-pas tous le même principe ? Pourquoi nous battre pour des faits accessoires et d'une importance secondaire, lorsqu'il s'agit du triomphe de ce principe même.

A ce sujet, il touche la question des doses, aujourd'hui le principal point de polémique entre les homœopathes. La

---

(¹) In den holzschers hannovers annalen für die gesammtliche heilkunde 1841, 4ᵉ cahier.

(²) Je me bornerai à citer, entre une foule d'exemples, le grand ouvrage de thérapeutique ou matière médicale (allopathique), de MM. Trousseau et Pidoux, où l'on trouve à chaque page des faits et des principes attestant que ces messieurs ne connaissent déjà pas mal les œuvres de Hahnemann, malgré leur puérile attention d'écarter le nom de ce grand homme et de cacher ainsi la source où ils ont puisé.

discussion n'élucidera jamais ce point controversé, mais l'expérience pratique seule. Les deux opinions extrêmes ont également tort et également raison ; car on doit employer les hautes et les basses dilutions. La nature du remède, de la maladie, la constitution du sujet, etc., sont autant de circonstances qui doivent faire pencher pour les unes ou pour les autres. Ainsi, me dit-il, l'expérience, lui a appris depuis long-temps que *drosera*, dans les toux convulsives, n'agissait bien que vers la 30ᵉ atténuation, qu'au contraire *digitalis* demandait à être administré de la 1ʳᵉ à la 2ᵉ pour se montrer efficace, de même pour *solubilis* et *cuprum aceticum* dans les maladies qui les réclament, tandis que *causticum* et *calcarea* veulent être employés à la 30ᵉ pour manifester leurs effets.

Je profite de cette occasion pour faire connaître un fait qui m'a frappé, c'est que presque tous les remèdes, qui demandent pour agir des dilutions élevées, sont exclusivement à l'usage des homœopathes : les allopathes les ont peu ou point employés, et n'en connaissent pas ou à peine l'action, ce qui est du reste le résultat naturel de leurs fortes doses et de leur défaut de préparations convenables ; ceux, au contraire, que les allopathes emploient avec succès, demandent des dilutions basses pour agir d'après les principes sur lesquels l'homœopathie repose ; la chose s'explique d'elle-même. Ne serait-ce pas là une indication, bien qu'imparfaite, pour commencer à mettre au net cette question des doses, jusqu'à présent si embrouillée ?

Après cet appel à la bonne harmonie, est venu l'exposé de l'histoire de l'hôpital homœopathique de Leipzig. Müller démontra de la manière la plus évidente que cet etablissement avait rempli son but: celui de prouver publiquement l'excellence de la méthode, il rappela que le *Central-Verein*, dépourvu d'un capital suffisant, n'avait jamais espéré d'entretenir indéfiniment cet hôpital ; qu'on s'était seulement proposé de le soutenir pendant sept ans, et que son existence ayant dépassé de trois ans le terme jugé nécessaire à des expériences probantes, on avait lieu d'être plus que satisfait.

C'est de cette assemblée qu'a été tiré le comité chargé d'établir et de maintenir cet hôpital ; ce qui s'y rattache a formé, chaque année , le sujet principal des discussions du *congrès*. Mais afin de ne pas interrompre l'enseignement homœopathique à Leipzig, on remplacera la clinique par un dispensaire, établissement beaucoup moins coûteux et que l'on pourra toujours entretenir soit par les secours privés, soit par l'allocation annuelle , mais insuffisante , que les chambres du pays ont toujours accordée à l'hôpital.

Le docteur Müller ayant cessé de parler, la discussion fut ouverte sur la question du dispensaire. On convint à l'unanimité de l'établir, ou plutôt de le maintenir; car il est dirigé depuis plus d'un mois par le docteur Hartmann. Enfin, vint un long compte-rendu des maladies traitées à l'hôpital dans le courant de l'année , travail exact et consciencieux rédigé par le docteur Noack, dernier directeur de cet établissement.

L'on entendit ensuite un exposé historique de l'homœopathie dans le royaume de Naples , par le docteur Melicher, qui a parcouru l'Italie l'an passé. J'ai vu avec plaisir que sa relation est parfaitement conforme aux notes que j'ai prises aussi moi-même, en visitant ces contrées. On vota l'impression de cet intéressant travail.

Avant qu'on ne quittât les pays éloignés pour passer à des sujets d'intérêts plus locaux, je représentai l'utilité de faire connaître le journal homœopathique de Palerme qui se soutient avec quelque peine, ignoré et abandonné de tous les homœopathes étrangers à l'Italie. A cet effet , je présentai un prospectus de cette publication , en proposant de le tra-

duire et de le faire insérer dans les feuilles périodiques allemandes, ce qui fut admis. On passa ensuite à la nomination
du président pour la session prochaine, qui doit se tenir à
Dresde. Trinks eut la majorité; le célèbre écrivain se leva
alors pour remercier l'assemblée et lui exprimer le zèle avec
lequel il s'efforcera de justifier le choix dont elle l'honore.

« L'homœopathie, dit-il, a acquis une grande importance. L'ancienne médecine cherche en vain à résister par
la force d'inertie. Il faut que nos succès, loin de ralentir
nos efforts, leur donnent une nouvelle et plus forte impulsion. Réjouissons-nous, Messieurs, de ce que les progrès de
la nouvelle méthode suivent la marche lente et difficile qui
les caractérise depuis 40 ans. C'est le *criterium* de la vérité, le signe le plus sûr que la mode et l'esprit de système
lui sont étrangers, et le gage certain de son triomphe futur.
L'homœopathie est devenue d'autant plus nécessaire, que les
vices de l'ancienne méthode, plus évidents qu'autrefois, produisent un scepticisme profond dans la nouvelle génération
médicale. C'est cette impuissance, cette nullité de l'art qui a
donné naissance et un moment de vogue au traitement de
Priesnitz ; maintenant cette méthode rentre peu à peu dans
les limites restreintes où elle est vraiment utile, et il ne reste
plus debout que l'homœopathie pour ceux qui attendent un
avenir meilleur pour l'art de guérir. »

Cette chaleureuse improvisation fut suivie de la lecture
d'un mémoire du pharmacien homœopathe Grüner, sur une
préparation nouvelle des métaux par la précipitation de leur
dissolution saline, moyen bien préférable, pour les obtenir
dans toute leur pureté, à la méthode mise en usage par
Hahnemann. A l'appui de son assertion, il montra trois beaux
échantillons or, argent et cuivre, obtenus de cette manière,
et les premières triturations de chacun.

L'heure déjà très-avancée ne permit pas de prendre connaissance des lettres et des ouvrages envoyés par des confrères empêchés d'assister à la réunion. On laissa le tout au secrétaire, et la séance fut levée.

Représentant de la génération nouvelle, quel sentiment de respect et de gratitude ne devais-je pas éprouver en présence de ces premiers disciples de Habnemann! de ces premiers entrés dans la carrière, qui ont eu à y supporter tout le poids du jour et les fatigues d'une route difficile et peu connue! J'ai fait partie de beaucoup d'assemblées plus nombreuses et plus brillantes, mais aucune ne m'a laissé une telle impression. Les congrès généraux peuvent avoir un but utile; mais s'il est des réunions scientifiques justifiées et même rendues nécessaires à notre époque, c'est bien certainement pour la nouvelle doctrine médicale, et pour elle seule. Persécutée par les défenseurs des vieilles idées, rejetée des facultés, repoussée des chaires publiques, du moins en France, elle est obligée de veiller, non-seulement à ses progrès, mais encore à sa propre conservation. Alors elle appelle à son aide le concours de tous ceux qui la cultivent; elle les rassemble pour donner à leurs efforts communs une valeur qu'ils n'ont pas isolément. On s'occupe des questions doctrinales; on prépare les moyens les plus efficaces de résister aux ennemis du dehors, par les publications, par la presse, par les établissements publics; on règle les affaires du dedans en rétablissant l'harmonie des têtes trop exaltées par la polémique; on se fait mutuellement part de ses idées, de ses résultats pratiques. L'on renouvelle et l'on fait connaissance, et l'on s'embrasse cordialement comme frères que réunissent les mêmes opinions, les mêmes intérêts, et qui combattent sous les mêmes drapeaux.

La séance fut suivie d'un banquet animé d'une vive gaîté.

Après les divers toasts portés aux notabilités homœopathiques présentes et absentes, vint celui à Hahnemann. Pour qui ignore l'histoire des amères discussions survenues entre le maître et ses disciples, l'enthousiasme excité alors par son nom et le redoublement de toasts paraîtront chose naturelle; pour moi, je fus aussi surpris qu'ému de cet oubli de toute aigreur, de cette franche et cordiale réconciliation. En ce moment, on ne se rappelait que le grand homme, le maître commun dont chacun était fier, que chacun était heureux de posséder encore.

Sur le soir, une partie d'entre nous, désireux de prolonger le plus possible le plaisir d'être ensemble, se réunit de nouveau pour causer. La conversation s'anima bientôt, et devint pour moi aussi intéressante qu'instructive. On parla de la pratique, de ses succès, de ses difficultés, de remèdes nouveaux, d'indications nouvelles. Mélicher communiqua une observation sur l'emploi de l'*aurum muriaticum* dans le cancer de la matrice. Il parla de plusieurs cas d'épistaxis chroniques, ayant résisté à tous les moyens, et promptement guéris par *crocus*. Haubold fit part de l'action de l'*acide sulfurique*, 3e dilution, donné à l'intérieur contre la gale qui récidive. Ce remède, suivant lui, est infiniment préférable au *sulfur*, qui n'amène presque jamais la guérison sans qu'on ne soit obligé d'avoir recours à son usage externe, même au dire de Hahnemann (*Matière médicale*, 1re édition). Il recommanda vivement l'emploi de l'*hepar* préparé en teinture, comme *tinctura sulfuris*, et en dilution élevée, contre les éruptions cutanées chroniques, rebelles aux remèdes qui leur sont indiqués.

On parla des maladies mentales et de l'état d'imperfection où en est encore leur traitement homœopathique, bien que beaucoup plus avancé que celui de l'ancienne école. Je fis naître, à ce sujet, de meilleures espérances, en annonçant qu'une salle de douze lits, dans l'hôpital de Gyongyös, allait être consacrée au traitement homœopathique de ce genre d'affections.

Les insuffisances et les imperfections de la pathogénésie actuelle, les moyens de la perfectionner et de la compléter, devint aussi un sujet général de conversation. A ce propos, on résolut une question importante, celle de savoir si la méthode suivie par Noack et Trinks, dans la confection de leur grand ouvrage de matière médicale, obtenait les suffrages de l'assemblée, et, dans le cas contraire, quelle modification on jugeait à propos d'y apporter (¹)· Après une vive discussion, où les opinions varièrent, la majorité fut d'avis de donner à ce travail toute l'étendue possible, d'en faire une œuvre complète renfermant toutes les découvertes de Hahnemann, enrichie de celles qui se sont faites depuis lui ; que s'en tenir aux dimensions et à l'arrangement d'un manuel, serait faire un travail inutile, attendu qu'on avait, dans la dernière édition française de Jahr, tout ce qu'on pouvait désirer de mieux dans ce genre. C'est Trinks, lui-même, qui eut la pensée de soumettre son œuvre à l'examen de l'assemblée, et de se conformer à son jugement. De nombreuses critiques lui étaient parvenues, et d'autres lui étaient annoncées au sujet de cet ouvrage, ce qui l'avait déterminé à consulter l'opinion et les lumières de ceux de ses confrères ici réunis. Comme manuel, cet ouvrage est conçu sur un plan trop vaste pour pouvoir servir, mais comme matière médicale complémentaire de celle de Hahnemann, il mérite tous les éloges, et fera époque dans l'histoire homœopathique.

(¹) Cet ouvrage paraît par livraison, d'un format grand in-8° ; les deux premières ont déjà paru, renfermant la lettre A et une partie du B, se trouve à Leipsig, chez Schumann.

On en vint ensuite à la question de la dispensation des remèdes. Question délicate, difficile, que tous les gouverne-
ments d'Allemagne, à l'exception de celui de la Saxe, ont
encore laissée sans solution. Il y avait dans la réunion deux
des pharmaciens homœopathes les plus distingués, Grüner
de Dresde et Peter de Dessau. Le premier prit vivement les
intérêts de sa corporation, sur quoi Haubold démontra par
des faits tirés de sa pratique l'impossibilité d'abandonner
cette dispensation. Plusieurs des praticiens présents appuyè-
rent cette assertion de faits de même genre qui firent beaucoup d'impression. Grüner soutint que de tels faits prou-
vaient peu contre la convenance d'une mesure générale ;
que les allopathes comme les homœopathes pouvaient en alléguer de semblables; que si l'on ne comptait pas du tout sur
la probité les uns des autres, il n'y avait plus de transac-
tions, de sociétés possibles. Il y avait là des autorités très-
compétentes en pareille matière ; c'était Lobethal qui eut un
procès à soutenir à propos de cette dispensation qui lui fut
concédée après de longs débats, Rummel qui s'était trouvé
dans le même cas, ainsi que l'avocat Weizel qui avait préparé sa défense. Celui-ci reprit avec chaleur quelques points
de son plaidoyer et le brave Grüner, forcé de se rasseoir,
reçut les félicitations de l'assemblée de ce que, possédant
personnellement la confiance des praticiens du nouvel art,
il n'avait pas craint de prendre généreusement la défense
d'une classe qui, en Allemagne au moins, mérite encore, à
juste titre, les reproches sévères et l'abandon des médecins
homœopathes.

Cette discussion sur la dispensation des remèdes fut riche
en faits et en considérations instructives. Il serait trop long
de les rapporter ici. Je me contenterai de dire qu'ils ont for-
tifié l'opinion que je me suis faite à ce sujet pendant cette

première partie de mon voyage. C'est que dans l'état actuel des choses, forcer les homœopathes de renoncer à la dispensation, serait les forcer d'abandonner la pratique de leur art. Que si dans quelques lieux on possède des pharmaciens de confiance, des hommes d'une probité éprouvée, que l'on charge de cette dispensation, ce sont des circonstances particulières auxquelles on ne peut donner d'applications générales. Que là où le contrôle ne peut plus avoir lieu, la loi doit cesser d'intervenir. C'est cette idée si juste qui sauva Rummel dans le procès qui lui fut intenté par les autorités de Magdebourg. « Voulez-vous me forcer à abandonner aux pharmaciens l'administration de mes remèdes, donnez-moi sur eux des moyens de contrôle comme en possèdent les allopathes. » La partie adverse se hâta de retirer son accusation, car il ne restait plus logiquement qu'une chose à faire, c'était de défendre de pratiquer l'homœopathie, défense dont l'exécution est depuis longtemps impossible. Les médecins homœopathes de Prague, interrogés subséquemment par la cour de Vienne sur les moyens propres à concilier la pratique de l'homœopathie avec la loi relative à la distribution des remèdes, répondirent que dans l'état actuel des choses, tout compromis de ce genre était impossible. Si, par la suite, lorsque la nouvelle méthode aura tout-à-fait remplacé l'ancienne, il se forme des pharmaciens d'après les principes de la matière médicale homœopathique, nous pourrons, dirent-ils, les charger de la dispensation des remèdes, sans néanmoins nous priver de cette faculté ; car il y a un grand nombre de circonstances, une foule de cas qui exigent de prompts secours que l'allopathie cherche au bout de sa lancette, et que l'homœopathie trouve dans ses remèdes. En attendant, nous nous engageons à administrer nos remèdes gratuitement, ne maintenant que nos honoraires comme médecins. Le gouvernement laissa les médecins libres de dispenser les remèdes, et ne s'occupa plus de cette question, jugeant avec sagesse que les lois faites pour le bien de la société ne pouvaient plus être appliquées lorsqu'elles lui devenaient évidemment nuisibles.

Après cette dernière discussion, l'assemblée se sépara, se promettant de se trouver l'an prochain encore plus nombreuse. Nous nous serrâmes tous cordialement la main, et les amis, venus du dehors, nous furent enlevés par les rapides locomotives qui font, plus que jamais, de Leipzig le centre commercial et scientifique de l'Allemagne.

CHAPITRE VI.

DE L'HOMŒOPATHIE A LÉIPZIG.

Seconde partie.

Sommaire : Docteur Haubold, miscellanés cliniques, inconvénients des changements fréquents de remèdes et des fortes doses. —Utilité des révulsifs. — Le vétérinaire Lux. — De l'Isopathie, ou système de médication par les identiques. — Fondements de ce système. — Inconvenance des exemples tirés du règne des faits physiologiques pour expliquer soit la loi des semblables, soit le principe isopathique. — Guérison des souffrances médicamenteuses par le même remède administré à petites doses. — L'isopathie et la vaccine. — L'isopathie est un système erroné. — Elle a conduit à l'étude et à l'application des substances animales (virus et contagium) au traitement homœopathique des maladies. — Opinion de Stapf et du père Veith sur l'emploi thérapeutique des produits morbides excrétés. — De l'*idem*, du *similis* et du *simillimum*. — Histoire et indications pratiques du *lachesis*, du *psoricum* et de l'*anthracin*.—Emploi homœopathique de l'électricité, du magnétisme minéral et de l'électro-magnétisme. — — Guérison de la stérilité par l'électricité simple. — Administration des substances médicamenteuses par le fluide électrique. — Coup-d'œil sur l'état de l'homœopathie à Leipsig en 1846. — Opinion de Haubold et de Hartmann sur les dilutions élevées. — Expériences faites à ce sujet au dispensaire général.

La dissolution du congrès ne me laissait pas isolé à Leipsig : j'y passai utilement plusieurs journées dans la société de Haubold et de Hartmann qui dirigeait alors la polyclinique (dispensaire annexé à l'hôpital et qu'on a résolu de maintenir malgré l'abandon de celui-ci).

Haubold change rarement de remèdes. Au cas où l'indication est bien homœopathique et où l'état morbide ne subit pas de modifications sensibles, d'aucun genre, il insiste pendant longtemps sur l'usage de la même substance. Il la répète jusqu'à ce que le mieux se manifeste et même quelquefois après que l'amélioration a cessé de faire des progrès. Ainsi, par exemple, il lui est arrivé de répéter quotidiennement un remède jusqu'au 12ᵐᵉ jour, et de voir la guérison survenir seulement alors et d'une manière brusque. Il faut dire cependant que cette méthode n'est pas applicable aux affections fortement inflammatoires.

Autant que je puis me le rappeler, je crois qu'il répète toujours à la même dilution, contrairement à ce que j'ai vu recommander par la généralité des praticiens. S'il est obligé de changer de remède, il porte son choix sur le plus antidotaire. Ainsi, d'après ce principe, il fait suivre volontiers *pulsatille de chamomille*, et dans les maladies vénériennes *mercure* de *soufre*, etc.

Suivant Haubold, la durée d'action des remèdes ne peut être déterminée aussi exactement qu'Hahnemann a essayé de de le faire; ainsi il a remarqué que le soufre, en certaines circonstances, ne manifestait ses effets qu'au bout de plusieurs semaines, d'autres fois après 24 heures seulement. Les changements trop fréquents de remèdes lui paraissent être maintenant la cause la plus ordinaire des insuccès en pratique. On change trop souvent pour n'avoir pas assez étudié les symptômes morbides et les effets médicamenteux; on change par défaut d'expérience et de confiance dans son art, par une timidité irréfléchie, qui fait tout perdre alors qu'on a trop hâte de sauver, comme le nageur inexpérimenté qui se noie par ses mouvements précipités.

Haubold admet la doctrine de la psore, en ce sens que la

gale mal traitée et répercutée peut être la cause d'une foule de maladies diverses ; mais il ne reconnaît point à cette source d'infection l'importance et la généralité qu'Hahnemann lui a donnée. Conformément à l'opinion des meilleures praticiens que j'ai consultés, il est d'avis que chez le malade affecté de symptômes pour lesquels l'antipsorique par excellence le *soufre* n'est pas indiqué, et alors même que ce malade avoue avoir été atteint d'une irruption galeuse répercutée, il ne faut pas débuter dans le traitement par l'emploi de ce moyen, mais bien par le remède qui convient aux phénomènes présents, sauf à en venir au soufre, si la guérison ne survient pas. Cette méthode est plus sûre et plus conforme aux bons principes.

Il doit ses succès cliniques les plus remarquables et les plus fréquents à l'emploi des dilutions moyennes de la 6ᵉ à la 18ᵉ; il donne indifféremment des globules ou des gouttes. La quantité de substances, suivant lui, est chose secondaire. Lorsqu'on a le remède indiqué, il faut le prescrire préférablement à une dilution élevée ; il est persuadé que l'expérience amènera tôt ou tard à l'usage des préparations hautes et moyennes les homœopathes exacts qui s'en sont éloignés. L'emploi habituel des grosses doses (c'est-à-dire des premières dilutions et des teintures) dénote peu de connaissance en pathogénésie ; c'est la ressource de ceux qui connaissent mal les remèdes ; car avec les petites doses, si l'on n'administre pas le médicament indiqué, on ne fait rien ; tandis qu'avec les fortes, on produit toujours des effets, qui seront en partie favorables, si le remède n'est pas dépourvu de toute indication. L'emploi des grosses doses est un moyen commode de faire de la médecine préférable à l'allopathie, mais bien inférieure à la méthode hahnemanicnne.

J'ajouterai à ces observations de Haubold qu'il est maintenant admis , comme règle générale , que plus les maladies sont aiguës, plus les doses doivent être fortes et souvent répétées ; les dilutions élevées conviennent particulièrement aux affections chroniques ; les doses massives doivent être considérées comme une des principales causes de l'impuissance si connue des praticiens allopathes dans le traitement des maladies chroniques. Heureusement ils emploient les eaux minérales qui offrent les remèdes à une dilution suffisante. La nature supplée ainsi à leur défaut d'expérience sur ce point.

A ces considérations se rattache ce que me disait Attomyr de la guérison du plus grand nombre de fièvres intermittentes par de fortes proportions de sulfate de quinine. Cette substance ayant dans sa pathogénésie le phénomène de l'*intermittence* , exercera nécessairement une action sur ce symptôme ; elle l'atteindra et le dissipera , quand bien même elle n'aurait aucun rapport avec les autres caractères de la fièvre. Les autres faces du mal en éprouveront une modification désordonnée, aveugle , souvent funeste : la circulation, violemment troublée dans son oscillation morbide mais régulière , déterminera l'engorgement de la rate , les épanchements séreux et la cachectie anémique propre à cette affection passée à l'état chronique. On aura cependant réussi à *couper la fièvre*. Il faut une dose massive pour violenter ainsi les mouvements vitaux ; tandis que si l'on administre le remède qui répond non seulement à l'intermittence, mais à tous les autres symptômes de la fièvre, on se met en harmonie avec les besoins thérapeutiques de l'organisme, et la plus légère dose de médicament suffit pour lui imprimer la tendance curatrice.

Les révulsifs, suivant Haubold, sont quelquefois très-utiles, il ne voit pas pourquoi Hahnemann les recommande seulement dans certains cas d'affections chroniques, et semble les proscrire dans les états fébriles. Il me fit observer qu'Hahnemann n'a jamais acquis une grande expérience dans le traitement des maladies aiguës, dont il n'eut qu'un petit nombre à traiter ; que sa pratique à peu près exclusive porta sur les maux chroniques, que sa clientèle fut toujours en grande partie composée de personnes atteintes de souffrances invétérées qui avaient épuisées les ressources de la médecine ordinaire. Aussi n'a-t-il publié de travail ex professo que sur la thérapie des maladies chroniques et tout ce qui concerne le traitement des affections aiguës, franchement inflammatoires est dû à ses disciples.

Les révulsifs sont encore utiles et mêmes nécessaires lorsqu'il faut rappeler à la peau ou sur les muqueuses une irritation, une éruption, dont la disparition a été suivie d'un état plus dangereux. A la suite de la guérison de vieux ulcères des pieds, il se déclara chez un de ses clients un épanchement pleurétique qu'aucun remède homœopathique ne put faire disparaitre, et qui se dissipa au contraire rapidement après l'application d'un vésicatoire sur la cicatrice des ulcères. La suppression des vieux exutoires doit se faire avec ménagement ; il est d'avis de ne jamais appliquer de substance médicamenteuse sur une lésion locale sans administrer le même médicament à l'intérieur.

Le plus sûr, le plus puissant antiphlogistique est la belladonne, lorsque l'inflammation occupe une des trois cavités splanchniques : tête, poitrine, abdomen, le bas ventre surtout. L'aconit ne domine que la fièvre angéioténique, l'état inflammatoire général. Le quinquina se rapproche beaucoup de la belladonne à ce point de vue, et mérite, sous ce rapport, d'être mieux étudié qu'on ne l'a fait jusqu'à présent.

Il a traité longtemps la gale récidivaire sans succès par les remèdes indiqués, jusqu'à ce qu'il en vint à l'usage d'*acide sulfurique* 3e dilution pris également à l'intérieur, au moyen duquel il réussit presque toujours à dissiper l'éruption. Il y joint ordinairement des bains. Lorsque la gale s'accompagne d'une démangeaison nocturne insupportable, il administre le *mezereum* qui fait presque toujours cesser ou diminuer ce symptôme fatigant. J'eus occasion d'observer cet effet du mezerum sur l'un de ses malades.

Dans la chlorose jointe à des menstrues trop abondantes, *pulsatilla et ferrum* lui ont fait défaut; mais *cina* lui a parfaitement réussi. Du reste, aucun remède ne se montre aussi efficace contre *menstruatio nimia* que cina 6e dilution.

Il parvient en général à dissiper promptement l'ictère simple (modification dynamique de l'appareil biliaire) au moyen de *digitalis;* il s'est même acquis à Leipsig une certaine célébrité dans le traitement de cette spécialité.

Il a employé avec succès dans le diabètes sucré *kaly carb.*, *natrum mur.*, *squilla*, *argentum*, surtout les deux premiers. Rummel lui a dit avoir guéri un semblable diabètes par l'usage alterné de *carbo ani.* et *d'acid. phosphor.* Notre Dispensaire à Lyon nous a offert plusieurs cas de guérison de cette maladie par ce dernier remède employé seul.

Il recommande le mezerum contre le tic douloureux. J'observai dans sa clientèle un cas remarquable de ce genre; c'était une femme; le mal résistait depuis longtemps à tous les moyens médicaux; Haubold donna mezereum 9e dilut. Après quelques répétitions de ce remède, il obtint une guérison complète. Il vante beaucoup le mezerum contre ces affections moitié vénériennes, moitié mercurielles, qui se manifestent sous forme d'ulcères croûteux noirâtres, et qui attaquent profondément les os. La thérapie allopathique est presque sans ressource dans ces cas, qui cèdent cependant très-bien à l'emploi de ce seul remède.

Il a renoncé aux médicaments dans le traitement des gonorrhées secondaires et chroniques, qui ont été jusqu'à présent le désespoir de tous les praticiens, et se contente d'injections d'eau vineuse, répétées deux fois le jour pendant plusieurs jours de suite; sur la fin il emploie le vin pur. Par ce simple procédé que l'expérience lui a montré sans danger, il prévient les rétrécissements s'ils ne sont pas déjà formés, et guérit très-bien l'écoulement. Dans le chancre primitif, il s'en tient à *solubil* 1re trituration. C'est maintenant la pratique générale.

Haubold ne fait jamais usage de la *spongia;* il a cru reconnaître que cette substance n'agit que par l'iode qu'elle contient et beaucoup moins bien que celle-ci, qu'il administre dans tous les cas où spongia est indiqué (leur pathogénésie se ressemblent en effet beaucoup).

Il préconise la teinture *d'hepar sulfur.* préparée comme *tinctura sulf.* contre les éruptions cutanées tenaces et chroniques ; il trouve, dans ce cas, ce remède bien préférable au soufre. Wolf m'avait fait une observation analogue touchant la supériorité de *tinctur. sulf.* sur *sulfur.* pour le traitement de ces maladies. L'hepar exerce sur les fonctions cutanées une action très-puissante; après avoir guéri le *delirium tremens* chez un ivrogne, il survint une hydropisie générale avec sécheresse parchemineuse de la peau, contre laquelle tous les moyens échouèrent. Enfin il eut l'idée d'administrer *hepar ;* bientôt après survint de la moiteur, puis une forte sueur générale suivie de la disparition complète de l'épanchement séreux.

Le *thuja occident,* lui a souvent réussi à merveille dans les affections catarrhales de l'appareil respiratoire avec rhume de cerveau, enchiffrenement tenace. Du reste, ce qui est connu de la pathogénésie de ce médicament aurait dû mettre depuis longtemps sur la voie de cette indication spéciale. Il appelle aussi l'attention des praticiens sur l'action de *lauro-cerasus* dans les maladies du foie, et de *prunus spinosa* dans celles des ovaires.

Il admet l'efficacité des agents isopathiques : cependant il s'en tient uniquement à l'emploi de *psoricum et d'anthracin* dans les cas rares où ils sont indiqués.

J'arrivai à Leipsig au moment où venait de cesser une espèce d'épidémie typhoïque avec prédominance de symptômes abdominaux. Haubold me dit que lorsqu'il était appelé dès le début, Bryone lui suffisait souvent à dissiper les phénomènes d'invasion et à couper le mal dans sa racine ; mais que si la maladie était déclarée, quoi qu'il fît, elle parcourait ses périodes dans l'intervalle de 2 à 3 semaines, arrivant presque toujours à bonne fin sous l'action d'arsenic et de phosphore ; il n'en perdit qu'un cas sur 26. Lorsqu'il y a diarrhée *phosphor* et mieux indiqué qu'*arsenic* ; lorsqu'il y a constipation il convient d'administrer des lavements composés de lait et de sirop simple.

Je vis à Leipsig le célèbre vétérinaire *Lux* qui appliqua le premier la méthode homœopathique au traitement des animaux malades. Malgré la difficulté de cette pratique où la rareté des expressions symptomatiques rend les indications très-obscures, Lux obtint un grand succès, et bientôt les résultats de son immense clientèle lui permirent de passer agréablement ses jours dans une petite ville près de Leipsig, où il consacre ses loisirs à quelques spécialités de la pratique nouvelle, et publie un journal mensuel de médecine vétérinaire homœopathique intitulé : *Zooiasis*. Nous dirons ailleurs un mot de l'état actuel de cette branche importante de notre méthode : je m'arrête maintenant à l'examen d'un système dont Lux eut la première idée et dont il fournit les premiers éléments, système qui, malgré sa base défectueuse et ses ridicules exagérations, excita un certain intérêt parmi les praticiens, et qui leur laissa en effet quelques précieux agents pharmaceutiques. Je veux parler de l'*isopathie* ou médecine par les *identiques*.

Dans l'art vétérinaire les indications se retirent presque toutes de l'inspection des changements matériels survenus dans l'apparence et la texture des organes. L'anatomie pathologique y joue par conséquent un grand rôle : Lux fut naturellement entraîné à l'étude des produits morbides, et sous l'influence de la notion homœopathique, il en vint à l'examen des propriétés délétères de ces produits, de leur action infectante transmissible, et crut reconnaître que les virus administrés aux préparations convenables étaient capables de guérir les maladies sous l'influence desquelles ils s'étaient développés dans l'organisme, c'est-à-dire que le mal trouvait en lui-même son antidote. Il se hâta d'élever en face de la loi homœopathique la loi *isopathique*, suivant laquelle le mal peut être guéri par lui-même.

A première vue, cette proposition générale offrait une absurdité choquante; on aurait dû se contenter de dire que certaines causes morbides spéciales font naître dans l'économie des produits qui peuvent servir d'antidote à leurs effets délétères; et ce n'est plus alors la médication par les identiques, mais tout simplement notre méthode des semblables. Mais que ne peut l'esprit de système pour faire dévier du sens droit les esprits les plus sages !

En 1823, Lux fit connaître sa découverte dans une brochure intitulée : *Isopathik der contagien ;* il accumule à son appui les preuves les plus disparates : la guérison des suites

de refroidissement par le froid, et des brûlures par la chaleur ou les substances échauffantes; le fait mentionné dans
plusieurs écrits, de la guérison des piqûres d'insectes ou serpents venimeux par l'application sur la plaie de l'animal
écrasé; l'inoculation préservatrice de la vaccine et de quelques autres virus; la possibilité de dissiper par de hautes
dilutions les effets fâcheux des mêmes remèdes administrés
à trop forte dose. Il porte même ce résultat équivoque au
rang d'un principe absolu : suivant lui toute substance toxique, soumise au mode hahnemannien de préparation, joui-
rait de propriétés antidotaires vis-à-vis ces mêmes subtances
employées à l'état brut. Supposez ces prémisses exactes, il
en ressort évidemment la vérité de la doctrine isopathique;
mais il nous sera facile de montrer sa fausseté en faisant voir
combien sont futiles et vicieuses les preuves qu'on invoque
à son appui.

Hahnemann et ses disciples, dans l'intention de donner de
l'homœopathie une démonstration simple et familière, se
sont appuyés par des exemples justes en apparence, mais
tout-à-fait impropres dans le fond. Ils ont eu le tort de faire
servir à l'explication des phénomènes thérapeutiques les rapports de l'économie en santé avec les agents extérieurs. Ainsi,
disent-ils, les maladies se guérissent par les semblables, tout
comme on rappelle à la vie le membre glacé en le frottant
avec de la neige, tout comme on soulage la douleur d'une
brûlure en approchant la partie brûlée du feu. Mais le froid,
c'est un degré de chaleur moindre qu'un autre degré pris
pour point de comparaison. Lors donc que vous traitez par
la neige ou la glace fondante un membre gelé, vous le soumettez à une chaleur plus forte que celle qu'il possède.
N'est-ce point la méthode allopathique qui doit revendiquer
ce procédé? Vous donnez peu de chaleur parce qu'il n'y a

pas assez de vie pour en supporter beaucoup ; une plus forte dose aurait pour résultat la destruction du tissu et la putréfaction. Ce n'est pas une action médicamenteuse, ce n'est pas non plus une application du principe homœopathique, mais une action physiologique rentrant dans les lois de l'hygiène et à laquelle le principe des contraires est tout-à-fait applicable. De même pour l'exemple apporté par Hahnemann du moissonneur accablé sous le poids de la chaleur du jour, qui se sent rafraîchi et délassé après avoir pris une gorgée de liqueur chaude et alcoolique, tandis qu'il serait tombé dans un accablement plus grand encore par d'abondantes potations de boissons fraîches, aqueuses. Qui ne sait que la résistance à la chaleur est une des propriétés actives de la vie, que pour exercer cette fonction ainsi que les autres, il lui faut un certain degré d'énergie ? Chez le moissonneur accablé sous les rayons du soleil, la liqueur alcoolique stimulera l'organisme, augmentera cette force de résistance à la chaleur, combattra son influence déprimante, d'où résultera une sensation de vigueur et de fraîcheur. On rentre ici sur le terrain de l'hygiène où l'on retrouve la loi des contraires.

Un troisième fait de ce genre apporté en preuve de la vérité de l'homœopathie, c'est le soulagement obtenu dans les brûlures par l'action du calorique ou des substances chaudes, la térébenthine par exemple. Qu'on puisse soulager une brûlure en approchant du feu la partie affectée, rien de plus certain ; c'est en pareil cas le remède auquel les cuisiniers ont habituellement recours. Mais qu'y a-t-il en cela de spécifique et d'homœopathique? C'est un procédé fondé sur ce fait physiologique que dans un organe une sensation disparaît sous l'impression d'une sensation plus forte. Le doigt brûlé est dans un état d'inflammation, d'éréthisme qui le rend infiniment plus sensible à l'impression de la faible chaleur à laquelle vous le soumettez qu'à la douleur de la brûlure ; cette impression plus forte dominera la première. La douleur acquerra son maximum ; mais comme cette impression surajoutée ne peut être que passagère, elle ira bientôt en diminuant, et dès lors commencera un soulagement relatif qui sera suivi de près du soulagement réel ; car ce procédé ne produit un pareil effet que dans les brûlures très-légères, dont la douleur se dissiperait d'elle-même au bout de quelques heures. On parle de l'efficacité de la térébenthine dans les brûlures graves : ce fait, fût-il prouvé, n'aurait ici aucune valeur, la térébenthine étant une substance médicamenteuse qui pourrait être douée, dans ce cas, d'une propriété spéciale ; mais cette efficacité est très-contestable.

On voit combien peu les exemples précités sont applicables à la théorie homœopathique ; ils sont en effet tirés de l'hygiène, de l'action physiologique des agents extérieurs sur notre organisme, d'un règne de faits qui porte le caractère du *contraria contrariis*, caractère radicalement opposé à celui qui distingue l'état pathologique spécial, où toute chose, pour rentrer dans l'ordre, exige l'application de la loi de similitude. Notre corps souffre-t-il *physiologiquement* du froid, il faut qu'il se procure de la chaleur par le feu, les vêtements, l'exercice ; est-il trop chaud, il faut qu'il cherche les moyens naturels de soustraire le calorique ou d'en supporter l'action ; est-il malade par manque de nourriture, il faut qu'il en prenne ; par lassitude, qu'il se repose. Qu'a le principe homœopathique de commun avec ces indications ? Il serait vraiment étrange, que les préceptes hygiéniques, applicables au corps en santé, le fussent également à ce même corps placé par la maladie dans un état tout différent : autre état, autre traitement ; la nature l'indique en donnant, pour guérir, des substances qui rendent malade l'homme bien por tant. Ne faisons aucune application des préceptes hygiéniques à la thérapie spécifique : les deux points de vue de l'art de guérir doivent s'unir, s'harmoniser, mais non point se confondre. Cette confusion serait pour notre méthode une source d'erreurs et de contradictions, un obstacle sérieux à ses progrès, et donnerait à nos adversaires des armes puissantes contre nous. Ils en ont déjà tiré maintes plaisanteries qui font toujours fortune dans les masses. Oh! ridicule médecine des identiques, se sont-ils écriés, on y guérit le froid par le froid, les brûlures par le feu ; souffre-t-on de contusions, on s'en délivre par de nouveaux horions ; est-on pris de vin, on retrouve ses sens dans de nouveaux flacons. Mais ce qu'il y a de plus fâcheux, c'est que certains disciples de Hahnemann prenant comme preuves solides de l'homœopathie ces malencontreux exemples, s'en vont proclamant l'insuffisance du principe des semblables.

Ce singulier système isopathique s'étaie encore, comme nous l'avons indiqué, sur des faits d'un autre ordre : telle est la guérison de diathèses ou souffrances médicamenteuses obtenue par l'administration du même remède, donné à dose hahnemannienne ; le fait existe. Mais la valeur isopathique que lui donnent plusieurs praticiens provient d'une illusion facile à expliquer ; et d'abord des expériences positives démontrent que l'infection médicamenteuse est en général aggravée par l'emploi de la même substance, quel que soit sa dose ou son mode de préparation (1). Voici comment ont pu se méprendre à ce sujet les partisans du principe isopathique. — On sait (et nous l'avons expliqué en divers endroits de ce livre), que toute action d'un agent spécifique produit

____

(1) Hesse, journal für homœop. arzeinmittellehre 1er cahier — Thorer, praktische Beiträge, vol. 2,

deux effets : l'un primaire , l'autre secondaire ; un effet direct, toxique, et un effet réactionnaire ou thérapeutique. Le premier prédomine avec l'emploi des doses massives, celui-ci se manifeste mieux par l'usage des doses dites infinitésimales qui stimulent la réaction, sans troubler autrement l'économie. Or, il arrive souvent que des malades dont l'état avait empiré sous l'action des spécifiques donnés à hautes doses, se rétablissent sous l'influence des mêmes remèdes donnés en dilution. L'économie est d'autant plus fortement impressionnée par ces substances médicinales , qu'elles sont en général administrées d'après les anciens procédés dans des cas *homœopathiques* : tels le mercure dans la syphilis, le china dans les fièvres , le soufre dans les affections cutanées, la chamomille dans les entéralgies , l'iode dans les engorgements glanduleux , etc. C'est alors que l'on remarque les diathèses pharmaceutiques et les guérisons soi-disant isopathiques. La force suffisante pour exciter la réaction salutaire ayant été de beaucoup dépassée, cette réaction est opprimée ; l'apparition des effets toxiques remplace le résultat curatif. Supposez maintenant que le patient ainsi mal dirigé ait recours aux soins d'un praticien du nouvel art, il cessera tout d'abord le funeste usage de la drogue, et cette cessation , en bien des cas, s'accompagnera d'une diminution sensible de la maladie artificielle. D'ailleurs le traitement homœopathique, avec les préparations convenables, réveillera, excitera la réaction oppressée qui fera disparaître la maladie primitive, et combattra ainsi l'action toxique du même médicament donné à forte dose.

Quelque ingénieux que soient les partisans de l'isopathie à rechercher des appuis à leur système, on voit qu'ils se retranchent, en définitive, derrière un seul fait, celui de la *vaccine*, qu'ils apportent comme une démonstration irréfutable. Mais cette preuve se montre également sans valeur, lorsqu'on la soumet à un sérieux examen ; d'abord de ce qu'une substance jouit de propriétés préservatrices, il ne s'en suit pas qu'elle soit douée d'un pouvoir curateur. On sait qu'avant la découverte de Jenner, plusieurs praticiens étaient dans l'habitude, pendant les épidémies de petite vérole, d'inoculer ce virus aux personnes saines, afin de leur procurer, au cas où elles seraient atteintes, une éruption bénigne et de bonne nature. Cependant les résultats étaient si peu satisfaisants, qu'aussitôt l'utilité du procédé de Jenner bien reconnue, le gouvernement fit interdire aux médecins l'inoculation de la petite vérole. D'ailleurs la vaccine, quelle que soit son origine, revêt des caractères différents de ceux de la variole ; ce sont deux agents toxiques semblables, très-semblables, mais non identiques. L'efficacité de la vaccination appartient donc à l'homœopathie, qui seule du reste, en a pu donner la véritable théorie. L'isopathie ne peut réclamer que l'inoculation de la variole ; or, l'utilité de ce procédé est fort douteuse et son infériorité vis-à-vis la vaccination est incontestable. Ainsi donc, la vérité d'une thé-rapie isopathique fût-elle démontrée par ce fait, son infé-riorité vis-à-vis notre méthode serait en même temps con-statée. Je dis plus, l'inoculation de la variole jouit-elle d'une vertu préservatrice puissante, on serait loin d'en pouvoir conclure à l'existence d'une loi thérapeutique générale ; car ce fait est d'un genre éminemment restreint. Il n'a trait qu'aux virus, qui détruisent à leur égard la réciptivité de l'économie, et ne s'applique pas à ceux dont on peut être infecté plusieurs fois, tels que la gale, la syphilis, etc. Aussi la théorie homœopathique ne s'appuie pas sur l'action de la vaccine, comme sur une démonstration complète, bien qu'on l'ait présentée comme telle dans les mêmes écrits où l'on apporte à l'appui de notre doctrine les effet hygiéniques du chaud et du froid.

Dès 1831, C. Hering, dans son traité sur l'emploi thérapeutique du lachesis, avait émis des assertions, qui mal interprétées, servirent de base au système isopathique. Il avait dit que les maladies contagieuses offraient des remèdes efficaces dans la matière même de l'infection. Cette assertion, qui n'est pas du reste nouvelle, ouvrait aux homœopathes un vaste champ de recherches pharmaceutiques, dont cependant les praticiens se préoccupèrent fort peu, tandis que des amateurs d'hypothèse, Lux en tête, en firent sortir le principe *æqualia æqualibus curantur*.

C'est un fait hors de doute, que plusieurs produits sécrétés morbides, mis en contact avec le système absorbant, chez l'homme sain, y manifestent des propriétés toxiques plus ou moins variées, plus ou moins énergiques, d'après la nature des virus comme d'après la différence de constitution du sujet qui les fournit et de celui qui les reçoit. Au point de vue de la doctrine homœopathique, voilà tout autant de substances médicamenteuses, dont il s'agit de connaître la pathogénésie pour en déterminer l'emploi; mais cette étude même va nous montrer la valeur de ces agents et le principe d'après lequel ils opèrent. Les uns produisent dans l'économie une infection qui tend à persister, et leur action réitérée en devient plus intense et plus tenace. Les autres, après s'être reproduits momentanément par la sécrétion, disparaissent tout-à-fait, laissant l'économie inapte à ressentir de nouveau leurs effets. Il est clair que le procédé isopathique ne peut faire usage de la première espèce d'agents, c'est sur la seconde qu'on a cherché à s'établir comme sur une base solide; mais ce sont des faits isolés, exceptionnels, dont il est impossible de déduire un système thérapeutique de quelque valeur.

Le fait de la guérison de la piqûre venimeuse par l'application du reptile écrasé, est un dicton populaire qui ne peut être pris à la lettre. La vérité qu'il proclame est toute en faveur de l'homœopathie. Chacun sait que le venin, de quelque insecte ou serpent que ce soit, ne rend pas l'économie impropre à en ressentir une seconde fois les effets, et qu'une personne infectée ne sera. pas guérie par une seconde morsure. Le dicton populaire proclame au fond une chose très-vraie que les expériences de Hering sur le serpent trigonocéphale et plusieurs autres, ont confirmée complètement, à savoir, que les venins des animaux ont la propriété de guérir des affections très-semblables aux états morbides qu'ils produisent sur l'homme sain, il s'agit d'une loi de similitude. *L'homœopathicité* est le principe thérapeutique général qui ne souffre d'exception de la part d'aucun agent toxique, soit végétal, soit minéral, soit animal, substance morbide, virus ou venin.

Tout bien considéré, la doctrine isopathique est un sophisme décevant, absurde *à priori*, et dont les preuves se résolvent à néant par un examen attentif. A première vue, on ne peut s'expliquer comment, à une époque où tant de spécieuses théories surgissent et disparaissent oubliées, un système si choquant en apparence, si absurde dans le fond, ait pu fixer longtemps l'attention générale et produire de longues polémiques. Mais si l'on réfléchit qu'à la doctrine isopathique s'est rattachée la question de l'emploi thérapeutique des substances contagieuses et celle des procédés plus exactement homœopathiques que ceux en usage jusqu'à ce jour, on comprendra tout l'intérêt qu'elle dut exciter. En définitive ce système, qui semblait devoir noyer notre école dans un flot d'hypothèses ridicules, a été pour elle la cause d'importantes découvertes, il a enrichi sa matière médicale de plusieurs médicaments précieux; on peut dire qu'elle lui fut ce qu'a été pour la chimie actuelle l'alchimie des siècles passés. Sous le rapport théorique, l'isopathie aura servi à établir plus solidement et à mieux définir le principe homœopathique.

L'idée d'employer comme médicament les substances animales, venin et virus, fut adoptée avec empressement par la plupart des praticiens. « Je ne doute point, écrivait Stapf en 1834, que la découverte faite presque en même temps par Lux, Gross et Hering, touchant l'efficacité des substances contagieuses contre les maladies qui les produisent, ne soit une des plus importantes qu'on puisse signaler depuis l'origine de notre méthode. L'homœopathie, réduite d'abord aux remèdes antipsoriques, a fait un progrès immense et réalisé plus complètement son principe par la connaissance des antipsoriques, dont l'action est plus intense que celle des premiers. Un troisième et dernier degré de perfectionnement me semble lui être apporté par l'emploi des agents contagieux, qui sont plus *similaires* eucore.

« Les discussions touchant l'*idem* et le *simillimum* n'ont, suivant moi, aucun fondement, puisque l'action de ces divers moyens, étudiée sous son véritable jour, rentre dans le domaine de la loi homœopathique (et que l'expression d'isopathie consacrée par l'usage est radicalement vicieuse).

« Les contagiums proprement dits, qui se transmettent indéfiniment en conservant toujours leurs caractères spéciaux, furent d'abord les seuls qu'on étudia. Lux et quelques praticiens homœopathes peu connus finirent par y joindre d'autres produits mal définis, d'une contagiosité variable, incertaine et même fort problématique, tels que le *tinein*, l'*herpetin*, le *leucorrhin*, etc., etc. Il y a une grande différence entre les premiers contagiums et ceux-ci. On a été trop loin dans l'application d'une idée d'ailleurs bonne et féconde, et l'on est arrivé à proclamer des effets que l'expérience n'a pu constater. Ce n'est pas que je dénie toute efficacité curatrice de tous les agents douteux contenus dans la liste que Lux nous a donnée ; j'ai eu quelquefois la preuve de leur action thérapeutique, et j'ai cru remarquer qu'une condition indispensable de leur emploi était de les administrer seulement au sujet même qui les fournit ; condition qui n'est pas nécessaire pour les véritables contagiums. » On comprend alors que leur préparation devra exiger une très-grande perte de temps, qui ne sera pas compensée par l'utilité de leur emploi : aussi voyons-nous que ces moyens, pour la plupart fort inexacts et ridicules, sont absolument rejetés par tous les bons praticiens.

A peu près à la même époque, Dufrène, de Genève, écrivait dans la *Bibliothèque homœopathique* (3me vol.) que l'emploi des substances contagieuses, comme remède, étant une idée féconde en résultats pratiques, il avait lieu de croire que leur administration dans les cas de maladies semblables à celles qui les produisent, et aux préparations hahnemanniennes, permettrait de dompter efficacement les plus redoutables fléaux épidémiques, et de mettre un terme à ces fréquentes épizooties qui déciment les troupeaux.

A ce sujet, je crois devoir rapporter ce que j'ai lu dans le journal *la Presse*, du 19 août 1845 : « Voici un fait d'une
« haute importance, que M. Parisot, directeur du journal
« *la Réaction*, a fait connaître dans un mémoire intéressant
« qu'il a lu à l'Académie royale de médecine, le 31 janvier
« dernier : Un propriétaire de la Hongrie, M. de Samarjay,
« ayant cru trouver dans le typhus des bœufs une certaine
« analogie avec la petite vérole de l'homme, eut l'idée d'employer l'inoculation comme préservatif. Ce moyen paraît

« avoir eu un plein succès, à en juger par le rapport de cet
« agriculteur, rapport appuyé par l'attestation de l'adminis-
« trateur en chef du comitat de Larontal, M. de Karotsonyi.

« C'est la salive des animaux atteints du typhus qui a servi
« de virus, et qui, introduite entre cuir et chair, à la partie
« supérieure interne de la cuisse, eut pour effet de provoquer
« chez les animaux inoculés de la sorte une maladie factice,
« dont les symptômes étaient fort benins. Plus tard, on se
« servit du pus provenant de l'espèce d'ulcère qui se forme
« sur le point de l'inoculation. »

Un de nos confrères homœopathes, le médecin de régiment
Starke, a publié un mémoire sur l'utilité des substances animales contagieuses comme remèdes.

M. Müller, de Leipzig, a publié (dans le 3me volume de
l'Allgemeine Zeitung) qu'il convenait de combiner l'emploi
des agents isopathiques avec ceux de la nouvelle méthode,
afin d'étendre la sphère de celle-ci du *simile* à l'*æquale;* ce
qui aurait en même temps pour résultat de changer son nom
(homœopathie), qui est mal choisi. Je signale cette opinion
complètement erronée, parce qu'elle a été émise par un des
membres les plus célèbres et jadis des plus influents de notre
école, et qu'il importe beaucoup de prévenir toute direction
vicieuse qui nous ferait dévier de la seule voie sûre et expérimentale que nous suivons à la clarté du principe des semblables.

Müller, dans un autre passage, interpelle Hahnemann sur
le tort qu'il a eu de proclamer la similitude comme loi thérapeutique fondamentale, tandis que suivant lui, Müller, l'identité réclame à bien plus juste titre cette valeur. Supposons
que cette loi existât en apparence, elle ne pourrait être générale et resterait toujours restreinte à un nombre plus ou
moins limité de faits ; car les substances toxiques, en appa-

rence identiques au mal, forment une exception dans la classe
des agents toxiques. Et, d'ailleurs, combien d'affections contagieuses n'a-t-on pas guéries radicalement avec les médicaments simplement homœopathiques tirés du règne végétal
et minéral !

Mais, dans tous les cas, cette prétendue loi isopathique
n'est qu'apparente, et je m'étonne que personne n'ait songé
(pas même l'ingénieux Thorer, qui a fait une critique spéciale de l'opinion de Müller), n'ait songé, dis-je, à la réfutation *per absurdum*, qui se présente naturellement à l'esprit.
Il est bien évident, en effet, que deux causes identiques ne
peuvent pas amener des résultats opposés, la destruction et
le rétablissement de la santé ; et supposé que ces deux états
soient déterminés par un agent de même nature, il y aura
toujours dans les circonstances de son application, dans la
préparation qu'on lui fera subir, dans la dose, etc., des différences qui ôteront aux effets leur caractère d'identité, et
feront rentrer tout l'ensemble des phénomènes thérapeutiques
dans le domaine de l'homœopathicité. Le procédé du diluement, qu'on fait subir à toutes les substances dites isopathiques, suffit pour leur donner des propriétés différentes de celles
qu'elles possèdent dans leur état naturel ; et cela me rappelle un
fait auquel j'ai pensé maintes fois, et que je dois indiquer ici ·

Il est certain que les matières animales contagieuses ou virulentes, telles, par exemple, que la chair des animaux char-
bonneux, la bave rabique, le venin de la vipère, peuvent se
prendre à l'intérieur sans inconvénient. Il paraîtrait que la
force digestive de l'estomac, changeant la composition de la
substance, en détruirait les propriétés, ou bien la muqueuse
refuserait de l'absorber ; ce qui serait très en harmonie avec
les idées de Bichat sur l'absorption. D'un autre côté, il est
reconnu, par des expériences positives et multipliées, que

l'anthrax et le venin des serpents produisent des effets toxiques et thérapeutiques, lorsqu'ils sont introduits dans les premières voies après avoir subi les préparations hahnemanniennes. Sous cet état, la digestion ne détruit plus leur faculté perturbatrice, probablement parce que l'agent dynamique, étant dégagé de son support naturel, n'est plus lié à l'organisation ou à la composition chimique de celui-ci.

Deux choses sont bien positives : c'est d'abord qu'il n'existe pas de thérapie isopathique possible, et, secondement, qu'on n'est point justifié à prescrire méthodiquement les fluides morbides sécrétés contre les maladies qui les produisent ; que cette manière de faire ainsi, généralisée par Lux et ses partisans, est sous le point de vue physiologique le comble du ridicule et de l'absurdité. Mais, en regard de ces excentricités, restent deux ordres de considérations très-importantes pour le praticien : la première, c'est qu'il doit tendre le plus possible vers le *simillimum*, et ne pas négliger l'étude et l'application clinique des substances animales ; en second lieu, qu'il peut retirer de bons effets de l'administration au malade de certains produits morbides, sécrétés sous l'influence du mal dont il est atteint. Il serait aussi inconvenant de repousser aveuglément et complètement ces faits, que de les admettre sans critique, à la façon de certains isopathes. Ces faits existent ; il s'agit de savoir quels sont précisément les produits à employer, dans quelles circonstances ils sont efficaces, quelles préparations il faut leur faire subir. Je ne veux point toucher ici à ces différentes questions ; mon seul but est de livrer le fait brut à l'attention des praticiens.

Voici ce qu'en 1836 le père Veith écrivait sur ce sujet à Griesslich : « ..... Le simple similia similibus, est bien en« core jusqu'à ce jour le principe le plus solide qu'on pos-« sède ; une exagération de cette loi thérapeutique est ce

« qu'on appelle l'isopathie. Cependant je puis affirmer que
« j'ai observé de la manière la plus évidente les bons effets
« de l'administration interne des produits exanthémateux
« excrétés par l'individu même .... ce qu'on gagne par
« là, c'est de hâter souvent la guérison, de la provoquer
« même dans certaines affections rebelles et stationnaires
« sous l'action des remèdes homœopathiquement indiqués.
« Ce n'est pas que ceux-ci soient inutiles, ils restent le plus
« souvent nécessaires; mais ils n'agissent efficacement dans
« certains cas, que lorsqu'ils ont été secondés par la médi-
« cation isopathique. Jusqu'à présent celle-ci m'a seulement
« réussi contre les cas d'*herpes scroti* que j'ai eu à traiter...»

Le père Veith rejette avec force l'administration des produits sécrétés par un autre individu (¹), il attribue à ce procédé des infections psoriques très-diversifiées et très-dangereuses; mais l'expérience a montré que ces craintes sont
tout-à-fait sans fondement. Le virus dilué n'a jamais manifesté qu'une action passagère, plus intime et plus durable,
il est vrai, que celle des agents médicamenteux, mais une
action qui n'est point comparable à l'inoculation de la substance en nature.

Les docteurs Sauermann et Tietze ont publié, dans le 4ᵐᵉ
volume des *Pracktische Beiträge,* quelques observations, où
des produits morbides ont été administrés avec plus ou moins
de succès.

Je me borne ici à faire l'histoire des trois principaux médicaments de la prétendue pharmacopée isopathique, qui
sont : le *lachesis*, le *psoricum* et l'*anthracin*.

(¹) Il est bon d'observer que ces substances dépouillées de tous leurs caractères matériels par la division infinitésimale, et laissant à leur agent toxique un support nouveau, l'alcool ou le sucre de lait, ne peuvent plus inspirer le moindre dégoût.

C'est à Constantin Hering, le célèbre propagateur de l'homœopathie en Amérique, que notre pharmacopée doit le précieux remède connu sous le nom de *lachesis*. Le *trigonocephales lachesis* est un serpent de grande espèce, dont le venin dépasse en puissance délétère celui de tous les reptiles connus, même celui du serpent à sonnettes. D'après la loi des semblables, cette énergie de propriétés toxiques devait faire conclure à une grande efficacité thérapeutique. Cependant, ce fut moins cette considération qu'une tendance à l'isopathisme, qui engagea notre confrère d'outre-mer à étudier cette substance vénéneuse. Bien que ne partageant pas les opinions excentriques de Lux et de ses adhérents, il fut cependant un des principaux promoteurs de leur système; il imagina, pour l'établir, une théorie qui mérite d'être mentionnée.

Suivant Hering, la préparation hahnemannienne (trituration, dilution) développe une vertu thérapeutique différente de celle qui est propre à la substance médicinale à l'état brut; il y a le dynamisme primitif, essentiel, et le dynamisme artificiel, produit par la division et trituration des molécules; or, ces deux forces de même nature se comportent vis à-vis l'une de l'autre, comme les deux pôles magnétiques en rapport avec l'organisme. La puissance médicinale due à la trituration, manifeste les propriétés vivifiantes, excitantes du fluide positif (¹), tandis que celle qui appartient à la matière brute revêt plus ou moins les caractères du fluide résineux ; elle oppresse la réaction vitale et l'éteint même quelquefois. Cette direction divergente imprimée aux forces médicamenteuses par le mode de préparation, est plus sensible pour les

______

(¹) Voyez plus bas les considérations sur l'électricité au point de vue homœopathique.

substances virulentes, venimeuses ou miasmatiques, que pour les matières minérales et végétales. Lorsqu'on en fait usage, on remarque d'une manière frappante cette différence d'action. L'application du virus ou venin en nature attaque la vie dans son principe, affaiblit ou paralyse complètement la réaction ; il en résulte un état adynamique caractérisé par frigidité, petitesse du pouls, faiblesse extrême, torpeur, décomposition du sang, colliquation, gangrène. Si cette action délétère devient chronique, on observe une atonie de toutes les fonctions, existence languissante et débile. Si, au contraire la substance vénéneuse ou virulente, soumise au procédé de trituration et dilution, est administrée intérieurement, on voit se produire une multitude de symptômes variés, signe d'une réaction fortement surexcitée. Ainsi donc, l'organisme en danger de succomber sous l'action du poison pris en nature, pourra être tiré de sa torpeur et sauvé par la même substance préparée d'après le mode homœopathique.

Pour ôter toute valeur à cette théorie isopathique de Hering, il suffit de se rappeler ce fait dont j'ai déjà parlé, que la plupart des venins pris en substance à l'intérieur ne produisent aucun effet. Ils sont digérés comme des matières organiques alibiles, et l'agent toxique est détruit avec l'organisation particulière du corps qui lui servait de support ; mais lorsque ce support a été changé en une dissolution aqueuse ou alcoolique, et qu'il a été soumis à l'influence des préparations homœopathiques, l'agent virulent ne subit plus l'action digestive et pénètre librement dans l'économie pour y développer des effets pathogénétiques.

Quelques produits morbides, tels que le gonorrhein, le psoricum, l'anthracin, l'hippozoin, etc., administrés à l'intérieur, ont quelquefois combattu efficacement la cause sous l'influence de laquelle l'organisme les a sécrétés; ce qui ne s'est jamais vu pour les venins naturels. Tous les travaux d'Hering sur les serpents (et ses études portèrent sur un grand nombre) fournirent des résultats propres seulement à corroborer la méthode homœopathique.

Après plusieurs années de recherches infructueuses, Hering parvint à se procurer, en juillet 1828, un bel individu vivant de l'espèce *trigonocephalus lachesis;* il parvint à extraire par pression, et à mêler au sucre de lait et à l'alcool, quelques gouttes de ce venin terrible, et en fit sur lui-même l'expérimentation. On peut lire dans les *Archives* (t. 10) les détails de ces essais auxquels on trouvera jointes plusieurs observations cliniques et l'histoire d'une morsure du redoutable reptile. Ces documents réunis servirent à composer une pathogénésie assez riche, qu'Hering expédia à Stapf de Naumburg, avec une basse dilution de la substance vénéneuse qui, portée plus haut, permit à Stapf d'en fournir tous ses confrères. De sorte que, jusqu'à ce jour, le lachesis employé en Europe provient de celui d'Hering, et toute autre origine doit inspirer des doutes légitimes sur la qualité de ce remède. En 1844, la pharmacie Pelletier, de Lyon, reçut, il est vrai, par voie de Marseille, un petit lachesis dont on obtint le venin ; mais l'état de torpeur chronique où l'animal avait été jeté par la longue traversée et le changement de climat, donne à penser que ce produit pourrait bien avoir perdu, en partie ou tout-à-fait, ses propriétés délétères.

Des études faites dans le même but sur les divers ophidiens vénéneux d'Amérique occupèrent Hering jusqu'en 1838, où il fit paraître un traité ex-professo sur cette matière (¹). Mais je fais remarquer de nouveau que ces recherches n'eurent pas pour résultat de sauver la vie ou de sou-

---

(¹) Wirkungen des schlangergiftes. Allentown, 1838. Ehpar.

lager les souffrances des malheureux atteints par le dard de ces reptiles, mais bien de guérir les graves états morbides semblables à la pathogénésie de ces agents vénéneux. L'isopathie (ce système façonné par Lux, mais qui était, comme on voit, formulé avant 1830,) ne retira aucun bénéfice de tant de travaux entrepris pour elle. Le principe homœopathique en reçut une confirmation plus complète, et sa pharmacopée s'enrichit d'un remède polychreste qui a pris rang parmi les quinze ou vingt plus importantes substances étudiées par Hahnemann.

Poursuivant ce même genre d'expériences, Hering se mit à rechercher le préservatif de la rage dans les effets pathogénétiques du virus rabique, et sans obtenir de résultats bien positifs. Plus tard, il soumit la variole à cette expérimentation, et crut voir sa théorie justifiée sur ce point. Enfin, il en vint à proclamer, dans le psoricum, la panacée antipsorique ; il fit en secret des essais répétés sur lui et quelques-uns de ses amis, et n'en confia les résultats à la publicité qu'après avoir consulté Hahnemann, qui, voyant bien alors la nullité de l'isopathie, et jugeant que toutes les recherches d'Hering tourneraient au profit de sa méthode, l'engagea vivement à les publier. Alors parurent, dans le tome 13e des *Archives*, plusieurs articles fondamentaux sur l'emploi et la théorie du psoricum. Presque en même temps W. Gross et notre ami Attomyr s'occupèrent avec succès de cet objet, dont ils popularisèrent la connaissance parmi leurs confrères.

D'après les expériences faites par ces trois praticiens, il résulterait que le psoricum doit être mis au rang des médicaments polychrestes et des modificateurs les plus puissants de l'organisme. Son affinité pour le système cutané surpasse celle de tous les autres antipsoriques. Tandis que ceux-ci peuvent à peine exciter une légère démangeaison ou produire quelques vésicules ou papules discrètes, le psoricum y développe quelquefois des éruptions générales très-vives, au point de pouvoir remplir les indications des emplâtres révulsifs. Il n'y a pas de moyen plus efficace pour rétablir les fonctions de l'enveloppe extérieure. Pendant son usage, il est ordinaire d'observer une sueur continue de la peau qui recouvre la partie malade; il n'est pas rare de voir apparaître des plaques rubéoleuses par tout le corps, de petits ulcères avec larges circonférences rouges sur tout l'abdomen, de la miliaire au dos et aux jointures, des vésicules galiformes aux doigts, des durillons et des crevasses. La gale dégénérée et autres affections de cette nature, rebelles aux antipsoriques hahnemanniens, résistent rarement à l'emploi de ce moyen : sa vertu préservatrice est peut-être aussi marquée que son action thérapeutique. En même temps qu'il détruit dans sa racine une psore latente, il rend l'économie inapte à ressentir de nouvelles infections. Pendant son usage, on remarque une plus grande résistance aux causes habituelles de maladie; les influences épidémiques ont peu de prise et même, chose remarquable, le miasme marématique perd sa propriété fébrigène.

Ces effets sont produits par le psoricum préparé suivant le mode homœopathique et donné à l'intérieur; inoculé en nature, il n'amène que l'infection psorique dépourvue d'action curatrice.

Un précepte important, est de ne jamais employer le *psoricum* qu'aux plus hautes dilutions (vers la 30ᵉ). Nous avons vu et nous verrons encore les praticiens allemands se montrer d'accord avec Hering sur ce point, et certifier avoir produit avec les basses préparations des exaspérations dangereuses.

Nous avons dit plus haut que nous devions à Attomyr la

connaissance de la propriété pédiculaire du psoricum, qu'il démontra par une suite d'expérimentations entreprises dès les premiers mois de 1833 avec des globules de la 28e et même 32e dilution. On eut dès lors un spécifique sûr contre une des maladies les plus horribles et les plus rebelles dont l'homme puisse être atteint.

Attomyr est d'avis qu'il existe une intime parenté entre le vice psorique et les affections pédiculaires ; il fait remarquer que le premier développe comme celles-ci un être vivant. Il pense que le poux de la teigne est produit, comme l'acarus de la gale, par génération spontanée ; il rappelle que plusieurs nosographes, frappés de ces rapports, ont appelé la maladie pédiculaire *psoriasis pedicularis*.

C'est au docteur Weber, conseiller à la cour de Hesse, médecin du prince de Lich et d'Hohensolm, auteur d'un ouvrage classique en homœopathie, que nous devons la connaissance du remède spécifique contre l'*anthrax* ou charbon des animaux. Après plusieurs années d'expériences, ce médecin publia, sur cette affection contagieuse, la monographie la plus complète qui ait encore paru (¹), et dans laquelle se trouve l'exposé de sa découverte thérapeutique.

Guidé par la doctrine féconde de l'homœopathicité, Weber chercha dans l'organisme infecté le produit morbide qui pourrait être doué de propriétés semblables à celles du virus de l'anthrax et de la faculté d'exciter la réaction générale contre l'effet délétère de cet agent. Le sang, qui en est le véhicule par excellence, ne lui donna aucun résultat satisfaisant ; tous les individus infectés auxquels il l'administra périrent aussi promptement que s'ils n'avaient rien pris. Ce fut la rate gangrénée qui lui fournit l'élément curatif qu'il cherchait.

(¹) Der Milzbrand und dessen sicherstes Heilmittel von Dr G. A Weber. Leipzig, 1836.

Une lésion anatomique caractéristique de l'anthrax, chez les animaux, est la putréfaction gangréneuse de la rate, d'où le nom de *milzbrand* que les Allemands donnent à cette maladie. Weber eut l'idée de soumettre à la préparation hahnemannienne le suc sanieux qui s'écoule de cet organe. Quelques gouttes mêlées à de l'esprit de vin furent portées jusqu'à la 30ᵉ dilution, et quelques globules imbibés de ce liquide, donnés à des intervalles d'autant plus rapprochés que l'animal est plus malade, dissipent le mal et conjurent le danger imminent avec une puissance, une promptitude qui offrent le type idéal de l'action spécifique. On trouve dans la monographie de Weber des détails circonstanciés relatifs à l'emploi du remède, sa dose, ses répétitions, etc., que tout vétérinaire devra consulter avec soin. Ces expériences sont revêtues sous tous les rapports du caractère de la plus grande authenticité : elles ont été poursuivies pendant plusieurs années sur quelques centaines de sujets, chez plus de quatre-vingts fermiers dont les noms sont cités, et sous la garantie des principales autorités civiles du pays, attestant par écrit la vérité de ces faits qu'ils observèrent eux-mêmes.

On comprend aisément que les partisans de l'isopathie durent s'emparer de ce fait et le présenter comme un argument péremptoire en faveur de leur doctrine. Mais Weber ne pensa pas même qu'il eût un rapport avec cette prétendue loi thérapeutique, et le proclama comme une nouvelle preuve du principe de similitude (voyez sa Monographie, page 79). Mais si nous considérons ce fait en faisant abstraction du sujet polémique qui nous préoccupe en ce moment, nous le trouverons remarquable à bien des titres : d'abord il établit positivement l'efficacité des *doses infinitésimales* et des plus hautes dilutions ; car la 30ᵉ fut celle dont Weber se servit exclusivement pendant les derniers temps, comme préférables aux divisions inférieures. En second lieu, ce fait réduit à néant l'objection de nos antagonistes qui attribuent nos guérisons aux seuls effets du régime aidé de l'imagination. Enfin, il montre la faculté qu'a notre méthode de provoquer rapidement la réaction salutaire et d'apaiser le trouble violent de l'organisme dans l'état le plus aigu qu'on puisse se figurer, et sans le secours des procédés antiphlogistiques. Aucune médication homœopathique ne le prouve d'une manière aussi évidente que celle de Weber contre l'anthrax, et c'est pourquoi je la propose d'une manière spéciale à l'attention de ceux qui veulent avoir une opinion exacte de la valeur de nos doctrines.

Weber ne se borna pas au traitement des bestiaux, il traita aussi l'anthrax sur l'homme avec un égal succès; mais ses résultats cliniques ne sont pas consignés dans son mémoire. Feu le docteur Dufrène, de Genève, a administré avec un plein succès l'anthracin contre la pustule maligne chez l'homme. Il a publié à ce sujet, dans le 6e volume de son journal, une observation de guérison très-détaillée.

Lux a proclamé la curabilité de la morve au moyen de la mucosité infectante soumise à la préparation hahnemannienne. Je ne m'étendrai pas sur ce fait qui n'a point encore reçu de sanction suffisante; mais je ferai observer que la remarquable curabilité de l'anthrax par un des produits morbides de l'animal affecté, rend fort légitimes les conclusions qu'on peut en déduire pour le traitement des autres virus aussi parfaits, le virus rabique par exemple. Je pense que le spécifique de la rage doit se trouver dans une des humeurs de l'individu infecté; Hering et Trinks ont émis une pareille opinion.

Nous sommes maintenant sur la voie de résoudre l'important problème de la guérison médicale de la rage. Nous aimons à croire et nous avons tout lieu d'espérer que la solution est proche; ce qui reste à faire est de déterminer, par des expériences positives sur des animaux, quelle est l'humeur ou le fluide sécrété qui sert de support à cet agent thérapeutique. Le docteur Hermann de Thalgau, près Salzbourg, partant de cette assertion de Pline que le *foie de l'animal enragé contient le remède de la rage*, conseille vivement à ses confrères qui se trouveront dans les circonstances favorables, d'expérimenter le suc biliaire des chiens enragés administré à différentes dilutions. Pour ma part, je pense qu'on aurait plus de chance en faisant usage du liquide contenu dans les vésicules qu'on observe alors en quelques points sur la muqueuse buccale, ou bien tout simplement de la salive. Je recommanderais aussi de ne pas se contenter de l'administration interne à cause de l'action, peut-être destructive, que l'estomac pourrait exercer sur le virus, mais d'employer conjointement l'inoculation.

Le système isopathique a mis sur la voie d'une découverte qui, si elle se réalise (ce que nous avons tout lieu de croire), dépassera en importance toutes celles qui ont été faites depuis la vaccination; je veux parler de la guérison et préservation de la peste par le pus des bubons. Voici à ce sujet quelques passages extraits d'une lettre adressée à Hahnemann le 24 décembre 1835, par un nommé C. Joly, dentiste à Constantinople.

« ..... M. Theuillé, que j'avais connu exerçant l'homœo-
« pathie à Moscou, eut l'heureuse idée de venir à Constan-
« tinople pour y étudier et isopathiser la peste. Une circons-
« tance favorable a bien servi son début : M. Marcaty,
« pharmacien de cette ville, était traité sans succès par cinq
« médecins; son beau-frère vint trouver M. Theuillé, qui le
« rétablit en peu de jours..... Ce M. Marcaty, qui a la con-
« fiance du capitan-pacha, est chef de deux hôpitaux, et

« c'est par son intermédiaire que M. Theuillé a pu se pro-
« curer l'humeur infectante d'un bubon. Il en mit deux
« gouttes dans un mélange d'eau et d'alcool qu'il porta à la
« 30ᵉ dilution..... M. Theuillé se rend presque chaque jour
« au dépôt des pestiférés du grand hôpital de la Marine. Il y
« avait déjà six jours que des malades recevaient des soins
« journaliers, lorsque je l'y accompagnai..... tous étaient
« dans un état satisfaisant et promettaient la plus heureuse
« réussite ; je dois y retourner avant mon départ pour
« Smyrne dans une semaine.... »

« Dans la maison du capitan-pacha il y avait une petite
« fille attaquée de bubons avec cette chaleur dévorante qui
« accompagne la peste; M. Marcaty lui a administré deux
« prises ; elle est rétablie.

« ..... On a envoyé une quarantaine de prises à l'hôpital
« grec des Sept-Tours ; on dit qu'il y a des succès marqués;
« mais ce remède y étant administré à tort et à travers, sans
« égard pour les accidents consécutifs, il devra y avoir bien
« des mécomptes. »

Ces recherches d'un si grand intérêt n'ont malheureusement pas été continuées que je sache ; il faudrait qu'un nouveau Jenner s'y consacrât tout entier.

Aveuglé par un fâcheux esprit de système, Lux poussa
jusqu'à l'absurde l'application de ses procédés isopathiques.
Une foule de sécrétions morbides non contagieuses devinrent
pour lui le remède des maladies, sous l'influence desquelles
elles se produisent. Ainsi il préconisa le *blepharin*, *le sudor
pedium*, *le pus des différents ulcères*, etc. Cette dégoûtante
pharmacopée souleva la répulsion générale, et même un
grand nombre de ceux qu'avait charmés la théorie nouvelle,
voyant où conduisaient ses conséquences pratiques, rentrè-
rent dans les rangs des homœopathes purs. Ces erreurs of-

frirent, dans leurs excès même, un contre-poison efficace et,
par un procédé vraiment isopathique, elles guérirent elles-
mêmes le mal qu'elles avaient fait à notre école.

Attomyr, notre sentinelle avancée, fut le premier à signaler ces aberrations dangereuses : « Ce que je pensais est ar-
« rivé; l'isopathie est devenue une monstruosité. A l'exemple
« de plusieurs, je m'en suis promis autrefois des monts d'or;
« mais l'expérience m'a fait redescendre dans l'humble val-
« lée que l'homœopathie occupe. J'ai fait de nombreuses
« expériences avec la substance dynamisée de la gale, de la
« gonorrhée vénérienne, etc.; quelquefois j'ai guéri, le plus
« souvent je n'ai pas réussi. Or, que devient la doctrine iso-
« pathique avec des résultats si variables? Si l'agent médi-
« camenteux doit opérer par le fait de son *identité* avec la
« nature du mal, si le rapport est toujours le même, pour-
« quoi le résultat est-il variable? Evidemment le virus dy
« namisé est réduit à l'état de modificateur homœopathique,
« et il se trouve vis-à-vis du mal dans un rapport de simili-
« tude *plus ou moins exact*... Hering, dans l'enthousiasme
« de sa découverte, attend plus du psoricum qu'il n'est per-
« mis d'en espérer; il est à croire que la pratique le ramè-
« nera bientôt à des idées plus modestes. On en sait néan-
« moins assez sur le compte de ce médicament pour être
« justifié à le placer parmi les polychrestes, et à préconiser
« son efficacité contre une foule d'affections psoriques. »
(Lettres, 1834.)

Je dois dire cependant qu'il ne faut pas juger Lux d'après
ces excentricités théoriques : ce praticien jouit dans toute
la Saxe, et auprès des partisans des deux méthodes, d'une
réputation d'habile vétérinaire ; il possède la pharmacie la
plus considérable que j'aie vue, sans en excepter celle de
Wahle à Rome. Il eut l'obligeance de m'y laisser prendre

trois flacons de remèdes que je tenais à me procurer chez lui : le *psoricum*, l'*anthracin* et l'*hypozoin*.

L'apparition de l'isopathie forme un épisode intéressant dans l'histoire de notre école, qu'elle aura contribué à perfectionner sous plusieurs rapports, laissant après elle quelques utiles découvertes, à la manière de toute erreur scientifique qui repose sur une idée juste, mais mal interprétée.

C'est aussi de Leipzig, ce foyer primitif de notre école, que sortirent les premières publications sur l'emploi médical homœopathique des agents impondérables : électricité, magnétisme minéral et galvanisme. L'étude de ces forces deviendra sans doute un objet favori pour les partisans de la nouvelle méthode. Le dynamisme médicamenteux, qui forme l'élément de notre système thérapeutique, porte naturellement à l'examen de tous les autres dynamismes, et si nous ne possédons encore sur ce point des connaissances ni bien précises ni bien étendues, il faut l'attribuer à la diversion opérée par les polémiques intestines et allopathiques, et à la nécessité de compléter au plus tôt l'expérimentation des substances médicinales proprement dites. Cependant si l'on juge des travaux à venir d'après ceux qu'on a déjà entrepris, il est permis de croire que l'homœopathie déterminera d'une manière exacte et définitive la valeur thérapeutique de ces forces, et dégagera ces questions du vague et des contradictions où la médecine ordinaire les a laissé plongées. Je vais faire un exposé abrégé de l'état de nos connaissances à cet égard.

L'agent impondérable le mieux étudié et le mieux connu est la force de l'aimant, autrement dit le *magnétisme minéral*. La pathogénésie en a été faite par Hahnemann avec un soin de prédilection, et elle occupe dans la *matière médicale pure* trois chapitres correspondant aux trois catégories de résultats obtenus avec les deux pôles réunis, et avec chacun d'eux employé isolément. Ces trois pathogénésies ont entre elles les plus grands rapports, quoique fort distinctes les unes des autres. Chaque pôle offre des effets caractéristiques qui lui sont propres, et leur réunion produit des modifications que ne peut amener chaque pôle pris isolément. Appliqué à plusieurs reprises, un pôle manifeste des effets alternatifs qui ont la plus grande ressemblance avec les propriétés du pôle opposé.

Les études pathogénétiques furent entreprises avec des aimants d'une très-grande force. On se servit, pour les deux pôles réunis, d'un fer-à-cheval capable d'attirer 6 kilog., et tenu dans les mains plusieurs heures de suite. On employa pour les pôles séparés un barreau aimanté au *maximum*, qu'on tint appuyé un quart d'heure environ sur une partie quelconque de l'enveloppe cutanée. Pour l'usage médical, il faut se servir d'un aimant beaucoup plus doux : un barreau de 8 pouces, pesant une demi-once, capable de soutenir au pôle nord 2 onces de fer, suffit amplement à cela, et son contact ne doit pas en général dépasser une minute.

L'aimant possède une grande sphère d'action, qui peut cependant se résumer tout entière dans ce qu'on appelle sensations nerveuses : lancinations, tiraillements, douleurs crampoïdes, aberration de la vue, de l'odorat, du goût, sentiment d'excitation et de lassitude générale, céphalalgie, clou hystérique, etc., etc. L'expérimentation, ou, pour mieux dire, l'observation clinique, a reconnu l'efficacité du *pôle nord* dans la surexcitation nerveuse, dans les douleurs de dents cariées accompagnées de gonflement des parties molles, les odontalgies avec secousses à travers l'os de la mâchoire et dans les prodromes de hernies inguinales. L'efficacité du *pôle sud* contre l'état paralytique du col de la vessie, l'impuissance, les varices des femmes enceintes, les douleurs du panaris au début. En somme, l'agent magnétique fait disparaître chez le malade les sensations morbides semblables à celles qu'il produit sur l'homme en santé.

D'après Hahnemann (et la chose demande confirmation), il ne faut jamais appliquer pour le traitement les deux pôles à la fois, mais celui-là seulement dont les effets ressemblent le plus aux symptômes de la maladie. Si l'on ne retrouve ces symptômes que dans les pathogénésies générales de l'aimant, on se sert d'un pôle quelconque ; et si le mal ne cède pas ou n'est pas modifié, on fait usage du pôle opposé. Il faut se garder de jamais réappliquer le même. Les individus d'un caractère doux, qui sont délicats, faibles, frileux, réclament de préférence le pôle nord. Les incommodités qui résultent de l'emploi erroné de l'aimant cèdent à quelques étincelles électriques, ou encore mieux à l'application de la main, tenue à plat pendant une demi-heure au moins sur une plaque de zinc.

Un savant Allemand, Keil, a imaginé depuis plusieurs années la confection d'une machine propre à soutirer du fer aimanté le fluide magnétique, comme on obtient de la plaque de verre l'électricité ordinaire ; mais avec cette différence que cet aimant artificiel se montre une source intarissable d'étincelles magnétiques sans qu'on lui fasse subir aucun frottement. Deux bobines chargées de fil de cuivre et placées aux deux extrémités d'une tige de fer, qui est elle-même fixée sur son milieu à un axe faisant suite à l'ouverture du fer-à-cheval, tournent rapidement au-devant des pôles, se présentant successivement et à peu de distance de chacun d'eux. Le fluide magnétique va se décharger dans une petite cuvette de mercure, sous forme de petites étincelles passagères d'un bleu clair. Deux tiges de cuivre, plongées dans le fluide métallique, sont tenues chacune dans une main, et les deux pôles se combinent à travers le corps en produisant dans les poignets, les avant-bras et quelquefois jusqu'aux épaules, de violents ébranlements saccadés et une sensation de raideur crampoïde ou de torpeur paralytique. On a bien là l'action des pôles réunis dont Hahnemann conseille de ne jamais faire usage, et cependant il paraîtrait que leur emploi s'est montré efficace contre des états morbides semblables à ceux qui les déterminent.

L'appareil rotatoire électro-magnétique de Keil a été bien surpassé par la machine du professeur Heseler, de Prague, qui la fit connaître en 1840. Celle-ci diffère du premier par une combinaison plus efficace du fluide magnétique et de l'électricité voltaïque, produite au moyen d'une dissolution acide en contact avec du cuivre et du zinc, et d'un nombre indéterminé de tiges en fer doux, placées sur le trajet des pôles, en contact avec eux, et qui se magnétisent sous leur influence. En somme, c'est le fluide magnétique qui prédomine, puisqu'on modifie les effets de la machine et sa puissance en ajoutant ou en enlevant quelques tiges de fer, comme je l'ai vu pratiquer au grand hôpital de Prague, où l'on emploie souvent cet instrument dans le traitement des maladies. Cet appareil a l'inconvénient d'exiger une extrême propreté; car si les conducteurs et les parties de cuivre qui sont à découvert, s'oxydent tant soit peu, l'effet diminue et peut même manquer complètement.

Le malade saisit un des conducteurs, et un aide applique l'extrémité de l'autre sur la partie affectée. L'effet est plus marqué que lorsqu'on tient soi-même les deux conducteurs. La fréquence et la durée des séances doivent varier, suivant les dispositions individuelles et la nature du mal. D'après les expérimentations du docteur Löschner, dans le rhumatisme chronique et la goutte, les paralysies des muscles de la face et des extrémités, la crampe des mains en écrivant (schreib-krampf), la sciatique, le torticolis chronique, les tumeurs et l'aménorrhée, il est convenable et souvent même nécessaire de prolonger les séances longtemps, et de les répéter plusieurs jours de suite. Cependant, au bout d'une semaine environ, on suspend pendant un jour ou deux pour reprendre ensuite, si l'on n'a pas obtenu les résultats désirés. Au contraire, dans les paralysies, suites d'apoplexies, les inflammations de l'épine, le *tabes dorsalis*, les paralysies et crampes de la langue, le bégaiement, l'hydrocéphale chronique, l'amaurose, les prosopalgies, paralysie récente des muscles de la face, tremblement des membres, affections goutteuses et névralgies de la tête, incontinence d'urine, il faut n'employer l'électro-magnétisme que tous les deux ou trois jours et ne pas prolonger les séances au-delà de huit minutes, sans quoi l'on produirait une excitation dangereuse. Pour obtenir une action très-douce, on peut recourir aux trois moyens suivants : 1° faire tourner la roue lentement ; 2° y appuyer légèrement l'extrémité des conducteurs ; 3° faire usage d'une solution acide très-étendue. Les conditions contraires augmenteront la force électrique, et surtout l'addition des petites tiges de fer, dont on peut porter le nombre jusqu'à douze.

C'est contre le goitre et les engorgements scrofuleux que l'emploi de cette machine fournit les résultats les plus favorables.

Je n'ai pas besoin de faire remarquer le vague de la plupart des indications pratiques données par le médecin allopathe Löschner. Il est bien urgent que l'homœopathie vienne apporter l'ordre et la précision sur ce nouveau petit domaine de la thérapeutique, et qu'une bonne pathogénésie soit dressée des effets propres à l'électro-magnétisme.

L'électricité proprement dite, considérée sous le point de

vue de la thérapie homœopathique, a été l'objet d'études spéciales de la part de Caspary, de Leipzig. Il en a publié la pathogénésie, et a fait voir par la clinique que cet agent opère aussi d'après le principe fondamental de notre doctrine.

Tous les sujets ne sont pas également susceptibles de ressentir les effets toxiques de l'électricité. Plus la constitution est faible, délicate, irritable, plus elle en est impressionnée. On a même vu une jeune personne saine et bien constituée, dont le système nerveux était absolument insensible aux secousses électriques, et qui, à la suite d'une maladie débilitante, devint très-impressionnable à l'action de ce fluide. Les dispositions habituelles amenant des résultats variables, sinon opposés, il convient d'en faire l'expérimentation sur des personnes de tempérament différent. C'est ce qu'a fait Caspary. Sa pathogénésie comprend 303 symptômes qui peuvent déjà fournir largement aux indications thérapeutiques. Ces expériences ont été entreprises avec une forte machine à cylindre et un appareil isolant. Chez la plupart des expérimentateurs, le simple bain électrique répété chaque jour suffit pour déterminer des modifications tranchées. Il fallut y ajouter chez d'autres quelques secousses par étincelles. L'eau fortement électrisée, bue avec un chalumeau, produit une augmentation de la chaleur naturelle et de l'agitation nerveuse. Ordinairement les effets pathogénétiques persistaient quelques heures après la cessation des expériences, et l'amélioration clinique cessait au bout de cinq à six jours, lorsque la maladie n'était pas de nature à guérir radicalement.

On se servit exclusivement du fluide positif, et toutes les fois que dans notre méthode il est question d'électricité, c'est toujours de ce pôle qu'il s'agit.

L'électricité, considérée sous le point de vue de la médication homœopathique, jouit d'une propriété précieuse, celle de dissiper la torpeur de l'organisme, de le rendre sensible à l'action des remèdes en excitant la réaction lorsqu'elle fait défaut. Elle partage cette propriété avec l'*opium* dans des circonstances sans doute un peu dissemblables, qui n'ont point encore été indiquées, que je sache, d'une manière bien précise.

L'électricité opère comme antidote de plusieurs substances médicamenteuses, et particulièrement de certains métaux, tels que le mercure, l'or et le plomb. Par contre, quelques médicaments peuvent servir d'antidote aux effets nuisibles de l'électricité employée avec excès ou à contre-temps. Ainsi, le *mercure* dissipe la sensation d'écorchure à la bouche, les odontalgies, la faiblesse avec tremblement des membres qu'elle produit; la *nux vom.* fait disparaître l'anorexie et la soif qu'elle amène assez souvent; la *chamomil.* l'irritation de la gorge et des muqueuses externes; le *manganèse* fait cesser les soubresauts nerveux qui peuvent persister après l'action électrique; et une dissolution d'*ammoniac* très-étendue guérit l'érysipèle ou autres irritations cutanées produites par son emploi trop continu. L'action de la *belladonne* se rapproche, sous plusieurs rapports, de celle de ce fluide. Il est à remarquer que les acides empirent l'effet toxique de ces deux agents, semblables en cela à la force galvanique produite par la pile.

L'électricité rétablit la chaleur vitale et la sensibilité nerveuse, lorsqu'elles sont en défaut. Elle combat avantageusement la faiblesse sénile à la manière de la *baryte*, et celle provenant de pertes séminales et d'abus des jouissances vénériennes, comme avec *phosphor.*, *china* et *agaric*. Elle se montre très-efficace contre les douleurs barométriques, c'est-à-dire celles qui se produisent sous l'influence des modifications atmosphériques. Les engorgements strumeux, les glandes indurées par abus de mercure, trouvent dans ce fluide un excellent fondant. Hahnemann a mentionné son action sur les fièvres intermittentes, et plusieurs auteurs l'avaient fait avant lui. On lit dans la pathogénésie de Caspary divers phénomènes intermittents qui déterminent avec plus de précision les indications de ce moyen.

Le mode d'administration de l'électricité varie avec le genre de maladie : habituellement l'action la plus douce suffit. En général, on doit se contenter du bain électrique. Le malade étant placé sur le tabouret isolant, on lui soutire le fluide par une pointe de bois ou de métal. C'est ainsi qu'il faut traiter les éruptions cutanées, les maux d'yeux passifs, les faiblesses nerveuses. Au contraire, les convulsions, les palpitations, les contractions, l'asphyxie, les paralysies, réclament les effets plus puissants des étincelles, et même les secousses de la bouteille de Leyde. Du reste, on doit se laisser guider par les indications homœopathiques.

Cependant Caspary manque lui-même à ce précepte essentiel. Désireux de faire une monographie complète de l'électricité comme moyen thérapeutique, malgré la multiplicité de ses autres travaux littéraires, il demanda plus à l'analogie qu'à la lente expérience, et il accorda à cet agent une vaste puissance curatrice que l'expérience clinique est loin d'avoir reconnue. Quelques symptômes un peu similaires avec les phénomènes électriques lui suffirent pour établir un traitement qui n'avait que l'apparence, le vernis de l'homœopathicité. Gross, au nom des homœopathes exacts, fit, dans le 7ᵉ volume des *Archives*, une critique solide de ce travail de Caspary, et fit descendre l'électricité du haut degré d'importance où l'avait hissée son confrère de Leipzig; ce moyen resta dès lors un auxiliaire utile de la médication spécifique et rien de plus. On a renoncé complètement aux fortes étincelles et aux

commotions de la bouteille de Leyde, auxquelles on a fini
par trouver plus d'inconvénient que d'avantage. Hahnemann
conseilla même, pendant les dernières années de sa pratique,
de substituer à l'électricité l'emploi des procédés hydrothérapiques. Voici ce qu'il dit à ce sujet dans la seconde édition
des maladies chroniques (Dusseldorf. 1835, page 176.) :
« Dans la première édition de cet ouvrage, j'avais conseillé
« de faire usage contre les paralysies anciennes de petites
« étincelles électriques, concurremment avec l'administra-
« tion des médicaments... Je conseille aujourd'hui de renon-
« cer à ce moyen dont on a abusé en donnant des secousses
« trop fortes.. ; il y a pour le traitement des membres privé de
« mouvement ou de sensibilité une ressource plus efficace,
« c'est l'application locale de l'eau froide, qui, à dix degrès
« et à une température plus basse encore, possède, dans ses
« effets primitifs, la vertu de rendre les organes momentané-
« ment immobiles et insensibles, et qui se montre, par consé-
« quent, d'un vrai secours homœopathique dans les cas sus-
« dits. » On voit qu'Hahnemann ne reconnaît à l'électricité
que des propriétés générales excitantes, stimulantes, etc. ; il
est certain qu'à ce titre seul elle doit céder la place à l'hydrothérapie. Mais son action antidotaire , mais son efficacité
contre les sensations morbides semblables à celles qu'elle est
apte à produire sur l'homme sain, doivent nous engager à
lui conserver dans notre pharmacopée une place quelque
petite qu'elle soit.

Je ne puis terminer cet article sans faire mention d'une
découverte que prétend avoir faite un électrophile de Lyon ,
M. Beckensteiner ; il croit pouvoir établir, sur un grand
nombre d'observations positives, que le fluide électrique
n'occupe pas seulement la surface des corps, comme on l'a
avancé jusqu'à présent, mais qu'il se répand aussi entre leurs

molécules dont il en entraîne toujours quelques-unes lorsqu'il est en mouvement. M. Beckenteiner possède des tiges de cuivre de deux lignes au plus de diamètre , qui, après avoir servi pendant plusieurs années de conducteurs ou d'excitateurs, présentent , dans toute leur étendue, de petits pertuis ou canaux bien déliés que l'art ne peut former et qui proviennent suivant lui de l'action usante de l'électricité.

Il a eu l'heureuse idée d'appliquer ce fait à la médecine : en communiquant le fluide par un excitateur en cuivre et dans certaines conditions, il a produit chez des personnes en santé l'ensemble des phénomènes qui caractérisent la colique de cuivre ; avec une boule en fer il a communiqué à l'eau une saveur ferrugineuse ; en faisant passer les branches multicuspides d'un excitateur à travers une petite boîte en verre , pleine d'une substance odorante réduite en poudre, il en dégage l'arome d'une manière bien sensible. L'électricité, au dire de cet observateur, entraine avec elle des molécules dans un état de ténuité comparable à celui où les réduit la dilution hahnemannienne : elle est préférable à cette opération manuelle, parce qu'elle donne des résultats mieux calculés, plus constants ; elle est peut-être aussi plus efficace, parce que le fluide impondérable qui sert de support à l'agent médicamenteux rend l'organisme plus sensible à ses effets par l'excitation qu'il provoque.

M. Beckensteiner pense donc que le transport des médicaments par le moyen de l'électricité (à supposer que la chose fût possible et bien prouvée), remplacerait avantageusement notre procédé de dynamisation. Nous pensons au contraire qu'aucune méthode de préparation ne pourra jamais être substituée à celle-ci. L'électricité est-elle un support tout-à-fait neutre, comme l'eau , l'alcool et le sucre de lait ? Ses propriétés antidotaires observées par Caspary nous prouvent que certains remèdes ne pourraient être introduits sans altération dynamique ; d'ailleurs serait-elle applicable à tous les corps, n'en décomposerait-elle pas un grand nombre?

Du reste, ces objections et une foule d'autres qu'on pourrait ajouter ne s'appliquent qu'à l'emploi général de ce moyen. Nous sommes loin de contester son importance comme procédé pharmaceutique accessoire, et nous le recommandons, sous ce rapport, à l'attention de tous les praticiens. Un de nos confrères de Lyon, M. Servan, se livra à quelques recherches à ce sujet ; il a administré de cette manière la *bryone* en poudre dans les points pleurétiques, mais l'on ne sait bien précisément à quoi attribuer l'effet curatif. L'électricité n'est-elle pas un agent de modifications générales physiologiques? et s'il en est ainsi, comment trouve-t-elle place parmi les moyens spécifiques? Peut-être a-t-elle un caractère mixte, et cela expliquerait pourquoi l'expérience restreint tous les jours les indications spéciales de son emploi.

Depuis 1845, époque où j'écrivais ces pages sur l'application médicale de l'électricité, M. Beckensteiner a fait faire un grand pas à cette question : il croit avoir démontré, par de nombreuses expériences, l'existence des courants interstitiels, le transport des molécules et l'action efficace des substances médicamenteuses administrées par cette méthode. Suivant cet observateur, l'étincelle électrique a, comme l'étincelle ignée, un support matériel, une particule détachée du corps d'où s'échappe le fluide vitré ; chacune entraîne une molécule de cette substance. L'électricité exerce sur la matière une action détériorante, ou, pour mieux dire transposante, qui, combinée à l'attraction physique et à la vie, constitue la cause première de tous les mouvements, soit dans le monde organisé, soit dans la nature brute. M. Beckensteiner apporte plusieurs faits à l'appui de cette assertion. Le plus remarquable est celui qui consiste à plonger deux morceaux d'un même métal dans une solution légèrement alcaline, et à grossir l'un aux dépens de l'autre par le jeu répété et longtemps prolongé d'un appareil électrique dont les conducteurs sont mis en rapport avec eux.

Persuadé de la réalité de cette transmission moléculaire, M. Beckensteiner administra de la sorte aux malades diverses substances médicamenteuses, telles que le soufre, l'iode et les principaux métaux. Il recueillit sur l'action de ces agents thérapeutiques, ainsi administrés, un grand nombre d'observations cliniques qu'il compte livrer bientôt à la publicité. L'or est de tous les métaux celui qu'il emploie le plus fréquemment. Chez les individus affectés de diathèse syphilitico-mercurielle, il a obtenu de très-bons effets de potations abondantes d'eau aurifère, qu'il prépare simplement en électrisant de l'eau avec une boule d'or. (On sait qu'une boule en fer communique ainsi au liquide une saveur ferrugineuse très-marquée.) L'or, au dire de cet expérimentateur, exerce une action spéciale sur l'appareil central de la circulation ; c'est un excitant tonique de l'organisme en général, et du système sanguin en particulier ; l'argent modifie d'une manière plus particulière la tête et les organes des sens ; le fer manifeste des effets bien connus ; ce métal convient surtout pour calmer l'orgasme sanguin chez les individus pléthoriques à constitution apoplectique. Une série d'étincelles administrées aux membres inférieurs avec une simple tige de fer doux, amène bientôt la décoloration de la face qui va même quelquefois jusqu'à une pâleur morbide. Le cuivre produit des entéralgies et les dissipe ; l'étain relâche la fibre musculaire : son action est opposée à celle de l'or. L'antimoine est un calmant spécial, très-puissant de l'appareil pulmonaire. Les phthisiques éprouvent une amélioration marquée d'une électrisation de quelques minutes avec une tige d'antimoine. Ce résultat est encore plus évident dans les catarrhes pulmonaires, et il n'est pas rare de voir survenir au bout de peu de jours une guérison complète sous l'influence de ce moyen. Le plomb a fait disparaître en assez peu de temps plusieurs couperoses invétérées.

Dans le traitement des éruptions il n'est pas nécessaire d'électriser directement toutes les parties affectées, il suffit d'agir sur un point, et toutes les autres parties de l'enveloppe cutanée en éprouvent les mêmes effets.

Une condition utile et même indispensable pour l'application de l'aimant, c'est d'opérer du nord au sud, en ayant soin de faire placer la face du malade dans cette dernière direction.

Ces indications sont trop vagues pour que le praticien puisse en faire usage, mais je les rapporte comme les premiers et imparfaits résultats de recherches neuves et peut-être très-fécondes en applications thérapeutiques. Ces données incomplètes, fournies par M. Beckensteiner, permettent déjà de faire trois observations importantes sous le point de vue qui nous occupe. Elles prouvent d'abord que les substances médicamenteuses peuvent agir à doses infinitésimales, qu'elles rétablissent à l'état normal les fonctions et appareils organiques qui en sont modifiés chez l'homme sain ; enfin, que la spécificité est déterminée surtout par l'expression symptomatique, et à un degré moindre par le siège du mal.

Le phénomène du transport moléculaire, bien constaté, expliquerait la nature mixte de l'action électrique sur l'économie vivante ; car il y aurait la modification générale physiologique du fluide et l'action spéciale toxique de la substance dont elle se dégage. Le choix du conducteur est donc bien loin d'être indifférent pour la confection d'une pathogénésie de l'électricité ; il en est même , à proprement parler, l'agent essentiel.

M. Beckensteiner a touché avec succès la question de l'électricité animale, et il a indiqué quelques nouveaux moyens de l'extraire. Suivant lui, ce fluide impondérable joue un grand rôle dans la production des phénomènes morbides ; de son inégale distribution résulte une foule de souffrances et de maladies régulières qui ne reconnaissent pas de causes spéciales. Ce caractère les plaçant dans la sphère des médications rationnelles, je n'en parlerai point ici. Cependant je ne puis passer sous silence une application thérapeutique de l'électricité , dont la nouveauté et l'importance justifieront sans doute la place que je vais lui consacrer sur la fin de ce chapitre, quoiqu'elle soit entièrement étrangère à la loi homœopathique , sous laquelle se rangent directement ou indirectement tous les faits rapportés dans cet ouvrage. Il s'agit de la guérison de la stérilité, de celle surtout qui est essentielle, qui ne s'explique par aucune lésion organique ou altération fonctionnelle de l'appareil reproducteur. Voici ce que M. Beckensteiner lisait à ce sujet , il y a peu de mois, à la Société Linnéenne de Lyon : « .... L'importance de l'électricité devient capitale lorsque, cessant d'être un objet de curiosité scientifique, elle se révèle à nous jusque dans les mystères les plus intimes de la vie, lorsqu'elle nous montre avec évidence son action dans les actes les plus importants de cette vie , soit chez l'animal, soit chez l'homme. Les expériences que je vais faire connaître méritent au plus haut degré l'intérêt et l'attention des savants, car elles jettent un certain jour sur la fonction mystérieuse de la reproduction. Plusieurs observations de guérison de la stérilité chez la femme, rapportées par Bertholon dans son traité de l'*Electricité du corps*

humain, et quelques observations de ce genre que j'eus occasion de faire dans le cours de mes recherches sur le transport des substances simples, me portèrent à penser que le
fluide électrique devait jouer un rôle important dans le phénomène de la fécondation ; mais, pour changer cette opinion
en certitude, je résolus de l'établir sur des expériences
directes.

« Ce fut encore sur le chat que j'opérai.

« On sait que c'est ordinairement à la fin de l'hiver que la
chatte appelle le mâle par ses cris. Dans l'état de domesticité, ces animaux ne craignent pas de s'accoupler devant
témoin, surtout si le mâle et la femelle habitent ordinairement le même local.

« Par un temps sec et froid (l'expérience peut réussir lors
même qu'il y aurait quelques degrés au-dessus de zéro),
ayant fait avec de la moelle de sureau de petites boules de
cinq à huit millimètres de diamètre, j'en suspendis une à un
fil de soie, d'une vingtaine de centimètres de longueur ; ayant
pris l'extrémité du fil entre mes doigts et ayant électrisé positivement cette boule en la mettant en contact avec le conducteur d'une machine électrique en fonction, je l'approchai
doucement des parties génitales de la chatte qui facilitait
l'expérience par la position que prennent ces animaux quand
ils sont en chaleur. A peine la boule était-elle arrivée à la
distance de cinq à six centimètres qu'elle fut fortement
attirée et donna lieu à une petite étincelle. La chatte
quitta sa position et ne recommença ses cris qu'un moment
après.

« L'expérience sur le chat ne fut pas moins décisive, quoique moins facile à faire. Les parties génitales attirèrent une
boule électrisée négativement, tandis qu'elles repoussèrent
celle qui l'était positivement.

« Après l'accouplement consommé, il ne restait plus aucune trace d'électricité libre.

« J'ai répété ces expériences pendant plusieurs années sur un grand nombre de sujets, toujours avec le même succès ; l'on peut, ce me semble, en conclure : 1° que l'électricité joue un grand rôle dans l'acte de la génération ;

« 2° Que l'électricité positive transporte la semence du mâle dans la matrice de la femelle et contient probablement en elle la puissance vitale ou fécondante (¹).

« 3° La fécondation ne pourrait s'opérer si le fluide de la femelle était de même nature, car alors il repousserait celui du mâle. La différence dans l'état électrique des sexes est donc une condition essentielle de la fécondité.

« Nul doute que les mêmes expériences répétées non seulement sur les chats, mais encore sur les autres mammifères à l'état de domesticité, n'élèvent bientôt le fait que j'ai observé au rang d'une loi générale.

« On remarque des phénomènes analogues jusque chez les insectes. On sait qu'aussitôt après l'éclosion des vers à soie les mâles s'unissent avec ardeur aux femelles, et qu'au bout de huit à quinze heures d'accouplement, ils s'en détachent. Les œufs pondus et la tâche terminée, mâle et femelle tombent d'inanition et meurent.

« L'été passé, sur une quantité de vers à soie éclos, je pris une partie de mâles et autant de femelles qui étaient près de périr ; j'électrisai les mâles positivement pendant quinze minutes : pendant que le fluide arrivait d'un côté, je le soutirais de l'autre avec une tige d'or, formant ainsi un courant continu. Après cinq à six minutes d'électrisation, les mâles

(¹) Nous ne saurions admettre que l'électricité soit elle-même cette force vitale.

sortirent de leur engourdissement léthargique et remuèrent
les ailes ; leur vigueur s'accrut constamment, et au bout d'un
quart d'heure ils avaient acquis autant de vigueur qu'au
moment de leur éclosion. Je les réunis ensuite aux femelles
qui avaient déjà pondu leurs œufs ; un nouvel accouplement
partiel eut lieu. Les femelles, presque expirantes, se rani-
mèrent et vécurent encore pendant trois jours avec les mâles
électrisés....

« Toutefois l'intérêt qu'excite ces résultats ne peut être
comparé à celui qui s'attacherait à des expériences faites
sur l'homme même qui pourraient résoudre des problèmes
d'hygiène médicale de la plus haute importance.

« .... Poursuivant depuis un an les recherches qui avaient
été faites vers la fin du siècle passé, en France et en Angleterre, sur les effets thérapeutiques de l'électricité, mon attention fut fortement attirée par quelques cas de stérilité que
n'expliquait aucune lésion organique ou fonctionnelle de
l'appareil génital. Mes opinions sur l'importance de l'électricité dans l'acte de la fécondation, m'engagèrent à traiter
cet état anormal par l'application directe de cet agent impondérable. Les résultats répondirent pleinement à mes prévisions : je triomphai de la plupart de ces cas rebelles par
des traitements suivis. Je pourrais citer à ce sujet un assez
grand nombre d'observations, entre autres celle d'une dame
qui, après plusieurs années de stérilité, devint mère d'une
nombreuse famille et me reprochait, dans ses moments de
fatigue, de n'avoir que trop bien réussi..... »

La découverte récente des corpuscules de Pacini chez
l'homme donne un nouveau degré d'importance à l'électricité animale (¹). Nul doute que cet agent physiologique ne

(¹) Ce sont de petits corps arrondis, traversés par un filet nerveux et for-

devienne, entre les mains d'un praticien habile qui en connaît bien les lois, un procédé général de médication rationnelle d'une utilité comparable à celle de l'hydrothérapie et autres moyens de ce genre. L'électricité peut être employée comme altérant simple des humeurs; l'action de la foudre nous présente cet effet à son plus haut degré. Elle peut remplir plus convenablement que les procédés de la médecine ordinaire les indications pour lesquelles on administre les toniques, les révulsifs et les dérivatifs; car elle agit plus directement sur la force vitale. M. Beckensteiner en fait un emploi habituel et suivi d'heureux résultats dans les aménorrhées et les congestions chroniques de la tête et des organes thoraciques.

Nous ne possédons du *galvanisme* qu'une pathogénésie fort incomplète, et presque pas de notions cliniques. — G. de Leipzig s'occupe de rechercher ses effets sur les animaux. De ce qu'il a déjà publié sur ce sujet ressort l'action homœopathique de cette électricité des métaux appliquée à l'organisme malade; seulement les pôles agissent en sens inverse; — le pôle cuivre rend la transparence au crystallin que le pôle zinc lui a fait perdre (¹). Pour l'usage thérapeutique, l'indication du pôle à employer serait d'une importance fondamentale.

Ce que nous avons dit de l'état de l'homœopathie à

més de lames concentriques de tissu médullaire qui sont séparées les unes des autres par un léger suintement séreux. Ces corpuscules sont à l'état rudimentaires chez l'enfant et desséchés chez le vieillard. Ils paraissent n'exercer d'action qu'aux époques de la vie où se produisent les grandes et vives sympathies et où le consensus vital est dans toute sa plénitude. Les corpuscules de Pacini offrent beaucoup d'analogie avec l'appareil électrogène de la torpille.

(¹) Medic. zeit. vom verein für Heikund. preussen 1841, n. 24, pag. 109.

Dresde, en 1846, peut également s'appliquer à Leipzig, et même à plus juste titre ; car dans cette dernière ville le contraste entre le présent et le passé est encore plus marqué. Leipzig vit de ses souvenirs, et a complètement renoncé à la haute direction de notre école : elle est aujourd'hui sans influence au dehors. Son activité scientifique lui a été ravie par une multitude de praticiens habiles, disséminés dans les petites villes d'Allemagne. Ce n'est pas à dire cependant que l'homœopathie décline chez elle ; cet état rétrograde, qu'on n'a pas encore observé dans un seul lieu , ne se voit pas davantage dans ses murs. Les praticiens du nouvel art s'y maintiennent en nombre, et leur clientèle s'étend toujours un peu ; Wahle et Noack y ont été dignement remplacés par Cl. Müller et Kreüssler (¹); le premier est déjà connu , dans la littérature homœopathique, par quelques bons mémoires pratiques; celui-ci vient de publier, cette année 1847, une thérapie des maladies aiguës qu'Haubold m'avait annoncée avec éloge, ouvrage qui fera peut-être disparaître , dans notre méthode , une lacune que le traité analogue de Hartmann ne suffit plus à combler.

J'étais en Saxe à l'époque où la chambre des députés votait la maigre somme de 300 thalers (1,100 fr.) qu'elle a coutume d'allouer pour l'entretien du dispensaire homœopathique de Leipzig. Le prince Jean , représentant à la chambre le parti de la cour, fit tous ses efforts pour faire retirer cette allocation, et ne céda qu'aux représentations instantes de plusieurs députés qui proclamèrent l'efficacité de la nouvelle méthode , et l'utilité de favoriser sa propagation. Il n'est pas probable que nos intérêts trouvent à chaque session d'aussi généreux défenseurs. Le gouvernement royal ,

(¹) Kreüssler : therapie acuter krankeitsformen Leipzig by Dorfling.

d'accord avec l'influente université de Leipzig, met un obstacle invincible à la prompte expansion de notre école en Saxe. Le patronage laïque ayant peu de valeur dans ce petit pays, et la route des honneurs, des places et des profits, étant coupée aux praticiens homœopathes, on comprend que peu s'engagent dans la carrière du nouvel art, que tout y languisse et y souffre.

A mon dernier passage à Leipzig, j'eus soin de m'informer de l'opinion de Haubold et de Hartmann touchant la valeur pratique des nouvelles dilutions élevées : ces deux médecins les ont essayées et n'en sont pas partisans. Ils admettent leur efficacité dans certains cas rares, encore indéterminables, et ne les emploient que très-exceptionnellement. Hartmann me dit à ce sujet : « Croyez-moi, j'ai suivi la doctrine homœopathique dans son développement, ses phases et toutes ses péripéties ; j'ai vu naître et disparaître bien des idées systématiques, des exagérations et des excentricités. J'ai gagné à toutes ces choses d'acquérir une conviction inébranlable de la parfaite convenance des préparations hahnemanniennes, et de la suffisance des dilutions moyennes pour la plupart des cas. »

A ces graves autorités nous devons joindre le résultat d'une expérimentation importante des dilutions élevées, entreprise récemment à la Polyclinik de Leipzig par le docteur Müller fils. Ce jeune praticien, qu'anime une noble ardeur pour le perfectionnement de notre art, résolut de travailler sérieusement à mettre un terme aux divergences d'opinions touchant la valeur-pratique des nouvelles préparations. A cet effet, il choisit dans la Polyclinik, dont il est un des médecins, 36 sujets, atteints pour la plupart de maladies chroniques d'espèce différente et de celles qui en général ne peuvent guérir par les seuls efforts de la nature. Il adopta

un mode d'administration uniforme : deux ou trois globules
de la 200ᵉ dilution dissous dans quelques onces d'eau. Afin
de faire disparaître toute cause de doute et d'incertitude, il
laissa aux remèdes toute la durée d'action réclamée par les
plus exacts hahnemanniens, les répétant avec une persévérance ou les laissant agir avec une constance qu'il est impossible d'avoir dans la pratique privée. C. Müller avoue
même qu'il poussa la sévérité de l'expérimentation un peu
au-delà des limites que le devoir et la conscience prescrivent.

« Des 36 malades traités exclusivement avec les préparations korsakoviennes, 34 n'ont éprouvé aucune espèce de
soulagement ou même de modification attribuable aux remèdes ; 15, lassés de ne ressentir aucun effet, quittèrent la
visite au bout d'un certains temps ; 19 furent plus fidèles,
mais nous dûmes enfin nous résoudre à les soumettre au traitement homœopathique ordinaire, sous peine de les voir se
retirer comme les précédents, et de manquer ainsi d'une
manière inexcusable aux devoirs sacrés du médecin. Et nous
parvînmes, au moyen des doses hahnemanniennes, et quelquefois avec le même remède que nous avions employé inutilement aux dilutions élevées, nous parvînmes, dis-je, à produire, chez la plupart d'entre eux, des améliorations durables. Des 36 cas, deux seulement éprouvèrent quelques
effets : un enfant atteint d'ophthalmie scrofuleuse fut délivré
de la photophobie concomitante par l'usage de *calcarea
carb.* 200, employé pendant trois semaines consécutives. La
mère, contente de la disparition de ce phénomène pénible,
ne voulut pas ramener le petit malade. Le second cas fut celui d'un verrier qui était affecté depuis deux ans d'érosion
avec inflammation scrofuleuse du bord des paupières, sujette à des exacerbations douloureuses que nous parvînmes
toujours à dissiper promptement au moyen de *belladonne* 200.

Mais un traitement de cinq mois avec les dilutions élevées ne put le délivrer de l'ophthalmie elle-même, et nous le renvoyâmes sur sa demande. »

Il convient de faire observer que les dilutions employées par C. Müller pour cette expérimentation provenaient toutes de l'officine de Petter. Dans la session du congrès homœopathique central tenu à Leipzig en 1846, Wolf proposa de refaire ces essais, en employant les préparations de Jenichen. Je ne pense pas que cette proposition soit admise ; car ce serait se livrer en pure perte à de longues et laborieuses recherches. Que pourrait-on conclure de la supériorité des substances livrées par le mystérieux meckembourgeois, puisqu'on ne sait en quoi consiste la préparation qu'il leur fait subir ? Les individus peuvent se préoccuper de la valeur des arcanes, mais la science ne doit pas en tenir compte.

CHAPITRE VII.

DE L'HOMŒOPATHIE A BERLIN.

Sommaire : De l'introduction de l'homœopathie à Berlin par le docteur
Stüler. — Portrait de ce praticien.—Hufeland et la nouvelle école.—
Examen critique des appréciations d'Hufeland. — Cause de l'introduction facile et de la situation prospère de l'homœopathie à Berlin. —
Docteur Wesmeyer. — Fondation d'une clinique spécificienne ; son
insuccès. — Praticiens homœopathes actuels : Melicher , Reisig,
Kallenbach , Gaspary, — Opinion intime de Hahnemann sur les
doses. — Du vaccin au point de vue homœopathique. — De la vaccination et de ses dangers. — Indications cliniques diverses. — Projet
de fonder un hôpital homœopathique à Berlin ; pourparlers avec le
gouvernement ; état de la question.—Loi pour la liberté de la dispensation des remèdes en Prusse. — De l'homœopathie à Berlin en
1846. — Docteur OEgidi. — Des doses. — De l'administration des
médicaments en nature. — Jenichen , préparateur des dilutions korsakoviennes. — Le laïc Lutze ; ses exploits thérapeutiques à Postdam.—Doctrine de Paracelse.— Paracelse et Hahnemann.—Opinions
de praticiens allopathes distingués sur la valeur de la nouvelle
méthode.

Je quittai Leipzig peu de jours après la dissolution du
congrès et me rendis à Berlin , cette autre métropole, dont
l'incessante activité opère à vue d'œil la centralisation industrielle , politique et scientifique des pays allemands.

L'histoire de la nouvelle école et son état actuel en cette ville méritent de fixer notre attention.

L'introduction de l'homœopathie à Berlin est d'une date comparativement récente. Cette méthode était déjà popularisée dans les petits Etats de la confédération germanique, qu'on ne la connaissait point encore dans la capitale de la Prusse, où elle ne fut apportée qu'en l'année 1827 par le docteur Stüler.

G. W. Stüler est un des plus beaux caractères qui figurent dans l'histoire de notre école, et son souvenir vénéré excite encore les regrets affectueux du peuple au milieu duquel il exerça son art. La direction de son esprit et la nature même de ses études le portèrent naturellement à la pratique de l'homœopathie. Zélé disciple d'Oken, il apprit auprès de ce fameux naturaliste que le dynamisme règne en toute chose, que lui seul donne la clef de tous les phénomènes, que les systèmes matérialistes et organiciens conduisent à la négation des vérités les plus fondamentales. Imbu de ces principes, il vit la thérapeutique tout entière sous le point de vue de la spécificité, et ses recherches favorites portèrent sur les propriétés spéciales des substances médicamenteuses. Il était sur la voie de l'homœopathie sans le savoir, et lorsque cette doctrine lui apparut avec son principe de similitude, il s'empressa de l'adopter comme le but et le guide de ses travaux. Il avait acquis de l'habileté et de la réputation dans l'art des accouchements qu'il abandonna pour se livrer exclusivement à la pratique de la médecine spécifique : il renonça aussi aux faveurs du prince d'Hohenzollern qui se l'était attaché, et aux jouissances d'une fortune obtenue avec la main d'une noble héritière, pour aller à Berlin introduire et propager la nouvelle méthode. Seul, il lutta contre la Faculté et tout le corps médical, par ses succès seulement,

sans entamer de discussion, sans publier le moindre écrit,
En peu de mois il devint le médecin le plus répandu, le plus
populaire, traitant à la cour les parents du roi, et les indi-
gents dans leur réduit.

Tandis que nous avons vu ailleurs l'homœopathie pro-
gresser péniblement au milieu des controverses et des oppositions de tous genres, ici elle fut accueillie avec enthousiasme et maintenue en constante faveur comme une réforme
médicale désirée depuis longtemps. Il faut avouer que le
médecin du roi, le *proto-medicus* Hufeland, dont l'amitié
pour Hahnemann et la tolérance pour la doctrine de son
ami ne se sont jamais démenties, contribua à cette facile introduction. Cependant cette influence fut plutôt passive, et
l'on ne peut nier que le favorable accueil fait à notre école
ne soit dû presque tout entier à Stüler.

Personne n'était mieux fait pour gagner la confiance générale; instruit et modeste, plein de dignité dans la pratique
et zélé pour l'honneur médical, il sut acquérir dès l'abord
l'estime de ses confrères, se posa comme leur aide, leur
ressource dans les cas difficiles, gagnant leurs sympathies
par un commerce d'égards et de procédés délicats. Ses belles
manières, sa brillante élocution, ses talents dans les arts
d'agrément, ses nobles relations de famille, en firent le médecin favori de la haute société, position qui fut affermie par
l'heureuse guérison d'un prince royal. Sa bienfaisance, son
nombreux dispensaire, les soins empressés qu'il prodigua
aux pauvres, en firent le praticien le plus populaire de Berlin. Ainsi par un ensemble de rares et aimables qualités, il
devint l'homme universellement recherché et le pacifique
introducteur d'une méthode qui soulevait partout ailleurs
une répulsion acharnée.

Dans son voyage médical, en 1832, mon père visita

Stüler et eut avec lui de longues conférences sur divers points de pratique. Il convient de faire remarquer que ce médecin suivait à peu de chose près les règles tracées par Hahnemann et qu'il obtint ainsi d'immenses et d'incontestables succès cliniques.

Stüler portait depuis son enfance le germe d'une mort prématurée. Une voussure prononcée du côté droit de la poitrine dénonçait un cœur anévrismatique, dont les battements anormaux devaient l'engager à prendre un repos absolu. Mais il ne voulut point abandonner la mission scientifique dont il s'était chargée. Il fit face jusqu'à ses derniers moments aux exigences de son immense clientèle, et quelques mois avant de mourir, pendant l'hiver de 1834, on le vit, bravant les frimats, parcourir incessamment, en traîneau, la vaste surface de Berlin. Une oppression mortelle s'empara bientôt après de son corps épuisé

Ainsi périt à la fleur de l'âge un des plus beaux caractères qui figurent dans l'histoire de notre école. Les efforts de Stüler n'avortèrent point comme on aurait pu le craindre : plusieurs praticiens héritèrent de son dévouement aux intérêts de notre doctrine et continuèrent cette œuvre de propagation si heureusement commencée.

Je trouvai à Berlin le docteur Melicher, l'ami intime d'Attomyr, dont il partagea les mauvaises fortunes. Il fut appelé par Stüler qui en fit son médecin assistant. Le docteur Reisig, le plus répandu des praticiens homœopathes et qui a le mieux succédé à l'influence et à la popularité de Stüler. Le docteur Wesmeyer, représentant des spécificiens prussiens, dont la méthode empirique et les procédés peu confraternels ont apporté maints obstacles aux progrès continus de notre école à Berlin, comme nous le ferons voir dans la suite. Le docteur Kallenbach, le brillant orateur, dont les leçons publiques et les écrits répandent parmi les classes instruites une connaissance exacte de notre méthode. Le docteur Gaspary (1) défenseur de l'hahnemannisme mitigé de Trinks et quelques autres praticiens moins connus qu'il serait inutile de mentionner.

A l'exception de Wesmeyer, qui sacrifie le bien commun à ses opinions personnelles, tous ces médecins sont unis d'amitié, et dévoués aux intérêts de notre école, qui, en perdant Hufeland, dont la mort suivit de près celle de Stüler, avait vu succéder à ses jours de paix et de triomphe facile cette période de contradictions et de luttes qu'elle ne peut, en aucun lieu, se dispenser de subir. Mais avant d'exposer l'état actuel des choses, je crois utile de remonter plus haut et de faire connaître la manière dont l'illustre archiâtre prussien accueillit notre méthode, et la polémique utile qu'il suscita à ce sujet. Ce point de vue de l'histoire de l'homœopathie mérite, à tous égards, de fixer l'attention.

Ce sujet, que nous allons traiter en passant, possède un intérêt tout nouveau. Jusqu'ici nous avons présenté les discussions passionnées des partisans des deux écoles rivales, lutte laissée sans solution par excès de prévention et d'amour-propre, lutte souvent scandaleuse et toujours funeste à l'honneur médical. Aujourd'hui nous avons affaire à un adversaire dont personne ne peut contester la bonne foi ni le talent, et dont la critique commence par ces graves paroles :
« Un grand avantage de l'âge est de rendre l'homme libre
« dans ses opinions. On est déjà presque en dehors de la
« vie. Une foule de considérations humaines, d'influences,
« de motifs jadis tout-puissants ne nous touchent plus, et le

(1) Il ne faut pas confondre ce praticien avec feu le docteur Gaspary de Leipzig.

« jugement reste intact. On ne veut plus rien être, plus rien
« devenir ; les illusions sont dissipées , et l'on comprend
« mieux que jamais cette vérité : *quantum est quod nesci-*
« *mus* (¹). » Que les détracteurs irréfléchis, de notre méthode se taisent devant l'appréciation qu'en a faite ce grand
praticien, et que les esprits sérieux suivent attentivement la
courte polémique que nous allons engager avec ce représentant de la médecine allemande ; leurs doutes ne tarderont pas sans doute à faire place à une conviction bien arrêtée de la valeur de notre doctrine thérapeutique.

Contemporains d'étude, Hahnemann et Hufeland s'unirent
d'amitié en parcourant ensemble la carrière scientifique. Au
jour où le fameux chef d'école battit en brèche l'ancien système médical, Hufeland posé, défenseur officiel de ce système, se vit naturellement placé sous la bannière de nos
aveugles détracteurs. Mais son estime pour le talent et le
caractère de Hahnemann ne lui permit point de céder à cette
nécessité de position et le poussa, peut-être malgré lui, à
un examen et une appréciation impartiale de notre méthode.
Ainsi, loin de chercher à en arrêter le progrès au moyen du
pouvoir archiâtrique dont il était revêtu, nous le voyons
dès le commencement calmer les âpres oppositions, dissiper
les préventions et préparer les voies à un accommodement,
en popularisant les principes de la physiologie vitaliste et de
la thérapie spécifique.

En 1825, les esprits étant ainsi préparés, il exposa franchement (dans *Hufelands journal*,) ses opinions sur l'homœopathie. C'est, suivant lui, la *médication directe*, celle
qui va droit au but curatif par l'action spéciale des substan-

______
(¹) *De l'homœopathie*, par Hufeland. Berlin, pag. 10.

ces toxiques et qui ne met point en jeu, pour l'atteindre, l'influence réciproque normale des systèmes organiques, et l'action indirecte des agents hygiéniques. Cette méthode directe n'est pas étrangère à la médecine telle qu'elle a été pratiquée jusqu'à ce jour, mais l'homœopathie consiste à réunir tous les instruments de cette méthode, à augmenter leur nombre, à généraliser leur emploi, à créer sur un principe positif une science exacte et la substituer à ce qui n'avait été jusqu'alors qu'un pur empirisme. L'homœopathie ne constitue pas l'art médical tout entier, comme le prétendent ses partisans, mais on ne peut nier qu'elle n'en soit la partie vitale, essentielle et celle pourtant qu'on a le moins bien étudiée. A ce titre, l'homœopathie réclame toutes nos sympathies, tandis que sous d'autres rapports nous devons la rejeter comme une doctrine tissue d'erreurs et d'illusions, tels sont : le précepte de l'administration des doses infinitésimales, le diagnostic purement symptomatique et l'étude exclusive des remèdes sur l'homme sain. — On doit faire remarquer ici que Hufeland se prononce d'après des opinions théoriques en dehors de l'expérience, et qu'il l'avoue.

Ce jugement, favorable à l'homœopathie comme système, était cependant de nature à nuire beaucoup à son adoption dans la pratique ; heureusement que nos adversaires déclarés eurent eux-mêmes soin de faire modifier cette fâcheuse appréciation, en accusant sérieusement Hufeland d'avoir pris parti contre la médecine officielle. Celui-ci répondit dans une brochure, publiée en 1831, qu'il avait parlé en vue de l'intérêt général de la science, qu'à son âge et dans sa position on ne pouvait être mû par des considérations d'un ordre secondaire, qu'il déplorait la division et la désharmonie survenues dans le corps médical et rendues chaque jour plus marquées par les discussions acrimonieuses des praticiens allemands ; que son but était de rétablir le bon accord en ramenant la discussion sur le terrain purement scientifique, et en montrant en quoi chacune des deux écoles rivales avait raison et avait tort, de quelle manière elles pouvaient se compléter l'une l'autre pour former le véritable art de guérir ; que loin de se déclarer partisan de la doctrine hahnemannienne, il allait énumérer contre elle, dans ce petit mémoire, de graves objections ; que cependant il n'avait pas changé d'opinion sur la valeur propre de ce système, et qu'il devait même avouer que, depuis ses premières critiques, des faits irrécusables l'avaient convaincu de l'action positive des doses infinitésimales et de l'efficacité de l'homœopathie dans des cas où la médecine ordinaire avait complètement échoué.

Cette déclaration valait pour notre école la plus ample apologie. Hufeland avait donc jugé d'abord son côté pratique avec des idées préconçues. L'observation l'avait convaincu plus tard de son précepte le moins admissible. Le temps et d'autres observations le conduiraient à une adhésion plus complète.

Hufeland se défend du reproche d'être homœopathe ; il s'en disculpe avec soin dès la première page de son mémoire, et cette préoccupation, peut-être à son insu, lui fait accumuler contre notre doctrine plusieurs objections mal fondées, comme pour donner un contre-poids aux assertions favorables que l'amour de la vérité le force de publier. On ne peut donc l'accuser d'être partial en notre faveur, et cependant son jugement sur l'homœopathie est une acceptation formelle de toutes nos opinions. Il nous est facile de le prouver.

Hufeland reconnaît que l'homœopathie s'occupe d'un objet de haute importance, qui fut jusqu'à ce jour un accessoire méprisé et négligé. Il condamne donc, par cette première assertion, cette foule de praticiens indifférents qui jugent l'étude de notre méthode indigne d'occuper leurs loisirs. Il reconnaît avoir vu plusieurs cas de maladie, rebelles aux anciens procédés, céder à l'emploi de nos moyens ; et ces cas étaient ceux qu'il observait par hasard, lorsque sa clientèle se trouvait en contact avec celle d'un médecin homœopathe. Ces cas, il ne les a pas cherchés, ils se présentèrent d'eux-mêmes ; et n'en aurait-il pas signalé bien davantage, s'il s'en fût enquis avec soin ? Par cette seconde assertion, Hufeland pose notre méthode comme un système de traitement spécial qui peut fournir des résultats qu'on n'obtiendrait point avec les médications ordinaires. Il en rend donc l'étude impérieusement obligatoire à tout homme consciencieux. En troisième lieu, il proclame l'efficacité des remèdes administrés à des doses infinitésimales, et détruit ainsi l'objection la plus répandue, la mieux fondée, en apparence, qu'on fait, non pas à l'homœopathie, mais à son mode d'application.

Voilà, disons-nous, une adhésion aussi entière que nous le pouvons désirer. Si le coryphée de l'école allopathique proclame notre méthode positive, efficace, importante, peu importe le jugement qu'il émet sur les points secondaires. Cependant, pour faire à ce propos une apologie complète de l'homœopathie, nous allons exposer toutes les objections d'Hufeland, et en donner une réfutation radicale. Nous prions le lecteur de considérer quelle est la valeur des pages simples et précises qui vont suivre. Si l'illustre professeur de Berlin voit sa critique réduite à rien par des arguments faciles, que doit-on penser des raisons *puissantes* que la masse des médecins prétend pouvoir alléguer en faveur de son opposition ?

L'homœopathie, posée comme principe général de l'art de guérir, ne doit pas être admise, dit Hufeland ; car elle de-

viendrait ainsi le tombeau de la science et de l'humanité. Son
mépris et sa répulsion pour toutes les connaissances et les
procédés que nous tenons de l'expérience des temps passés,
ses indications purement symptomatiques dépourvues de toute
considération étiologique, anatomique, physiologique, etc.,
cela ne doit-il pas éloigner de l'étude approfondie des sciences
médicales, et les faire rejeter ensemble sous la dénomination
malveillante d'*allopathie*? En suivant cette marche, l'art médical deviendrait bientôt un grossier et dangereux empirisme.
La différence essentielle qui existe entre la nouvelle et l'ancienne méthode consiste en ce que celle-ci est fondée sur le
raisonnement et l'appréciation de tous les éléments de médication, tandis que celle-là repose uniquement sur la comparaison des symptômes morbides avec les phénomènes pathogénétiques.

Voilà le résumé des objections d'Hufeland. En réponse à la
première, par laquelle il dénie à notre méthode le caractère
de généralité que nous lui reconnaissons, il suffira de répéter
en quelques mots ce que nous avons dit ailleurs avec développement : le principe de la spécificité, et l'emploi des spécifiques
qui constituent essentiellement notre méthode, forment aussi
l'objet principal de la médecine, ainsi que Hufeland le reconnaît. Pourquoi donc refuse-t-il d'admettre l'homœopathie
comme l'art de guérir proprement dit? Qui nous montrera une
médication pouvant lutter avec celle-ci de généralité et d'importance? Sera-ce la médication qu'on pourrait appeler *tem-
pérante,* c'est-à-dire cet ensemble de procédés hygiéniques par
lesquels on cherche à modifier les forces vitales en plus ou en
moins, rejetant toute idée d'altération qualitative et se tenant
au fait purement physiologique? L'habileté de Brown et de
Broussais a torturé en vain cette matière pour en faire sortir
un système de thérapie générale ; il n'est resté de cet écha-

faudage théorique qu'un petit nombre de préceptes utiles.
Chacun reconnaît que la médecine n'est point là. Est-elle
mieux dans l'emploi des révulsifs? Nul ne le croira un moment, qui réfléchira que l'action de ces moyens est purement
palliative, incapable d'attaquer le mal dans sa racine. Quelques-
uns ne seraient pas éloignés de placer le fondement de notre
art sur ce qu'on appelait autrefois la médecine humorale, et
qu'on désigne aujourd'hui sous le nom de *médication altérante*. Et d'abord, je ferai observer que ce système est entièrement dépourvu de principe. Rien n'établit ce qui rentre ou
ne rentre pas dans cette médication ; cependant, l'on ne peut
méconnaître que son caractère dominant ne soit celui de la
spécificité. Elle consiste dans l'emploi de modificateurs spéciaux, dont l'effet échappe aux explications rationnelles; c'est
l'homœopathie, moins son principe et sa valeur scientifique.

Où donc est la médecine? Dans l'ensemble des procédés thérapeutiques, dira-t-on. Mais il s'agit d'établir celui
qui la constitue plus spécialement ; car enfin, aussi bien que
la science de l'homme malade dont elle est le côté pratique,
la médecine doit avoir un principe fondamental d'où découle
une méthode uniforme de traitement, et l'on ne peut dire
qu'elle se compose d'une collection bigarrée de procédés. Or,
ce principe fondamental, essentiel à l'art de guérir, qui peut
le constituer à lui seul, devant lequel tous les autres sont des
accessoires secondaires, ce principe, c'est la spécificité. En
mettant de côté toute prévention, cette proposition reste évidente dans la sphère des idées médicales, comme les notions
de sens commun dans la sphère générale de l'entendement.
A toutes les époques, la médecine s'est représentée comme
possédant les substances médicinales répandues dans la nature, et dont l'action merveilleuse échappe à nos investigations. Aux temps anciens, le sage connaissant la vertu des

simples, au moyen-âge, le magister initié aux secrets des propriétés des drogues, étaient pour les peuples le type de l'homme de l'art; et de nos jours, si l'on veut par un fait, par un exemple, montrer ce qu'est la médecine et démontrer son existence, met-on en avant une médication, un procédé physiologique? Loin de là; les plus fougueux partisans de la méthode rationnelle comprennent alors tout ce qu'il y a de vague, d'objectable, d'indécis, d'accessoire dans leurs procédés, et se rejettent instinctivement sur la notion de spécificité. Ils citent l'action fébrifuge du quinquina, la propriété du vaccin, les puissants effets spéciaux du mercure, de l'iode, etc. Ces faits leur paraissent alors résumer ce que la pharmacopée a d'essentiel et de plus positif. Si donc les partisans déclarés des médications rationnelles sont forcés de représenter la spécificité comme l'expression la plus vraie de l'art de guérir, il faut avouer que notre opinion est au moins bien spécieuse. Mais l'emploi des spécifiques, dépouillé du caractère de grossier empirisme et élevé par le principe de similitude à la hauteur d'une doctrine scientifique, perdra-t-il pour cela la faculté de constituer l'essence de la médecine? Il y aurait absurdité à l'avancer, et c'est pourtant dans cette absurdité que l'on tombe en refusant d'admettre que l'homœopathie soit la médecine proprement dite. Voilà pour la première objection d'Hufeland : passons maintenant aux autres.

« Si l'homœopathie, dit-il, constituait à elle seule l'art de guérir, la science et l'humanité y trouveraient leur tombeau. » Comment concilier cette accusation violente avec l'assertion de ce même praticien, touchant l'innocuité de notre méthode et sa supériorité sur l'ancienne en certains cas? Car, enfin, la race humaine peut très-bien exister sans médecine, le fait est certain; et parce qu'on la dotera d'un procédé de traitement *toujours innocent, et quelquefois efficace,* il faudra qu'elle périsse! Telles sont les monstrueuses inconséquences qui ressortent des phrases banales que le professeur de Berlin a eu la faiblesse d'écrire pour apaiser un peu les clameurs de nos adversaires, et donner un contre-poids à ses éloges positifs.

Pour ce qui est du tombeau de la science, cette accusation, moins ridicule, n'est pas mieux fondée que la précédente. Les longues dissertations répandues dans cet ouvrage nous dispensent d'entrer ici dans des développements; je dirai seulement que l'homœopathie n'ôte rien, mais qu'elle apporte; qu'elle ne supprime rien, mais qu'elle ajoute, qu'elle complète l'art de guérir, et qu'autour d'elle viennent se ranger tous les procédés thérapeutiques accessoires. Et ce serait le tombeau de la science! Nous le disons et le montrons avec évidence : ce tombeau, c'est l'allopathie qui l'a creusé et y tient renfermé l'art depuis son origine; guidée et ballottée par des théories vaines, acharnée à la poursuite d'un perfectionnement illusoire par les seules ressources de la physiologie, pleine de mépris pour l'étude positive des médicaments, elle oppose un obstacle insurmontable aux progrès de la médecine : elle limite, elle repousse, elle exclut.

« Son mépris et la répulsion pour toutes les connaissances « et les procédés....., ses indications purement symptoma- « tiques.... (Hufeland).» De ce qu'un certain nombre de médecins s'adonne à la pratique exclusive de l'homœopathie, rejetant ainsi avec ou sans mépris les anciens procédés, il n'en résulte pas que notre méthode soit incompatible avec ceux-ci; il n'est point vrai non plus que nous recherchions des indications purement symptomatiques. L'étiologie nous est tellement nécessaire, que sans elle nous ne pourrions nous livrer au traitement antipsorique des maladies, qui joue un si grand rôle dans notre thérapie. Les indications anatomiques nous sont indispensables, attendu qu'il est de l'essence de l'action spécifique de se manifester sur des organes isolés et des appareils organiques qu'il faut savoir bien déterminer. De même pour la physiologie. Quant à la pathologie, nous avons doublement besoin de l'étudier, puisque nous n'administrons nos médicaments qu'après avoir comparé l'état morbide naturel à l'état morbide artificiel. L'homœopathie exige de ces diverses sciences une étude bien plus approfondie que l'ancienne école. Nous l'avons suffisamment prouvé ailleurs.

« En suivant cette marche, l'art médical deviendrait bien-
« tôt un pur empirisme. » La chose est absolument impossible, puisque l'homœopathie possède un principe général et des conséquences logiques ; et l'empirisme suppose l'absence de l'un et des autres.

« La différence essentielle qui existe entre la nouvelle et
« l'ancienne méthode consiste en ce que celle-ci est fondée sur
« le raisonnement et l'appréciation de tous les éléments... »
Nous avons montré ailleurs que le vice radical de l'allopathie est la généralisation ; par conséquent elle est donc bien loin d'*apprécier tous les éléments de médication* ; nous avons montré aussi qu'elle était dépourvue de principes arrêtés : or, quoi de moins admissible qu'un raisonnement sans base solide ? Autant de praticiens allopathes, en général autant d'opinions diverses. Comment Hufeland a-t-il pu avancer aussi étourdiment ces diverses assertions ? S'il est fâcheux de voir un homme de ce mérite parler ainsi à la légère, il est heureux pour nous qu'il l'ait fait ; il a démontré l'impossibilité d'une critique sérieuse de nos doctrines, et nous permet de demander à tout esprit judicieux ce qu'on doit penser de cette multitude de détracteurs subalternes qui pullulent autour de nous, et qui prétendent avoir découvert *à priori* les solides objections que Hufeland n'a pu trouver par un examen attentif.

L'archiatre prussien se résume de la manière suivante :
nous y joignons nos courtes observations.

1° Elle (l'homœopathie) rendra les praticiens plus attentifs à la séméiologie, trop négligée jusqu'à ce jour (ce qui revient à dire qu'elle rendra le diagnostic plus exact et plus
complet).

2° Elle fera mieux observer les préceptes diététiques (ce
qui est la moitié de l'art médical).

3° Elle fera cesser la croyance à la nécessité des grosses
doses (c'est-à-dire qu'elle ôtera à l'allopathie une partie de
ses dangers, car cette méthode ne peut répudier absolument
les doses massives).

4° Elle introduira une plus grande simplicité dans les
prescriptions (ce qui amènera la réforme depuis si longtemps
désirée du système pharmaceutique).

5° Elle conduira à un plus sûr moyen d'étudier les remèdes et d'arriver à la connaissance de leurs propriétés (ce qui
constitue avec l'hygiène la médecine interne tout entière).

6° Elle ne peut faire de mal en aucun cas (cela seul la
rend bien préférable à la méthode ancienne).

7* Elle diminuera de beaucoup les frais de traitement.

8° Elle conduit à un traitement tout symptomatique (elle
tient grand compte des causes, et cette considération, jointe
à un *examen symptomatique raisonné,* constitue en effet l'unique source des indications).

9° Elle nuira aux études médicales (comme méthode spécifique, elle oblige à une étude plus spéciale, et par conséquent plus complète de toutes les branches de la science).

10° Elle porterait le désordre dans l'organisation médicale,
en rendant nécessaire la dispensation des remèdes par le
médecin. (Qu'importe? on réorganiserait.)

11° Elle ne tient compte de la force médicatrice (elle prétend, au contraire, n'opérer qu'en excitant la réaction vitale).

Hufeland termine ainsi (voy. *Archv.*, v. 2, p. 135) : « Ce « sont là mes opinions, et je conclus par ces mots : *Le temps* « *jugera;* jusque-là continuons d'apprécier impartialement « en nous tenant plus aux faits qu'à la théorie ; libres d'es- « prit de parti et de passion persécutrice, reconnaissons qu'on « peut atteindre le but de différentes manières. »

Le *Journal d'Hufeland et Ozann*, recueil médical le plus important à cette époque, revêtit ce caractère de sémi-bien-veillance vis-à-vis notre méthode, et essaya de concilier les tendances des deux écoles rivales. Dans le 1ᵉʳ cahier 1834, il y fut fait un appel chaleureux (par Dzondi) aux praticiens des diverses opinions, pour une *réforme de l'art médical* dans l'esprit de la doctrine homœopathique, c'est-à-dire par l'étude des actions spéciales de toutes les substances médicamen-teuses sur les organes et appareils du corps humain en santé. A ces journalistes conciliateurs se joignirent quelques pra-ticiens expérimentés, entre autres Messerschmidt, qui, après avoir vieilli dans l'école allopathique où il acquit une belle réputation, et après s'être montré un de nos plus ardents ad-versaires, crut devoir céder à l'évidence des faits, et publia (dans le journal der pracktischen Heilkunst 1836, erst stück januar) des *histoires de traitements homœopathiques*. Messer-schmidt, indifférent aux reproches de ceux qui prétendent qu'on ne peut employer simultanément deux méthodes, con-tinua le reste de ses jours à faire participer sa nombreuse clientèle aux bénéfices de l'une et de l'autre, faisant usage de l'homœopathie toutes les fois que les procédés ordinaires présentaient quelque inconvénient. C'est par ces hommes estimés et connus du public que l'homœopathie obtint droit de bourgeoisie en Prusse, ce qui nous explique le peu d'ob-stacles qu'elle y eut à vaincre et les grands succès de Stüler.

A ces causes, nous devons ajouter les dispositions favorables du roi actuellement régnant. Les opinions piétistes de ce monarque lui ont fait envisager notre école sous un point de vue philosophique qui sied à ses idées religieuses. Effrayé des progrès funestes du *rationalisme* dans le nord de l'Allemagne, il voit avec plaisir l'opposition du principe spécifique aux doctrines médicales rationnelles, et, quelque indirecte que soit cette considération, elle nous a déjà valu plusieurs témoignages de sa haute bienveillance.

Jusqu'ici nous avons présenté la spécificité méthodique en lutte avec l'allopathie : au sortir de Berlin, nous allons entrer sur un terrain tout nouveau. Laissant de côté le point de vue trop exclusif des anciennes doctrines, nous présenterons l'état intérieur de notre école et les discussions intestines qui la tourmentent et la divisent. Cette guerre civile possède à Berlin un chaud instigateur dans la personne du docteur Wesmeyer.

Wesmeyer est le type de ces gens qui, par une singulière disposition d'esprit, vouent une hostilité sombre et implacable, non point aux opinions qui leur sont diamétralement opposées, mais à celles qui ne diffèrent des leurs que par une légère nuance. Ce phénomène moral s'est produit aussi dans la dissidence entre les spécificiens et les homœopathes. Oubliant l'adversaire commun, et ne tenant compte ni de leur commune origine ni des opinions qui les rapprochent, ils s'attaquèrent avec une violence déplorable. Ils ont détruit cette bonne entente qui, lors de mon premier passage en Allemagne, unissait fraternellement les partisans de la nouvelle école. Aujourd'hui, il y a deux camps aux pays que nous avons parcourus jusqu'à présent : Autriche et Saxe. Il est vrai de dire que la fusion commence à s'opérer, mais en Prusse et dans ce qu'on appelle l'Allemagne, la polémique existe encore dans toute son âpreté.

Je ne pus voir le docteur Wesmeyer, et chaque fois que je me présentai chez lui, je fus reçu de cette manière qui dit : Monsieur n'y est pas pour vous. Je pense qu'il avait été informé du chaud accueil que m'avaient fait ses confrères qu'il fuit avec grand soin pour éviter toute discussion pénible (¹).

Au mois d'août 1841, le docteur Wesmeyer sollicita, auprès des administrateurs des hôpitaux dont plusieurs étaient ses clients, la cession d'un hôpital ou d'une salle seulement pour l'application de la méthode homœopathique. Grâce aux bonnes dispositions du chef de l'état, il obtint facilement l'objet de sa demande, et c'était un grand pas vers la reconnaissance officielle de notre école. Malheureusement Wesmeyer eut le tort de considérer la concession comme à lui faite, comme son affaire personnelle ; il refusa toute coopération de la part de ses confrères hahnemanniens et même leurs simples avis, désirant faire servir sa clinique au triomphe des opinions spécificiennes.

Dans une partie d'*Elisabeth's hospital*, on put voir à l'œuvre ce praticien et sa médication, les gouttes de teinture et le *spiritus phosphori*, ce favori de la thérapie spécificienne. Trois mois s'étaient à peine écoulés que les résultats désastreux du traitement engagèrent les autorités compétentes à fermer cette clinique.

Quels que soient les motifs fondés de notre antipathie pour la méthode employée, nous ne saurions cependant lui attri-

(¹) Il est possible que le docteur Wesmeyer ait été absent lorsque je me présentai chez lui, ou qu'il ait été dans l'impossibilité de me recevoir. Il est possible qu'on m'ait exagéré ses dispositions peu conciliantes et son influence fâcheuse sur les progrès de notre école à Berlin. Qui n'entend qu'un parti n'a pas les éléments d'un jugement équitable. Je rapporte ce qui m'a été dit et ce que j'ai cru observer moi-même.

buer en entier ce flagrant insuccès. Les hahnemanniens les plus
zélés ne le lui attribuèrent pas, et tout en critiquant sévèrement
Wesmeyer au point de vue de l'école homœopathique exacte,
ils prirent généreusement sa défense vis-à-vis des allopathes
qui prétendaient l'accabler sous le poids de cette expérimentation publique. Le spécificisme, qui est un progrès de l'art
médical, ne peut donner des résultats pratiques moins favorables que ceux de la médecine ordinaire. A supposer qu'il
soit nuisible, il ne peut l'être directement, et se place, sous
ce rapport, au rang de la méthode expectante ou peu s'en
faut; car s'il abolit en partie les hautes dilutions, ses doses
sont en général inférieures à celles de la posologie ordinaire.
La cessation de la clinique d'*Elisabeth's hospital* doit donc
tenir à d'autres causes et les voici : Wesmeyer, dans sa
préoccupation à exclure ses confrères, négligea de s'assurer
des conditions extérieures de réussite; il se priva de toute
garantie en présence des autres médecins, qui désiraient vivement pouvoir condamner par un fait expérimental un système que le souvenir vénéré d'Hufeland défendait encore
contre une critique malveillante. L'administration de la salle
ne fut pas changée; les surveillants et les infirmiers, étonnés
de ce nouveau mode de traitement, ne se faisaient pas de
scrupule de passer aux malades quelques drogues allopathiques, et de conseiller aux plus valides de descendre aux
premiers étages pour s'en procurer régulièrement. La pharmacie homœopathique resta sans gardien exposée à toute
espèce de manipulation : le régime ne fut point suivi, et probablement Wesmeyer n'eût pas insisté sur cet article. Mais
ce qu'il y eut de plus grave, c'est que, méprisant sans doute
la sage prudence de l'*hahnemannien* Marenzeller, il laissa
l'admission des malades toute entière aux mains des médecins de l'établissement, qui remplirent ses rangs de cas re-

belles, incurables ou désespérés; ce qui faisait dire à notre malencontreux confrère qu'on lui avait confié non des malades, mais des mourants. Cela voyant, il en fit des plaintes réitérées à l'administration ; mais ceux des membres qui lui avaient obtenu cette clinique , ne_furent pas assez influents pour lui faire octroyer les garanties qu'il exigeait maintenant. Wesmeyer en vint à des querelles fâcheuses qui n'aboutirent à rien , et il se vit enfin forcé de renoncer à son expérimentation.

Cet échec avait été personnel , mais son résultat ne le fut malheureusement pas, et l'école homœopathique dut en répondre. Mais si Wesmeyer avait été seul à faire le dommage, il ne fut pas seul à le réparer, ou plutôt d'autres le réparèrent à sa place. Plusieurs de ses confrères engagèrent avec les allopathes , dans le *Leipzig allgemeine Zeitung* , une discussion où l'on fit voir qu'aucune condition nécessaire à une expérimentation exacte n'avait été remplie, et qu'on ne pouvait rien conclure avant de l'avoir reprise sur des bases nouvelles. Ces polémiques, servies par un organe de la presse politique très-répandu en Prusse, donnèrent à notre système médical une grande publicité. D'un échec apparent résulta un bien positif, et une nouvelle extension de l'homœopathie suivit la déconvenue de Wesmeyer dans Elisabeth's hospital.

Melicher, l'élève de Stüler, occupe un rang distingué parmi les homœopathes de Berlin ; c'est cependant moins un praticien qu'un médecin de cabinet. Pendant mon séjour à Berlin, je le trouvai occupé à terminer son ouvrage sur la médecine opératoire des anciens, d'après une collection d'instruments chirurgicaux découverts à Pompéii , que le gouvernement napolitain mit à sa disposition pour en tirer des lithographies.

Le docteur Reisig est celui qui a succédé effectivement à

la réputation et à la brillante clientèle de Stüler ; ils avaient été camarades d'études, s'étaient séparés, puis retrouvés à Berlin, chacun dans un des camps rivaux. Reisig ne put s'empêcher de témoigner à son ami tout l'étonnement et le déplaisir qu'il éprouvait à le voir engagé sur une voie absurde, loin du rationalisme de l'école : ils conviennent en vain de laisser de côté les discussions médicales pour jouir d'une amitié réciproque, mais cette question revient toujours amenant des paroles irritantes. Reisig finit par se décider à essayer sur un de ses clients la méthode de son ami ; c'était un cas chronique de phthisie. L'amélioration qu'il produisit dans les symptômes généraux fut si marquée, qu'il renonça dès lors à son opposition pour s'adonner à l'étude et à la pratique de l'homœopathie, dont il est maintenant le premier représentant dans la capitale.

Pourvu d'une clientèle moins distinguée, Kallenbach ne laisse pas que d'être le plus important propagateur de notre méthode. Chirurgien, accoucheur expérimenté, habile à manier la parole et la plume, il étend l'usage de l'homœopathie à toutes les branches de l'art médical et vulgarise son emploi. Il a eu l'heureuse idée de faire des cours publics où la classe instruite va apprendre l'origine et la nature de la nouvelle médecine qu'elle voit surgir sous ses yeux. Les leçons de 1842 ont été publiées chez l'éditeur Voss ; les autres suivront et formeront un cours complet à l'usage des gens du monde.

Gaspary pratique l'homœopathie depuis 1826, mais il n'est établi à Berlin que depuis peu d'années. Il débuta, comme Hahnemann, par l'emploi des basses dilutions et des teintures mères, persistant dans cette méthode alors même que ce chef d'école eût proclamé le développement du dynamisme médicamenteux au moyen des triturations et dilutions répétées, et qu'il eût placé ce procédé pharmaceutique au nombre des éléments essentiels de la nouvelle doctrine. Hahnemann fut très-irrité de cette complète indifférence à l'égard d'une découverte qu'il considérait comme le complément pratique du principe de similitude, et que tous ses disciples d'alors avaient successivement admise. Gaspary me montra une lettre pleine de reproches amers qu'il en reçut à ce sujet. Plus tard, Hahnemann, reconnaissant l'inconvénient de généraliser d'une manière absolue le précepte de la dynamisation en l'appliquant à tous les médicaments et à tous les cas morbides, se repentit d'avoir si rudement traité son ami. Il lui écrivit « que son cher Gaspary n'a pas cessé d'être son disciple, qu'il n'a point abandonné les principes fondamentaux de la vraie doctrine, qu'il serait à désirer que les homœopathes n'eussent pas admis exclusivement, sur sa parole, un procédé qui est loin d'être également applicable à toutes les substances toxiques et à tous les états pathologiques. » Hahnemann s'exprima plus librement encore dans une entrevue qu'ils eurent à Cöthen. A ce propos, naturellement on se demande pourquoi Hahnemann ne publia pas ce résultat de son expérience ; pourquoi ses ouvrages et leurs nouvelles éditions depuis 1830 environ, époque à laquelle il reconnut son exagération dans le précepte absolu des petites doses, ne renferment rien sur cette importante découverte. Tout ce qui se rapporte à cette particularité nous est d'un haut intérêt. Gaspary déclare tout simplement que le réformateur de l'art médical devait éviter avec soin de revenir sur ses assertions et tout ce qui pouvait sentir la contradiction et l'indécision ; qu'une telle faute aurait porté un coup funeste à notre école en disposant la plupart des gens à révoquer en doute la valeur des expérimentations hahnemanniennes ; que l'important était de réunir les efforts, d'éviter les divi-

sions et les polémiques, afin de laisser au principe de la spécificité le temps de grandir au point de ne pouvoir plus être
absorbé par la médecine rationnelle, comme cela était arrivé maintes fois. Il devait exposer avec autorité les résultats
de ses expériences sans hésitation, sans retour, à ses nombreux disciples et collaborateurs, leur laissant la tâche de
corriger ensuite les inexactitudes et les imperfections inhérentes à l'œuvre d'un seul homme.

Cette explication peut bien être fondée : elle donnerait
une haute idée du génie du réformateur qui travaillait pour
l'avenir et jetait les fondements d'une œuvre durable : *exegi
monumentum....* Mais n'est-il pas plus naturel de penser
qu'Hahnemann, ayant reconnu l'impossibilité d'appliquer les
hautes dynamisations à tous les cas, sans avoir pu déterminer exactement les indications et contre-indications, laissa ce
travail à ses successeurs et ne voulut pas même faire mention de cette insuffisance des hautes dilutions. D'ailleurs il
la voyait déjà proclamée par un grand nombre de ses partisans ; il était vieux et las de discuter, cela se comprend.
Mais Gaspary en fait ressortir la condamnation du dynamisme médicamenteux, et donne à entendre qu'Hahnemann
aurait pleinement rejeté cette doctrine sans les considérations
susdites. Il a complètement tort en cela ; la lettre d'excuse
qu'il reçut et les entretiens de Cöthen n'ont rien offert qui
justifiât cette supposition. Les rétractations d'Hahnemann ne
portent que sur l'exclusivisme du précepte de dynamiser, sur
sa trop grande extension, sur ce qu'il avait de trop absolu,
et non pas sur le précepte lui-même ; car dans les dernières
années de sa vie il faisait usage de doses de plus en plus minimes et de dilutions au-dessus de la 30e.

Donc Caspary administre les teintures en gouttes et ne
s'élève jamais au-dessus des troisièmes dilutions. C'est lui

qui sut amener Trincks, de Dresde, à cette déviation de la doctrine hahnemannienne, et qui influença, par l'organe et les écrits de son ami, une grande partie de nos confrères. C'est à lui que nous devons faire remonter l'origine des interminables discussions sur les doses qui préoccupent maintenant, plus que jamais, tous les médecins homœopathes.

Du reste, Gaspary ne compte pas comme une autorité parmi les praticiens allemands. Il ouvre la veine dans les pneumonies que le traitement homœopathique n'a pu enrayer, dit-il. Mais il se propose dorénavant de substituer à la phlébotomie l'emploi si vanté du *phosphore*. N'est-on pas en droit d'en conclure qu'il n'a ni traitement arrêté, ni succès dans ce genre de maladie qui cède cependant si bien aux soins de tous les praticiens homœopathes habiles. Je dois l'avouer, d'après tout ce que j'ai vu pendant mes longs voyages, je ne crois pas au talent clinique de celui qui fait un usage exclusif des substances en nature et des premières atténuations.

Melicher, Kallenbach et Reisig emploient les agents isopathiques, mais jamais au-dessous de la 30me dilution. Melicher en a fait une étude spéciale. Il est d'avis que *l'isopathie* ne pourra jamais être employée comme méthode, attendu que chaque substance, modifiée par l'individu qui la fournit, ne produit pas le même ensemble de symptômes sur l'homme sain, et ne guérit pas le même état morbide. On manque d'un guide thérapeutique et l'on reste dans un incurable empirisme.

Nous avons déjà entendu émettre cette opinion. Nous la croyons exagérée en ce qui concerne le psoricum, et très-inexacte d'ailleurs. Melicher dit avoir fait quatre essais avec des psoricums pris chacun sur un sujet différent, ce dont il a obtenu quatre pathogénésies différentes. Mais en répétant des expérimentations de cette nature, avec les médicaments, obtient-on jamais un résultat parfaitement semblable? Le fond est le même, on ne tient compte des différences, et l'on fait bien. Jusqu'à quel point, dans les quatre pathogénésies de Melicher, la dissemblance l'emportait-elle sur les rapports d'analogie? C'est sur quoi il ne s'est pas expliqué. Les expériences d'Attomyr touchant la propriété dont jouit cette substance, de développer l'infection pédiculaire, quel que soit le sujet dont elle provienne, montre bien une efficacité spécifique, invariable, qu'on peut soumettre à une application déterminée pour obtenir des résultats prévus. Quand même le psoricum se montrerait essentiellement infidèle dans ses effets, on ne serait pas en droit de conclure d'un virus humain sujet à plusieurs complications (cancéreuse, syphilitique, etc.) à ceux que fournissent les animaux, l'anthrax, par exemple, dont l'action est invariable. Melicher a cru remarquer l'inefficacité de tout autopsorin Il accuse la vaccine de partager les inconvénients qu'il attribue au psoricum. Cette question est d'un trop haut intérêt pour que nous passions outre sans lui consacrer quelques pages.

La vaccination est un procédé purement homœopathique que notre doctrine réclame, et dont elle seule peut donner une théorie satisfaisante. Elle seule aussi pourra indiquer son meilleur mode d'application. Tombé par hasard dans la thérapie allopathique dont il déconcerte tous les principes, le vaccin fut admis comme un agent à part, exceptionnel, *sui generis*, qu'on appliqua par inoculation, dans le seul but de préservation. Son lot fut fait ; on n'y toucha plus, et toute l'énergie des facultés médicales se consuma à inoculer le virus de bras à bras aux populations entières, de générations en générations, indéfiniment. L'art, pourtant, n'est pas un travail de manœuvre. Au milieu de cette belle ardeur de vaccination, en fabrique, on s'aperçut que l'on gâchait l'ouvrage. On vit la petite vérole sévir chez une forte proportion d'inoculés, et l'on remarqua la détérioration de la santé chez un grand nombre d'enfants peu de temps après l'opération ; l'on vit le teint perdre sa fraicheur, des gonflements glanduleux se produire, des écoulements muqueux chroniques et des dartres apparaître, etc. En 1831 il y eut à Munich une épidémie de variole qni s'attaqua de préférence aux personnes vaccinées et s'y manifesta dans toute son intensité. En 1832 nous fûmes témoin, à Leipzig, d'un fait analogue. Les praticiens anglais, qui avaient été les plus ardents propagateurs de ce procédé, sont aujourd'hui les premiers à proclamer son insuffisance et ses dangers, comme nous le ferons voir plus bas.

Si la psore, qui est un virus propre à l'homme et qui peut se développer spontanément chez lui (gale des ouvriers en laine), est modifiée par la constitution individuelle au point de ne pouvoir exercer une action toujours semblable à elle-même et efficace, à combien plus forte raison devrat-on craindre qu'il n'en soit ainsi pour le vaccin, virus transporté sur un terrain étranger, sur un sol exotique. Mais si nous ajoutons à cela une transplantation successive et l'influence multiple d'une foule de viciations humorales, ne devons-nous pas établir à priori la dégénérescence progressive du vaccin et sa transformation possible en un virus psorique ou psorico-syphilitique, etc., etc. (¹)? Ne sommes-nous pas justifiés à considérer la vaccination, telle qu'elle est faite de nos jours, comme un moyen d'infecter légalement l'humanité toute entière? Le tome IX des *Archives* nous fournit des preuves surabondantes de ce fait déplorable.

(¹) La syphilis modifie profondément la nature du vaccin et de ses effets. Voyez *Gazette médicale*, 1839, page 650.

Et l'on s'expose à ces dangers sérieux pour obtenir une préservation précaire qui souvent n'a pas lieu. Car c'est en vain que l'Académie royale de médecine et une foule de docteurs aveuglés par les charmes de la routine ou des raisons d'amour-propre, s'entêtent à nier cette inefficacité préservatrice ; elle est devenue aujourd'hui d'une évidence incontestable. Le docteur Gregory, médecin en chef de l'hospice des varioleux à Londres, publia un mémoire sur une épidémie de petite vérole qui y eut lieu en 1838. Il établit que depuis sa fondation (en 1746) jusqu'à l'époque où la vaccine fut introduite, cet hospice ne reçut une si grande quantité de varioleux qu'en cette année 1838 ; que l'on ne pouvait accuser les vaccinations d'avoir été mal faites, puisque plusieurs des victimes du mal présentaient des cicatrices irréprochables. Sur cent varioleux non vaccinés vingt-cinq mouraient, et neuf sur cent vaccinés. Je pourrais citer une foule d'autres preuves, mais ne pouvant traiter ce sujet à fond, celle-là suffit. Il est bien évident que la vaccination n'est pas préservatrice au degré qu'on croit généralement.

D'un autre côté, on sait que Jenner et ses contemporains n'ont jamais cité de cas de récidive, que les personnes occupées assidûment à traire les vaches ne sont jamais atteintes de petite vérole. Pourquoi cela ? C'est que le vaccin de la vache, le vaccin primitif est complètement préservateur et continue à l'être pendant les premières transmissions de sujet à sujet.

Quelle est, à l'époque actuelle, la durée de l'action préservatrice ? Gregory assure n'avoir jamais vu de cas de mort pendant quinze ans après la vaccination, ni d'enfant vacciné être pris de la variole avant l'âge de huit ans. Le docteur M. V., de Bayonne (*Gazette médicale* 1840, p. 381), dans une épidémie variolique très-intense, n'a pu constater un

seul cas d'éruption chez un enfant vacciné au-dessous de
huit ans. Il a remarqué que plus les malades sont éloignés
de cet âge, plus les symptômes préliminaires offrent de
gravité, plus aussi l'éruption est forte, plus longue aussi est
sa durée. On peut donc admettre que le vaccin actuel de transmission préserve pendant sept ans de la petite vérole, et pendant quatorze ans de la mort par suite de cette affection.
Voilà tout ce qu'on peut retirer d'une inoculation avec laquelle on court risque de déposer dans l'économie un germe
actif de psore, source féconde de vice humoral et de maladies de tous genres. Comment expliquer la routine insou-
ciante de la vaccination en présence de tels dangers?

En 1839, un médecin de Londres, M. Berryer Fontaine, que
j'eus l'avantage de connaître, attira l'attention des praticiens
sur ce sujet par un éloquent mémoire qui, malheureusement,
ne renferme que des assertions sans faits ni théories. Le monde
médical resta sourd à ces avertissements. Il appartient à notre
école de réformer sur ce point la pratique, car l'étude spéciale des agents virulens se rattache intimement à cette question. Elle doit faire la pathogénésie du vaccin, déterminer
ses cas d'application, établir s'il n'y a pas d'autre mode
d'administration que l'inoculation, et d'autres indications à
remplir avec cet agent que la préservation variolique. Il est
probable qu'on peut l'employer, donné à l'intérieur aux préparations hahnemanniennes, comme il a été fait avec succès
pour la morve, l'anthrax et le psoricum. Attomyr a commencé ces expérien ces; il s'agit de les poursuivre avec méthode. Mais ce qu'il y a de plus urgent, nous ne saurions trop
le proclamer, c'est de mettre un terme aux transmissions délétères d'un vaccin altéré; il faut remonter à la source, et
reprendre sur la vache un fluide pur, qui jouisse chez l'individu d'une vertu préservatrice perpétuelle et absolue, dé-

pourvu de tout effet fâcheux sur l'organisme. Il y a près de quarante ans que Sacco, ce célèbre praticien italien qui a fait des vaccinations par milliers, ne cessait de conseiller à ses confrères de *retremper leur lancette dans le vaccin primitif.*

Qu'on ne s'étonne plus de voir le monde médical académique rester indifférent aux avantages de notre méthode, en le trouvant si immobile dans la routine à propos d'une question si simple, si facile à résoudre, et aussi urgente que celle qui nous occupe. Du reste, l'esprit humain est capricieux. Jenner eut le bonheur de le trouver dans un moment de belle humeur. Les Londonniens s'empressèrent de lui offrir, avec le droit de bourgeoisie, de précieux présents. Et pour une découverte qui crée l'art de guérir, qui embrasse celle de Jenner, qui a coûté un travail énorme d'expérimentation, Hahnemann se voit, par ses concitoyens, privé pour ainsi dire du droit de bourgeoisie!

Il ne faut pas que le vaccin fasse mettre la variole dans un cadre thérapeutique exceptionnel. Aussi bien que les autres maladies elle est du ressort des médicaments dont la pathogénésie se rapproche de l'ensemble de ses symptômes. Tel est le *mercure.* Sous l'influence de cette substance administrée aux premières dilutions et dès le début, nous avons toujours vu, mon père et moi, la variole, même confluente, chez des personnes de tout âge, parcourir ses périodes bénignement, régulièrement et presque sans fièvre. Il convient de le faire précéder d'*aconit.* L'administration interne de *mercure* ne pourrait-elle pas être préservatrice de la petite vérole comme la *belladonne* l'est de la scarlatine? Ceci est à étudier. Peut-être faut-il attribuer à l'infection mercurielle des parents, la disposition particulière qui rend certains enfants rebelles à l'action du vaccin. On sait que la syphilis modifie profondément la nature de ce virus.

Le vaccin et la variole ont entre eux les rapports les plus intimes. La variole inoculée ressemble tant à la vaccine, que les médecins les plus expérimentés les confondent. On est parvenu à produire sur la vache, par l'inoculation du pus variolique, des pusutes analogues à celles du vaccin ; il est permis de croire que ces deux virus sont de même nature, et ne diffèrent que par des modifications accessoires. C'est un agent isopathique dans le sens que nous avons donné à ce mot.

Kallenbach, qui se livre à la pratique spéciale des maladies des femmes, m'a donné à ce sujet quelques renseignements utiles. Il a eu souvent occasion de constater l'efficacité de la *belladonne* dans les tiraillements et les douleurs des cordons suspenseurs de la matrice ; le *cuivre* fait cesser promptement les maux de reins suite du travail (nachwehen) ; il administre l'*ipeca.* et le *secale* en teinture dans les métrorrhagies essentielles. Il a attiré l'attention des praticiens sur l'efficacité du *secale* dans le *prolapsus uteri incompletus* suite d'accouchement difficile. Il en a cité trois cas de guérison dans l'*Allgemeine zeitung* (mai 1843) ; il donna *secale* à la 2ᵉ dilution, plusieurs gouttes, toutes les semaines une fois.

La médecine allopathique, qui est si dénuée de moyens, si impuissante vis-à-vis les maladies des femmes, devrait s'empresser de mettre à profit ces précieuses indications ; mais elle n'en tient compte. Griesslich a dit avec beaucoup de raison : « Si nous apprenons aux allopathes que l'*arnica* est un excellent moyen contre les douleurs qui proviennent du travail obstétrique (nachwehen), on nous regarde avec dérision et l'on persiste avec insolence à vouloir l'ignorer. Mais si un médecin de Sibérie, par exemple, écrit que *ballota lanata* est bon contre l'hydropisie, tout le haut monde allopathique se met à répéter l'assertion, et à essayer le *ballota.* Est-ce là de l'expérience ? »

Le *lycopod* a souvent réussi à Kallenbach pour diminuer la quantité du flux dans les menstruations trop abondantes et trop hâtives ; il préconise (ainsi que la plupart des homœopathes allemands) le *causticum* contre l'incontinence d'urine nocturne. Ce remède, suivant lui, combat avec succès l'ostéomalaxie des enfants scrofuleux. La *nux vom.* lui est d'un grand secours dans ces espèces d'érysipèles (qu'on appelle *spurius*) qui se caractérisent par une grande induration du tissu cellulaire, et passent ordinairement à gangrène lorsqu'ils sont abandonnés à eux-mêmes. Cette indication clinique me fit d'autant plus de plaisir, que j'avais entendu maintes fois Fleischmann se plaindre de ce que la belladonne échouait dans ce cas, et de s'être vu contraint d'abandonner le traitement homœopathique pour recourir à l'emploi exclusif des applications d'eau froide. Il vante la teinture de *rumex acetosa* contre la diarrhée occasionnée par les fruits, surtout chez les enfants.

Quoique l'homœopathie soit pratiquée par un nombre déjà notable de bons accoucheurs, cependant il a été publié fort peu de chose sur ce qui concerne la partie médicale de l'art des accouchements. On ne possède guère que quelques observations de Gross dans les *Archives*, et de Schrön dans l'*Hygée*; il faut y joindre les communications récentes de Kallenbach. Pour favoriser le travail dans les cas où l'obstacle est purement dynamique, *secale* est quelquefois remplacé avantageusement par de simples frictions sur l'abdomen et par un quart à un demi verre de vin généreux en boisson (je ne vois pas pourquoi on ne combinerait pas ces moyens hygiéniques avec l'emploi du *secale*); *pulsatille* se montre ordinairement efficace lorsqu'un état saburral bien prononcé se joint à l'absence de bonnes contractions ; mais il faut l'administrer à fortes doses, plusieurs gouttes d'une basse dilution.

En général, les remèdes employés pendant la parturition doivent être donnés à plus fortes doses, soit à cause de l'acuité de l'état morbide, soit parce qu'une aggravation est souvent utile ; les dilutions élevées restent alors le plus souvent sans effet. Il recommande l'*ipeca.* lorsqu'il y a hémorrhagie avec contraction normale de l'utérus. Suivant lui, le médicament principal dans les parturitions morbides, c'est la *belladonne.* « Privé de ce remède, me dit-il, je renoncerais volontiers à la pratique des accouchements ; je le donne à la première dilut. , à la dose de 2 à 5 gouttes. Deux cas réclament particulièrement son emploi : 1° lorsqu'avec de fortes et franches douleurs expulsives, l'orifice utérin s'ouvre peu et présente un rebord gonflé, raide, qu'on dirait le siége d'une contraction crampoïde ; 2° lorsqu'après la sortie des eaux, les douleurs expulsives viennent à manquer sans laxité du tissu utérin, ou qu'elles ne se font plus sentir que par intervalle comme une pression sur le sacrum ; si les vraies douleurs se manifestent, elles sont insuffisantes, l'ouverture du col est gonflé, sans tension, la dilatation ne fait pas de progrès, l'état général d'ailleurs restant calme. En pareil cas, après avoir attendu plusieurs heures et essayé inutilement *pulsat.* puis *secale*, j'ai toujours obtenu aussitôt après l'administration de *belladonne* un agrandissement progressif de l'ouverture du col, la tête sort et entre dans le petit bassin sans douleur expulsive, et c'est alors que se manifestent les douleurs de bonne nature qui déterminent promptement l'expulsion du fœtus. En général *belladonne* est un excellent moyen dans les parturitions morbides, et aide puissamment les manœuvres de l'accoucheur ; administrée après le travail, elle fait disparaître la sensibilité douloureuse du bas-ventre et régularise les lochies. On doit considérer ce médicament comme un très-bon préservatif de la fièvre et de la péritonite puerpérale. »

Reisig n'administre jamais les remèdes végétaux au-dessus de la 6ᵉ dilution ; peut-être ferait-il exception pour la pulsatille, qui agit mieux suivant lui au-dessus de la 6ᵉ qu'au dessous. Je n'ai pas eu la pensée de lui demander s'il n'excepte pas aussi la belladonne ; quant aux minéraux, il les donne presque tous à la 30ᵉ. Il emploie l'*hellebor* contre la stomacace aphtheuse des enfants, même celle qui s'accompagne d'odeur putride. Il recommande la teinture de marrons d'Inde dans les migraines et en général dans les diverses espèces de douleurs nerveuses céphaliques. *Mezereum* convient dans l'hémicranie droite ; il a guéri par ce médicament plusieurs cas de teigne héréditaire ; il préconise *magnesia carb.* et *salsaparilla* dans les *croûtes de lait.* Dans l'inflammation simple aiguë ou chronique des testicules, il s'est bien trouvé de *clematis* et de *baryt. mur.* Contre les affections sycosiques, il emploie avec succès le *lycopod.* Ce renseignement est précieux, car ce médicament est un de ceux dont la pathogénésie offre le plus de rapports avec les phénomènes sycosiques, et pourtant on en fait rarement usage dans ces cas. Reisig obtient de bons effets de la *sepia* dans la constipation des enfants à la mamelle ; il n'a jamais remarqué que ce remède produisit d'effet, administré au-dessous de la 6ᵉ dilution ; aussi le donne-t-il toujours maintenant vers la 30ᵉ.

Reisig a expérimenté cliniquement une substance avec laquelle il fait, je crois, un peu trop d'empirisme, c'est la teinture de *plantago lanceolata.* Il dit en obtenir de bons résultats dans les hydrocéphales passés à l'état chronique : il a étudié d'une manière particulière cette maladie ; il recommande *bryone* dans le début ; *hellebor* lorsqu'il y a symptôme d'une lente exsudation et de paralysie ; puis il en vient à son *plantago*, sans préjudice toutefois de *sulfur* et *mercur*.

Melicher parvient à faire disparaître assez promptement les rhagades des doigts et des mains au moyen de *creosot* et de *mezereum*.

Nos confrères de Berlin n'oublient pas les intérêts généraux de notre école au milieu des préoccupations de la clientèle, et ne cessent pas d'être en instance auprès des autorités pour obtenir quelques concessions avantageuses à la pratique nouvelle. Il est à remarquer que ces rapports avec les pouvoirs publics ont conservé en Prusse un caractère de convenance et de dignité qui exclut d'un côté l'aigreur et la colère, et d'un autre côté la rudesse du despotisme. Mais en 1844, un nouveau praticien homœopathe, le docteur Franz Bieking, sembla vouloir changer la nature de ces rapports ; ne se contentant pas comme Kallenbach de faire des cours au bon public berlinois, il demanda impérieusement une chaire dans la faculté de médecine. Le conseil de l'université répondit d'une manière bien remarquable et qui fait connaître les dispositions bienveillantes qui commencent à s'établir entre les partisans des deux écoles. Le conseil ne refusa pas la concession de la chaire, mais seulement le pétitionnaire, en disant qu'il n'avait produit aucun titre de mérite scientifique qui pût lui donner le droit de professer dans la faculté. Bieking eut assez peu de convenance pour protester par une brochure incisive contre un rejet si naturel. Les vrais amis de l'homœopathie doivent s'en réjouir, s'il est vrai, comme on l'a écrit dans l'*Allgemeine Zeitung*, que Bieking soit un spécificien radical qui voudrait répandre son opinion personnelle sous le couvert de notre doctrine.

Le roi de Prusse fut tellement convaincu de la non-valeur des expérimentations de Wesmeyer dans l'hôpital Elisabeth, qu'il proposa bientôt après à nos confrères d'établir une clinique homœopathique aux frais de l'état ; la chose fut même décidée par un rescrit ministériel du 10 septembre 1841 (voy. *Gazette de Cologne*, 11 août 1844). Mais les employés du gouvernement, chargés de mettre l'ordonnance à exécution, n'ont encore pu s'entendre avec les médecins homœopathes sur les conditions d'administration et de surveillance. On comprend que la leçon que ceux-ci ont reçue dans la personne de Wesmeyer les aient rendus prudents et exigeants ; ils n'accepteront l'hôpital que lorsqu'ils y seront maîtres et auront toutes les garanties d'une surveillance efficace.

Depuis 1842 je reçus quelques renseignements à ce sujet ; le gouvernement, par une singulière disposition, persista à ne vouloir accorder que douze lits , quand bien même nos confrères en demandaient avec instance au moins une trentaine ; il établit, qui plus est, que le médecin traitant serait soumis à la surveillance d'un docteur allopathe.

Cette concession du gouvernement ne pouvait que tourner à notre désavantage ; les homœopathes eurent le bon esprit de le comprendre et d'engager avec le ministère une vive polémique pour l'amener à de meilleures conditions. Nous n'avons que faire de vos douze lits, lui écrivait Kallenbach ; ce nombre si limité rend une clinique impossible : une clinique conduite dans le sens de la nouvelle méthode exige une plus grande variété de cas qu'il n'est nécessaire à la médecine ordinaire, dont les professeurs s'étendent à perte de vue sur la nature des maux et des remèdes, et boursoufflent leurs leçons d'amplifications théoriques. Le professeur homœopathe ne peut présenter à ses élèves que l'image exacte par le groupement des symptômes et l'indication de leur valeur relative, suivi de l'exposé du tableau pathogénétique de la substance dont les effets s'en rapprochent le plus ; il est à peu près réduit aux simples faits; et si leur variété ne vient suppléer à leur sécheresse, l'élément d'une clinique intéressante manque tout-à-fait. D'ailleurs la surveillance d'un collègue est de tout point inacceptable.

Les homœopathes écrivirent directement au roi, en le priant de vouloir bien ne pas confier la direction de cette affaire à leurs adversaires naturels, les docteurs attachés au ministère de l'instruction publique, auxquels elle avait été remise; mais de se prononcer lui-même en dehors de toute influence, ou de laisser la décision à un tribunal impartial.

Les choses en restèrent là; mais il est infiniment probable qu'elles recevront une solution favorable. L'action incessante de l'opinion publique, si puissante en Prusse, finira sans doute par forcer la main au gouvernement; il y a, dans un avenir rapproché, des circonstances faciles à prévoir. Le roi actuel, qui est sans enfant et dont le tempérament apoplectique ne lui garantit pas une longue existence, laissera probablement dans peu d'années le trône à son frère Willhelm. Ce prince, doué d'un caractère plus ferme que le roi, est plus dévoué aux intérêts de notre méthode, à laquelle il a confié la santé de son épouse. Albert, le second frère du roi, est dans les mêmes dispositions. Une partie de la cour et la plupart des hauts fonctionnaires, surtout parmi les militaires, se font traiter homœopathiquement. L'expansion de notre école ne rencontre d'obstacle que parmi les docteurs employés dans le département médical du ministère de l'instruction publique.

Cet obstacle céderait facilement à l'expression ferme et arrêtée de la volonté du monarque; mais celui-ci est incapable d'une pareille vigueur; il n'oserait faire de la peine à ceux qui l'entourent. Dans l'épidémie de grippe qui eut lieu à Berlin après le choléra de 1837, le roi en fut atteint et avala, trois semaines durant, le salmiak comme disent les Allemands, et quantité d'autres drogues, sans éprouver de soulagement. Sur la fin, perdant patience, il dit à son médecin, qu'il affectionne beaucoup : mon cher Schoenlein, occupez-vous donc un peu d'homœopathie ; car enfin, voilà trois semaines que- je me gorge inutilement de vos potions, et je vois une foule de gens de ma connaissance, traités homœopathiquement, qui sont guéris au bout de quatre ou cinq jours. C'est tout ce que le bon roi osa dire ; qu'on juge par là de ce qu'il peut faire !

Cependant, peu de temps avant mon arrivée à Berlin, en 1842, le roi ordonna la publication d'une loi en faveur de la libre dispensation des remèdes. Il la soumit à l'approbation de nos confrères qui crurent devoir rejeter les articles suivants : Tout praticien qui voudra jouir de ce privilége devra se soumettre à un examen sur tous les points de la matière médicale ; en outre il devra toujours avoir de chaque médicament la préparation en teinture et les premières dilutions. Cet examen spécial sur la pharmacie était entièrement superflu, attendu que la pharmacopée homœopathique est très-simple et qu'il suffit, pour se procurer et reconnaître les matières premières, des notions de chimie et de botanique qu'on acquiert par les études élémentaires. La prescription d'un laboratoire était également inutile, puisqu'il suffit pour préparer nos remèdes d'un mortier, de quelques flacons de verre et d'une provision de sucre de lait et d'alcool. Sous tous les autres rapports la loi est sagement conçue. Elle porte que la distribution des remèdes préparés suivant le mode hahnemannien est seule permise, que le débit des drogues préparées allopathiquement était, comme par le passé, exclusivement réservé aux pharmaciens.

Cette simple ordonnance fait droit aux exigences des **deux** partis et décide à l'amiable une question irritante qui a souvent mis et met encore aux prises les deux écoles rivales sur plusieurs points de l'Allemagne. Il serait bien à désirer que cette loi, expression du simple bon sens, fût adoptée partout. Elle fut sanctionnée à Berlin, le 20 juin 1843.

Ce permis de dispensation, concédé à notre école, ne fit que donner une sanction légale à un ordre de choses reconnu et adopté depuis longtemps. Les homœopathes avaient toujours appelé, des mesures tracassières de la police, aux tribunaux supérieurs qui leur avaient toujours donné gain de cause ; de sorte qu'on avait fini par les laisser libres en ce point. Ils ont cependant à Berlin une bonne pharmacie où ils prescrivent quelquefois.

Depuis mon retour en France, j'ai appris que cette ordonnance sur la dispensation des remèdes est devenue une organisation qui s'engrène dans les rouages administratifs et qui a beaucoup perdu de son caractère très-libéral. Tous les médecins qui ont en ce moment (1844) cinq ans de pratique, ont droit à la libre distribution de leurs remèdes ; mais tous les nouveaux praticiens homœopathes ne peuvent obtenir ce privilège, qu'à la condition de passer un examen spécial de pharmacologie devant une commission nommée à cet effet dans chaque province du royaume et composée de trois docteurs, dont un seulement appartenant à la nouvelle école. Le numéro du 14 juillet 1845 de la *Gazette générale homœopathique* nous apprend que cette commission d'examen n'est instituée de fait qu'à Magdebourg, qu'elle se compose des docteurs Michaelis, Andrea et Rummel.

Mais il paraît que les dispositions de cette ordonnance ainsi modifiée n'ont pas répondu à l'attente des homœopathes ; que loin d'assurer la libre dispensation, elles y mettent plus d'entraves qu'elle n'en rencontrait auparavant. Le docteur prussien Fielitz a adressé au gouvernement un mémoire pour l'éclairer sur les graves imperfections de ce règlement. Je ne sache pas qu'on y ait encore rien changé.

Chose curieuse, cette ordonnance qui commence à déplaire si fort aux praticiens homœopathes ne paraît pas être du goût des partisans de l'ancienne école. Le professeur Schültz s'est fait l'organe de leur récrimination. Il a publié à cet effet, dans la *Gazette de Berlin*, une critique de la nouvelle loi sur la dispensation ; il soutient qu'on n'est pas admis à nier que les remèdes homœopathiques ne soient consciencieusement préparés par les pharmaciens, que les assertions contraires n'ont jamais été prouvées (voyez : *Allgemeine Zeitung*, vol. 4, n° 22) et les tromperies dévoilées, par Fielitz et Rummel, vol. 5, n° 14.) Schültz donne une autre raison péremptoire de nous interdire cette dispensation, c'est que les pharmaciens ont été jadis établis par une juste défiance des médecins. Je ne sais jusqu'à quel point les confrères du docteur Schültz lui sauront gré de cet argument. Nous lui répondons simplement, en demandant quel est le plus intéressé à fournir de bons remèdes, sans égard pour leur valeur vénale, du médecin ou de l'apothicaire?

Lorsque je repassai à Berlin en 1846, je vis avec plaisir que la position de nos confrères était encore plus brillante qu'autrefois, et que leur nombre s'était beaucoup accru. Un ancien homœopathe, célèbre à plus d'un titre, le docteur OEgidi venait de s'établir au milieu d'eux. Je profitai de l'excellent accueil qu'il me fit pour lui dérober de longs moments et quelques bonnes notions pratiques, fruit de sa grande expérience.

OEgidi exerça la médecine dans l'armée, comme major de régiment, dès l'année 1814, et à dater de 1820 il s'adonna à la pratique de l'homœopathie, d'abord à Tilsit, puis dans les provinces rhénanes, et enfin à Kœnigsberg, d'où il se rendit à Berlin pour se soustraire aux charges d'une clientèle trop pénible pour sa faible santé. Il a fait beaucoup d'études sur notre posologie, et ses recherches sur l'action des dilutions élevées le préoccupaient d'une manière spéciale à l'époque de ma visite.

Il a reconnu que ces hautes préparations agissent positivement, et quelquefois même alors que les basses ne produisent aucun effet. A ce propos, il me cita un cas qu'il venait d'observer récemment. Une jeune femme fut atteinte quelques jours après ses couches d'une insomnie radicale, permanente, sans autre phénomène morbide qu'un léger état fébrile. On le fit appeler. Croyant reconnaître une sub-irritation des méninges, il prescrivit *aconit* 6me dilution, sous l'influence duquel il y eut la nuit suivante une demi-heure environ de sommeil. Il ne put obtenir d'autres résultats ; et trouvant le remède bien indiqué, il se décida, au bout de quelques jours, à l'administrer à la 200me dilution, dont l'emploi fut suivi d'un sommeil non interrompu de 36 heures qui fit croire à tout l'entourage qu'il avait administré une forte quantité d'opium. Mais la malade sortit de cette léthargie comme renouvelée ; les symptômes généraux d'irritation et de fièvre qui avaient commencé à se produire sous l'influence de la longue insomnie, s'étaient complètement dissipés. Cependant cette insomnie se reproduisit bientôt, et une nouvelle dose d'aconit, 200, ramena pour toujours un sommeil normal, mais sans produire cette fois un assoupissement prolongé. Une jeune personne, qui était tombée dans un état chronique de manie par suite d'un amour malheureux, fut soumise inutilement à tous les procédés de la médecine ordinaire. Son mal ne put céder qu'aux médicaments homœopathiques (*veratrum alb. et helleborus niger*) employés à la 200me dilution.

OEgidi s'occupe depuis longtemps d'expérimenter les doses massives et les remèdes en nature tels qu'en infusion, en décoction, en poudre etc. , et il a trouvé qu'on obtient, avec les médicaments prescrits de la sorte, des résultats satisfaisants. C'est ainsi que Hahnemann les employa d'abord, et il n'aurait pas dû renoncer complètement à ces préparations ni se borner à l'emploi exclusif des doses dynamiques. Les unes et les autres ont leur utilité, et l'on ne possède l'ensemble des moyens thérapeutiques médicamenteux qu'à la condition de se servir de toutes les substances en nature jusqu'aux dilutions les plus élevées.

Il y a six ans qu'il expérimente d'une manière suivie l'efficacité et le mode d'action des médicaments administrés en nature, et il a déjà recueilli à ce sujet cinq cents observations environ dont il compte faire connaître un jour une partie. Il a été mis sur la voie de ces études par un petit mémoire publié en 1839 par un praticien homœopathe, le docteur Becker (¹) qui continua cet intéressant sujet dans le journal l'*Hygée* (vol. 17), sous le titre de *Ganze homœopathie, l'homœopathie tout entière*. Mais personne ne fit attention à cet écrit qui passa tout-à-fait inaperçu.

Sur la recommandation d'OEgidi , je pris connaissance de ce travail qui n'est qu'une simple ébauche très-imparfaite, mais qui a le rare mérite d'être un premier pas fait vers l'organisation scientifique de notre posologie. Le but de Becker est d'établir sur de larges principes cette partie de nos doctrines qui a trait à la préparation et l'administration des médicaments, et dont les préceptes exclusifs et le caractère em-

______

(¹) Homœopatische studien von Becker. Leipzig , bey Dyk,

pirique ont été jusqu'à ce jour la pierre d'achoppement de ceux qui ont voulu se livrer à la pratique de l'homœopathie, comme aussi la source intarissable des discussions qui s'élèvent entre ses partisans. Il montre que les agents en général produisent tous des effets très-diversifiés suivant la masse plus ou moins grande de leur support et le degré d'intensité de leur action. Ce fait constitue même un élément essentiel de la chimie, et les corps les plus disparates sous le rapport des apparences et des propriétés intimes proviennent souvent d'une légère différence dans la proportion des substances qui les constituent. On pourrait nier la légitimité d'en conclure par analogie à la manière d'agir des agents pharmaceutiques. Mais l'observation expérimentale nous vient ici à l'appui de notre assertion. Nous savons tous que certains médicaments produisent des effets différents suivant la dose à laquelle on les administre, tels que l'ipécacuanha, le mercure, la rhubarbe. Il aurait pu ajouter la digitale, le camphre et surtout le tartre stibié. La sphère d'action des remèdes est multiple suivant lui, et il en constate deux au moins fort distinctes : la sphère d'action *positive* et la sphère d'action *négative*. Celle-ci découverte ou pour mieux dire constatée, bien appréciée et utilisée par Hahnemann, constitue un des plus beaux titres de gloire de cet illustre réformateur. La première forme l'apanage de la méthode ancienne ou allopathique.

Les doses diluées détruisent l'état morbide sans produire de phénomènes appréciables, et amènent ainsi un résultat qu'on peut considérer, sous un certain point de vue, comme négatif. Il leur faut une réceptivité spéciale de l'économie pour être senties et produire cet effet thérapeutique direct.

Les doses massives, c'est-à-dire les médicaments en nature ou aux simples préparations qui mettent à découvert leurs propriétés, développent dans l'organisme des phénomènes qui leur sont propres et le modifient d'une manière positive. Ces doses ne conviennent le plus souvent pas au traitement direct spécifique des maladies ; elles affectent trop vivement la sensibilité vitale très-impressionnable à leur action, puisqu'elle est disposée homœopathiquement à la recevoir. Elles agissent comme la lumière du soleil sur les yeux des oiseaux de nuit qui ne sont sensibles qu'aux lueurs mitigées du crépuscule. Ces doses suscitent en outre fréquemment des troubles généraux qui les rendent appropriées à un tout autre genre de médication.

Cette action positive n'est pas le partage exclusif des substances premières, elle s'observe chez certains remèdes et en certains cas dans une série de dilutions. D'un autre côté, l'action négative est exercée quelquefois par les substances en nature ; il s'agit de déterminer par l'observation à quel degré de l'échelle des dilutions les médicaments rentrent dans la sphère des agents négatifs purement guérisseurs. Voici une première tentative d'une classification de ce genre.

<table>
<tr><td>Cannabis
Guajac
Sassaparilla
Euphrasia
Menyanthes
Sambucus
Taraxacum
Verbascum</td><td>} Tinctura fortis.</td><td>Ipecacuanha
Hepar sulphuris
Acidum muriaticum
Ambra
Carbo vegetabilis
  — animalis
Stannum</td><td>} 3e dilut. ou tritur.</td></tr>
<tr><td>Moschus $\frac{1}{1000}$</td><td></td><td>Opium
Oleander
Arnica
Angustura</td><td>} 6e</td></tr>
<tr><td>Ferrum
Sulphur
Argentum
Bismuthum</td><td>} $\frac{1}{10,000}$</td><td>Cina
Rheum
Stramonium
Acidum phosphoricum
Capsicum
Drosera</td><td>} 9e</td></tr>
<tr><td>Ruta $\frac{1}{100,000}$</td><td></td><td></td><td></td></tr>
</table>

Cocculus Ignatia Pulsatilla Chamomilla China Veratrum Hyoscyamus Aurum	} 12ᵉ	Belladonna Nux vomica Arsenicum Rhus Bryonia Digitalis Thuja Spigelia Staphysagria Manganum aceticum Calcarea Causticum Colocynthis Spongia Cicuta	} 30ᵉ
Ledum Asarum	} 15ᵉ		
Aconitum Dulcamara	} 24ᵉ		

Au *traité des maladies chroniques*, les doses négatives sont déterminées d'une manière plus uniforme, mais aussi quelque peu arbitraire; ce sont les 18ᵉ, 24ᵉ et 30ᵉ dilut. Dans cette appréciation, Hahnemann s'est laissé guider surtout par le phénomène de l'aggravation médicamenteuse.

A un certain degré de division, qui est loin d'être déterminé pour chaque substance, l'action négative s'affaiblit, et, si l'on poursuit le diluement, elle finit par disparaître tout-à-fait.

Les doses positives et négatives sont en opposition directe. Les premières déterminent leurs effets sans conditions; celles-ci ont besoin, pour agir, d'une disposition spéciale de l'organisme, d'une réceptivité accrue par l'influence morbide; lorsqu'elle manque, ces doses restent sans effet, quand bien même on les administrerait en plus grande quantité et coup sur coup, ainsi que l'expérience l'a plusieurs fois démontré.

Il doit y avoir entre ces doses un état neutre où les unes ont cessé d'agir, et où les autres ne manifestent pas encore leurs effets. Dans cet état intermédiaire, le médicament ne provoque aucune réaction, parce que la dose n'est pas assez forte pour opérer positivement, et qu'elle l'est trop pour amener le

résultat thérapeutique direct. Les futures études sur la posologie devront tendre à déterminer ces différents points avec une
approximation assez exacte pour être d'une utilité pratique.

La vertu positive de l'*ipécac.* est limitée à la première dilution. Le type de la dose négative de *chamom.* est, suivant
Hartlaub, la 12e. On la fixe généralement à la 30e pour *arsenic*. Une dilution quelconque est donc loin d'avoir la même
valeur pour les divers remèdes.

L'action des doses positives n'est pas toujours identique
à elle-même ; elle est susceptible de varier beaucoup, suivant
la quantité et le mode d'administration. Le contro-stimulisme
est fondé sur cette différence de propriétés. Ne pourrait-il pas
en être ainsi pour les doses négatives ? Il est probable, par
exemple, qu'une angine et une encéphalite, qui réclament
l'une et l'autre l'emploi de *bellad.*, exigeront une différence
dans la dilution, attendu que, pour produire deux états analogues sur l'homme sain, il a fallu dans un de ces cas des
préparations plus fortes que dans l'autre.

Il y quelque chose de très-fondé dans cette manière d'envisager les dilutions, et cette opinion rentre dans une théorie
que nous nous sommes faite sur le développement de vertus
médicinales nouvelles par le fait du diluement, théorie que
nous exposerons ailleurs dans cet ouvrage. Becker est également dans le vrai, lorsqu'il reproche à Hahnemann d'avoir
fait un précepte à peu près exclusif de l'emploi des dilutions
moyennes et élevées. Il termine sa brochure par une trentaine d'observations cliniques, très-instructives, tirées de
livres et de journaux allopathiques, où l'on voit des guérisons promptes, sûres, douces et radicales, obtenues par l'administration de médicaments en nature, ou à des préparations
auxquelles ils peuvent produire leurs effets pathogénétiques,
c'est-à-dire à doses positives. L'aggravation est tout aussi rare

avec celles-ci qu'avec les hautes dilutions, et ne peut servir de criterium pour établir des règles générales.

OEgidi est, de tous les praticiens que j'aie vus, celui qui se permet la plus grande latitude dans le choix des préparations médicinales. Il fait usage quelquefois, avons-nous dit, des remèdes en nature, en décoction, en infusion, en extrait, comme aussi des dilutions élevées (200me). Il est vrai que jusqu'à présent il n'a guère employé ces dernières que dans un but d'expérimentation et d'études cliniques. Il me fit remarquer qu'il n'avait pas encore obtenu d'effets positifs de ces dilutions préparées par lui-même, à l'exception du *sulfur* jusqu'à 100, et qu'il se servait de celles qui lui étaient expédiées par un certain Jenichen, de Mecklenbourg.

Ce Jenichen est un laïc qui vient de s'acquérir une singulière réputation dans notre école : fixé à Wismar, sur les bords de la mer Baltique, il s'y adonne avec une incessante et infatigable activité à la préparation des dilutions élevées, dites korsakoviennes, dont l'emploi a pris tout-à-coup faveur en 1844. Ces dilutions étant excessivement longues et pénibles à faire, Jenichen, qui est un amateur de l'homœopathie, jouissant d'une position indépendante, se chargea, pour les praticiens, de ce travail assujétissant ; il l'exécuta, à ce qu'il paraît, avec une telle perfection, que ses produits furent proclamés par tous les médecins qui s'en servirent, comme bien supérieurs à ceux qu'ils avaient préparés eux-mêmes, et manifestant souvent une grande efficacité curatrice, alors que ceux-ci restaient sans effet.

Mais bientôt il y eut des critiques acerbes contre les praticiens qui s'étaient fait les prôneurs de ces nouvelles dilutions, et ces critiques, directement ou indirectement, atteignirent le laborieux Jenichen qui en fut profondément affecté. Il publia aussitôt qu'il avait un mode de préparation à lui,

et qu'il ne le ferait pas connaitre : dès-lors il exigea le paye-
ment de ses remèdes d'avance et avec beaucoup d'âpreté, les
fournit à son choix, et imagina une foule de tracasseries de
ce genre qui diminuèrent de beaucoup le nombre de ses
pratiques. D'ailleurs, depuis qu'il avait dit être en possession d'un procédé spécial de préparation, ses dilutions avaient
perdu presque tout leur mérite, et l'on ne tenait plus à en
faire usage, surtout pour l'expérimentation. Que faire de
résultats cliniques obtenus avec des arcanes qu'on ne pourrait se procurer toujours? Cependant plusieurs homœopathes
très-répandus en clientèle continuent à se pourvoir auprès
de Jenichen et s'en félicitent; il est bien probable que ce bizarre apothicaire n'a pas d'autre procédé particulier que
celui d'une grande exactitude et de soins peu communs.
L'extrême supériorité de ses préparations nous fait désirer
bien vivement qu'il s'explique à ce sujet.

Considérant la succussion comme un élément essentiel de
dynamisation, OEgidi s'est confectionné une machine à secouer qui peut fonctionner pendant plusieurs jours de suite;
il s'est procuré de la sorte des dilutions jusqu'à la 160ᵉ dont il
obtient des effets beaucoup plus efficaces que des préparations ordinaires.

OEgidi administre les basses triturations de mercure contre
le chancre primitif; mais il ne débute presque jamais par
l'emploi de ce moyen. Il se trouve mieux d'interroger complètement le malade sur l'état des diverses fonctions, et
presque toujours il remarque quelques manifestations morbides qu'il traite par le remède homœopathiquement approprié; le chancre reçoit en général une modification heureuse
de ce traitement; quelquefois même, mais rarement, il se
cicatrise sous son influence; le plus ordinairement une seule
dose de *solubilis* suffit alors pour le faire disparaître. OEgidi

a été conduit à l'adoption de cette méthode par l'observation
de plusieurs cas de chancre qui, au bout de quinze jours,
ne s'étaient non seulement pas amélioré, mais avaient même
empiré sous l'action du mercure. Ne pouvant prescrire indéfiniment ce remède, il en vint à prendre en considération
les autres manifestations morbides contre lesquelles il donna
le remède indiqué ; dès-lors le chancre commença à prendre
un meilleur aspect. Ayant fait plusieurs fois cette remarque,
il se décida à procéder toujours de la sorte dès le début du
traitement.

Dans le nord de la Prusse et à Berlin, les productions sycosiques cèdent bien moins à *thuja* qu'à *staphys.* et à *lycopod.*

OEgidi réussit mieux contre la gale depuis qu'il joint au
traitement sulfureux interne l'usage de lotions faites sur les
parties affectées avec cette substance en dilution. Cette manière
de faire est adoptée aujourd'hui par la plupart des praticiens.

OEgidi s'élève fortement contre ceux qui se bornent à
l'emploi exclusif soit des basses, soit des hautes dilutions.
Ils se mettent eux-mêmes dans l'impossibilité de soulager
un grand nombre d'individus, et l'on ne saurait supputer la
quantité de clients venus d'abord à eux pleins de confiance,
et qu'ils forcent ainsi à recourir aux soins des médecins allopathes. Il devient de plus en plus évident que tous les sujets ne sont pas sensibles à l'action des médicaments dilués ;
il en est quelques-uns qui n'en éprouvent aucune espèce
d'effet et auxquels il faut nécessairement administrer les remèdes en substance, et quelquefois à doses massives.

Lorsque dans une maladie chronique on a administré
successivement sans succès un certain nombre de médicaments indiqués, il convient de ne plus rien prescrire pendant plusieurs semaines, et il n'est pas rare, au bout de ce
temps, de voir survenir l'amélioration désirée.

Dans la petite toux sèche, chronique, tenace, incessante, qui annonce ordinairement le développement de la phthisie pulmonaire et la présence des tubercules crus, il s'est très-bien trouvé de l'emploi du *nicotiana rusticum* (quelques gouttes de teinture), du *kaly sulfuricum*, de l *hepar sulfuris* et du *metallum*, tous administrés aux basses préparations ; les hautes et même les moyennes n'ont jamais produit d'effet, si ce n'est quelques aggravations sans résultat curatif. (J'ai déjà eu malheureusement plusieurs fois l'occasion de constater dans ce cas l'inefficacité des dilutions ordinaires.)

OEgidi a traité des fièvres puerpérales même épidémiques et fort graves avec succès, en administrant, suivant les cas et les périodes de la maladie, *beilad.*, *bryone* ou *arsenic ;* il me vanta beaucoup un singulier remède, la *poudre à canon*, dans tous les cas où sont indiqués d'une manière spéciale le *sulfur.*, *carbo. veg.* et *nitrum* (nitrate de potasse); il me fit remarquer qu'en Prusse le peuple emploie spontanément cette composition contre une foule de maux, et en obtient souvent de très-bons effets; il fait observer que ce n'est pas un mélange, mais un composé, une substance devenue *sui generis* sous l'influence d'une trituration prolongée : elle supporte très-bien, sous le point de vue thérapeutique, les préparations hahnemanniennes ; il s'en sert souvent avec succès à la 30e dilution.

Le personnel de notre école à Berlin s'enrichit toup-à-coup, en 1844, d'un praticien laïc, M. Lutze, qui passa comme un météore brillant et disparut en 1846.

Cet amateur, passionné depuis longtemps pour l'étude de l'homœopathie, se décida enfin à s'établir comme médecin d'abord à Berlin puis à Postdam, où il pratiqua notre méthode, au dire de chacun, avec un succès prodigieux. Il montra par les faits et d'une manière évidente tout le parti que l'on peut tirer de l'hahnemannisme pur et de l'emploi des hautes dilutions ; et c'est sous ce point de vue seulement que cette apparition d'un laïc enthousiaste sur le domaine médical présente quelque intérêt. Il recevait par jour deux cents malades environ, et l'on a calculé que le nombre de ses clients, pendant le premier trimestre de 1845, s'était élevé au chiffre de 15,000. Quoiqu'il prescrivît avec une merveilleuse célérité, il se vit néanmoins obligé de se donner un aide ; son choix tomba sur un médecin homœopathe de Neuchâtel, peu connu, nommé Pantalion.

Au dire de ceux qui ont observé sa pratique, Lutze n'obtint de véritables succès que dans le traitement des affections chroniques, à l'exception toutefois des scrofules dans lesquels il eut des résultats inférieurs à ceux qu'on obtient généralement par notre méthode, et l'on attribue avec raison ce défaut de réussite à sa négligence de toutes les prescriptions hygiéniques que cet état morbide réclame si impérieusement. Lutze manquait de savoir médical proprement dit et de diagnostic : aussi a-t-il perdu, au su de Kallenbach, plusieurs fièvres typhoïdes dont il n'avait apprécié ni la nature, ni la gravité, et qu'il avait promis de guérir promptement. Il ne fit usage que des dilutions au-dessus de la 30e et préparées par Jenichen.

Ce Lutze est un esprit ardent et exalté, qui embrassa son opinion avec une passion fougueuse ; il commença, malgré les préoccupations de son énorme clientèle, à se mettre en opposition avec les homœopathes de Berlin qu'il accusa d'altérer la méthode hahnemannienne, et d'injurier ce vénérable maître par leurs téméraires dissidences. Non content d'avoir engagé cette lutte, il s'empressa de chercher querelle au gouvernement qui avait la condescendance de fermer les yeux sur son illégal exercice de la médecine ; il reprochait au gouvernement de ne pas l'aider, de négliger les intérêts de l'humanité ; il fit tant et si bien que s'étant mis en hostilité avec toutes les classes et toutes les opinions, il se vit condamner, au mois de mai 1846, à renoncer à la pratique ou à quitter la Prusse dans un bref délai. Lorsque j'étais à Berlin il avait cessé ses réceptions et se préparait à passer en Angleterre ; je regrettai de n'avoir pu suivre quelques-uns de ses traitements.

Si notre école ne retire aucun perfectionnement doctrinal de ce praticien inculte, elle en recevra sous le rapport de sa propagation une impulsion efficace. Tous les médecins de Berlin sont obligés de convenir que Lutze eut des succès cliniques très-remarquables. Kallenbach, qui avait eu avec lui d'assez vives contestations, me raconta le fait suivant :

Un nommé Schneider, inspecteur de la fabrique de porcelaine de Schumann, à Moabit, près Berlin, était atteint depuis plusieurs mois d'une ascite dont la nature ne fut pas déterminée. Ce pauvre homme ayant épuisé toutes les ressources de la médecine ordinaire, se décida en désespoir de cause à faire appeler auprès de lui le guérisseur de Postdam. Lutze prescrit quelque remède et dit à ce malade, qui gardait le lit depuis plusieurs mois, de venir le voir dans huit jours à Postdam, ce qu'il put faire en effet, l'ascite ayant à peu près disparu et les forces étant revenues. Le propriétaire Schumann, frappé de cette cure, s'est procuré une pharmacie de Jenichen et traite lui-même ses nombreux ouvriers, d'après les indications d'un manuel de matière médicale pure et les instructions contenues dans un petit livre publié par Lutze.

Un médecin homœopathe déjà connu, le docteur Burkhard, s'est établi à Berlin à l'époque où Lutze vint choisir les environs de cette ville pour théâtre de ses exploits. Ces deux

praticiens se lièrent d'amitié et eurent jusqu'à la fin des rapports constants de clientèle. Burkhard passe maintenant à
Berlin pour l'élève de Lutze, et pour être en possession du
secret de ses merveilleuses cures.

Kallenbach expérimente depuis quelque temps les dilutions
élevées dont il me dit avoir obtenu des effets curatifs positifs,
mais d'une valeur assez minime ; il pense qu'elles resteront
acquises à la pratique, mais comme un moyen d'un emploi
tout-à-fait exceptionnel. Avec *drosera* 200 il guérit tous les
cas de coqueluche qu'il eut à traiter l'année dernière, pendant laquelle cette maladie régna épidémiquement à Berlin.
Ce fait est un de ceux qui prouvent le mieux l'efficacité de
ces préparations élevées, attendu que cette maladie, laissée
à elle-même, était très-tenace et résistait aux procédés de la
médecine ordinaire; que, dans plusieurs familles dont tous les
enfants étaient atteints, Kallenbach donna indistinctement
aux uns du sucre de lait, aux autres de la *drosera*, et que
ceux-ci furent complètement guéris quatre ou cinq jours après
l'administration du remède, tandis que chez les premiers la
coqueluche persista dans toute son intensité. Il croit que
les dilutions hahnemanniennes auraient tout aussi bien agi
dans ce cas ; car il ne partage pas l'engouement de quelques-
uns de ses confrères pour ces nouvelles préparations. Il
pense, avec la très-grande majorité des médecins, que leur
introduction dans la pratique est un malheur pour notre
école, quand bien même elles n'apporteraient aucune déception, et qu'elles jouiraient de toute l'efficacité dont plusieurs
enthousiastes les ont douées. Ces préparations excentriques
font de notre méthode un objet de ridicule aux yeux des
gens du monde, la rendent à peu près inacceptable aux médecins allopathes, provoquent et entretiennent entre ses partisans des polémiques et des divisions fâcheuses. Du reste,

suivant lui, elles n'ont aucune utilité propre et n'amènent aucun résultat que ne donneraient tout aussi bien les dilutions ordinaires. On comprend la valeur de l'expérience sus-mentionnée faite avec *drosera* 200 de la part d'un praticien si peu favorable à l'adoption de ces hautes divisions.

Kallenbach a cru observer que l'iode trituré s'évaporait facilement, et qu'il était difficile de le conserver longtemps dans les préparations hahnemanniennes; aussi l'administre-t-il en nature, ainsi que l'iodure de potassium qu'il prescrit ordinairement à forte dose.

Melicher s'occupe aussi d'expérimenter les dilutions élevées, et il n'en a obtenu jusqu'ici que des effets insignifiants. Cependant avec *sulfur* 2,500 il est parvenu à faire disparaître en assez peu de temps de vieilles éruptions de la face (acmé, lupus, mentagre); mais il reproche à ces préparations d'être variables dans leur action, de faire souvent défaut dans des cas tout-à-fait semblables à ceux où elles avaient réussi. Bien qu'il continue à faire usage des préparations moyennes, entre 12 et 30, il avoue qu'il ne peut se passer des premières dilutions, et il n'a pas observé qu'elles provoquassent facilement des aggravations. OEgidi est de cet avis, comme aussi la plupart des anciens homœopathes. L'aggravation n'est plus désormais un inconvénient des basses dilutions ou des remèdes en substance; c'est le résultat d'une disposition particulière de l'organisme malade que peuvent amener indifféremment tous les degrés de la dynamisation.

Melicher continue de répéter fréquemment dans les cas aigus; mais il condamne ce procédé dans les maladies chroniques. Il soutient qu'on guérit alors beaucoup plus sûrement avec une seule dose du médicament dont on attend patiemment le résultat; mais cela demande de la part du praticien une connaissance très-approfondie des remèdes, et une grande force de caractère.

Cette question de la répétition commence à s'éclaircir aussi peu à peu comme la précédente. La manière, qui semble maintenant confirmée par l'expérience et qu'adopte la majorité des anciens praticiens, est de répéter souvent dans les maladies aiguës jusqu'à cessation du mal, et, dans les affections chroniques, d'administrer fréquemment le remède dès le début du traitement, et de le suspendre ensuite tout-à-fait jusqu'à ce que se manifeste une amélioration ou un changement marqué dans l'expression symptomatique.

Melicher me donna des échantillons de substances médicamenteuses qu'il peut être utile de signaler aux pharmaciens homœopathes. Le *soufre natif* de la Solfatarre, qui n'a pas subi d'altération par les procédés chimiques de dépuration. Il en obtient, dit-il, des effets beaucoup plus efficaces que du soufre pris dans les officines. La teinture de *cannabis indica* préparée avec l'extrait qu'on lui a envoyé des Indes et qui s'obtient par des incisions faites à la plante comme l'opium. J'ai vu chez lui un paquet de cette herbe desséchée ; les tiges n'en sont pas creuses comme celles de notre chanvre. Les homœopathes de Berlin se servent de cette substance à la place de *cannabis sativa* et pour remplir les mêmes indications, ils lui trouvent beaucoup plus d'énergie qu'à celle-ci. L'extrait d'*opium* de l'Himalaya que les Orientaux estiment comme le meilleur opium du monde. De la *lave noire granulée* du Vésuve qu'il a administrée, préparée homœopathiquement, avec beaucoup de succès, contre certains cas de goître.

Melicher est loin de se féliciter de l'application de la loi concernant la dispensation des remèdes. C'est une ruse habile du gouvernement pour nuire à notre école et pour retenir en partie, avec les armes de la légalité, ce que l'opinion publique le forçait auparavant à concéder sans condition. Ce règlement, qui établit des juris d'examen dans quatre endroits seulement, à Berlin, Breslau, Magdebourg et Cologne, est devenu un obstacle sérieux à l'adoption de notre méthode par les anciens médecins et surtout par ceux qui sont établis loin de ces villes. Le roi est très-favorablement disposé pour les homœopathes ; mais il n'en est pas ainsi des ministres, et leur mauvais vouloir vient de se manifester bien clairement dans les derniers pourparlers au sujet de l'interminable question d'un hôpital homœopathique. Le ministère ne veut plus faire la concession définitive d'un local, mais propose d'en louer un et pour trois ans seulement ; en outre il veut nous ôter des garanties suffisantes de bonne administration en refusant de fournir au médecin traitant ou assistant un logement dans l'hôpital, comme cela a lieu pour les établissements allopathiques. Enfin il propose toujours de nous adjoindre un médecin inspecteur pris dans l'école adverse, condition indispensable d'une épreuve, d'une expérimentation publique, mais inutile, humiliante et vexatoire lorsqu'il s'agit d'une clinique permanente.

Nos confrères de Berlin, dont la position est parfaitement indépendante et devient de jour en jour plus florissante, repoussent à juste titre ces propositions, et attendent fort patiemment l'effet de l'influence irrésistible du temps et de l'opinion publique.

Dans ce dernier voyage, je restai fort peu de temps à Berlin, et en 1842 j'y arrivai à l'époque des vacances ; je ne pus donc pas y observer, comme en Autriche, la disposition des étudiants envers la nouvelle doctrine. Tout me porte à croire qu'ils s'en préoccupent beaucoup moins que leurs condisciples de l'université de Vienne. De leurs rangs sortent bien chaque année quelques débutants homœopathes qui grossissent insensiblement le personnel de notre école ; mais qu'est cela en présence de cette quantité de jeunes docteurs assidus à la visite de Gumpendorf, et qui ont pu organiser sous la direction des anciens la société pour l'expérimentation des remèdes?

Mais si la jeunesse de l'université de Berlin reste encore étrangère à nos doctrines, il n'en est pas ainsi de ses professeurs qui se sont tous fait, grâce à la polémique soulevée par Hufeland, une idée sérieuse de l'homœopathie, et se plaisent à reconnaître une certaine valeur à tel ou tel de ses principes. Je ne puis passer ici sous silence l'*homiobiotik* du professeur Schültz, ou le traité *Des œuvres de Paracelse considérées comme l'origine de la médecine homœopathique.* Une courte analyse et un commentaire abrégé de ce savant travail nous permettront de répandre quelque jour sur une des parties les moins connues de l'histoire de la médecine spécifique, et d'établir plus exactement qu'on ne l'a fait jusqu'à présent les véritables rapports qui existent entre notre Hahnemann et le réformateur alchimiste du moyen-âge.

Ce qui caractérise la doctrine de Paracelse est le développement d'un principe thérapeutique qui était en opposition directe avec celui des anciens. Ceux-ci avaient jugé l'économie saine et malade d'après les lois générales de la physique; Paracelse se mit à les considérer sous un point de vue spécial et fournit ainsi les premiers éléments de la science physiologique que ses prédécesseurs avaient tous méconnus. Avant lui on rattachait aux mêmes principes les phénomènes de l'organisme et ceux du monde extérieur ; la théorie de l'organisation ressortait des sciences physiques. Ayant renversé cette doctrine, Paracelse se trouva logiquement conduit à condamner sa conséquence pratique, la loi des contraires. La mala-

die, suivant lui, est une entité, une force spéciale étrangère
à l'économie, qu'il s'agit de chasser ou de neutraliser par
un autre agent devant avoir avec elle un certain rapport de
ressemblance, comme en ont toutes les choses qui se modifient réciproquement et directement. Cette force thérapeutique se trouve dans les substances toxiques; c'est d'elles
seules qu'on peut tirer les spécifiques; car on ne doit pas, à
la manière des anciens, se proposer de changer des qualités
générales, mais bien de détruire des êtres d'une nature particulière et *sui generis*. La maladie est un microscome qui se
développe et sur lequel le remède exerce une action hostile,
individuelle.

La masse du médicament n'est que son enveloppe extérieure ou sensible, son principe actif est renfermé dans cette
masse et n'est pas en proportion de son volume, car il jouit
de propriétés immatérielles (dynamiques?) pourvu qu'ou
extraie ce principe (qu'il appelle *arcane*) peu importe la
quantité de matière sur laquelle il est répandu.

Tout médicament doit être simple; dans les mélanges, les
effets de chaque substance se détruisent, ou s'altèrent et se
modifient réciproquement.

Paracelse *spiritualise* aussi l'idée de *coction;* il rattache
cette idée d'Hippocrate, ainsi que les phénomènes critiques,
à des influences purement vitalistes dégagées de toute parti-
cipation des humeurs; il ne reconnait pas à la nature toute
cette puissance curatrice que les anciens lui avait accordée,
et proclame que le médecin ne doit pas s'intituler *minister,*
mais bien *magister naturæ* Néanmoins, chose qu'on ignore
encore généralement, Paracelse recommandait la méthode
hippocratique au début des maladies lorsqu'elles n'offraient
pas un caractère compliqué.

Tels sont en substance les principes fondamentaux de la

méthode de Paracelse, développés dans le livre du professeur Schültz. On n'en avait pas encore fait une exposition si claire et si précise. C'est aussi la réhabilitation d'un grand homme. On le voit, ce sont les fondements essentiels de la thérapeutique qu'a su poser cet écrivain, qu'on nous a toujours représenté comme un ridicule alchimiste, perdu dans des considérations astrologico-philosophiques, et dont tout le mérite consiste dans l'introduction de quelques nouvelles drogues.

La disposition naturelle à exagérer en faveur de son héros et peut-être aussi l'orgueil blessé du professeur ont porté Schültz à représenter l'homœopathie comme une pâle et imparfaite reproduction de la doctrine de Paracelse. C'est à prouver cette proposition, qui ne soutient pas le plus léger examen, qu'est consacrée la dernière moitié de son livre. Qu'il nous suffise de répondre que Paracelse perçut d'une manière vague ce qu'Hahnemann (qui n'a jamais lu Paracelse) a clairement conçu et établi sur des faits ; que Paracelse partait de l'idée ridicule et fausse d'une entité morbide (¹) à laquelle il livrait bataille au moyen d'un spécifique. Hahnemann, au contraire, concilie toutes les connaissances physiologiques reçues, dans sa doctrine féconde de la réaction, dont Paracelse n'avait aucune idée exacte. Toute la théorie hahnemannienne ressort de la notion bien comprise de la réaction de l'économie sollicitée par les effets primaires des médicaments. Paracelse parle de son arcane sans savoir comment l'obtenir. Hahnemann a su développer les forces médicamenteuses par un procédé aussi simple que facile. Peut-on comparer les élucubrations théoriques de l'alchi-

---

(¹) L'entité morbide n'est pas à rejeter comme cas exceptionnel, mais l'extension que lui donne Paracelse est absolument insoutenable.

miste allemand, ces quelques perles enfouies dans le fumier d'Ennius, avec l'œuvre immense d'expérimentation sur l'homme sain dont Hahnemann a doté la science. Les bonnes et très-remarquables idées de Paracelse sont restées stériles, tandis que l'école homœopathique, pleine de sève et de vie, a créé la véritable pratique médicale.

C'est ce même Schültz qui écrivit (Berliner Jahrbuch. für wissenschaft. Praktick, april 1833) qu'il était temps de renoncer au principe faux et erroné du *contraria contrariis* (¹). Il n'y eut peut-être jamais à la faculté de cette ville de leçons aussi avidement écoutées que celles qu'il fit, pendant l'été de 1845, sur la doctrine médicale homœopathique. Le grand amphithéâtre pouvait à peine contenir la foule des élèves ; malheureusement l'exposé de ces doctrines y fut présenté au point de vue restreint du professeur, qui les rapetissa pour les faire cadrer avec la théorie qu'il a émise dans son traité de pathologie générale. Aussi comprend-on que les élèves soient restés indifférents à l'égard de notre école, ne se souciant pas d'entreprendre de longs et arides travaux pour connaître une méthode qui est destinée à *combler quelques lacunes*, à *faire disparaître quelques imperfections* de la médecine ordinaire.

On a souvent répété que notre école n'attirait pas à elle les hautes renommées allopathiques, qu'on ne remarquait

---

(¹) La *Gazette médicale de Prusse* n'a pas imité la loyauté de critique dont fit toujours preuve le *Journal d'Hufeland*. Un de ses rédacteurs ayant entrepris sur lui-même une expérimentation qui consistait à prendre chaque jour un globule de lycopode 30, et n'en ayant pas, comme on le pense bien, éprouvé d'effet sensible, la *Gazette* en conclut à la nullité de la méthode homœopathique. Forte de cette puissante réfutation, elle essaya d'accabler notre doctrine sous le poids de lourds et longs articles dont elle remplit ses pages pendant une partie du mois d'août 1842.

dans son sein aucun praticien de renom. Il s'agit de s'entendre sur la valeur de cette objection. Qu'est-ce qu'un médecin en renom, à notre époque? Est-ce celui qui a le plus de succès en pratique, qui guérit le mieux? Point du tout. C'est bien plutôt celui qui perd le plus de malades; c'est assurément celui qui crée un système, qui proclame une méthode nouvelle, qui fascine la jeunesse médicale et le public par des doctrines spécieuses, par la hardiesse des idées; ce sont ceux dont l'éloquence et l'érudition de cabinet l'emportent dans les concours (¹) sur le talent pratique, ce sont les Pinel, les Broussais, les Bouillaud et les Andral, les Piorry et les Magendie, etc. Or, de bonne foi, peut-on croire que ceux qui ont usé leur intelligence à se faire une opinion et une position soient disposés à abandonner l'une et l'autre sans une nécessité toute puissante? Mais l'évidence, la conscience dira-t-on! D'évidence, il n'y en a plus à un certain âge que pour les opinions qu'on s'est faites ou qu'on s'est laissé faire, et cela suffit à la conscience : *etenim Deus mundum tradidit disputationibus hominum.* Ce qui doit nous étonner, c'est que malgré cette disposition peu favorable des choses, la nouvelle école reçoive des témoignages non équivoques d'estime de la part des coryphées de l'école adverse. En voici quelques-uns qui me tombent sous la main. Je termine, par ces citations, l'histoire de l'homœopathie dans la capitale du pays qui a su le mieux apprécier sa valeur pratique et doctrinale.

Schenk proclame (Encyclopädie d. ges. Wasserheilk. 111) que « Hahnemann s'est acquis par sa méthode une gloire « immortelle; c'est lui qui a le mieux apprécié et fait con- « naitre les innombrables vices de l'ancienne école. C'est à

(¹) Nous mettons tout-à-fait en dehors la classe des chirurgiens.

« lui que revient le mérite d'avoir le premier tenté et mené
« à bonne fin une réforme efficace de l'art de guérir. Il a tiré
« de leur léthargie les praticiens allopathes, et leur a per-
« suadé enfin qu'il était temps de cesser de maltraiter l'or-
« ganisme et d'en venir à l'emploi d'une médication vraiment
« rationnelle. »

« Stürmer (Z. Vermittl. vol. 3., p. 124.) « L'homœopa-
« thie est un membre nécessaire de la science médicale. Déjà
« elle a été féconde en bienfaits, et on doit en grande partie
« à son influence les améliorations que la médecine a subies
« dans ces derniers temps. Ces heureux résultats sont loin
« encore de ce que cette méthode semble promettre pour
« l'avenir. »

Alexandre Walker (dans son traité de pathology foun-
ded on the natural system of anatomy and physiology) apprécie très-favorablement la méthode homœopathique. Il y
reconnaît la convenance de la loi générale de similitude et
du précepte des petites doses.

Strumpf (Allg. med. centr.-zeit., 1843, p. 97) « Dans
« la révision et reconstitution de la matière médicale il ne
« faut point rejeter le résultat des expérimentations entre-
« prises par les disciples de Hahnemann. Du reste il est juste
« de ne pas oublier combien l'homœopathie a contribué à la
« réforme de cette branche des sciences médicales. »

Hirschel (Med. argos. IV, 28) « Quel que soit le jugement
« défavorable qu'on porte sur l'homœopathie, toujours est-il
« que tôt ou tard on sera forcé d'utiliser les connaissances
« qu'elle nous a données des propriétés positives des re-
« mèdes. »

Von Vivenot ne craint pas de publier (Med. zeit von
V..... 1843, n° 2) « qu'il a vu plusieurs cas de guérisons
« opérées par la méthode dite *homœopathique* avec une promp-

« titude merveilleuse. » Il exhorte les médecins de son école
« qui, seuls, ont à se reprocher l'anarchie qui désole au-
« jourd'hui le domaine médical, il les exhorte, dis-je,
« d'expérimenter rigoureusement et sans préjugés la nou-
« velle méthode. »

C'est surtout au sujet de leur matière médicale que nous
voyons les allopathes excités par l'influence des idées nouvelles, solliciter de promptes et radicales réformes. Au nombre de ces médecins on peut compter J. A. Schmidt, Jörg,
Vogt, Henschel, J. Wendt, Wedekind. Celui-ci, dans le
grand congrès allemand des *Naturforscher* réuni à Heidelberg, fit la proposition d'organiser une commission pour
l'étude des médicaments sur l'homme sain : proposition qui
excita vivement l'intérêt de tous les membres du congrès,
mais qui ne fut pas mise à exécution.

« Depuis deux cents ans, dit J. Wendt, nous n'avons ac-
« quis aucune notion exacte des principaux remèdes, et cela
« tient à ce qu'on ne fait aucun essai sur l'homme sain ;
« nous sommes privés de la bonne méthode, de la seule qui
« puisse nous conduire au but et qui n'est certes pas cet
« *éternel* remâchage irréfléchi (Ewige gedankenlose wieder-
« kauen) que quelques-uns appellent encore l'expérience
« pratique. »

Nous ne nous serions certainement pas permis de donner
si rudement du pied à cette vénérable *expérience* des médecins allopathes, expérience qui compte ses titres à ses années
et au nombre innumérable de *volumes* qu'elle a produits.
Talia sunt judicia fratrum!

CHAPITRE VIII.

BIOGRAPHIE DE HAHNEMANN.

Sommaire : Visite à Hahnemann pendant son séjour à Köthen en 1832. — Conversation médicale ; opinion de Hahnemann sur le régime. — Appréciation du caractère de Hahnemann. — Son séjour à Paris. — Ses premières années à l'école de Meissen. — Ses voyages en Autriche. — Il se rend à Leipzig, se livre aux travaux d'érudition, et renonce à l'exercice de la médecine. — Découverte de la loi des semblables. — Hahnemann se redonne à la pratique. — Opposition et polémique. — OEuvres diverses de Hahnemann. — Ses cours à l'université de Leipzig ; il s'y fait des élèves et y fonde l'école homœopathique. — Les pharmaciens de Leipzig lui intentent un procès. — Il se retire auprès du duc d'Anhalt-Köthen — Fête anniversaire du 10 août. — Le choléra et Hahnemann. — Hahnemann se retire à Paris. — Sa mort.

Le chemin de fer qui relie Leipzig à Berlin traverse le duché d'Anhalt Köthen et sa petite capitale, devenue célèbre désormais par l'hospitalité généreuse qu'y reçut le chef de la nouvelle école.

Il y a quatorze ans que mon père et moi nous nous acheminions dans les véhicules en osier de la poste prussienne, sur de mauvaises routes effondrées et boueuses, vers ce modeste séjour de Hahnemann, qui est aujourd'hui le point de convergence des principales lignes ferrées de l'Allemagne du nord. Dans ce bourg paisible et champêtre, où le tintement argentin de la cloche du château ducal se mêlait au carillon des bestiaux venant des pâturages, l'ardent réformateur avait retrouvé le calme salutaire qu'il avait perdu depuis son immortelle découverte. Il vivait là, tout entier à son art, loin des contradictions, et les polémiques que sa doctrine soulevait sur toute l'Allemagne venaient mourir autour de sa demeure. Ce n'est pas qu'il y fût oisif ou isolé; il entretenait avec les partisans de son école une correspondance intarissable, résolvait les objections, excitait les indifférents, admonestait les disciples inexacts et frappait de réprobation ceux qui transgressaient ses préceptes ; car il eut toujours cette disposition impérieuse et tyrannique qui est le propre des esprits forts et fortement convaincus. Sa clientèle n'était pas moins étendue que ses rapports scientifiques ; de toutes parts on réclamait ses conseils, et des diverses parties de l'Europe arrivaient sans cesse des personnages distingués qui venaient se confier à ses soins. Se rendaient à Cöthen en même temps que nous le fils de Lascase, le comte de Belleval et la princesse Frédéric de Prusse.

Hahnemann nous fit un accueil empressé qui est resté gravé dans mon souvenir, mais dont je ne saurais me rappeler les particularités. Je vais rapporter ici ce que mon père écrivit à ce sujet dans la relation de son voyage qu'il lut en 1833 à la Société de médecine de Lyon. « ..... Je n'ai pu me défendre, en voyant Hahnemann, d'un sentiment de vénération qu'aucun homme de génie et de science ne m'a encore fait éprouver. Ses cheveux blancs, son air grave et sévère tempéré par des manières très-affables, son front élevé, son regard vif et perçant, et le cachet ironique de son sourire révèlent bien le penseur profond, mûri par l'expérience, et le critique impitoyable qui a frappé de ses traits acérés la vaine et prétentieuse doctrine des écoles.

« La première conférence que j'ai eue avec lui, dès le lendemain de mon arrivée, a duré depuis quatre heures jusqu'à dix ; il avait fait défendre sa porte, constamment assiégée par une foule de malades, pour que je pusse mieux profiter de tout le temps qu'il voulait m'accorder. Nous parlâmes d'abord de l'extension que prenait la nouvelle méthode dans tous les pays voisins d'Allemagne, et de sa situation déjà forte dans l'empire d'Autriche où son introduction semblait devoir rencontrer des obstacles insurmontables. Je le mis ensuite au courant de mes connaissances homœopathiques, et le priai de m'indiquer la meilleure méthode pour en acquérir de plus solides, et dont la valeur pratique me permît de renoncer entièrement à l'emploi des procédés de la médecine ordinaire. Il se recueillit un instant, et après avoir passé en revue les principes exposés dans l'Organon, il me proposa un plan d'étude que je me félicite d'avoir suivi jusqu'à présent, et qui consiste en une combinaison de recherches cliniques et pathogénétiques pour déterminer le choix du remède par des indications caractéristiques.

« L'appréciation des quelques effets pathogénétiques. formant l'apanage exclusivement propre aux diverses substances médicinales, est une des conditions indispensables de ces cures directes et radicales où la puissante autocratie des spécifiques paraît dans tout son éclat. Hahnemann possède à un degré éminent ce talent de spécialisation qu'il doit sans doute à ses expérimentations répétées sur lui-même, qui l'ont exercé à distinguer, dans l'ensemble des modifications

vitales, les phénomènes secondaires, sympathiques ou accessoires, des phénomènes primaires et pathognomoniques. C'est
là, je n'en doute pas, la raison principale de ces guérisons
remarquables qui déconcertent les praticiens allopathes dans
leurs notions de la force vitale médicatrice, et qui ne cessent
d'étonner ses plus habiles partisans.

« Hahnemann conseille de s'en tenir, dans la plupart des
cas, à l'usage des dilutions voisines de la trentième ; c'est à
ce degré de préparation, dit-il, que les substances médicamenteuses développent la plus grande variété de leurs effets
avec toute l'énergie thérapeutique suffisante.

« Hahnemann n'est point, comme on l'a dit, d'une aveugle
sévérité pour le régime à suivre pendant le traitement homœopathique ; il est même très large à cet égard, et les idées
qu'il me développa sur ce sujet dénotent un profond observateur. Suivant lui le régime ne peut être déterminé *à priori*,
car il se présente une foule de circonstances qui obligent à
faire infraction aux règles générales. La nature exprime
quelquefois, pendant la maladie, des besoins qu'il convient
souvent de satisfaire malgré leur bizarrerie : un goût prononcé pour les substances alcalines, salines, ou pour les
acides, est celui qui se présente le plus habituellement, et il
y aurait, dans le plus grand nombre des cas, de graves inconvénients à ne pas le satisfaire. Il faut alors sacrifier sans
ménagement l'action du remède, qui du reste n'est presque
jamais entièrement compromise par l'usage de ces substances. On doit aussi prendre en considération les habitudes ;
leur influence est très-grande, et le praticien qui n'en tien-
drait compte s'exposerait à commettre bien des fautes. L'u-
sage de substances irritantes qui semblerait être incompatible
avec la santé, devient souvent à la longue un besoin impérieux qui demande quelquefois satisfaction, même en état

de maladie, sous peine d'aggraver le mal et de compromettre
la guérison.

« Le lendemain, Hahnemann, chez lequel je me rendis à la
même heure, me fit voir dans quelques volumes de son immense correspondance, entre autres lettres, celles du docteur
Mauro, de Naples, qui, à l'âge de 60 ans, a appris l'allemand
pour se livrer avec plus de fruit à l'étude de l'homœopathie;
celles du célèbre Kiesselbach, de Hanau; de Paubel, de
Gotha; du conseiller Klein qui, à un âge plus avancé encore,
ont étudié avec zèle la nouvelle doctrine. Mais ce qui m'intéressa le plus, ce fut une lettre du docteur Biett par laquelle il
demande à Hahnemann des éclaircissements sur sa méthode,
et le prie de lui envoyer une collection de remèdes préparés
par le pharmacien auquel il a le plus confiance. Puis le maître
reprit son obligeante instruction au point où il l'avait laissée
la veille; le jour suivant il m'indiqua les sources où il fallait
puiser et les hommes qu'il fallait encore voir.

« Dans ces trois séances, il est vrai un peu longues, je puis
dire avoir suivi un cours complet d'homœopathie; Hahnemann me témoigna le plus vif intérêt, et m'engagea vivement à correspondre avec lui lorsque je serais de retour à
Lyon.

« J'avais besoin de voir ce grand homme, dont on a si diversement parlé, pour l'apprécier convenablement; j'avoue que
j'ai été frappé de la netteté et de la logique de ses raisonnements, de son ardente conviction, de la fraîcheur et de la vivacité de ses idées. Voilà donc, me disais-je, l'objet de tant
d'attaques passionnées et de malveillantes critiques, celui que
nos confrères de Lyon ont représenté comme un insensé!
Mais, pour dire toute la vérité, à travers les qualités de Hahnemann, qu'on ne peut méconnaître, on distingue aussi
quelques défauts; il m'a paru entêté, trop exclusif et suscep-

tible de beaucoup de prévention ; ce qui peut avoir de fâcheuses conséquences chez un homme placé à la tête d'une école médicale.... »

Je vis Hahnemann à Paris en 1838 et 1839, mais je ne retrouvai plus cet accueil cordial et empressé qu'il nous avait fait pendant notre séjour à Köthen. Plusieurs de nos confrères de la capitale et de la province n'obtinrent qu'avec peine une audience : un état de contrainte et de froideur avait remplacé cette affabilité et cette chaleur expansive de l'homme de génie qui, en Allemagne, lui procurèrent et lui conservèrent tant de disciples et d'amis dévoués, malgré ses prétentions quelque peu tyranniques de chef d'école. Ce changement dans le caractère de Hahnemann, établi en France, provint-il des glaces de l'âge, fût il un résultat de la dépaysation, ou bien doit-il être rapporté à une sorte de tutelle exercée par l'entourage, dans le but bien légitime de mettre l'illustre vieillard à l'abri des fatigues auxquelles l'exposait à Paris sa haute réputation? Il est possible que ces diverses circonstances aient contribué à produire ce fâcheux effet.

La grande figure du créateur de l'homœopathie est venue s'effacer sur la vaste scène où l'avaient poussé des circonstances imprévues. Hahnemann laisse à sa patrie sa gloire entière ; c'est dans son sein qu'il a puisé toutes ses inspirations, qu'il a publié tous ses chefs-d'œuvre ; à la France il a légué ses froides dépouilles et un souvenir plus froid encore. Laissons à l'Allemagne ce grand homme, et cherchons à revendiquer l'honneur d'avoir développé et rendu d'une application générale et facile ses immortelles découvertes ; car le génie de notre nation se montre dans l'application des doctrines, et les idées dont elle ne s'est pas emparée sortent lentement du règne des hypothèses.

Pour connaître et apprécier justement Hahnemann, il faudra que quelques-uns de ses anciens amis, de ceux qui l'ont suivi dans les diverses phases de sa carrière de réformateur, nous initient aux détails intimes et extérieurs de cette existence si remplie et si agitée. Hartmann de Leipzig a déjà fait et publié sur ce sujet un intéressant travail qui a le seul défaut d'être incomplet, mais qui pourra servir de cadre à une très-bonne histoire du fondateur de l'école homœopathique.

Samuel-Christian-Frédéric Hahnemann naquit, le 10 avril 1755, à Meissen, en Saxe, d'un père pauvre, employé comme peintre en porcelaine à la manufacture royale de cette ville. A l'âge de douze ans, il suivait déjà l'école supérieure, où il sut bientôt gagner l'estime et l'amitié de ses maîtres par ses rapides progrès dans les études classiques et la philologie; il en obtint même la permission de consacrer une partie de son temps aux sciences naturelles, pour lesquelles il se sentait un attrait irrésistible. Cependant son père, n'ayant pas les moyens de subvenir plus longtemps aux frais d'une éducation supérieure, le rappela auprès de lui. On vit alors la haute estime que les professeurs de cette école avaient conçue du talent de ce jeune homme à peine sorti de l'enfance. Le magister de philosophie Müller et ses collègues supplièrent le père de ne pas leur enlever un élève qui promettait d'être un jour une des illustrations du pays; qu'ils le dispenseraient de leur payer les honoraires habituels et lui ouvriraient gratuitement l'entrée de tous les cours. Grâce à cette honorable bienveillance, le jeune Hahnemann put continuer sa carrière. Il resta à Meissen jusqu'en 1775, époque à laquelle il publia et adressa à ses professeurs une excellente dissertation latine sur la structure et la perfection de la main de l'homme. Ayant pris ainsi congé de ses bons maîtres, et emportant

20 thalers pour toute fortune, il se rendit à l'université de Leipzig pour s'y livrer à l'étude des sciences médicales.

Sur les recommandations qu'il apportait de Meissen, plusieurs professeurs l'admirent gratuitement à leurs cours ; cependant, toute ressource pécuniaire venant bientôt à lui manquer, il se mit à enseigner le français et l'allemand à un riche Grec, nommé Jassy, et il passait ses nuits à traduire d'anglais en allemand des ouvrages de médecine. Les bénéfices étaient lents à réaliser, et plusieurs cours lui restaient fermés. Pour compenser ce manque de leçons orales, il se livra avec ardeur à la lecture des livres anciens et modernes, et c'est alors qu'il acquit cette immense et prodigieuse érudition dont il fit preuve plus tard dans ses propres écrits. Ces études théoriques achevées, il voulut s'adonner à la pratique. Leipzig manquait alors d'hôpital; il se rendit à Vienne, auprès de Quarin, qui était alors médecin de l'hospice de Léopoldstadt. Au bout d'un an, Quarin le recommanda comme son meilleur élève au gouverneur de Siebenburgen, V. Brückenthal, qui cherchait un médecin habile. Hahnemann partit donc pour Hermanstadt, et s'installa chez le gouverneur qui lui confia l'emploi de bibliothécaire et de conservateur du musée des médailles. Il se créa dans cette ville une clientèle assez étendue, et sa position ne lui laissait rien à désirer ; mais il ne put résister longtemps au désir de revoir l'Allemagne, et vint passer un an à l'université d'Erlangen où il se lia d'amitié avec les conseillers privés Delius, Isenflam et Wendt. Le 10 août 1779, il y soutint une thèse doctorale, intitulée : *Conspectus affectuum spasmodicorum œtiologicus et therapeuticus.*

Hahnemann revint alors dans sa ville natale, puis successivement à Hettstadt, Dessau, où il épousa la fille d'un pharmacien, et enfin à Gommern, dont il fut nommé médecin officiel, charge lucrative qui le fixa en cet endroit pendant trois ans environ. C'est là, dans l'exercice de la pratique, qu'il se convainquit de l'insuffisance et des imperfections radicales de la médecine. Il fut tellement dominé par cette pénible conviction, qu'il renonça à son *physikat* et se retira à Dresde, où l'accueillirent plusieurs amis influents. Wagner, le chef du corps médical, lui fit offrir la direction de l'hôpital, dont il se chargea pendant un an, malgré son antipathie pour un art si défectueux. Lorsqu'il fut libre, il s'établit dans la belle bibliothèque de cette ville, d'où il publia une multitude de petits traités scientifiques, de traductions et de recherches chimiques, qui furent dès lors l'objet favori de ses travaux.

Au bout de quatre ans, il se rendit à Leipzig, dont la grande activité intellectuelle avait toujours eu pour lui beaucoup de charmes. C'est l'époque où ses recherches le mirent sur la voie d'une découverte qui rendra son nom à jamais illustre dans les annales de la médecine et de l'humanité. A cette époque aussi, régnait la plus complète anarchie dans le domaine de la thérapeutique. Les théories hippocratico-vitalistes, galéniques, iatromathématiciennes, chimiques, humorales, solidistes, électrico-galvanico-dynamiques, se croisaient en tous sens et formaient un tissu inextricable d'opinions variées. Hahnemann s'était abstenu de rechercher des indications thérapeutiques dans ce mélange de théories basardées ; il avait adopté une médication extrêmement simple, à peu près expectante, mais qui était loin de répondre à l'idée qu'il se faisait de l'art de guérir.

En 1789, Hahnemann résolut de renoncer absolument à l'exercice de la médecine, jusqu'à ce qu'il eût trouvé des procédés plus sûrs et plus efficaces que ceux employés jusqu'à ce jour. Il était intimement persuadé que la réforme de la thérapie ne pouvait s'effectuer par les moyens généralement usités ; qu'il fallait sortir des idées reçues et entrer sur une voie nouvelle; qu'il fallait s'attaquer directement à la matière médicale, et se livrer à l'étude même des médicaments, ce que personne n'avait encore fait ; que de cette étude exacte ressortirait la solution de tous les problèmes médicaux et l'organisation scientifique de la médecine. Plein de ces idées, on comprend combien il dut être frappé de l'observation de Cullen, au sujet de la propriété fébrigène du quinquina ; ce fait, qui passa inaperçu pour tant de lecteurs, et qui n'eût peut-être jamais été relevé, fut, pour l'intelligence de Hahnemann toute préparée à le commenter, un trait de lumière, une donnée précieuse qu'il devait fixer devant lui, examiner à fond et poursuivre dans toutes ses conséquences.

Sa vaste érudition lui permit de recueillir les divers témoignages des auteurs à l'appui de l'opinion qu'il venait de se former sur le mode d'action des substances médicamenteuses. Voulant se livrer de nouveau à la pratique, pour expérimenter sa doctrine au lit du malade, il s'empressa d'accepter, au mois d'août 1792, la direction de l'hôpital des aliénés de Georgenthal, que lui offrit le duc Ernest de Gotha. Il y traita d'après le nouveau principe de similitude, malgré l'extrême pénurie d'indications où il se trouvait alors, et il eut du succès. Il guérit entre autres, dans cet établissement, le secrétaire de chancellerie de Hanovre, Klockenbring.

Dès ce moment, Hahnemann commença à être en butte aux contradictions, critiques, calomnies, insultes, dont l'envie ou les intérêts froissés ne cessèrent de le poursuivre pendant tout le reste de sa carrière. Il avait imaginé autrefois une liqueur propre à faire connaître la falsification des vins (liquor vini probatorius Hahnemannii). Le 7 septembre 1791, la police prussienne avait émis une ordonnance touchant l'emploi de cette liqueur, qui conserve encore aujourd'hui en Allemagne la préférence sur toutes les autres compositions de ce

genre ; mais, lorsqu'on eut connaisance de sa méthode particulière de traitement, on s'attaqua à cette petite découverte
industrielle. Le docteur F. A. Gren, de Halle, le prit vivement à partie sur un objet si minime, et presque en dehors
du domaine médical. Cette opposition dut lui faire prévoir les
tempêtes furieuses qu'il allait soulever en attaquant ouvertement les doctrines de l'école ; mais son courage ne faillit point
à la vue de cette tâche surhumaine, et il marcha hardiment
dans la carrière qui s'était ouverte devant lui, multipliant les
expériences et les recherches. En 1796, il se trouva assez
fort pour publier et soutenir sa doctrine ; il la livra au monde
médical dans un article du journal d'Hufeland (vol. 11, c. 3),
intitulé : *Essai sur un nouveau mode d'arriver à la connaissance des propriétés médicamenteuses.*

Un système si remarquable, que nous voyons à présent,
après trente ans de lutte, admis et propagé par des milliers
de partisans, ne rencontra que du mépris ou une froideur
répulsive. Il est vrai qu'il se produisait en même temps que
le système de Brown, qui avait trouvé en Allemagne dans
Pfaff, Girtanner, Röschlaub et autres notabilités médicales, de
très-chauds admirateurs. Les extravagances du théoricien
écossais plaisaient davantage que la sévère et difficile réforme
de Hahnemann. Ce grand homme, livré à lui-même, renonça
pour un temps aux rapports extérieurs, et s'appliqua, dans
le silence de l'expérimentation, à constituer les éléments de
la nouvelle matière médicale, et à tracer en détail les traits
caractéristiques de sa doctrine. En 1794, il avait déjà abandonné l'hospice de Georgenthal, qui ne fournissait plus les
matériaux convenables à ses essais cliniques. En 1795, nous
le trouvons à Königslutter, où les nombreuses et brillantes
cures qu'il effectue par sa méthode lui attirent les poursuites
des médecins et des pharmaciens de l'endroit, au sujet de la

dispensation des remèdes. Contraint de quitter cette petite ville, il se rend à Altona, et de là à Hambourg, où il publie la propriété anti-scarlatineuse et préservatrice de la belladonne, qu'il avait pu constater dans une violente épidémie de scarlatine sévissant en 1795 à Helmstadt, près Königslutter. Ce fut pendant plusieurs années, et aujourd'hui encore, une pomme de discorde entre les médecins. Hufeland, qui sut toujours rendre justice au mérite des travaux hahnemanniens, s'empressa de constater cette vertu de la belladonne, et confirma l'assertion de son ami sur les effets très-variés de cette substance, et son administration efficace dans un grand nombre d'affections morbides. En 1801, Hahnemann fit paraître un petit traité, intitulé : *Méthode curative et préservatrice de la scarlatine* (Gotha, Beckersche, Buchh. 1801), qu'il avait fait précéder d'un article dans le journal *Reichs anzeiger* (12 mai 1800), où il réclamait une récompense, soit du public, soit du gouvernement, pour cette précieuse découverte qu'il ne faisait pas encore connaître. Ce procédé, bien naturel dans les circonstances où se trouvait notre réformateur, souleva contre lui les médecins du pays. Ils proclamèrent que la substance employée était un poison lent, qui finissait par altérer profondément la santé. Hahnemann réfuta avec calme, en décembre 1800, ces assertions malveillantes. Le 7 février 1801, il chercha à se concilier le concours et l'amitié de ses collègues par un écrit intitulé : *Considérations sur la confraternité médicale au début du siècle nouveau.* Ce fut la dernière fois qu'il écrivit d'un ton modéré et conciliateur. Voyant l'envie, la haine, le mépris, l'injure, s'élever contre lui et le poursuivre dans sa carrière scientifique, et prévoyant que ces passions mauvaises allaient s'envenimer lorsqu'il attaquerait directement les doctrines reçues, il prit subitement le meilleur parti en se mettant, vis-à-vis les partisans de la médecine ordinaire, dans une position hostile, agressive, répondant à leurs coups par une acerbe et puissante critique. On lui a souvent reproché cette manière, et c'est à tort. Pourquoi enlèverait-on à la vérité des armes dont se servent avec outrecuidance les passions honteuses , nées de l'amour-propre et des intérêts froissés? Jusqu'à présent, les proclamateurs de grandes découvertes avaient été honnis et baffoués ; Hahnemann, lui, a pris le fouet en main , et bien il a fait. La vérité s'est produite plus promptement. Les adversaires ont poussé des cris de fureur : qu'importe? tout aussi bien il ne les aurait pas convaincus en se laissant flageller; tandis qu'un grand nombre d'hommes impartiaux, intéressés par le spectacle de cette courageuse agression , ont examiné de près, ont jugé, adopté, sont entrés dans cette arène et ont pris part à une lutte pleine d'intérêt. Avec une patiente mansuétude, Hahnemann serait peut-être mort sans disciple, et ses idées , fécondes comme celles de Paracelse et de Van Helmont, resteraient, comme les leurs, enfouies pour des siècles dans quelque bibliothèque poudreuse de l'Allemagne.

De 1802 à 1806 Hahnemann renonça une seconde fois à la pratique momentanément et non plus par dégoût, mais afin de travailler plus assidûment à l'élaboration du nouveau système médical. Il revint à Dessau et y publia successivement les traités suivants, tous empreints du même esprit et concourant au même but. —*Le café et ses effets; Leipzig, chez Steinacker,* 1803. — *Esculape sur la balance ; idem*, 1805. — *Médecine de l'expérience ; Berlin, chez Wittig*, 1805, traité fort important dont l'Organon n'a été que le développement. — *Fragmenta de viribus medicamentorum positivis sive in sano corpore humano observatis.* 2 *vol., Leipzig, B. Barth,* 1804. Ayant exposé solidement les bases de la médecine positive, Hahnemann s'établit à Torgau et s'y redonna à la pratique qu'il exerça désormais avec ardeur jusqu'à la fin de sa vie. Dans ce nouveau séjour il publia le traité intitulé : *De la valeur des systèmes spéculatifs en thérapie et de leur influence sur le traitement.* C'est de là aussi qu'il écrivit à Hufeland une lettre très-remarquable sur la *nécessité d'une réforme radicale de l'art de guérir.* (Voy. le journal *Reichs anzeiger,* n° 343, 14 juillet 1808.) *A un docteur en médecine.* (Idem, 25 août 1809.) *Appel aux médecins et à tous les hommes intelligents.* (Idem, décembre 1809.) Enfin dans la même feuille, le 7 juin 1810, il annonça la publication prochaine de son *Organon* par un exposé abrégé, mais clair et net de la doctrine de cet ouvrage. Je recommande la lecture de cette analyse, faite par Hahnemann lui-même, à ceux qui veulent acquérir sans longue réflexion une idée précise de la nouvelle méthode. On la trouve dans la *Gazette homœopathique générale,* vol. 26, page 167 et 177.

En 1811 Hahnemann revint à Leipzig dans l'intention de pousser activement à la propagation de son système qu'il avait élevé au rang d'une doctrine complète. Alors commence une période nouvelle de son existence. Il renonce à faire adopter ses idées par les médecins qui se sont constitués à son égard en opposition systématique et refusent de modifier en rien leurs vicieuses méthodes. Il se tourne vers les étudiants et les jeunes docteurs, vers la génération qui débute, qui n'est pas encore aveuglée par les préjugés de la routine et les considérations intéressées, mais chez qui l'amour de la science n'est pas encore devenue un vain mot. Hahnemann s'adresse aux étudiants, il s'entoure de disciples et se fait chef d'école. Pour attirer sur lui l'attention de l'Université de Leipzig, il commença par y soutenir une thèse pleine d'aperçus neufs et originaux sur l'hellébore des anciens. *Dissertatio historico-medica de helleborismo veterum,*

1812. Mais une seule voix de félicitation se fit entendre, celle du doyen Ludwig, les autres professeurs ne daignèrent pas en faire mention. Hahnemann annonça dès-lors qu'il allait ouvrir un institut pour l'instruction homœopathique des élèves et des médecins nouvellement promus au doctorat; que, la méthode nouvelle n'étant pas assez clairement exposée dans l'*Organon*, il avait compris la nécessité de la développer dans une série de leçons orales et d'y joindre l'application clinique afin de mettre promptement ses auditeurs dans le cas d'en faire eux-mêmes usage. Cet institut ne réussit pas mieux que les premières tentatives ; aucun docteur ne voulut y paraître. Hahnemann ne se découragea point. Il ouvrit simplement un cours particulier, deux fois la semaine, pour tous les élèves sans distinction. Plusieurs s'y rendirent, et de ce nombre furent Hartmann, Gross, Hornburg et Franz, qui, ayant adopté avec enthousiasme et constance les vues de leur maître, devinrent les soutiens et les propagateurs heureux de son école.

L'objet spécial de leurs travaux était l'expérimentation des remèdes, qu'ils prenaient en teinture et en substance, Hahnemann n'ayant pas encore une idée précise du dynamisme médicamenteux. Il ne fut conduit à l'emploi des doses infinitésimales qu'à l'époque où il composait son *Traité des maladies chroniques*. C'est alors qu'il imagina sa théorie de la psore et qu'il eut la pensée d'opposer l'infection pharmaceutique aux miasmes morbides. Pour la première fois Hahnemann, quittant la voie laborieuse, mais sûre de l'observation, conclut trop hardiment *à priori*, et commit quelques erreurs d'exagération qui devaient coûter à ses disciples trente ans de polémique. Tout préoccupé de son entité psorique qu'il craignait de réveiller de l'état latent par de fortes doses de remèdes, il cherchait à la combattre d'une manière plus intime par des doses infinitésimales, et il en vint à prescrire ces doses d'une manière exclusive, lui qui avait obtenu la confirmation de sa méthode et ses premiers succès par l'emploi des substances en nature ou faiblement diluées. Cet observateur, jusque-là si sévère et si exact, admit, dans ses pathogénésies de remèdes dits antipsoriques, des phénomènes tout-à fait étrangers à l'action primaire et aux effets propres de la substance. Mais ces erreurs de détail laissaient entrevoir de grandes découvertes, et le temps devait faire justice des exagérations.

De 1812 à 1822 Hahnemann resta à Leipzig, travaillant sans cesse à la composition de la matière médicale pure. La néfaste année 1813 fut témoin du triomphe de sa méthode. Le typhus contagieux nosocomial, le typhus des camps sévissait avec beaucoup de violence dans toute l'Allemagne ; Hahnemann l'attaqua avec un succès qui fit taire toutes les critiques et fut une preuve éclatante de la supériorité de la nouvelle méthode, et de la vérité de son principe. La maladie commença à sévir sur les militaires qui revenaient de Moscou. Elle cédait alors à *nux* et *pulsatilla*. Après les divers combats qui eurent lieu en Saxe, cette épidémie changea tellement d'aspect qu'elle réclama exclusivement l'emploi de *rhus* et *bryonia*. Hahnemann publia son mode de traitement en 1814, dans l'*Allgemein anzeiger der Deutschen*, janv., n° 6 ; mais presque aucun praticien ne voulut l'adopter. L'épidémie continua plusieurs années encore, et trouva sa fin dans l'excès même de ses ravages.

En 1816 Hahnemann engagea une polémique écrite avec le professeur de Halle Dzondi au sujet d'un meilleur traitement de la brûlure ; polémique à laquelle prirent part plusieurs médecins de Halle et de Leipzig. La même année il publia un mémoire sur la *syphilis* et les vices du traitement

ordinaire de cette maladie. Il y traite avec développement la
question de la localisation du chancre et de sa cautérisation.
Il y recommande, pour l'administration interne, son *mercure
soluble ;* préparation mercurielle la plus douce, la plus inof-
fensive sous le rapport toxique, et cependant la plus efficace
contre la syphilis simple et primitive. Suivant Hahnemann
cette préparation employée aux doses pharmaceutiques ordinaires ne détermine jamais la salivation. Le docteur Caze -
nave, de Paris, qui prescrit très-souvent cette substance, a
constaté toutes les propriétés salutaires que lui attribue son
inventeur.

Nous arrivons maintenant à une époque où les persécutions dirigées contre Hahnemann prennent un caractère plus
sérieux. La doctrine de cet homme de génie froissait l'amour-
propre des confrères, et ses succès pratiques nuisaient à leur
clientèle. Cependant les injures, les moqueries, les critiques
malveillantes n'avaient pu intimider le réformateur ni arrêter
les progrès de sa méthode. Les médecins allopathes prirent
alors un moyen plus efficace, et de concert avec les pharmaciens, ils accusèrent le chef d'école et ses élèves, devant le
conseil gouvernemental, d'enfreindre la loi en distribuant eux-
mêmes les médicaments. Par suite de cet acte d'accusation,
Hahnemann fut cité devant les tribunaux le 9 janvier 1820.
Hartmann a retrouvé la défense écrite, composée par Hahnemann, et l'a publiée dans la *Gazette générale homœopathique*, t. 26, p. 199. Cet acte remarquable peut servir de
modèle à tous ceux qui ont encore aujourd'hui à lutter avec
le pouvoir civil pour la conservation de ce droit précieux(¹).

(¹) **Voyez Kleine Schriften**, vol. ii, pag 192.
Ueber das selbstbereiten und selbstdarreichen der arzneien von seiten
der homœopatischen aerzte.

Mais que pouvaient la raison et l'éloquence sur l'esprit de juges résolus à prononcer d'après le sens le plus étroit et le plus sévère des lois faites sur l'exercice de la pharmacie. Les membres impartiaux du conseil étaient d'ailleurs irrités contre le réformateur qui prétendait être plus habile que la multitude des praticiens de tous les siècles passés. Bref, Hahnemann perdit son procès. Sa situation à Leipzig n'était plus tenable, et il ne savait quelle résolution prendre, lorsque le duc d'Anhalt-Cöthen le pria de vouloir bien accepter le poste de médecin particulier de sa personne et de pratiquer librement dans ses États. Hahnemann accepta avec empressement une proposition aussi honorable qu'avantageuse, et ne voulut pas attendre le résultat d'une pétition adressée au roi et au conseil de la ville par les principaux notables, ses amis et clients. Cependant une circonstance imprévue le retint. Il venait de recevoir une lettre du prince de Schwarzenberg qui le priait de se rendre à Vienne pour le traiter d'une maladie chronique dans laquelle les ressources ordinaires se montraient impuissantes. Hahnemann lui répondit que ses travaux littéraires et scientifiques ne lui permettaient pas de faire une si longue absence, et lui conseilla de venir sans délai à Leipzig où il pourrait le soigner à loisir. C'est ce que fit le prince. Il était affecté d'une maladie organique du cerveau, accompagnée d'attaques fréquentes d'apoplexie, de paralysie, étourdissement et coma. Le traitement homœopathique améliora ces

---

Cette défense est divisée en trois chapitres qui présentent la question sous toutes les faces.

A. Vorstellung an eine hohe Behörde.

B. Der homœopatische arzt wird von Keinem bisherigen medicinalgesezte gehindert seine arzneiliche Hülfe den Kranken selbst zu reichen.

C. Wie liesse sich wohl die Homœopathie am gewissesten wieder ausrotten ?

phénomènes accessoires d'une maladie mortelle, mais put prévenir l'issue fatale. Pendant ce temps les pétitions en faveur d'Hahnemann avaient eu des résultats. Le 30 novembre 1821 une ordonnance royale l'autorisa exceptionnellement à distribuer lui-même gratuitement ses remèdes, sous certaines conditions gênantes, mais qu'il lui eût été facile d'éluder sans l'argus apothicaire. Cette ordonnance était une reconnaissance formelle de la supériorité de la nouvelle méthode; car si elle n'eût présenté des avantages incontestables, peut-on croire qu'on eût fait en sa faveur aux lois en vigueur une telle infraction. Hahnemann préféra à cette liberté précaire l'exercice sans restriction de son art sur le territoire de Cöthen où il se rendit dans le courant de 1822. Il y fut accueilli avec joie. Le duc le nomma son médecin d'office et conseiller d'État. Dès-lors sa vie s'écoula douce et heureuse, et il put enfin jouir du fruit de tant de labeurs entrepris et suivis au milieu de contradictions incessantes. Ce fut dans cette paisible retraite qu'il mit la dernière main à son grand ouvrage *Des Maladies chroniques*, qui parut à Leipzig et à Dresde en 1828, et eut une seconde édition à Dusseldorf, en 1839. De Cöthen il adressa à l'*Allgemein Anzeiger* les traités suivants : *Instruction pour ceux qui recherchent la vérité*, n° 194, 1825. *Du meilleur moyen de faire disparaître la méthode homœopathique, 1825. De la manière d'agir des médicaments homœopathiques, 1829.* (¹)

(¹) Ces Mémoires et Opuscules que je viens de citer dans le courant de cette notice biographique ne sont qu'une partie des nombreux écrits de Hahnemann. On en trouve la collection complète dans les *Kleine schriffen* rassemblés et édités par Stapf en 1829. J'indique ici quelques-uns de ceux qui sont les plus importants à consulter :

Est-il possible de surmonter les obstacles qui s'opposent à la simplicité et à l'efficacité de la thérapeutique ?

Le 10 août 1829 fut un jour mémorable dans la vie d'Hahnemann. C'était la cinquantième année de son doctorat, que ses nombreux élèves, amis et admirateurs, réunis à Cöthen de tous les points de l'Allemagne, célébraient avec enthousiasme. Des témoignages de sympathie accompagnés de souscriptions abondantes arrivèrent des pays les plus éloignés et permirent de donner à cette fête un éclat et un retentissement inespérés. Le duc et la duchesse de Cöthen y contribuèrent par de riches présents. Ce jour n'est pas moins important dans l'histoire de l'homœopathie; seulement alors la nouvelle école manifesta son existence, ses partisans apprirent à se connaître, à se mettre en rapport, à contribuer par des efforts collectifs à la propagation de leur doctrine, et enfin à se considérer comme les membres d'une même société.

L'année suivante, l'apparition du choléra morbus vint redonner à Hahnemann l'activité de sa jeunesse; avec une merveilleuse sagacité, il sut bientôt démêler les phénomènes accessoires des symptômes essentiels du mal, et prescrire un traitement efficace. Toute l'Allemagne a été témoin des succès de sa méthode contre ce terrible fléau, et des innombrables victimes que ses élèves ont arrachées à une mort certaine. Ce qu'il y a de plus remarquable, c'est qu'Hahnemann n'observa pas lui-même le choléra, qui épargna Cöthen; il le jugea seulement sur les descriptions, il est vrai, très-exactes et multipliées, qui lui furent transmises. Au bout de quel-

Fragments d'observation sur le brownisme.

Du manque actuel de médicaments exotiques.

Extrait d'une lettre à un médecin de haut rang sur le besoin impérieux d'une réforme radicale de l'art de guérir.

Des trois méthodes curatives.

Signes du temps présent par rapport à la médecine.

ques mois, à la grande satisfaction du public, Hahnemann publia les indications pour servir au traitement du choléra ; on y observa avec étonnement la prescription d'un remède en substance, le camphre, ce qui contrastait étrangement avec l'emploi exclusif qu'il faisait des doses infinitésimales. On l'accusa d'inconséquence ; mais il fit remarquer à ses disciples que l'excessive volatilité du camphre et son action rapide, passagère et superficielle, rendaient inutile sa dynamisation par les procédés de diluement ; que, d'ailleurs, cette substance agissait probablement par ses effets primaires, à l'inverse des autres agents de la médication homœopathique. Il répondit aux attaques de ses ennemis par une rude critique intitulée : *L'allopathie, avertissement à tous les malades.* Leipzig, 1833.

Cette épidémie de choléra, qui fut pour l'homœopathie une solennelle reconnaissance de la vérité et de la valeur de son principe thérapeutique, contribua aussi à modifier plusieurs assertions hasardées de Hahnemann. D'abord on reconnut qu'il était quelquefois utile d'administrer les remèdes en nature, puis on constata les avantages de leur répétition. Il fut établi que les répétitions devaient être d'autant plus rapprochées que la maladie était plus aiguë, plus prompte dans son cours. A cette même époque, Hahnemann, frappé des succès de sa méthode contre le choléra et de l'impuissance de la médecine ordinaire, adressa au roi de Prusse une réclame pleine de fermeté et de noblesse sur l'obligation où était Sa Majesté de favoriser dans ses états la propagation de l'homœopathie. « Reconnais, lui dit-il, par les effrayantes listes « de mortalité, que tes médecins peuvent être très-savants, « mais ne savent point guérir. » On ne sait quelle impression produisit sur l'esprit de Guillaume III cette impérieuse

épître, toujours est-il que son fils se montra favorable à l'homœopathie dès son avènement au trône.

De 1829 à 1832, s'écoulèrent les trois plus belles années
de la vie de Hahnemann ; honoré de l'amitié et de la protec-
tion d'un prince généreux, jouissant d'une réputation plus
qu'européenne, chef d'école entouré d'élèves respectueux et
zélés, tous ses vœux étaient comblés. Mais il est rare qu'un
homme sache supporter dignement un haut degré de prospérité : le vieil Hahnemann (il avait alors 77 ans) fut énivré
de tant d'hommages, et se posa dans son école en maître absolu, dictant les opinions, s'irritant des dissidences et frappant d'anathème ceux de ses disciples qui n'adoptaient pas
aveuglément tous les points de sa doctrine. Il se laissa représenter les homœopathes de Leipzig comme des brouillons
animés d'un esprit de réforme, qui menaçaient de compromettre l'avenir de sa méthode ; il y avait peut-être bien
quelques prétextes plausibles de plaintes, mais ils n'étaient
pas de nature à justifier la conduite violente de Hahnemann,
qui se hâta de fulminer ses excommunications et de répudier
ses disciples de Leipzig, à l'occasion de l'établissement de
l'hôpital. Les homœopathes furent consternés de ces procédés
étranges ; leur chef détruisait lui-même l'unité de son école,
et la livrait encore jeune et faible à de dangereuses discussions. Dès-lors disparut l'admirable confraternité qui avait
fait le plus bel ornement de la fête anniversaire en 1829. Il
se forma deux partis animés de sentiments hostiles ; le spécificisme commença à se constituer, et une guerre intestine
s'unit aux attaques des ennemis extérieurs pour compromettre l'avenir de l'homœopathie. Hahnemann, soit par
amour-propre, soit par entêtement de vieillard, ne voulut
pas revenir sur ses premières démarches, et les confirma
d'une manière définitive en 1833. La société du congrès

central avait fixé Leipzig pour le lieu de réunion de cette année, le *maître* ne tint compte de cette résolution, et convoqua arbitrairement à Cöthen tous les partisans de sa méthode ; voulant montrer ainsi qu'il prétendait exercer dans son école un pouvoir absolu et sans contrôle.

Le 18 janvier 1835, Hahnemann épousa mademoiselle Mélanie d'Hervilly-Gohier, de Paris, qui était venue malade à Cöthen pour réclamer les secours de son art. Il ne fut pas insensible aux qualités de cette femme d'esprit, et accepta sa main avec empressement, croyant se procurer ainsi pour la fin de ses jours une aimable société et des soins dévoués. Il se rendit avec elle à Paris où il vécut honoré, dans l'aisance, jouissant des agréments variés qu'offre cette grande ville.

Hahneman à Paris ne publia rien, mais il continua de se livrer à la pratique. Nous espérions qu'il y deviendrait l'organisateur et le chef de la *société homœopathique gallicane* et donnerait à la propagation de ses idées en France une impulsion énergique ; il n'en a rien été. Il est resté isolé, dominé dans son intérieur et par quelques familiers, visiteurs assidus ; loin d'accueillir nos principaux confrères de Paris, il fut conduit à les repousser et à semer parmi eux les germes de discussion qui avaient été si féconds de l'autre côté du Rhin. Il faut l'avouer, Hahnemann a fait plus de mal à son école que tous ses adversaires réunis. N'insistons point cependant sur ces fautes ; car nous ne pouvons avoir assez d'éloges pour une existence consacrée pendant 64 ans au triomphe d'une vérité scientifique qui apporte à l'humanité plus de bienfaits que toutes les découvertes modernes réunies.

Hahnemann mourut à Paris le 2 juillet 1843.

Les homœopathes allemands ont été vivement émus de cette perte, et, comme témoignage de leur filiale vénération pour le souvenir de leur chef, ils ont résolu de lui élever, au lieu qu'il avait choisi pour son dernier séjour sur le sol de la patrie, un monument digne de sa gloire. Les souscriptions recueillies dans ce but jusqu'à ce jour vont bientôt permettre la réalisation de ce noble projet; le duc de Cöthen s'est empressé de concéder un magnifique emplacement auprès des débarcadères et de la jonction des chemins de fer qui traversent ses domaines. Les puissantes locomotives viendront ralentir leurs cours impétueux devant la statue de Hahnemann, comme pour donner en passant au génie de la science le salut du génie de l'industrie.

CHAPITRE IX.

EXAMEN CRITIQUE DES MÉDICATIONS ALLOPATHIQUES.

Nous avons déjà touché, en maints endroits de ce livre, les côtés défectueux de la médecine ordinaire ; nous les avons montrés comme en passant, et cependant ils méritent bien de fixer un instant notre attention d'une manière toute spéciale : l'importance de la nouvelle méthode ne pouvant mieux s'apprécier que par la conviction fondée de l'insuffisance et du danger des procédés usités avant elle.

Nous ne répéterons pas ici ce que nous avons dit sur la rationnalité, ce principe fondamental de l'ancienne école ; mais nous dirons un mot de chacune des *principales médications* qui constituent le traitement rationnel.

Le nombre de ces médications est à peu près indéterminé et il est impossible de distinguer nettement chacune d'elles ; car aussi bien que les fonctions générales de l'organisme, qu'elles sont destinées à modifier physiologiquement, elles s'enchevêtrent et se confondent en partie les unes dans les autres. Ainsi la médication *antiphlogistique* est très-souvent *évacuante*, et celle-ci ne saurait être distinguée, dans bien des cas, de l'action *révulsive*. Ne pouvant suivre de division exacte, nous allons parler des procédés les plus communément employés.

Des émissions sanguines. On sait que la méthode de traitement par les émissions sanguines a été pour l'école allopathique une panacée universelle. Nous ne la critiquerons pas sur cette extension excessive qu'elle commence à condamner elle-même ; mais à prendre les choses telles qu'elles sont aujourd'hui, ne devrait-on pas s'étonner de la multiplicité d'indications que la saignée est encore appelée à remplir! ici c'est la masse du sang qu'elle doit diminuer, là c'est son orgasme qu'elle est appelée à modérer ; on la charge de prévenir les congestions, d'arrêter les hémorrhagies, de diluer le sang trop épais, de calmer les vives douleurs, d'apaiser les diverses irritations qui se manifestent dans les innombrables espèces d'affections spéciales inflammatoires. A tout prendre, si les émissions sanguines ne résument plus en elles seules la thérapeutique, elles la dominent encore au point de réduire à un rôle secondaire les autres procédés rationnels.

On comprend qu'il y ait des agents médicamenteux polychrestes tels que la belladonne, le mercure, le soufre, dont les propriétés très-variées donnent lieu à de nombreuses indications; on comprend aussi la possibilité d'un moyen rationnel polychreste, qui excite la réaction vitale à différents degrés, et la modifie dans une foule de circonstances diverses; tels les procédés hydrothérapiques. Mais un moyen déprimant et débilitant, comme la saignée, quelle peut être sa sphère légitime d'action? Qui d'ailleurs a jamais étudié ses effets positifs? L'expérience, jusqu'à ce jour, ne nous en a fait connaître qu'un seul, celui d'attaquer profondément la vie organique ou végétative par la soustraction du fluide qui en est la source et l'élément essentiel.

Cette action positive peut trouver son indication dans certains cas morbides, nous ne saurions le nier : mais la maladie n'est pas une simple surexcitation vitale, c'est un trouble presque toujours accompagné de dépression des forces et toujours suivi, lorsqu'il a persisté quelque temps, d'une faiblesse radicale. Si telle est la nature de la maladie (et personne ne saurait le révoquer en doute), il en résulte que la saignée, généralisée comme on le fait, est le procédé, le plus déraisonnable, le plus vicieux qu'on puisse imaginer, le plus opposé au but curatif qu'on se propose; car au lieu de venir en aide à la vie attaquée, il prend parti pour la cause morbide en lui livrant la réaction vitale désarmée, et en préparant les voies à la production d'affections chroniques consécutives.

S'il importe d'apaiser la violente réaction qui menace de

briser les ressorts de notre frêle machine, n'est-il pas aussi d'une grande importance de conserver à ces ressorts une certaine force pour résister aux secousses subséquentes imprimées par la maladie, et relever l'économie déprimée? Les réactions violentes, dangereuses par leur excès, que la saignée est appelée à combattre, sont d'ailleurs des cas exceptionnels et qui cèdent parfaitement à l'emploi des agents spéciaux.

Les mots ont au moins autant de part que les idées dans la propagation des fausses doctrines, et nous ne croyons pas exagérer en disant que la dénomination de procédé *antiphlogistique*, donnée aux émissions sanguines, a valu à celles-ci une grande partie de la faveur dont elles jouissent. Aussi importe-il beaucoup de montrer combien cette dénomination est vicieuse : évidemment n'ont de titres légitimes à l'épithète d'antiphlogistiques que les seuls moyens qui combattent efficacement et font disparaître la *phlogose*. Nous ne devons pas examiner autre chose ; peu importe l'effet physiologique de ces moyens ; le résultat clinique sera le seul que nous devions prendre en considération. Or, à ce point de vue, le seul qui soit vrai, le seul pratique, toutes les notions de la médecine ordinaire sont renversées, et la lancette, les sangsues, l'eau de gomme cèdent la place aux *excitants spéciaux* des organes irrités. Grace à l'influence que notre école exerce depuis quelque temps dans le monde médical, cette assertion étrange, en présence de préjugés séculaires, a été admise par un grand nombre de nos adversaires. Nous tenons à bien constater son origine et ses conséquences : la *médication antiphlogistique* est à refaire entièrement ; la *méthode substitutive* a déjà commencé avec succès cette réforme radicale que ses partisans achèveront eux-mêmes, en passant avec arme et bagage dans le camp des praticiens homœopathes.

Non, ce qui amène un état d'irritation chez l'homme bien portant n'irrite pas toujours l'organisme malade, et ce qui détermine chez le premier le relâchement des tissus et le calme des fonctions n'est pas toujours antiphlogistique; loin de là, et la proposition contraire est bien plus généralement vraie. Prenons pour exemple la plus violente des inflammations locales : l'ophthalmie blennorrhagique, le meilleur et peut-être le seul calmant sera la *pierre infernale* promenée sans ménagement sur la muqueuse rouge et délicate des paupières.

Le fait de l'inflammation a été mal compris par l'ancienne médecine, et de cette fausse notion découle la plus grande partie de ses insuccès et de ses dangers. Par une aberration déplorable, rendant responsable de toutes les maladies le fluide sanguin qui n'en pouvait mais, elle s'appliqua comme un vampire à l'humanité souffrante; c'est qu'il porte une responsabilité plus haute ce fluide vivant et vivifiant, et lorsque les peuples aveuglés niaient ou insultaient la source éternelle de vie, le sang inondait les champs de bataille et les asiles de la douleur. La médecine spécifique qui rétablit l'harmonie providentielle des médicaments et des maux, semble inaugurer une ère meilleure et mettre sinon un terme au moins une limite très-restreinte à l'effusion exagérée du sang humain.

Il est toute une classe de souffrances, celle des affections chroniques, dont sont atteint les trois quarts au moins des malades, qui réclame impérieusement un régime analeptique et fortifiant ; genre de souffrances qui prospèrent dans un organisme affaibli et délabré, comme les herbes parasites et les lichens sur le tronc des arbres caducs. Il y a des exceptions assurément; mais la règle générale est de fortifier pour provoquer des crises salutaires, pour prolonger l'existence , et, si le sujet est en traitement, pour développer une réaction favorable. Là encore, auprès de ces individus débiles, nous trouvons l'allopathie avec son bouillon de veau, son régime de viandes blanches et ses sangsues périodiques, sous prétexte de calmer un pouls, fébrile par faiblesse, conduisant doucement et vite au calme parfait de la tombe; car c'est en vain, dit le professeur Cruveilher, qu'on ôte du sang dans les maladies chroniques, même inflammatoires; les dernières onces de sang se porteront encore au foyer de l'irritation.

Les médecins allopathes prescrivent les émissions sanguines avec une effrayante légèreté ; sirop de gomme, potion calmante, saignée de quelques onces, cela va de front, et cette dernière partie de l'ordonnance n'est pas motivée par des raisons plus graves et mieux discutées que l'administration des boissons anodines. Il semblerait qu'il n'y a aucun danger à enlever du sang quand bien même l'indication n'est pas positive, et qu'on peut se permettre en cela une très-grande latitude. En général, l'économie supporte les pertes de ce fluide comme les excès de fatigue et les autres atteintes portées à la santé, et on le voit se rétablir bientôt après dans sa première vigueur; cela est vrai ; mais il est également vrai que la saignée détermine quelquefois des états morbides dangereux, incurables même. Les auteurs sont pleins de faits à l'appui de cette assertion, et le professeur Trousseau ne craint pas de dire qu'une émission sanguine même minime est souvent la cause déterminante de la chlorose (¹); ces dangers possibles devraient rendre plus circonspects.

On ne saurait aussi trop s'élever contre l'usage de placer les sangsues sur le point enflammé; rien ne justifie cette méthode. Au point de vue physiologique, comment comprendre

____

(¹) Traité de thérapeutique, t. 1, p. 29.

que la force aspirante des suçoirs de sangsues puisse l'emporter sur l'expansion de la circulation générale activée vers cette partie par l'épine inflammatoire. Mais supposons (supposition tout-à-fait gratuite) que les puissants annélides, par une succion vigoureuse, soient parvenus à soutirer tout le contenu des vaisseaux de l'endroit, quelle loi vitale empêchera la masse du fluide artériel de s'y précipiter encore? La congestion, loin de diminuer, s'en sera accrue, c'est ce qui arrive assez souvent; ainsi l'on entend beaucoup de malades se plaindre que les sangsues appliquées par exemple au cou dans un cas d'angine, ont accru la congestion sanguine à la gorge et aux parties environnantes. « Les sangsues ont le grave « inconvénient, dit Gibert (*Traité des maladies vénériennes*, « p. 69.), après un amendement passager, de produire plus « tard une réaction inflammatoire qui peut amener une tu- « méfaction plus considérable que celle qu'elles étaient des- « tinées à combattre. » (Voyez encore Gibert, p. 117.)

Cette action des sangsues, nuisible dans les états phlogistiques simples, dès le début, peut rendre d'utiles services dans les engorgements sanguins torpides, et dans les extravasations, lorsqu'il s'agit de rétablir le courant circulatoire; c'est, on le voit, une indication contraire à celle qu'il faut remplir dans les inflammations aiguës locales.

Ce qu'il y a de curieux dans cet effet antiphlogistique local attribué aux sangsues, c'est qu'il se ferait sentir sur des organes dont l'appareil circulatoire ne communique pas (au moins directement) avec celui où elles sont appliquées; ainsi, l'on prescrit habituellement en toute confiance, contre de prétendues inflammations d'estomac, des sangsues à l'épigastre.

Nous avons reconnu un cas d'application utile des sangsues. Il en est un autre, celui où il convient d'opérer une con-

gestion locale révulsive, par exemple à l'anus chez les tempéraments apoplectiques qui présentent des indices d'hémorrhagie cérébrale imminente. Mais, dans ce cas, l'action est
bien plutôt révulsive qu'évacuante; et c'est même comme révulsif, par les petites plaies qu'elles font, que les sangsues
ont pu amener quelquefois du soulagement dans les inflammations locales ; résultat qu'on aurait pu obtenir bien plus
facilement par l'application d'un vésicatoire. Dans cette catégorie d'effet rentre la méthode si vantée des applications
périodiques de sangsues, en très-petit nombre, pour détruire
à la longue des congestions chroniques ou des dispositions
aux hémorrhagies : procédé palliatif, d'une efficacité douteuse et bien inférieure à l'emploi des médicaments spécifiques.

En somme, les sangsues, comme moyen antiphlogistique, sont à rejeter ; car elles augmentent la congestion
sanguine, ou n'ont aucune prise sur elle.

Revenons à la saignée proprement dite.

On parle de la masse du sang à diminuer ; on le montre
dans un état de turgescence général ; les organes internes
sont congestionnés, en même temps la peau est vultueuse ; le
pouls est fort, les veines sont gonflées. On dit, en montrant
cet appareil phlogistique, qu'il est urgent d'attaquer une telle
exubérance du fluide sanguin, et il ne vient pas à l'esprit de se
demander comment il se fait qu'un quart d'heure avant de
prendre un coup de froid, ce jeune homme jouissait d'une
parfaite santé et n'avait réellement pas trop de sang; que cette
surabondance ne peut pas être l'œuvre d'une nuit ; que ce
désordre pourrait bien être purement dynamique, et céder à
l'action de substances médicamenteuses appropriées. Ces idées
si simples n'entrent pas même dans l'esprit des praticiens allopathes, et cela vient de ce qu'ils n'ont pas assez réfléchi à la
propriété, pour ainsi dire, érectile du sang. Ce fluide vivant

possède, en effet, la faculté de se dilater, de changer de volume sous l'influence du système nerveux ou d'autres circonstances plus ou moins appréciables. Voici un homme en repos, calme d'esprit et de corps ; il se sent léger et dispos, les organes internes sont comme dégagés de cette sensation d'embarras, de gêne qu'on n'éprouve que trop souvent ; les chairs et la peau sont flasques, les veines cutanées se voient à peine ; cet individu se livre à un exercice violent ou bien éprouve une émotion morale expansive ; tout-à-coup il se sent la poitrine oppressée, la tête congestionnée, le tissu cellulaire sous cutané s'injecte, les veines se gonflent et le volume du corps augmente d'une manière appréciable. La masse du sang n'a pas changé, mais bien son volume. Ce simple phénomène physiologique, bien interprété et ramené à sa cause purement vitale, eût ôté un de leurs prétextes les plus plausibles aux partisans des larges saignées dans les affections inflammatoires aiguës. Le praticien homœopathe, considérant tous les états morbides sous le point de vue spécifico-vitaliste, ne se laisse pas induire en erreur par cet appareil formidable de turgescence et d'exubérance sanguines : il sait qu'une cause légère a pu provoquer cette tempête, que son point de départ est purement dynamique, et il administre avec confiance l'agent spécial à dose infiniment minime, qui suffit le plus souvent à la calmer.

Mais s'il y a une hyperémie apparente, on ne peut nier qu'il n'y en ait une positive et bien réelle, qu'on désigne généralement sous le nom de *pléthore*.

Et dans ce cas encore, ce n'est pas au sang même qu'il faut s'en prendre, mais bien à la sanguification, à une fonction qui rentre comme toutes les autres sous les lois de la force vitale, et qu'on peut modifier dynamiquement. Or, en ôtant du sang chez les individus forts, replets et pléthoriques, on le diminue pour le moment, mais on en active outre mesure la production. La vie réagit dans le sens de cette lésion faite à l'organisme, et c'est un fait général : plus on favorise l'excrétion d'une humeur, plus l'organe qui la produit en fournit. La chevelure s'épaissit sous le rasoir, et le tissu cutané par le frottement : plus on saigne, plus il faut saigner ; il faut y revenir à des intervalles périodiques, sous peine de voir se produire des congestions internes, et même l'apoplexie cérébrale.. On se met dans le cas du ponctionnement pour l'ascite, avec cette différence qu'on est souvent réduit ici à cette ressource palliative, tandis que dans la pléthore on possède des agents spécifiques propres à modérer directement la sanguification, tels que *spongia, mercure, aconit*, etc.

D'ailleurs, cet état de pléthore est-il aussi fréquent qu'on le dit ? n'a-t-on pas intérêt à se persuader la fréquence de ces désordres sanguins, afin de justifier la méthode ? Une congestion habituelle à la tête, accompagnée d'essoufflement facilement provoqué, de pesanteur des membres et de turgescence des veines, voilà ce que les praticiens appelleront souvent pléthore, alors qu'il n'y aura en réalité qu'un vice de direction. Dernièrement, je fus appelé auprès d'un de mes clients qui avait été atteint l'année dernière d'une attaque d'apoplexie avec hémiplégie de sentiment et de mouvement à droite. C'était un homme de quarante-cinq ans, fort, tempérament bilieux-sanguin, adonné aux travaux de tête et se plaignant d'anorexie et de constipation. Sous l'influence d'*arnica* d'abord, et de *nux* répété, il se rétablit bientôt et put se livrer à la vie active que je lui prescrivis. Cependant il traînait un peu la jambe droite, la sensibilité n'était revenue qu'en partie, et les sclérotiques restaient injectées. Cet état persistait depuis quelques mois sans changement, et je ne faisais rien pour le combattre, lorsque tout-à-coup se manifestèrent des étourdissements violents, mais passagers, vision double ou en partie interceptée, avec teinte rouge des objets. Le malade eut l'idée de prendre des bains de pieds, qui lui réussirent très-bien ; seulement leur effet ne persista pas au-delà de deux ou trois jours, et il fallut y revenir souvent. Je lui prescrivis *bellad.* d'abord à la 12me, puis à la 6me dilut. en globules, mais inutilement. Étant certain de l'homœopathicité de ce médicament, j'insistai sur son emploi et lui fis prendre à la 2me dilut. deux gouttes en vingt-quatre heures, pendant plusieurs jours de suite. Au bout d'une semaine, après avoir renoncé complètement à l'usage des bains de pieds, le malade vint me revoir parfaitement guéri. L'injection des sclérotiques, qui persistait depuis plus d'une année, avait entièrement disparu. Ces faits ne sont pas rares ; le docteur homœopathe Elwert en a cité plusieurs dans son dernier ouvrage.

La saignée est quelquefois utile dans l'apoplexie cérébrale sanguine franche, mais dans celles qu'on appelle séreuses et nerveuses, qui ne s'accompagnent pas d'extravasation sanguine, la saignée peut être mortelle. Les accidents hystériformes avec hémiplégie sont dans ce cas.

On a également abusé, pour préconiser les émissions sanguines, du phénomène de la *couënne inflammatoire.* Combien de gens n'ont pas été sacrifiés à cette fausse indication! longtemps la couënne inflammatoire a été un critérium absolu de l'état phlogistique, et la plupart des praticiens lui reconnaissent encore cette valeur. Cependant combien de fois n'a-t-on pas vu le dernier sang tiré chez des individus mourants, saignés à blanc, offrir encore une couche fibrineuse? Qui ne sait qu'elle se montre dans plusieurs états morbides qui n'ont aucun caractère inflammatoire? **Huxam** avait déjà fait cette observation sur la valeur de la couënne (¹).

(¹) Joanni Huxami opera phys. medic., t ii, p. 168.

Les médecins sont charmés de la modification instantanée et évidente que les émissions sanguines produisent assez souvent dans la marche de la maladie; mais ils devraient songer davantage aux suites, aux longues et incertaines convalescences.

Chez les tempéraments faibles les saignées appauvrissent le sang en lui faisant perdre l'élément vital plastique, ferrugineux, qui est remplacé pour longtemps, et quelquefois même pour toujours, par la fade albumine. En cet état, les irritations internes s'enracinent, et il n'est pas rare de voir se former des épanchements hydropiques.

Hippocrate a dit : *Sanguis frenat nervos.* Qu'il y a de choses dans cette simple phrase de ce profond observateur! L'animal qui meurt exsangue meurt dans les convulsions ; la chlorose détermine souvent de graves désordres nerveux ; les hémorrhagies fréquentes ou les saignées habituelles produisent une excitabilité nerveuse constitutionnelle, qui prédispose elle-même à une foule de maladies, dont la plus ordinaire est un affaiblissement incurable de la vue.

Certaines maladies, dit-on, se jugent par les crises hémorrhagiques ; pourquoi ne pas imiter la marche de la nature ? Pourquoi! parce que nous ignorons les éléments de l'état critique, le temps opportun de sa production et la quantité d'évacuation qu'il réclame. Tandis que trois ou quatre gouttes de sang par le nez dissipent un mal de tête, une saignée de 12 onces ne l'aurait pas diminué et l'augmente souvent. Avec ce système d'interventions brutales, nous risquons de bouleverser tout le travail curatif de la nature.

Le médecin qui recourt souvent à la lancette doit toujours craindre d'avoir affaire à un faux état inflammatoire, à une de ces dispositions pernicieuses typhoïques, putrides, dans lesquelles l'émission du sang est mortelle, ce dont on s'aperçoit ordinairement trop tard. Huxam, dans l'endroit précité, a dépeint en traits frappants cette déplorable situation. L'erreur peut être tout opposée, et Reil l'a dit : « Avec une grande faiblesse, un pouls petit, dépressible, intermittent ; avec dyspnée, angoisses, froid des extrémités, la saignée est quelquefois mieux indiquée que par une forte douleur pleurétique (¹). »

Il y a des constitutions médicales inflammatoires qui rendent les saignées quelquefois utiles, et font disparaître une grande partie de leurs inconvénients ; il en est d'autres, et ce sont les plus fréquentes, qui contre-indiquent l'emploi de ces moyens et leur donnent des résultats très-pernicieux, qu'on n'aperçoit qu'après avoir déjà fait beaucoup de victimes. Feu le docteur Bouchet, de Lyon, dont personne d'entre nous ne récusera l'autorité comme praticien, se plaisait à signaler ce danger des émissions sanguines. Quelle confiance peut donc légitimement inspirer cette arme à deux tranchants, qui frappe plus souvent le malade que la maladie?

La dénomination d'antiphlogistique, consacrée à certains procédés, a fait presque tout le mal. Nous le répétons, les seuls véritables antiphlogistiques sont les moyens qui guérissent et non ceux qui affaiblissent. L'expérience de l'école homœopathique a démontré surabondamment que les agents propres à dissiper les affections inflammatoires, se puisent dans toutes les catégories de la matière médicale.

Voici un fait, entre mille, qui fera comprendre la force des préjugés de l'ancienne école touchant l'inflammation et les moyens antiphlogistiques. Le baume de copahu est un excitant spécial des organes génitaux de l'homme. Il peut produire des orchites et de vives irritations du canal de l'u-

---

(¹) Reil, théorie de la fièvre, vol. 2, p. 554.

rêtre. Ce sont des résultats connus et qui s'opposèrent pendant longtemps à ce qu'on en fît usage dans les maladies de ces organes, jusqu'à ce que l'expérience empirique forçât la main aux praticiens. Mais ils se réservèrent avec soin une contre-indication dans la période inflammatoire aiguë de la blennorrhagie. Un empirique, qui ne tint compte de cette interdiction et qui eut le bon esprit de suivre plutôt l'analogie, essaya le copahu dans cette période inflammatoire, et constata sa grande efficacité, dépourvue de toute espèce d'inconvénients. Trousseau, celui de nos adversaires qui a pris de meilleur grâce son parti touchant la réforme homœopathique, se révolta à la nouvelle de cette découverte thérapeutique, en blâma vivement l'auteur et qualifia son essai de téméraire et de blâmable. Si l'inventeur du système de la *substitution* tient encore parfois si fortement à ses anciennes opinions, que sera-ce de ceux qui n'ont pas encore adopté ce précieux système ?

La plus grande partie des médecins allemands qui adoptèrent la nouvelle méthode, se réservèrent l'usage des émissions sanguines ; mais examinant alors sans préjugés les véritables indications de leur emploi, ils les trouvèrent extrêmement rares, et ces procédés devinrent pour eux tout-à-fait exceptionnels. Ces praticiens ne débutent pas dans la carrière, ils sont répandus partout, et chacun peut observer les résultats de leur traitement.

L'homœopathie fraternise mieux avec la *médication révulsive*, et les partisans de notre école ne lui adressent des reproches ni si nombreux, ni si graves qu'à la médication précédente. Celle-ci repose en effet sur des notions radicalement fausses ; celle-là part d'un fait très-vrai, signalé depuis l'origine de la médecine, à savoir que deux maladies dis-

tinctes, deux foyers de congestions ne peuvent s'établir simultanément dans l'économie, sans se modifier, s'affaiblir ou
même se détruire réciproquement. La loi des semblables ne
change rien à cet ordre de faits. Les vérités ne se contredisent pas, mais elles s'harmonisent, et quoi qu'en disent
certaines opinions exclusives, les méthodes homœopathique
et révulsive doivent nécessairement pouvoir se combiner et
concourir ensemble au but thérapeutique.

La nature de ces deux méthodes est bien différente assurément; l'une emploie des agents dynamiques spéciaux, qui
atteignent directement la force vitale ; l'autre modifie indirectement les fonctions en mettant en jeu des influences physiologiques générales. Cependant on peut les ramener à un
point de départ commun, on peut indiquer un point où elles
se touchent, où elles confondent leurs effets sans qu'on puisse
distinguer ce qui appartient plus spécialement à l'une d'elles.
Ces faits sont nombreux et rentrent dans ce que Trousseau
et Bouchardat ont appelé substitution, dénomination qui se
représente souvent à notre esprit et sous notre plume, parce
qu'elle désigne un ordre de faits importants et très-réels, et
parce que nous ne saurions trop faire connaître qu'elle s'applique à une portion bien définie et restreinte du domaine
de la médecine qui rapproche et unit les deux grands principes de la rationnalité et de la spécificité.

Quelle place l'homœopathie fait-elle aux procédés révulsifs;
quelle est leur part légitime d'action dans la nouvelle méthode?

Et d'abord ces procédés ne doivent être employés que se-
condairement et ne jamais remplir dans le traitement le rôle
principal, comme cela a lieu souvent pour l'ancienne médecine. En outre, la substance excitante doit être dépourvue de
propriétés médicamenteuses dont l'absorption pourrait nuire
à l'action du remède homœopathique.

La totalité des guérisons de maladies aiguës inflammatoires a été obtenue jusqu'à ce jour sans intervention de révulsifs. La congestion morbide est si puissante dans la plupart de ces cas, que la révulsion, quelque étendue qu'elle soit, ne pouvant la surmonter d'une manière efficace, ajoute à l'irritation générale. On craint d'ailleurs de troubler l'influence des agents spéciaux, qui est ordinairement alors aussi prompte que sûre.

Dans les maladies de longue durée, l'épine inflammatoire locale constitue un centre habituel de fluxion qui finit par devenir naturel à l'organisme et persiste quelquefois, alors même que la cause générale qui le produisit a déjà disparu. Cette habitude anormale est un type pathologique que le plus grand nombre des irritations chroniques présente à un moindre degré; mais chez toutes, elle s'observe jusqu'à un certain point, et forme un des obstacles à la prompte efficacité des agents médicamenteux. Rien de si tenace que ces dispositions morbides qui sont devenues pour l'économie une seconde nature, surtout lorsqu'elles se sont fixées sur le tissu cutané et sur les muqueuses de l'extérieur, les paupières, les narines, la gorge, le vagin, etc. Le remède spécifique peut avoir détruit la cause de l'irritation longtemps avant que celle-ci ne disparaisse. C'est alors le cas de lui venir en aide par l'application d'un révulsif *loco dolenti* (substitution) sur le voisinage et mieux encore sur le point qui a le plus de rapports fonctionnels ou sympathiques avec la partie irritée. Cette traction de la force vitale diminue l'énergie de la direction morbide habituelle et facilite l'action curatrice du médicament homœopathique.

On aurait tort de renoncer absolument à ces utiles auxiliaires. Hahnemann les a proposés une fois seulement et sans importance; il ne pouvait faire davantage dans sa position de réformateur. C'est à ses disciples de déterminer maintenant, par l'expérience clinique, les indications légitimes de ces moyens. Au début de notre école nous n'eussions pas conseillé de le faire; car il s'agissait alors de poser solidement la valeur du principe spécifique en face des méthodes rationnelles. Nous connaissons aujourd'hui sa supériorité incontestable sur celles-ci dans le traitement des affections chroniques de tous genres. Cette grande expérimentation est achevée, notre école définitivement constituée, et nous pouvons sans crainte, pour l'avenir de son principe, adopter les procédés efficaces de l'ancien système, et constituer ainsi l'art médical dans sa plénitude et sa perfection.

Les méthodes qui constituent la médecine ordinaire ont toutes un vice qui leur est commun, celui d'être trop généralement appliquées, et cela provient de ce que la doctrine de la rationnalité qui devrait être restreinte à une partie de la thérapeutique, en ayant constitué la base fondamentale, il a fallu étendre outre mesure l'indication de chacun des procédés rationnels. La médication révulsive présente donc aussi cet inconvénient.

Il n'y a pas de maladie de quelque durée contre laquelle on n'emploie un certain nombre de révulsifs. C'est une manière de faire généralement établie, qui ne souffre pas d'exception, et celui qui mourrait sans vésicatoire, ne mourrait pas suivant les règles de l'art. Dans les affections plus tenaces et plus longues, on y joint l'attirail des sétons, moxas, cautères, frictions de tartre stibié, de croton, etc. On martyrise les patients d'une manière atroce; les multitudes qui trépassent sous l'action de ce régime médical ne s'en plaignent pas, et le petit nombre de ceux qui croient en éprouver du soulagement à leurs maux ou qui survivent à ces souffrances servent à perpétuer cette méthode perturbatrice, aveugle et brutale.

Les révulsifs appliqués à contre-temps ou avec excès excitent la fièvre et sollicitent une réaction continue sous l'influence de laquelle l'économie s'use, s'affaiblit et finit même par succomber. Le résultat est très-marqué dans toutes les affections typhoémiques où la réaction est facilement suivie de la gangrène.

La révulsion qui provoque la sortie permanente d'humeurs sanieuses ou séreuses devient ordinairement dangereuse à la longue par le marasme soit local, soit général qu'elle amène. Le cautère persistant dessèche et amaigrit le membre sur lequel il est fixé.

Les révulsifs suppuratoires sont souvent dangereux par la résorption purulente et l'altération du sang consécutive. Ainsi Legallois fils a cité (en 1838) le cas d'une jeune fille affectée d'ophthalmie, et bien portante du reste, à laquelle on fit un séton à la nuque. Peu de temps après cette application l'état de cette fille présenta plusieurs symptômes de résorption, dont l'intensité augmentait ou diminuait suivant que le séton donnait beaucoup ou peu de pus. Cette personne mourut en effet de résorption purulente, qui fut constatée par l'ouverture cadavérique. Morgagni, A. Paré et presque tous les grands chirurgiens ont cité des résultats analogues dus à de très-légères lésions de tissus. Bretonneau, dans la crainte de semblables résultats, prescrit de ne jamais entretenir les vésicatoires, mais de se contenter de les mettre volants. M. Recamier a professé que toute phlegmasie suppurante est une cause productrice d'autres foyers pyogéniques.

Les exutoires sont surtout dangereux dans la phthisie pulmonaire; c'est l'opinion de Dance. Ce praticien les réprouve également dans la dothinentérite même sous forme de {simple vésicatoire. On lit dans la *Clinique de Velpeau* le fait d'un enfant porteur d'un vésicatoire au bras, qui mourut et pré-

senta à l'autopsie des abcès analogues à ceux des opérés. Le
benin vésicatoire, ce moyen employé à tous propos, sans la
moindre circonspection, présente donc aussi des dangers, et
dangers peut-être plus fréquents que nous ne le croyons
nous-mêmes

Dans la section des scrofuleux à l'hôpital des enfants, où
l'on emploie beaucoup les révulsifs suppuratoires, la proportion des morts est très-considérable, et l'on observe ordinairement à l'autopsie de nombreux abcès.

On doit redouter ce moyen dans les fièvres typhoïdes, où
le sang a dès le début une grande tendance à s'altérer. La
moindre absorption de pus peut hâter et accroître cette décomposition. Il y a, d'ailleurs, en état de santé, des individus
qui ont, comme on dit, le *sang venimeux*, et chez lesquels il
suffit de la plus petite plaie, de la plus minime écorchure,
d'un simple furoncle, pour amener une diathèse purulente.
Recamier a observé plusieurs cas de ce genre.

Les révulsifs se montrent assez souvent nuisibles dans les
douleurs névralgiques contre lesquelles on les emploie généralement aujourd'hui. Ainsi certaine toux férine des femmes
nerveuses, que soulagent quelques antispasmodiques, est
accrue par l'application de révulsifs sur le trajet de la trachée,
méthode adoptée par plusieurs praticiens. J'ai observé souvent l'aggravation permanente de douleurs névralgiques
d'estomac par l'application de vésicatoires à la base de la
poitrine.

La médication révulsive laissée à elle-même, sans l'intervention des agents spécifiques, est complétement impuissante
dans le traitement des affections spéciales ; elle ne peut tout
au plus qu'en retarder la terminaison funeste en diminuant
l'irritation de l'appareil organique malade ; résultat d'ailleurs
très-variable, car il n'est pas rare d'observer tout le con-

traire. En nous plaçant au point de vue allopathique, nous avouons que les révulsifs peuvent être utiles au début des inflammations, lorsqu'elles ne sont pas encore localisées, ou lorsque la localisation est faible et susceptible d'un déplacement facile. S'il n'en est pas ainsi, on risque par leur moyen d'accroître la réaction générale et par conséquent la phlogose locale. Trousseau va plus loin et dit : « Quelques efforts « que l'on fasse, à l'aide des révulsifs, pour arrêter les pro- « grès d'une pneumonie, d'une hépatite, d'une éruption « pustuleuse de la peau, ou des muqueuses, *jamais on n'y* « *parvient.* »

Le véritable domaine d'action des révulsifs est le groupe de maladies désignées communément sous le nom de rhumatismes et de catarrhes. Employés seuls contre ces états morbides, ils amènent ordinairement des modifications salutaires qui ne s'achètent par aucun inconvénient ; mais qui sont, il est vrai, simplement palliatives. Ils rendent des services plus signalés lorsqu'ils attirent à la peau ou sur un appareil secondaire l'irritation rhumatismale fixée sur un organe essentiel à la vie. Les médicaments réclament alors leur concours ; car ils ont affaire à des états anormaux, devenus constitutionnels, qui ont besoin, pour être ébranlés et modifiés, des perturbateurs généraux que nous trouvons dans les procédés rationnels. Pour remplir ces indications, quelques praticiens homœopathes se servent avec succès de l'irritation cutanée hydro-thérapique, provoquée au moyen de larges compresses mouillées, légèrement exprimées, recouvertes de linges secs et entretenues jusqu'à dessiccation. Un érythème de couleur foncée, ou des éruptions de nature variée ne tardent pas à se manifester sous l'action continue de ces compresses qui ont ainsi l'avantage de produire la révulsion la plus naturelle et la plus propre à atteindre le but thérapeutique, n'étant pas déterminée par la nature spéciale de la substance irritante. Du reste, l'amélioration s'obtient souvent avant que la peau soit rubéfiée. On comprend que ce moyen n'est pas applicable aux individus à faible réaction. Mon père en obtient de bons effets dans les affections soit aiguës, soit chroniques, des viscères abdominaux.

La méthode allopathique prétend posséder quelques cas de guérison de maladies des os et des articulations au moyen de révulsifs suppuratoires employés largement et pendant un long espace de temps. Ces faits, s'ils sont bien avérés, s'expliquent aisément. On comprend qu'on puisse parvenir à la longue à substituer un foyer d'irritation à un autre, en changeant la direction de la fluxion morbide. Mais ce résultat ne peut être atteint par les révulsifs seuls, que si la lésion est accidentelle, et si elle ne tient pas à un vice général des humeurs, et ce sont ces cas simples, sans complication de diathèse, qui ont fourni à l'allopathie quelques-unes de ces guérisons. Du reste nous ferons remarquer que ces cures sont très-rares et qu'elles n'ont été en général obtenues qu'au prix de longues souffrances. La nouvelle école en possède un bien plus grand nombre, effectuées sans douleur dans un espace de temps incomparablement plus court et chez des sujets scrofuleux. Au moyen de *silicea* 30, nous sommes parvenus à faire disparaître en quelques mois des caries des vertèbres avec abcès par congestion.

Les cautères à demeure sont une triste nécessité pour l'ancienne médecine, qui témoigne ainsi de son impuissance dans le traitement des maladies chroniques. Les ressources de la nouvelle école permettent de se passer de cette infirmité palliative, et d'y renoncer lors même qu'on s'y est assujetti depuis longtemps. L'opinion qu'il y a danger à clore les cautères est généralement admise. Nous croyons

qu'elle est de beaucoup exagérée. Les praticiens homœopathes ne se font pas scrupule de faire fermer les cautères,
quelque anciens qu'ils soient, avec ménagement et des soins
convenables, il est vrai. Nous n'avons jamais vu, pour notre
part, aucun accident fâcheux résulter de cette suppression.

Il y a vingt ans que nous aurions pu faire un examen critique de la médication *contro-stimulante*; mais peu d'années
ont suffi pour juger cette méthode, application outrée du
principe des contraires. On n'a pas tardé à s'apercevoir des
dangers inhérents à cette oppression violente de la réaction
vitale, où l'on mettait en péril l'existence même, pour obtenir un résultat thérapeutique que donne quelquefois la nature
laissée à ses propres forces. Pour appliquer sans danger cette
méthode, il aurait fallu à tous les praticiens l'habileté de son
inventeur : l'école allopathique a eu le bon esprit d'y renoncer, tout en en conservant quelques procédés utiles.

Nous ne pouvons rien dire de cette médication mal définie
et sans caractères distinctifs qu'on a voulu constituer dans
ces derniers temps sous le nom d'*altérante*; c'est un ensemble
d'actions médicamenteuses spéciales qu'on n'a pas pu (on le
pouvait autrefois) faire entrer dans une des divisions thérapeutiques reçues, et dont on a formé un groupe particulier
qui attend la dénomination de *spécifique*, et qui est à nos yeux
un acheminement à l'adoption de notre doctrine.

Un mot seulement sur ce qu'on a cru pouvoir appeler la
médication tonique. Tonifier, fortifier l'organisme, est une
opération purement physiologique, et qui rentre par conséquent dans le domaine de l'hygiène. Une médication tonique,
stimulante, fortifiante, ne se comprend pas ; car évidemment
les toniques par excellence dans les maladies sont les remèdes
qui guérissent. Une fausse application faite au malade des

propriétés de certains médicaments sur l'homme sain a donné lieu à cette prétendue médication. De ce que le fer, le quinquina, les amers, les labiées provoquent dans l'état normal une excitation générale, une espèce de phlogose, on en a conclu que ces substances seraient propres à relever la réaction chez le malade affaibli. Mais cette excitation n'ajoute rien aux forces de l'homme bien portant, c'est tout simplement une perturbation, et l'emploi qu'on veut en faire chez le malade est une application erronée d'une grossière analogie. Mais, dira-t-on, le quinquina, le tannin, les aromates sont *antiseptiques ;* ils exercent donc bien réellement une action favorable sur la conservation de la vie. Assurément si l'on applique ces substances sur des chairs menacées de gangrène, elles pourront la retarder ou la prévenir en y développant un certain degré de réaction. Le fer rouge ferait mieux, et le sel de cuisine tout aussi bien. Et comment peut-on penser que ces substances, prises à l'intérieur et dénaturées par les appareils digestif et circulatoire, puissent conserver des propriétés qu'elles tiennent (le fer excepté) de leur constitution physique et chimique? L'expérience clinique a donné le démenti à ces opinions préconçues, et les fièvres adynamiques poursuivent sans changement leur funeste progrès sous l'action des amers, du polygala et des excitants diffusibles.

Depuis la déconfiture du broussaisisme, l'école allopathique abuse de ces prétendus toniques, cherchant dans l'excitation passagère et décevante qu'ils produisent, un remède à la dépression bien réelle qu'elle amène trop souvent encore par les émissions sanguines.

La tonification est une propriété générale qui appartient à tous les agents dans certaines circonstances. Ce qui affaiblit dans un cas, fortifie dans l'autre. On ne peut pas dire des

médicaments plutôt que du chaud et du froid qu'ils sont toniques ; cette qualité n'est inhérente à aucun agent, et si l'on
peut établir quelque chose de fixe à cet égard, c'est que les
substances médicamenteuses bien indiquées sont toutes forti-
fiantes et *vice versâ*. Sous ce point de vue, la *médication tonique* de l'ancienne école serait bien mieux dénommée *médication débilitante*.

La *médication antispasmodique* répond à un groupe bien
spécial, quoique mal défini, d'états morbides : ce sont les
aberrations essentielles du système nerveux, purement symptomatiques, apyrétiques et passagères. Quelques substances
jouissent incontestablement de la propriété de modifier ces
troubles et quelquefois même de les faire disparaître avec
une merveilleuse promptitude, telles la *valeriane*, le *musc*,
l'*éther*, l'*assa fœtida*, les *sels de zinc*, etc., etc. Nous ferons
d'abord observer que la plupart de ces remèdes agissent en
cela homœopathiquement, puisqu'ils développent sur l'homme
sain des états analogues ; qu'administrés aux doses et préparations ordinaires, ils ne produisent que des effets palliatifs ;
que pour amener une modification radicale et durable, ils
doivent être employés d'après le mode hahnemannien. Nous
ferons remarquer en second lieu que ces états nerveux essentiels se présentent assez rarement, et que l'école ancienne,
pour donner à cette majestueuse dénomination d'antispasmodique une digne sphère d'application, l'emploie dans une foule
d'affections morbides où ces agents ne sont pas indiqués,
contre des troubles nerveux qui proviennent de lésions organiques, d'irritations spéciales de l'encéphale, d'altération
profonde des fluides, comme dans les fièvres dites ataxiques.
Ces moyens se confondent souvent avec la médication tonique, excitante, dont ils partagent alors toute l'inutilité.

Dans les syncopes hystériques et autres spasmes fâcheux, les praticiens homœopathes font flairer ou mettent sous les narines quelques gouttes d'une basse dilution du remède indiqué. Si ce moyen n'agit pas, il faut recourir aux préparations antispasmodiques de la médecine ordinaire, et ne pas se contenter d'employer une substance quelconque d'une odeur forte ; car il ne faut pas perdre ici de vue la spécialité et, comme le dit très-justement le professeur Trousseau, le vinaigre le plus violent ou l'ammoniac pourront irriter les fosses nasales, sans diminuer une syncope qu'une seule olfaction de l'hèter suffit à dissiper.

En résumé, l'école allopathique a donné à la médication antispasmodique une importance et une extension qu'elle est loin de comporter ; car elle ne s'applique légitimement qu'à des cas morbides peu fréquents et peu dangereux, et dans ces cas mêmes, elle n'agit que d'après le principe homœopathique ; l'action des *nervins* les plus ordinairement employés est très - passagère et n'amène que des résultats palliatifs. Pour dissiper radicalement les dispositions aux troubles nerveux, il faut prescrire des modificateurs spéciaux dont les effets sont plus intimes et plus permanents, et les prescrire d'après le mode hahnemannien.

L'emploi des *purgatifs* et des *vomitifs* ne peut constituer une médication distincte, puisque l'action de ces moyens est très-complexe et remplit un grand nombre d'indications thérapeutiques différentes ; ils peuvent agir comme évacuants, comme révulsifs et comme modificateurs spéciaux. Considérons-les sous ces trois points de vue.

Comme évacuants, ils n'ont qu'un cas utile d'application, c'est lorsqu'il s'agit d'expulser du canal digestif des matières toxiques, indigérées ou indigestes. Dans tous autres cas ils

sont nuisibles , et notre école le proclame nettement comme
un des faits les plus irrécusables de la médecine. L'évacuation produite par les purgatifs est une évacuation forcée,
morbide , et qui ne peut jamais être salutaire par elle-même;
les fluides expulsés sont le résultat de l'irritation des parois
intestinales et de la sécrétion qui en est la suite , et non pas
des humeurs *peccantes* renfermées dans le tube digestif. Ces
évacuations ne servent jamais à rien et s'opposent quelquefois à celles que la nature aurait pu produire elle-même dans
un but de guérison ; car l'irritation purgative finit par dessé-
cher la membrane muqueuse , et par rendre plus tenace la
constipation qu'elle avait d'abord combattue. Dans les hydropisies générales ou ascites, c'est en vain qu'on sollicite les
intestins à une hypersécrétion séreuse , on n'amène que des
selles insuffisantes , accompagnées de ténesmes qui accroissent la faiblesse, l'irritation , la fièvre hectique , et hâte la
terminaison funeste. Nous en avons été témoins trop de fois
pour ne pas le proclamer bien haut : mais l'indication rationnelle paraît si évidente qu'on ne tient compte de ces déceptions journalières , et qu'on continue imperturbablement
comme par le passé.

Considérés comme révulsifs, les purgatifs et vomitifs ont
une valeur bien réelle; cependant la méthode homœopathique
les proscrit entièrement et avec raison ; d'abord parce qu'ils
troubleraient directement l'action de ses agents médicamenteux , et en second lieu parce qu'il y a toujours un danger
inhérent à l'irritation de la muqueuse intestinale , et que la
révulsion à la peau peut remplir toutes les indications, si elle
est effectuée et ménagée avec art.

Il y a des spécifiques purgatifs et vomitifs qu'on emploie
avec succès comme modificateurs spéciaux des voies digestives ; ces moyens sont du domaine de la méthode homœopa-

thique. C'est exactement par le principe des semblables que
le tartre stibié et l'ipécacuanha guérissent certains embarras
gastriques, et que le sublimé réussit contre certaines dyssenteries. Nous sommes même d'avis que la presque totalité des
bons effets attribués aux purgatifs et vomitifs doit être rapportée à leur action modificatrice spéciale.

On peut dire sans hyperbole que les *sudorifiques* médicamenteux sont une invention des pharmacologistes. Quant à la
sudation provoquée par les moyens hygiéniques, c'est un
excellent procédé qu'on peut employer concurremment avec
les remèdes homœopathiques, et même avant eux au début
des maladies aiguës inflammatoires, surtout lorsqu'elles proviennent de sueurs supprimées, d'un coup de froid. Cette influence bienfaisante des sueurs, dont les gens du peuple se
procurent en pareil cas le bénéfice, en a préservé un grand
nombre de l'atteinte mortelle de la lancette magistrale.

Les *diurétiques* spéciaux de la matière médicale ancienne
ne justifient en aucune manière leur dénomination, et méritent, sous le rapport thérapeutique, d'être relégués avec les
agents précédents dans le règne des illusions. Cela vient de ce
que l'on a confondu l'action toxique avec l'action curatrice.
Ces moyens font peut-être uriner les personnes bien por-
tantes, mais assurément ils ne font pas uriner les malades
atteints d'irritations chroniques, ou cet effet est un résultat
tout-à-fait exceptionnel, et même cette exception n'est-elle
qu'en faveur du nitrate de potasse. La plupart des substances
médicamenteuses désignées comme diurétiques sont des irritants dangereux, surtout dans les cas où la médecine ancienne
en fait le plus ordinairement usage. La méthode homœopathique proscrit entièrement tous ces moyens, et n'admet,

comme diurétiques, que les boissons aqueuses prises en abondance, et les remèdes qui rétablissent la sécrétion des urines en faisant cesser l'état morbide qui y avait mis obstacle.

Les *narcotiques* et les *calmants* font partie des *médications palliatives* qui sont communes à toutes les méthodes; car là où l'on ne peut guérir, l'indication est de calmer les souffrances. Mais nous devons faire remarquer que dans les maladies guérissables l'allopathie abuse étrangement de la palliation et des propriétés narcotiques : elle y a recours dans bien des cas où l'on pourrait entreprendre un traitement direct et radicalement guérisseur. On ne saurait trop s'élever contre ses prescriptions sempiternelles de potions calmantes qui, sous cette dénomination anodine, vont émousser la réaction, prolonger l'état morbide, troubler le sommeil qu'elles sont censées rétablir, et paralyser en partie l'action des remèdes spécifiquement indiqués, qui sont les seuls véritables calmants dont on doive faire usage.

Un mot sur les *vermifuges*. Au point de vue de la doctrine homœopathique, ces moyens sont de deux espèces; les uns sont spécifiquement contraires à l'existence des vers par leur action toxique directe, mais ils n'en préviennent pas toujours la formation; les autres font disparaître l'état morbide général qui dispose l'économie à se laisser envahir par ces êtres parasites. La médecine ordinaire ne possède que la première série de médicaments : ce sont de précieux agents spéciaux, mais qui ne suffisent pas; après avoir expulsé les vers, il faut recourir aux moyens préventifs que la nouvelle méthode met aux mains des praticiens.

Il y a un vice propre à toutes ces espèces de médications : c'est d'agir d'une manière indirecte, relative, conditionnelle,

et de troubler souvent l'organisme en pure perte, sans attaquer le mal contre lequel elles étaient dirigées. Cette assertion,
dans la bouche d'un de nos confrères dissidents, aura plus
de valeur que dans la nôtre. Voici ce que dit Trousseau à ce
sujet dans son *Traité de thérapeutique* (3me édition, vol. 1,
p. 50) : « .... Il est bien essentiel de remarquer que ces
« deux actions (l'effet curatif et l'effet perturbateur) sont
« fort distinctes, car la première peut très-bien se passer sans
« que la seconde soit obtenue. Il n'en est malheureusement
« que trop souvent ainsi, et c'est ce qui fait le peu de certi-
« tude de la thérapeutique......... Rien n'est plus variable et
« plus infidèle qu'un médicament dont l'effet thérapeutique
« ou éloigné est subordonné à un effet prochain ou physiolo-
« gique ; et voilà de suite trouvée la raison pour laquelle on
« observe une si grande différence entre les médicaments dits
« *spécifiques* et ceux qu'on appelle *rationnels* sous le rapport
« de la constance d'action, qui est le caractère des premiers;
« tandis que cette action est si incertaine, si douteuse,
« soumise à tant d'insuccès chez les seconds! C'est que
« ceux-ci n'arrivent à leur effet curatif que par la média-
« tion de leur effet physiologique, et que ceux-là ont un
« effet *immédiat* sur l'état morbide contre lequel on les dirige.
« Avec eux, aucun phénomène appréciable ne peut être
« aperçu entre la pénétration de l'agent dans l'organisme,
« et la modification qui en est ressentie par la maladie com-
« battue. Avec les autres, il n'y a souvent aucun rapport
« entre l'effet physiologique produit et le mal qu'on veut
« attaquer ; de sorte qu'il advient, dans trop de cas, ou que
« cet effet physiologique provoqué n'a eu aucune influence
« sur l'état morbide, ou qu'il en a eu une plus ou moins fâ-
« cheuse....... La perfection idéale de la pratique serait de
« savoir toujours susciter, à l'aide des agents de la matière

« médicale, les modifications physiologiques qui sont en rap-
« port thérapeutique avec la maladie dont on entreprend le
« traitement. » Ce qui veut dire en termes plus intelligibles
que le praticien allopathe est forcé, par la nature même de sa
méthode, d'agir souvent à l'aventure et de frapper tout aussi
fort, et quelquefois même plus fort, sur le malade que sur la
maladie.

Nous pourrions rassembler, à l'appui de nos critiques, une
foule de témoignages rendus contre les médications allopathiques par les plus illustres médecins. Nous nous conten-
terons de citer le seul Broussais, qui a eu le mérite de reconnaître dans le système de Hahnemann un des éléments d'une
réforme heureuse de l'art de guérir. « ..... Il est certain, et
« nous ne cessons depuis longtemps de le répéter, que, dans
« l'ancienne médecine, on donne les médicaments à des doses
« beaucoup trop fortes, par la raison qu'on ne sait pas ob-
« server l'action de ces modificateurs sur le sentir et sur le
« mouvoir, c'est-à-dire parce qu'on n'est pas assez physiolo-
« giste. Il n'est donc pas moins certain qu'on fait beaucoup
« de mal par cette méthode, et que la plus grande majorité
« des maladies chroniques est entretenue et perpétuée par
« les tourments que l'art impose à l'appareil nerveux des
« malades... (¹) Hahnemann a donc eu beau jeu à critiquer

(¹) « ,.... Combien d'empoisonnements par les médicaments actifs ou
» longtemps continués, les purgatifs, les diurétiques, les sudorifiques !
» Quelles quantités énormes de sang humain répandu par les mains des
» phlébotomistes ! Pour n'en citer qu'un exemple : Le célèbre Bouvard,
» médecin de Louis XIII, ordonna à son royal malade 47 saignées, 215 vo-
» mitifs ou purgatifs, et 312 lavements dans l'espace d'une année ! Com-
» ment ce malheureux souverain n'aurait-il pas été débile et craintif à
» l'excès, ainsi que l'histoire nous le représente !... Je ne parlerai pas des
» quantités énormes de poisons violents données par les partisans de Rasori,
» l'apparition de la doctrine de Broussais ayant heureusement mis obstacle

« l'ancienne médecine, et la plupart des arguments qu'il fait
« valoir contre elle sont précisément ceux dont nous nous
« sommes servis pour la combattre. En effet, nulle tête bien
« organisée, exercée à l'observation de la pratique médicale,
« telle qu'on la fait d'après les principaux classiques, ne peut
« nier désormais que le traitement d'un grand nombre de
« maladies aiguës, et celui de presque toutes les chroniques,
« n'y soit extrêmement mauvais , et *précisément ce qu'il de-*
« *vrait être si l'on se proposait d'en retarder la guérison.* Hah-
« nemann a donc dû nécessairement être écouté, lorsqu'il
« s'est livré à la critique des anciennes méthodes de trai-
« tement..... »

« De ce qu'on guérit en général beaucoup en suivant la
« méthode que nous venons d'indiquer , résulte-t-il néces-
« sairement qu'elle est parfaite et qu'il est impossible d'y
« rien ajouter ? Loin de nous de soutenir une assertion aussi
« exclusive.... Nous ne répugnons point à croire qu'on peut
« mieux faire dans bien des cas, en écartant les excitants in-
« commodes à l'économie, ou bien en détournant l'irritation
« des principaux organes pour l'appeler provisoirement sur
« ceux de second ordre. Nous dirons plus : ce mieux a déjà
« été l'objet de nos recherches, et si la doctrine de Hahne-
« mann nous offre quelque moyen de l'obtenir, loin de la
« repousser, nous devons nous faire un devoir de l'étudier
« et de l'approfondir dans son application au lit des mala-
« des.... Nous avons fait quelques essais (dans les états phlo-
« gistiques) avec la *belladonne* à dose très-exiguë, et plusieurs
« faits déposent en sa faveur (¹). »

» à l'extension en France de cette méthode de vrais empoisonneurs. »
Le docteur Croserio.

(¹) Annales de la médecine physiologique , par F. J. V. Broussais. Discours préliminaire pour l'année 1835 , vol. 23.

Les sorties de Broussais, contre les vices et les dangers des méthodes usitées, n'ont rien qui les distingue de celles qui furent faites avant lui par une multitude de médecins illustres ([1]), mais ses concessions à l'hahnemannisme ont une haute signification. Il faut que cette doctrine ait un cachet bien frappant de vérité et de stabilité, pour que le puissant et fougueux réformateur ait modestement incliné devant elle l'étendard de son école. La maladie mortelle dont il était atteint lorsqu'il écrivit ces lignes l'empêcha de continuer les essais qu'il avait annoncés; mais c'est à cette méthode homœopathique qu'il se confia dans ses derniers jours, pour en obtenir un soulagement que ne pouvait lui procurer la médecine rationnelle.

([1]) Voyez *la médecine jugée par les médecins*, par Guyard. Paris, chez Mansut. 1842.

CHAPITRE X.

DE L'HOMŒOPATHIE EN BAVIÉRE.

L'histoire et la situation actuelle de l'homœopathie en Bavière sont peu connues, même en Allemagne, et dans la pensée que ce pays n'offrait rien d'intéressant sous le point de vue de la nouvelle école, je ne le traversai même pas lors de mon second voyage (en 1842). Mieux conseillé depuis ce temps, j'ai terminé ma dernière excursion au-delà du Rhin par une visite de plusieurs jours à Munich, qui me permet de combler une fâcheuse lacune.

Si la vie et le développement de l'homœopathie en Bavière s'effectuent silencieusement et sans attirer les regards de ses partisans du dehors, cela tient suivant moi à ce que notre école, dans ce pays, ne possède ni organe de publicité, ni centre d'action et d'influence. Ses praticiens sont répandus de tous côtés, disséminés et perdus dans une foule de petites villes, où ils restent ignorés, n'ayant pas de rapports entre eux, et comme absorbés par les soins de la clientèle. Un lien manque; s'il s'établit, je ne doute pas que l'homœopathie en Bavière ne fixe bientôt l'attention du monde médical; car elle y est exercée par des médecins distingués, qui ont pris peu de part aux discussions théoriques de ces derniers temps, et se sont consacrés sans réserve aux études cliniques.

Nous n'avons pas de documents sur la situation de l'homœopathie en Bavière avant 1830. Vers cette époque le docteur Ringsciss, professeur de clinique à l'Université de Munich, se mit à l'essayer dans son hôpital à l'instigation d'Attomyr, dont l'instruction et l'amabilité avaient capté complètement ses faveurs. Mais quelle que fût l'influence de notre zélé confrère, c'était une tâche bien difficile de faire changer à un vieux praticien ses opinions et ses habitudes de traitement. Cependant Ringseiss avait des succès et restait convaincu de la valeur pratique du nouveau système médical; si ses élèves l'eussent suivi, encouragé et applaudi, nul doute qu'il n'eût pris l'initiative de l'introduction de l'homœopathie à Munich. Mais personne dans l'Université n'était préparé à cette étrangeté, dont on ignorait également les raisons d'être, les principes, l'origine et les développements. Le novateur ne fut point secondé, ses assertions favorables à notre méthode soulevaient des murmures; bref, ne se souciant pas à un âge avancé d'entrer dans la carrière des discussions, il revint à son ancienne méthode, d'autant plus volontiers que son protégé et ardent instigateur venait de lui faire ses adieux. Le rôle que déclinait ce professenr fut pris avec empressement et rempli avec talent et succès par le docteur Joseph Roth de Munich.

Quelques-uns ont révoqué en doute les convictions de Ringseiss; mais je puis en donner une preuve certaine. Pendant notre séjour à Leipzig, mon père reçut, le 27 décembre 1832, une lettre de ce professeur qui lui avouait ses convictions de l'efficacité de la nouvelle méthode, lui disant qu'il l'aurait adoptée entièrement sans sa répugnance invincible à renoncer à l'usage des révulsifs et des vomitifs.

J. Roth avait bien compris que ce n'était pas des expérimentations sur le malade qui pourraient introduire l'homœopathie à Munich; mais qu'il fallait avant tout s'attacher à donner une idée avantageuse de cette doctrine par une exposition claire et précise de ses principes; et, dans ce but, il ouvrit un cours à la faculté Maximilienne sur la fin de 1831. Ces leçons purement théoriques furent goûtées de ceux-là mêmes qui n'avaient porté aucun intérêt aux expériences de Ringseiss : elles furent suivies par un nombreux auditoire, et parurent l'année suivante publiées sous le titre de : *Zehn vorlesungen*, formant un de nos meilleurs ouvrages classiques.

Cependant le choléra ravageait l'est de l'Europe, la Hongrie, l'Autriche, la Bohême et s'avançait rapidement vers l'Allemagne. Le ministre de l'intérieur en Bavière, V. Wallerstein, ayant eu connaissance des succès de l'homœopathie contre ce fléau , chargea notre confrère Roth d'aller étudier sur les lieux les résultats de cette méthode. Nous avons parlé de cette affaire au chapitre de Vienne ; nous n'y reviendrons pas ici. Par suite de ces circonstances favorables , notre école obtint à Munich la concession d'un hôpital de cholériques : les succès du traitement vinrent bientôt justifier cette faveur de l'administration ; la chambre des états s'empressa , en 1837, d'allouer la somme de 4,000 florins (et non pas 3,000 comme on l'a écrit) pour subvenir aux frais de cet établissement , et stimuler les souscriptions particulières ; car l'hôpital , même après la cessation du choléra, continuait d'être consacré à l'application de la nouvelle méthode. Tout semblait concourir au triomphe prochain de notre école ; mais un progrès rapide et sans obstacle n'est pas le lot d'une doctrine qui froisse les intérêts et les préjugés dominants. Tout-à-coup le ministère Wallerstein est renversé : la somme de 4,000 florins, chétive rémunération d'un grand service , est retirée pour être employée par le roi à dorer quelques statues qu'il venait de faire sculpter. L'hôpital nous est enlevé brutalement sans explications , ni prétextes , et le gouvernement se met à l'égard de l'homœopathie dans un état d'hostilité aveugle et obstiné qui ne s'est pas encore démenti.

Une ordonnance du 30 novembre 1834 avait permis aux médecins homœopathes la libre dispensation des remèdes ; mais cette faveur avait été retirée comme les précédentes. Le 5 février 1837, une décision ministérielle enleva ce droit aux chirurgiens et aux officiers de santé (landærzten); le 9 février 1842 , elle acheva d'ôter ce privilége au corps entier des médecins. Et le 14 avril de cette même année , par ordonnance spéciale , la méthode homœopathique fut complètement interdite dans tous les établissements publics, hospices et hôpitaux , jusqu'à plus amples informés sur la valeur pratique

des procédés dont elle fait usage (voyez *Augsburger postzei-
tung*, 28 août 1842.). Passe encore pour cette interdiction,
mais ces *amples informés* à prendre ne sont qu'une très-mé
chante ironie. Comment pouvoir apprécier la valeur d'une
méthode à laquelle on ôte les moyens de faire connaître ses
résultats?

Mais si notre école perdit alors l'appui du gouvernement
ou pour mieux dire de la cour, elle acquit une clientèle influente et des partisans dévoués qui protestèrent contre ces
exigences tyranniques du pouvoir, et finirent par en triompher sous quelques rapports. En janvier 1843, ils obtinrent
qu'on reverrait la loi touchant la dispensation, et firent établir une taxe régulière pour « *medicamenta sic dicta homœo-
pathica ;* » mais le but de leurs efforts était de faire révoquer
complètement cette fâcheuse loi qui attaque d'une manière
intime l'existence et les progrès de l'homœopathie. La chose
était pourtant impossible ; le roi n'en eût pas même toléré la
proposition. Nos confrères ne se découragèrent point et
cherchèrent à annuler indirectement ce qu'ils ne pouvaient
attaquer de front, donnant par là un bel et inutile exemple à
leurs voisins de Saxe, qui se sont laissé enlever presque sans
protestation et sans lutte un privilége précieux, et je pourrais
même dire indispensable à la pratique nouvelle. Bref, les
homœopathes de Munich eurent l'heureuse idée de pousser
le ministre de l'intérieur, sous des prétextes très-spécieux, à
exiger des pharmaciens, qui voudraient se livrer à la vente
de nos remèdes, des conditions de garantie très-onéreuses,
telles que local séparé, préparateur et instruments spéciaux, etc. (¹). Ces messieurs voyant que les bénéfices ne
couvraient pas la dépense, cessèrent de poursuivre nos con-

______

(¹) Ordonnance du 12 mars 1843.

frères au sujet de la libre dispensation qui leur est désormais accordée en fait, sinon en droit, à Munich, à Augsbourg et dans la plus grande partie de la Bavière.

Munich, qui compte une population de 80,000 âmes, renferme une dizaine de médecins homœopathes, plus préoccupés de leurs affaires personnelles que des intérêts généraux de notre école ; entre lesquels n'existe aucun lien de confraternité, à l'exception toutefois du conseiller Widnmann, du professeur Reubel et de J. Buchner. Je m'attachai de préférence à ces trois praticiens ; J. Roth s'est mis à l'écart depuis plusieurs années, abattu par des chagrins domestiques.

J. Reubel, doyen de la Faculté de médecine de Munich et professeur de physiologie, est le plus ferme appui et le plus honorable représentant de notre école dans cette capitale. Sans lui, il y a longtemps que cette méthode y aurait été complètement arrêtée dans son développement par les mesures tyranniques que nous avons fait connaître. Ce fut lui qui les fit modifier ou révoquer après avoir lutté contre une administration hostile pendant six ans consécutifs (de 1837 à 1843) ; il me fit examiner la longue correspondance qu'il entretint avec le ministère, et j'y vis de nombreux traités apologétiques sur notre école et sur ses droits à la libre dispensation, qui feraient bien la matière d'un gros volume, et dont pas une seule ligne n'a été encore publiée. L'estime personnelle dont il jouit et sa belle position le rendaient trèspropre à ce rôle de défenseur, où il aurait mieux réussi sans doute s'il avait été soutenu activement par la majorité de ses confrères.

Reubel pratique l'homœopathie depuis 1822, mais hors de Munich on ne le connaissait pas jusqu'en 1832, époque à laquelle notre école prit dans cette ville une certaine consistance ; il fut un des plus zélés médecins à l'hôpital éphémère que le ministère Wallerstein nous avait octroyé, et il garde chez lui avec soin la plus grande partie des observations cliniques qui y ont été recueillies.

Reubel est un exact hahnemannien, mais néanmoins il n'attache qu'une importance secondaire à la doctrine de la psore, et condamne l'extension que le maître a voulu lui donner. Il ne rejette pas en principe l'emploi des procédés rationnels, seulement il s'est vu très-rarement dans la nécessité d'en faire usage, et pour ce qui concerne, par exemple, la saignée, c'est à peine, me dit-il, s'il l'a prescrite une douzaine de fois depuis qu'il a adopté les nouveaux procédés, c'est-à dire depuis 24 ans.

Il n'a pas encore essayé les dilutions élevées, mais il pense *à priori* que ces préparations devront trouver dans quelques cas d'utiles indications ; car il a observé plusieurs fois des aggravations fâcheuses provoquées par des doses hahnemanniennes. Il me cita entre autres cas celui d'une ophthalmie aiguë simple, dont les douleurs devinrent atroces et s'accompagnèrent de délire quelques minutes après l'administration de trois ou quatre globules de *spigelia* 30, et cela par deux fois différentes. Buchner m'a certifié l'exactitude de ce fait qu'il a également observé.

Reubel n'a jamais rien publié, que je sache ; c'est un homme savant et modeste qui a toujours préféré les intérêts de notre école à ceux de sa propre renommée.

Le conseiller Widnmann est un des plus anciens homœopathes d'Allemagne ; il n'exerça pas d'abord cette méthode à Munich, mais dans la province, en qualité de physikus (médecin de canton). C'est un homme d'un esprit droit, ferme et sévère, qui a su imposer à tous ses confrères dissidents le respect de son opinion personnelle, et qui n'a cessé, malgré son titre de médecin homœopathe, de remplir les fonctions

que la loi de ces pays confie aux médecins les plus honora-
bles. Widnmann est le premier partisan de Hahnemann,
qui écrivit dans le journal de Hufeland et qui chercha à faire
tomber ce mur de séparation que les polémiques passion
nées et les amours-propres froissés ont élevé entre les deux
écoles rivales.

Widnmann est aujourd'hui refroidi par l'âge ; il exerce
en amateur, par un reste d'habitude, et vit du passé comme
les vieillards. Je le visitai plusieurs fois, mais ne retirai
aucun renseignement utile de sa conversation. Il semble être
devenu indifférent aux intérêts de notre école depuis les vives
polémiques que souleva la dispensation des remèdes, et dont
plusieurs traits piquants atteignirent son fils qui est pharmacien. Le père n'a pu pardonner à ses confrères des coups
portés dans une lutte bien légitime, et qu'il aurait peut-être
dirigés lui-même sans sa position exceptionnelle.

Le docteur Buchner est une des bonnes rencontres que
j'ai faites dans mes voyages médicaux. C'est un de ces hommes rares qui, dans la fougue et la vivacité de la jeunesse,
conservent intacts l'amour de la science et un généreux dévouement aux vérités qu'ils croient d'une application salutaire à leurs semblables. Buchner, comme Attomyr, ne vit
que pour le triomphe de l'homœopathie : c'est l'objet de
tous ses désirs, de toutes ses pensées, de toutes ses études.
Sa santé robuste sert à merveille son ardeur infatigable qui
se délasse des soins de la clientèle par les travaux de cabinet. Quoique très-jeune encore (il a environ 32 ans), il possède une vaste érudition ; il est non-seulement docteur en médecine, mais encore docteur en droit, docteur en théologie,
bon naturaliste, comme on peut en juger par sa pharmacopée
homœopathique, dont celle de Jahr n'est que la reproduction.

Cette variété de connaissances donne aux idées de Buchner

une ampleur qui ne se trouve pas chez les hommes spéciaux, et d'où s'échappent, pendant sa conversation, une foule d'aperçus neufs, ingénieux, d'une utilité pratique et d'une certaine profondeur philosophique. Il me semblait avoir retrouvé la société de mon ami de Pesth, moins le charme d'un caractère poétique : même chaleur dans l'accueil, même témoignage d'affection. Il y a des sympathies qui attirent et unissent en peu d'instants !

Sur le déclin du jour (nous étions au mois de juin), au moment où les bons bourgeois de Munich se groupent dans la campagne autour de leurs majestueuses brasseries, j'allais arracher Buchner à ses travaux de cabinet et nous nous acheminions vers un des groupes, nous tenant à distance des bruyants buveurs pour causer facilement de notre objet favori. Le plus bel esprit bavarois puise des idées dans le pot de bière.

Buchner se préoccupait alors de l'extension du principe de similitude qu'il considère comme une loi générale, applicable non-seulement à la médecine, mais à toutes les sciences et aux arts, comme aussi aux rapports des hommes entre eux et avec Dieu, c'est-à-dire à la morale, à la politique et à la religion (¹).

Le principe des semblables offre le phénomène de la variété dans l'unité : il constitue une doctrine complète, homogène, qui cependant n'a rien d'exclusif, qui s'harmonise avec tous les autres ordres de vérités et se révèle jusqu'à un certain point dans chacune d'elles. Ce principe n'est point isolé, comme plusieurs l'ont pensé ; ce n'est point un caractère propre seulement aux rapports qui existent entre l'orga-

____

¹ Le développement de ces idées vient d'être publié dans le 3ᵐᵉ cahier ... ² volume des Nouvelles Archives.

nisme malade et les agents médicamenteux , mais il s'étend à tous les rapports des êtres entre eux ; car le prétendu principe des contraires n'a rien de positif ; il ne constitue pas une opposition, mais une négation ; et si on le ramène à ses éléments dans les circonstances où il est admis, on ne tarde pas à reconnaître qu'il n'existe qu'en apparence et qu'il se laisse ramener au fait général de la similitude. A proprement parler, l'allopathie n'a pas de médication par les contraires. Les méthodes dévient de la direction similaire, mais ne marchent pas en sens inverse de celle-ci ; quelquefois elles atteignent le but comme les moyens homœopathiques, mais toujours d'une manière indirecte et inefficace. La similitude est le caractère de tout ce qui rentre dans l'ordre, de tout ce qui a vie, bonté, beauté, efficacité et puissance. Et ces attributs sont d'autant plus marqués que la similitude est plus complète entre les êtres destinés à se rapprocher. Le jugement ne s'exerce et la vérité ne s'obtient que par le rapprochement des idées et des faits les plus similaires. L'ordre politique et social le plus solidement établi est celui où les règlements ne sont qu'une expansion des lois fondamentales de la morale et du droit, et où la plus grande similitude règne entre les rapports des citoyens.

J'ajouterai aux citations rapportées par Buchner à l'appui de cette doctrine, l'opinion de Thomassin dans son livre *De Deo, lib.* 3, § 18. Thomassin fait connaître dans cet endroit des idées très-avancées de saint Augustin sur la loi de similitude. Il a ajouté un passage fort clair de Philon sur le même sujet. On y lit, entre autres, ces remarquables sentences :
« *Quidquid enim apud nos peccat, est inæqualitas ; quidquid*
« *non decedit ab officio, æqualitatis opus est.... in civitatibus*
« *optimam et maximè legitimam reipublicæ speciem democra-*
« *tiam, sive popularem administrationem ; in corporibus sa-*

« *nitatem , virtutem in animis. Nam à diverso inæqualitas*
« *morborum et vitiorum causa est.* »

On trouve des observations analogues dans St-François
de Sales et plusieurs Pères de l'Eglise. J'avoue que Buchner
a traité superficiellement ce riche sujet, qui, considéré
comme en passant, me fait naitre les réflexions suivantes :

Dieu a créé l'homme *à son image* et l'a racheté par un
plus grand degré de ressemblance. *Undè Jesus debuit* PER
OMNIA *fratribus* SIMILARI (St. Paul. Hébr. 2, 17). Le mal, le
désordre sont une déviation plus ou moins grande de l'unité.
Le remède est un médiateur qui, pour rétablir l'unité, c'est-
à-dire la santé, doit avoir une intime ressemblance avec le
mal et l'objet malade. C'est pour cela qu'il fallut que notre
Sauveur se fit non-seulement homme, mais qu'il revêtit
l'apparence du pécheur. C'est pour cela que le remède spécifique le mieux indiqué doit présenter, dans ses effets, une
grande analogie avec l'état morbide. Car il y a plus de rapports qu'on ne croit entre la guérison de l'ame et celle du
corps, et entre les méthodes qui peuvent effectuer l'une et
l'autre. Notre-Sauveur guérissait en général les infirmités
en remettant les péchés. Rappelons-nous ce serpent d'airain
que les Juifs devaient regarder pour être sauvés du fléau; ce
serpent fixé à un tronc d'arbre, représentation de celui qui
devait venir réparer les désastres du serpent séducteur.

On lit dans les *acta sanctorum* (¹) cette phrase très remarquable : « Les saints ne guérissent pas par les contraires,
« comme les médecins, mais bien d'après le principe des
« semblables. *Sanctis non jam contraria contrariis, ut mor-*
« *tales medici solent, sed similia similium usu curantibus.* «
Eh bien, les *mortales medici* ont été dans l'erreur jusqu'à ce

______

(¹) Antwerpiæ 1958. Jan. pag. 1092.

jour, et de là vient que la médecine n'a jamais été qu'une science conjecturale et un art impuissant.

L'homœopathie a un grand et bel avenir. Sa destinée grandira à mesure que les préjugés de tous genres se dissiperont ; elle-même contribuera à les faire disparaître. Toutes les doctrines se lient, s'enchaînent et s'influencent réciproquement. La proclamation de la similitude en thérapeutique n'est qu'un des nombreux signes du temps actuel qui annoncent le triomphe prochain des grands principes sociaux et des vérités religieuses.

Le caractère de Buchner rappelait à mon souvenir ces premiers homœopathes, Hornburg, Caspary, Hartlaub, dont l'incessante activité a jeté les fondements solides de notre école. C'est une nature féconde, inépuisable, qui ne connaît pas la fatigue que le travail amène. Je trouvai empilé dans sa bibliothèque des masses de manuscrits, de traités originaux sur tous les points spéciaux de notre doctrine, matériaux qui n'ont pas encore vu le jour et qui suffiraient à entretenir, pendant plusieurs années, une de nos feuilles périodiques.

Buchner n'a pas expérimenté les dilutions élevées. Il se sert des doses hahnemanniennes et emploie assez souvent les premières préparations. Du reste sa méthode, à ce sujet, ne diffère point de celle de son ancien maître Reubel et de celle de tous les praticiens expérimentés, ennemis des idées préconçues et des opinions systématiques.

La pharmacologie est l'étude favorite de Buchner. On lui doit une des premières pharmacopées homœopathiques, dans laquelle ont abondamment puisé les auteurs qui en ont publié récemment. Il composa et fit paraître, pendant deux ou trois ans, une revue mensuelle de pharmaco-dynamique. Il a étudié sur lui-même et fait connaître les effets pathogénétiques des substances suivantes : *asparagus off. ; cancer fluviat.; oleum crot.; zinci oxyd.; caïnca, gummi ammon.; secale corn.; aloe, gentiana lutea.* A l'époque de mon séjour à Munich il expérimentait la gomme ammoniaque, dont il éprouvait des effets très-marqués sur les séreuses ; des points de côté pleurétiques, des douleurs aux jointures provoquées par le mouvement. Il pense que la pathogénésie de cette substance se rapproche beaucoup de celle de bryone. La plus importante de ces pathogénésies est celle du *croton tiglium* qu'il fit paraître en 1841. Elle renferme 500 et quelques symptômes. C'est un modèle du genre : classement méthodique des phénomènes, indication des effets sur les diverses fonctions en particulier, expérimentation et contre-épreuve clinique, exposé des recherches faites par les auteurs allopathes sur cet agent médicamenteux. Buchner apporte le même soin à tous ses travaux pharmacologiques. Il étudie les médicaments sous les points de vue organique, chimique, toxique, curatif; il compulse, reproduit et commente tout ce qui apparaît sur ce sujet dans le domaine de la médecine ancienne ; il analyse les histoires d'empoisonnement, les observations de guérison, et grossit ainsi incessamment la masse de faits dont notre méthode a besoin pour étendre de plus en plus la sphère de ses indications, par une connaissance plus approfondie des agents médicamenteux.

La pharmacopée est une des parties les mieux étudiées de la nouvelle méthode. Les Allemands ont pris goût à ce genre de travail qui exige l'application de leur science favorite, l'histoire naturelle. Aussi voyons-nous se succéder, dans notre école, des publications de pharmacopées volumineuses dont les auteurs se font remarquer par l'étendue des recherches et de l'érudition pharmacologiques. Mais la partie essentielle de ces traités, celle qui a pour objet d'indiquer le mode de préparation des médicaments, est généralement loin de répondre à cette perfection des détails accessoires. L'arbitraire de l'auteur y décide trop souvent contre les données de l'expérience et les excellents préceptes que Hahnemann nous a laissés. Ces opinions personnelles ont peu d'importance et ne sauraient exercer une influence marquée sur le *modus faciendi* adopté par chaque praticien. Mais il n'en fut plus ainsi dès que le *Congrès central* de 1845, cette assemblée vénérée, le représentant de l'homœopathie, eut pris sous son patronage et conseillé à tous les médecins une de ces pharmacopées dissidentes, celle du pharmacien Gruner. C'était introduire, par l'autorité la plus respectable, des modes de préparations très-contestables et très-contestées. Tous les partisans de notre école se récrièrent contre cette décision abusive que Gruner avait sans doute obtenue au moyen de quelques médecins influents de ses amis, membres du congrès. La société silésienne s'éleva vivement contre l'adoption classique de cet ouvrage. Pendant mon séjour à Munich, Buchner sollicita ses confrères de se prononcer dans le même sens et leur protestation, signée de sept d'entre eux, fut aussitôt adressée à la *Gazette générale*. Elle eut un très-bon résultat, et Rummel, un des rédacteurs de cette feuille, proposa de discuter dans le prochain congrès les conditions d'une bonne pharmacopée qui pût satisfaire aux légitimes exigences des praticiens, et donner plus d'unité à la méthode, en faisant l'office de codex.

Dans l'intention de faire reposer le précepte des semblables sur une base plus solide que la symptomatologie, Buchner recherche maintenant à déterminer chez les animaux les lésions anatomiques que les divers médicaments peuvent produire. Lorsque j'étais auprès de lui, il n'avait encore essayé que d'une manière très-imparfaite le *tartre stibié* et le *phosphor*, il avait opéré sur des chiens de moyenne taille dans l'anus desquels il introduisait plusieurs gouttes de solution aqueuse concentrée de tartre stibié ou d'huile phosphorée. Cette dernière préparation amène toujours la mort dans les 24 heures, au milieu des symptômes d'une violente suffocation, contraction des muscles pectoraux, renversement de la tête en arrière, etc. L'autopsie laissait constater une vive rougeur des tuyaux bronchiques et une suffusion de matière plastique à leurs extrémités capillaires. Le tartre stibié ne tue pas si promptement et ne provoque pas de vomissements ; mais il détermine dans le tissu des poumons des altérations semblables à celles qu'on désigne sous le nom d'hépatisation rouge et d'apoplexie pulmonaire. Du reste, je dois dire que ce sont des ébauches d'expériences qui sont loin encore de remplir toutes les conditions que la science exige pour en admettre les conclusions.

Le fils de notre estimable confrère et ami le docteur Molin, de Paris, a bien voulu me communiquer le résultat d'expériences qu'il vient de faire avec soin, dans le but de reconnaître les lésions que le tartre stibié détermine dans le tissu du poumon.

« Je donnai, me dit-il, à un jeune lapin de sept semaines, fort et vigoureux, une dose de tartre stibié de 0,25 grammes à quatre heures de l'après-midi. À huit heures, quand je l'examinai de nouveau, je n'y trouvai autre chose qu'un peu de gêne et de précipitation dans la respiration. Je lui donnai une nouvelle dose de 0,25 gr. À neuf heures un quart, l'animal était mort, et il n'y avait pas eu de déjections alvines.

« En l'ouvrant douze heures après, je trouvai les altérations suivantes :

« Les poumons présentent une teinte rose rouge qui ne ressemble en rien à la teinte normale ; il y a en outre une très-grande quantité de points rouges plus foncés et de grandeur variable, que l'on peut assez bien rapprocher, les plus petits du moins, de l'ecchymose produite par la morsure d'une puce. Ils sont en plus grand nombre vers la base du poumon gauche. Vers la partie moyenne du lobe inférieur de ce poumon, on observe une tache plus grande et de teinte plus foncée. Vers le bord postérieur et au sommet du lobe inférieur du poumon gauche, on trouve une tache d'un rouge noirâtre livide, de la grandeur d'une pièce de 25 c., et qui se prolonge jusqu'à la racine du poumon. Le bord antérieur du poumon droit est livide dans tout le lobe inférieur.

«Par la section de la trachée il s'écoule une grande quantité de mucus spumeux mélangé d'un peu de sang, ressemblant assez bien à du blanc d'œuf battu, et qui semble remplir toute la trachée ; en incisant suivant la longueur, la muqueuse est rouge livide ; on voit très-bien l'injection capillaire : elle se laisse déchirer avec plus de facilité et semble épaissie.

«Le poumon crépite partout, peut-être un peu moins, excepté au niveau de la tache que j'ai notée, et qui est dense. La consistance ne présente rien de notable. Par l'incision, il s'écoule une très-grande quantité de mucus analogue à celui noté dans la trachée. Les bronches ne paraissent pas remplies ; quelques-unes que j'ai suivies m'ont présenté de la rougeur. La tache de la racine est plus dense, non crépitante ; incisée, Il s'écoule d'abord un liquide spumeux plus coloré que celui de la trachée ; il vient de deux grosses bronches qui sont dans son milieu ; ensuite, en pressant il s'écoule un liquide non spumeux et sanguinolent. Cette portion ressemble à de la chair musculaire déjà exposée à l'air depuis quelques jours ; sa cohésion est moindre ; elle se laisse pénétrer par le doigt, une partie mise dans l'eau s'enfonce ; si on la malaxe, la teinte reste la même. Dans les autres points rouges et le tissu qui les environne, on voit très-bien à la loupe la structure du poumon, et il n'y a rien d'analogue à l'apoplexie pulmonaire. Dans l'appareil digestif, rien, excepté l'injection des vaisseaux mésentériques et gastriques; mais pas d'inflammation à l'intérieur. Le foie et la rate congestionnés. La vessie est remplie d'urine contenant des flocons qui ressemblent à des flocons albumineux.

« L'appareil circulatoire gorgé de sang à demi-coagulé. »

Comme complément de ces effets toxiques de *tartarus* et de *phosphor*, il convient que je fasse connaître ici un travail très-intéressant du docteur Müller fils, ayant pour objet de déterminer d'une manière plus précise qu'on ne l'a fait jusqu'à ce jour les indications de ces deux substances dans le traitement des affections inflammatoires du poumon.

Le tartre stibié, recommandé contre les pneumonies depuis plusieurs années par les docteurs Peschier, de Genève, Widmann, de Munich, devenus homœopathes depuis, et par Delpech, n'est employé que très-exceptionnellement dans ce cas par les praticiens du nouvel art, qui trouvent l'administration d'autres agents spécifiques bien plus souvent indiquée. Cependant le *tartarus*, dans les modifications anatomiques et physiologiques qu'il produit, offre trop d'effets spéciaux sur les poumons pour qu'on puisse en négliger tout-à-fait l'usage dans les affections de cet organe. Voici, en effet, le résultat des empoisonnements chez les animaux : poumons gorgés de sang, évidemment enflammés, réduits à un état de splénisation, et même en certains points d'hépatisation complète, d'une couleur violacée et ne crépitant plus sous la pression (Magendie, avec 6 ou 8 grains injectés dans les veines; Orfila, Toxicologie générale, vol. 1, p. 460) Poumons d'une couleur orangée ou violacée, dépourvus de crépitation ; formant un tissu massif gorgé de sang ; inflammation de la trachée, des bronches et de leurs subdivisions (Schröpfer bei Christison Abhandlung über die Gift., p. 503. Effets obtenus avec un scrupule de tartre stibié injecté dans la trachée-artère d'un chien). Dans les empoisonnements chez l'homme, le poumon se montre en plusieurs points tacheté de noir.

Partant de ces faits, de l'étude exacte des phénomènes pathogénétiques du *tartarus* et de plusieurs observations cliniques, Ch. Müller établit que cette substance est contre-indiquée par l'inflammation de la plèvre, et répond spécifiquement à l'état catarrhal qui accompagne souvent les pneumonies; lorsqu'il y a engorgement muqueux des tuyaux bronchiques et de leurs ramifications capillaires; lorsque les phénomènes d'oppression et de dyspnée dominent tous les autres symptômes. Le *tartarus* convient surtout dans la seconde période, lorsque le point de côté est peu perceptible ou tout-à-fait absent, qu'il y a expectoration muqueuse non sanguinolente, laquelle diminue momentanément l'oppression et change la nature des bruits respiratoires. La percussion donne alors un son mat dans un ou plusieurs points du thorax.

Les indications de *phosphor* sont différentes, quoique les lésions organiques, produites par cette substance sur l'homme et les animaux, soient à peu près identiques à celles du *tartre stibié* [1] ; mais ses phénomènes pathogénétiques et ses résultats cliniques, qui sont déjà bien connus, spécifient l'indication de ce médicament, et font connaître qu'il est applicable à la forme ordinaire de la pneumonie. On observe des élancements douloureux dans les côtés de la poitrine, accrus par la toux, les fortes inspirations et le mouvement; la dyspnée du *phosphor* est très-prononcée, mais elle n'est point soula-

[1] Voyez Magendie, Expériences pour servir à l'histoire de la transpiration pulmonaire. 1811. p. 19. — Orfila, Toxic. gen., vol. 1, p. 80 — OEsterreichische, Med. wochenschrifft, 1843, n° 39.

gée, comme celle du *tartarus*, par l'expectoration et la toux ; la toux du *phosphor* est sèche, pénible, douloureuse ; la matière de l'expectoration n'est pas une mucosité épaisse et uniforme comme pour *tartarus*, mais elle est blanche, transparente, filamenteuse, agglutinative, très-souvent mêlée de stries sanguines ; d'autres fois c'est un mélange sanieux.

En général, les homœopathes préfèrent *senega* à *tartarus*.

Buchner est d'avis que l'altération des fonctions cutanées domine toute la pathologie, et qu'en modifiant pathologiquement ce tissu, on peut favoriser d'une manière très-efficace les effets de la médication spécifique ; aussi a-t-il provoqué dans le voisinage de Munich la fondation d'un établissement hydrothérapique qu'il visite quelquefois, et où il envoie une partie de ses clients atteints de maladies chroniques. Lorsque des substances minérales sont indiquées dans le traitement des affections cutanées, il conseille de les administrer, si cela est possible, à l'état d'acétate. Il a remarqué qu'elles agissaient mieux à cette préparation.

Cette question des maladies de la peau est une des questions fondamentales de la médecine, et dont la solution exerce la plus grande influence sur la thérapeutique. L'ancienne et la nouvelle école ont montré leurs caractères distinctifs dans la manière de la traiter. Celle-là met tous ses soins à dénommer et à classer méthodiquement les diverses formes que revêtent ces maladies, dans un but spécialement nosographique ; l'homœopathie, sans rejeter cette classification d'histoire naturelle, qui entrera plus tard dans son système de spécialisation, s'applique à rechercher l'origine de ces altérations si variées, et tandis que Wehlan et Battemann groupaient les formes extérieures, Hahnemann les rattachait à trois causes productrices, à savoir : la psore, la sycose et la syphilis.

On a âprement critiqué l'auteur de cette conception étiologique ; partisans et adversaires de notre école se sont également élevés contre ce système. Les uns l'accusent d'être radicalement exagéré, et les autres d'être entièrement erroné ; personne ne voulut voir ce qu'il y avait d'important et de très-remarquable dans cette conception hasardée.

Jusqu'à présent on ne s'est pas encore placé au point de vue convenable pour juger Hahnemann et ses œuvres. Je l'avais toujours pensé, et les confidences intimes de quelques-uns de ses amis m'ont confirmé depuis dans cette opinion. Ce grand homme s'est proposé la réforme de l'art de guérir, bien plutôt que la création d'une école nouvelle, et cette pensée de réforme est même devenue chez lui une passion exclusive, impérieuse, à laquelle il a sacrifié plusieurs fois ses propres partisans et la formation d'un corps bien uni de disciples dévoués. Hahnemann ne doit pas être considéré comme chef d'école, mais seulement comme réformateur. Ayant vieilli dans l'étude de la médecine et des déceptions qu'elle procure, il porta un regard assuré et profond sur ses points les plus défectueux. Il fut d'abord frappé de la fausseté du principe thérapeutique et de l'incohérence des notions pharmacologiques, défectuosités qu'il signala et corrigea en maître par l'Organon et la Matière médicale pure. Deux autres vices non moins graves restaient à combattre : la tendance prédominante aux médications palliatives, symptomatiques, superficielles, et l'emploi des substances médicamenteuses en nature, c'est-à-dire dans un état où elles ne manifestent qu'une très-faible partie de leurs propriétés. Pour achever la réforme sur ce point, Hahnemann lança dans le monde médical sa théorie de la dynamisation et celle de la psore. Remarquons-le bien : il s'exprima toujours avec un aplomb magistral, sans doute et sans hésitation, avec une assurance qui porta la conviction chez une foule de praticiens, et qui fut un des éléments les plus efficaces de la réforme dont nous sommes témoins aujourd'hui. Hippocrate avait dit : *Experientia fallax*, mais il avait écrit aussi : *Vita brevis*. Et où en serait maintenant la méthode homœopathique et les excellents préceptes qu'elle proclame, si Hahnemann avait écrit ses opinions avec réserve et ménagement ; s'il avait voulu suivre la voie lente de l'observation sans en dévier quelquefois par l'analogie, et s'il avait voulu sacrifier à la rigoureuse expérimentation les précieuses intuitions de son génie ? Il se serait épuisé à remplir cette rude tâche, et l'on aurait de lui quelques aperçus détachés, quelques mémoires et articles de journaux mal compris de ses contemporains et inconnus des générations à venir.

Hahnemann a mieux compris son rôle, et nous devons lui en savoir gré. Il a eu confiance en lui et foi en la haute valeur de ses opinions. Qu'elles fussent exagérées, jusqu'à un certain point mal établies, que lui importait ? Il s'agissait de les mettre en vue, de les soustraire à un mortel oubli ; l'expérience des âges futurs se chargerait à loisir d'élaguer, de corriger et de juger chaque détail théorique au point de vue d'une stricte observation : semblable au vieux cultivateur de la fable, qui annonce à ses enfants qu'un trésor gît enfoui dans son champ, et la terre sassée et ressassée par leurs mains avides, au bout de l'année rapporta cent pour un. Un grand nombre d'observateurs, avant lui, n'avaient-ils pas signalé l'importance du diluement et de la trituration des remèdes, comme aussi le danger des métastases galeuses et leurs innombrables transformations ? A ces voix perdues Hahnemann n'a pas voulu ajouter la sienne, et il a bien fait.

Cependant quelques praticiens ont semblé comprendre cette situation exceptionnelle, et se sont mis à exploiter la carrière d'investigations ouverte par la théorie de la psore. Nous devons signaler entre autres le docteur Frank, dans son *Essai de Dermatologie* (voyez *Archives*, t. 20).

Frank établit une classe spéciale d'éruptions cutanées galeuses, qu'il désigne sous le nom de *psorides*. Ce sont toutes des affections constitutionnelles non contagieuses, à l'exception d'une seule, le *scabies* proprement dit, le *scabies vera*.

Il existe plusieurs variétés de *scabies* qui peuvent toutes se développer spontanément ou par infection ; les deux formes principales sont la *gale sèche* et la *gale humide*. Les *acarus* existent de préférence dans la première : leur séjour spécial est aux mains et aux avant-bras ; on ne les observe ailleurs que très-exceptionnellement ; ils n'existent pas dans tous les cas de *gale sèche*, même contagieuse.

L'*acarus* n'est pas la cause, mais le produit de la gale, et cependant il peut contribuer à l'extension et à l'aggravation de la maladie. En général, les produits morbides sont loin de devoir être indifférents au médecin ('), car ils ont une influence marquée sur le mal qui leur a donné naissance ; ils le soulagent quelquefois, le plus souvent ils l'aggravent ; ils le compliquent tellement, que leur expulsion peut devenir en certains cas la principale indication du traitement.

La gale acquise par infection doit être considérée, dans le début, comme une affection locale (ce n'est pas l'opinion généralement admise), mais qui ne tarde pas à affecter l'économie entière. Les métastases psoriques sont presque toujours la suite de la suppression de l'éruption, soit contagieuse, soit spontanée, ou seulement même d'un trouble survenu dans les fonctions cutanées, et tel que le provoquent les traitements allopathiques locaux.

(¹) La propriété dont jouit le psoricum de produire des poux sur l'homme sain tendrait à prouver que l'acarus de la gale est plutôt produit que cause.

Il ne faut point confondre avec les métastases les altérations du tissu cutané que l'éruption galeuse finit par déterminer à la longue, ou qu'elle amène plus promptement chez les individus malpropres ou sous l'action constante d'agents irritants. Alibert a fixé l'attention sur ces altérations consécutives; mais il a eu le tort d'y faire rentrer des lésions qui sont souvent de véritables métastases telles que les ulcères variqueux, les abcès profonds, etc.

Après avoir passé en revue ces différents sujets, Frank arrive à la question fondamentale de l'importance pathologique de la gale, et se propose de déterminer, par l'observation sévère des faits, la sphère d'influence de cette infection. Il a fait lui-même des recherches cliniques à ce sujet; mais il ne croit pas devoir les apporter en preuves, et se contente de tirer des auteurs classiques allopathes, qui font autorité, une multitude de faits touchant les métastases galeuses et les formes morbides variées qu'elles peuvent revêtir.

« Je prie, dit-il, le lecteur de me pardonner cette longue
« série de citations, qui ont pour but de donner une valeur
« définitive et pratique à la théorie hahnemannienne de la
« psore, en répondant par des observations concluantes aux
« partisans comme aux adversaires exagérés de cette doc-
« trine.

« L'expérience du passé est la maîtresse de l'avenir, et les
« observations que nous transmettent les siècles précédents,
« documents importants qui n'ont pas été recueillis sous
« l'empire de nos divergences doctrinales, sont assurément
« les meilleurs juges entre les psoristes et les antipsoristes,
« et de bons guides dans l'œuvre de réforme thérapeutique
« qui nous est dévolue.....

« Maintenant que nous venons de montrer, continue le
« docteur Frank, qu'à toutes les époques les praticiens La-

« biles ont attaché une grande importance pathogénétique
« au fait de l'infection galeuse et de sa rétropulsion , com-
« ment comprendre la grande sensation qu'a produite la
« théorie de la psore et les violentes oppositions qu'elle a sou-
« levées. Evidemment la doctrine de Hahnemann à cet égard
« dépasse l'expérience ; mais il a moins exagéré que n'ont
« fait quelques uns de ses disciples. Ce qu'il appelle propre-
« ment *psora* répond à nos *psorides* , et l'on a eut tort de
« confondre cette psora avec l'espèce particulière *scabies*. Et
« je crois être dans le vrai. en disant qu'Hahnemann lui-
« même, a cherché à prévenir cette confusion en évitant tou-
« jours avec soin l'expression de gale pour s'en tenir à la
« dénomination plus générale de psore. Il ne peut néan-
« moins échapper au reproche d'avoir donné à la répercus-
« sion des psorides une importance plus grande que celle
« que l'expérience clinique ne lui accorde , et d'avoir né-
« gligé d'autres causes pathogénétiques qui, pour être moins
« générales , n'en ont pas moins leur sphère propre. Du
« reste , les diverses espèces de maladies peuvent pro-
« venir de la même cause morbigène ou de causes diffé-
« rentes , et l'on ne peut essayer, comme Hahnemann a
« voulu le faire, d'indiquer les affections qui proviennent
« de l'influence de telle ou telle infection. Il n'y a sous ce
« rapport que les indications approximatives qui soient lé-
« gitimes. »

Voici les systèmes et organes qui sont le plus spécialement
affectés par les métastases psoriques : 1° le système nerveux
où l'on voit se produire tantôt des crampes, des convulsions,
tantôt des paralysies et des affections mentales ;

2° Les membranes séreuses (surtout chez les jeunes gens
en état de rapide croissance) dans lesquelles se développent
des inflammations qui sont promptement suivies d'exsuda-

tions plastiques, et plus souvent encore de simples épanchements séreux;

3° Les membranes muqueuses, ulcérations et catarrhes ;

4° Plus rarement les téguments extérieurs sous forme
d'anasarques, furoncles, ulcères et éruptions herpétiques ;

5° Les glandes et les organes parenchymateux. Le poumon
est celui qu'atteignent le plus facilement les métastases psoriques; il en résulte la formation de dépôts tuberculeux et
des pneumonies spéciales et à longues périodes. Le diagnostic différentiel symptomatique des phthisies pulmonaires psoriques, de celles qui proviennent d'autres causes, a été tenté
par Authenrieth. Le seul caractère distinctif est que ces affections débutent par une irritation de l'estomac, et que
leurs phénomènes semblent être l'extension sympathique de
cette fausse gastrite : sous tous autres rapports, physiques ,
anatomiques, etc., ces phthisies ne peuvent être distinguées
de celles qui sont simples;

6° Le système fibreux est quelquefois le siége de l'irritation spéciale consécutive à la répercution de la gale. Fuchs
a vu se développer aussitôt après cette rétropulsion une inflammation de toutes les jointures avec raideur ankilosique
et une endocardite mortelle. Authenrieth attribue à la même
cause un très grand nombre de tumeurs blanches et autres
maladies soit aiguës, soit chroniques des articulations. Voyez
à ce sujet le mémoire qu'il a publié sous ce titre : *Authenrieth
et Simon observat. quædam in varias tumoris articulorum albi
causas* (Tubingæ, 1811.).

La plupart des appareils organiques peuvent donc devenir
le siége de l'irritation psorique spéciale, et offrir à l'observateur l'ensemble des affections chroniques. Ce résultat de
l'observation fait comprendre ce qu'il y a de vrai et d'important dans la théorie hahnemannienne.

La question de savoir comment se produisent les maladies psoriques se rattache à celle des métastases ; il y a un élément dynamique, celui de la perturbation des fonctions cutanées, et un élément matériel qui est un vice spécial des humeurs dont l'action se fait particulièrement sentir sur les tissus avec lesquels la peau est dans le plus grand rapport de sympathie et de fonctions. Mais l'opinion du transport de ce vice psorique, comme *producteur de la gale*, sur les membranes internes, est complètement erronée. Il n'y a pas davantage de psorides sur les tissus internes, que de goutte ailleurs que dans le système fibreux, et de lait hors des mamelles.

La rétropulsion subite de la gale, sans traitement interne, est une cause morbide si puissante, qu'elle amène des lésions spéciales quels que soit le tempérament et la force vitale du sujet. Mais lorsqu'elle s'effectue peu à peu par une lente perturbation du tissu cutané, il arrive souvent que les altérations consécutives ne se spécialisent pas, ne se fixent sur aucun appareil, et ne se révèlent par aucun phénomène morbide. C'est là ce que Frank appelle *psore latente*, infection générale sans manifestation, et qui persiste ainsi jusqu'à ce que l'économie soit soumise d'ailleurs à une cause perturbatrice efficiente. Hahnemann a exagéré la fréquence de cet état et la facilité de sa production ; cependant on ne peut le révoquer en doute : est-ce que la chaleur et l'électricité latentes en sont moins pour cela de la chaleur et de l'électricité ? quelques conditions accessoires, le frottement par exemple, suffiront pour les faire reparaître avec tous leurs caractères distinctifs. La psore latente ne se comporte pas autrement ; seulement, ce n'est que par exception qu'elle renaît pour ainsi dire en reprenant sa forme naturelle d'éruption cutanée : mais elle revêt le plus souvent les aspects variés des affections métastatiques. La psore latente n'est pas, comme plusieurs l'ont dit, la gale en miniature, en germe, dont les maladies psoriques seraient une évolution; c'est une infection spéciale de l'organisme produite par la gale et non point elle, qui, semblable au tison sous la cendre, couve silencieusement jusqu'à ce qu'une cause perturbatrice générale la mette en évidence.

Frank apporte en explication de cette théorie de la psore latente une remarquable découverte récemment faite par Moser, professeur de physique à Königsberg, et qui est ainsi rapportée dans les *Froriep's notizen* (n° 488, page 56-58.).

« J'ai fait quelques progrès dans mes recherches sur la *lumière latente*.....; lorsque l'eau s'évapore ou que de la vapeur d'eau se dépose, il se produit des phénomènes de lumière tout aussi bien que de calorique. Après plusieurs essais, je suis parvenu à déterminer la couleur propre à la lumière de deux espèces de vaporification : celle du mercure est jaune, et celle de l'iode est blanche ou violette... Ces rayons de lumière invisible ont une bien plus grande réfrangibilité que ceux qui affectent la rétine; on ne les trouve ni dans la lueur diurne, ni dans les rayons solaires. »

Il y a donc une lumière latente qui ne développe chez nous aucun phénomène visuel (¹).

Frank termine son travail par ces conclusions : « Il y a une exagération insoutenable dans l'assertion de Hahnemann que les sept huitièmes des affections chroniques sont de nature psorique; il n'est point vrai que la psore, la syphilis, la sycose et leurs complications soient l'unique source d'ou proviennent toutes ces maladies. Les états morbides hérédi-

---

(¹) J'avoue que je ne puis comprendre comment l'on peut reconnaître l'existence et apprécier la nature d'une lumière invisible. A. R.

taires et constitutionnels ont des origines aussi diverses que les maladies acquises. » Les deux premières propositions de Frank sont aujourd'hui admises par la très-grande majorité des praticiens homœopathes ; mais la dernière nous paraît évidemment fausse ; nous pouvons en effet être atteints de toutes espèces de maladies, et la transmission héréditaire ne s'applique qu'à un petit nombre d'entre elles.

On ne saurait revenir trop souvent et insister trop longuement sur ce qui concerne la théorie de la psore, parce que c'est un sujet éminemment pratique, dont la valeur a été attaquée avec un égal empressement par les critiques allopathes et spécificiens. Il faut bien reconnaître que toutes les écoles médicales ont eu des théories étiologiques plus ou moins exclusives. On a toujours cherché à rapporter à un petit nombre de causes cette multitude d'états morbides qui disparaissent successivement et se remplacent les uns les autres sur le même sujet. La nature de ces causes perturbatrices varie avec les systèmes régnants; l'âcreté des humeurs, l'alcalinité, l'acidité, la putridité, la nervosité, la phlogose, etc., furent admises tour à tour et quelquefois en même temps : on eut aussi les causes secondaires, herpétiques, goutteuses, rhumatismales, scorbutiques, etc.

L'illustre fondateur de la doctrine homœopathique crut d'abord pouvoir condamner le principe même de ces théories, et établir l'art médical sur la simple observation des faits, sans le secours souvent trompeur des doctrines pathologiques ; mais il ne tarda pas à se convaincre que les états morbides n'étaient pas toujours isolés et individuels, et que la plupart des états chroniques se rattachaient par leur origine à quelques causes pathonégétiques ; que la loi des semblables lui faisait maintes fois défaut, parce qu'il se guidait trop exclusivement d'après une observation grossière des symptômes sans porter sa vue au-delà. Il s'occupa dès-lors de faire une doctrine étiologique; il y donna plus de soins que ses devanciers; il la rendit beaucoup plus conforme aux résultats de l'observation, et la fit servir ainsi utilement à la clinique. Il y a étroitesse d'idées et préventions injustes chez ceux qui ont critiqué âprement cet heureux et brillant début de notre école dans la carrière légitime des hypothèses. Les aberrations de l'esprit humain, engagé sur cette voie, ont pu déterminer une réaction en faveur de l'observation pure et simple, mais ne pourront jamais ôter à la théorie ce qu'elle a d'utile, et je dirai même de nécessaire : l'induction est un instrument puissant de l'intelligence, et ceux qui le dénigrent ne peuvent s'empêcher d'en faire usage. Cette disposition à conclure largement avec d'étroites prémisses et de juger par analogie, est un besoin impérieux de notre nature intellectuelle, et dont les abus ne doivent pas nous faire perdre de vue l'extrême importance ; sans elle, l'esprit humain végète et se consume dans un travail d'observation lent et ingrat. L'induction et l'analogie lui sont indispensables pour s'élever à la compréhension des lois générales et pour contrôler même les résultats de l'observation.

L'observateur exclusif est un pauvre hère dont le labeur fait pitié et dont l'horizon restreint paralyse l'intelligence qui ne voit que les résultats, et ne peut jamais arriver à la connaissance des causes. C'est par une hypothèse hardie que Newton a découvert la loi des mouvements célestes, et cette hypothèse puissante (car elles le sont toutes soit pour le vrai, soit pour l'erreur,) domine les faits que les sens nous révèlent ; non-seulement elle les coordonne, les explique et les rectifie, mais même elle conduit à la découverte de nouveaux faits et les annonce avant que l'observateur ne les constate. La loi des semblables possède également ces hauts priviléges, et le perfectionnement de la médecine est en raison direct de l'extension qu'on donnera aux applications de cette loi. Le principe qui sert de base à la théorie de la psore fût-il vrai, pourrait pécher par le seul fait d'une extension exagérée, et nous sommes d'avis que c'est là son unique défaut; que, restreint dans certaines limites, il constitue une source précieuse d'indications thérapeutiques que l'observation confirme, mais qu'elle aurait été incapable de faire connaître.

L'avenir de toutes les sciences est dans une légitime combinaison de la théorie et de l'expérience.

Ce que nous pourrions dire de l'importance étiologique de la psore, paraîtra toujours suspect de prévention et d'exagération à la majeure partie des praticiens allopathes. Aussi terminerons-nous ces considérations en leur rappelant le témoignage de deux célèbres médecins de leur école, K. Wenzel et Authenrieth. Le premier publia un traité spécial sur ce sujet intitulé : *La gale, sous le point de vue du traitement irrationnel et dangereux qu'on lui fait généralement subir, et que nous considérons comme la cause d'innombrables maladies* (als eine quelle zahlloser und fürchtbarer Nachkrankheiten. Bamberg, 1825). Cette manière de voir domine tous les écrits pratiques d'Authenrieth.

Ces considérations font assez comprendre l'importance que les médecins homœopathes attachent au traitement radical des maladies de la peau et à leur existence antécédente.

Ce que nous avons dit ailleurs de la syphilis, nous le répétons ici de la psore : ces deux genres d'affections n'ont pas de spécifique particulier, et les médicaments sont indiqués par différents groupes symptomatiques sous lesquels l'un et l'autre se manifestent. La gale, proprement dite, le *scabies vera*, a son remède exact et parfaitement efficace dans le soufre (administré à l'intérieur et en topique), mais ses nombreuses modifications, que nous désignons sous le nom de *psorides,* demandent chacune, suivant ses caractères particuliers, une substance médicamenteuse spéciale. Ce ne sont point elles par conséquent qui réclament le procédé d'induction et l'hypothèse nécessités par l'application de la théorie de la psore. Il doit donc être facile de composer une monographie homœopathique très-exacte et très-précise des maladies de la peau. Ce travail n'est pas encore fait, mais les éléments en sont répandus abondamment dans notre riche littérature, et nous avons lieu d'espérer que nos confrères hongrois, qui s'occupent aujourd'hui avec prédilection à former et à étudier les divers groupes nosographiques, ne tarderont pas à traiter cet intéressant sujet.

Cette question de la psore nous porte naturellement à placer ici quelques observations sur la *sycosis.*

L'admission de cette cause morbide a été repoussée par un très grand nombre de praticiens. On ne s'est pas contenté, comme pour la précédente, d'attaquer l'extension exagérée de sa sphère morbigène; des homœopathes exacts ont été jusqu'à lui dénier une existence réelle. La plupart de nos confrères admettent cette cause spéciale sans conviction arrêtée, *in verbo magistri,* et s'ils ne tiennent pas à la révoquer en doute, ils ne font rien pour la constater. Notre école est en cela très-répréhensible; car elle annulle elle-même, sans aucun motif, une des découvertes les plus ingénieuses et les plus fécondes de son chef.

Oui, la sycosis, avec les caractères que lui a assignés Hahnemann, est une infection morbide distincte et *sui generis,* dont le type s'offre quelquefois dans la pratique avec des phénomènes qui lui sont propres et qui ne varient point, et dont les nombreuses modifications et combinaisons réclament une série spéciale de médicaments. Nous rappellerons ce que nous avons dit, au chapitre de Sicile, d'une épidémie d'affections sycosiques ; car je ne sache pas que de telles observations soient relatées dans notre littérature médicale, tant est générale la sceptique indifférence où l'on reste à l'égard de cette question. Ce sont les auteurs allopathes qui vont nous fournir, après Hahnemann, les documents les plus précis sur l'existence de la sycosis comme état morbide spécial et cause infectante.

Le docteur C. A. Ritter publia en 1819, à Leipzig, un traité de l'*Apparente similitude et de l'essentielle différence qui existe entre le chancre vénérien primaire et l'infection gonorrhéïque* (Tripperseuche). Il indique d'abord les maladies qui se montrent de préférence après la brusque cessation (spontanée ou provoquée) de l'écoulement. Ce sont le gonflement des testicules, l'ophthalmie ou bien une fièvre synochale non localisée qui s'accompagne quelquefois de délire. Ce dernier état n'avait pas été indiqué avant Ritter ; mais ce qui fait l'objet spécial des recherches de cet auteur, c'est la description des phénomènes morbides qui caractérisent l'infection gonorrhéïque chronique survenue à la suite du traitement indirect d'un écoulement moins récent. Il divise cette affection en trois périodes.

1re période. Prurit insupportable dans les parties pileuses près des organes génitaux, s'étendant plus tard sur les hanches et jusqu'autour du nombril ; par le grattement se déchirent de très petites vésicules dont la lymphe desséchée forme des croûtes d'un brun noirâtre. Les poils n'en souffrent aucunement. La démangeaison est plus forte le soir, et se renouvelle ainsi périodiquement tous les jours. Au bout d'un temps très-variable une éruption variqueuse se manifeste sur les grandes et petites lèvres, qui se renouvelle incessamment après sa destruction par le fer ou le caustique ;

sur la peau du scrotum apparaissent des papules brillantes, blanc-jaunâtres, de la grosseur de graines de chenevis, qui disparaissent ensuite d'elles-mêmes. C'est alors que le malade remarque une petite élévation dure sur la face interne de la lèvre inférieure, immédiatement au-dessus de l'artère transversale qu'il sent battre tous les soirs. En ce point se montre ordinairement tout-à-coup une place rouge, enflammée, qui donne la sensation d'une douleur brûlante, mais modérée, et qui présente trois ou quatre crevasses. Au bout de quelques jours l'épiderme tombe, et cette petite irritation locale cesse complètement pour reparaître de temps en temps avec les mêmes caractères. On observe vers l'ouverture du canal de l'urètre des plaques blanchâtres, indolentes, calleuses, et résistantes au toucher; des plaques analogues se voient sur les parties génitales de la femme.

2ᵐᵉ période. Sensation incommode de pression dans les extrémités articulaires des os, vers le soir seulement; puis se manifestent des gonflements périostiques. Jamais il n'y a de douleurs dans la partie moyenne des os longs. Au côté interne des lèvres et des joues, et plus tard sur la membrane du pharynx, petits tubercules insensibles. Sur tous les points de la cavité buccale érosions d'une couleur blanc-bleuâtre; fentes et crevasses à la peau des mains et des pieds, et quelquefois à l'union du cou et de la tête. Sur le reste du corps et particulièrement sur les épaules, les bras et la poitrine, petites grosseurs enflammées, du volume d'un pois, arrondies, d'un rouge foncé et résistantes au toucher, qui, au bout d'un certain temps, présentent à leur sommet de légères traces de suppuration. Les plaques de la muqueuse urétrale deviennent plus grosses et plus dures, sans produire aucune douleur. Démangeaison périodique au cuir chevelu, où l'on aperçoit quelques petites croûtes dures et épaisses. Dartres sèches, lychénoïdes, surtout sur le dos des mains. Plus tard on observe divers états morbides des yeux et des poumons, et un accident particulier, intermittent, qui ne se renouvelle souvent qu'à de longs intervalles : le malade est pris tout-à-coup en marchant d'une violente douleur indéfinissable dans la hanche ou le genou, qui semble devoir le jeter à terre, qui cesse au bout de cinq à six secondes et laisse quelquefois un gonflement appréciable du genou. L'état général n'est pas encore notablement affecté.

3me période. C'est alors que le système glandulaire est atteint et que la santé commence à dépérir à vue d'œil. Le plus haut degré du mal se caractérise par certains produits morbides vraiment extraordinaires. Ce sont des concrétions lardacées blanc-jaunâtre, de consistance variable, quelquefois très-dures, de la grosseur d'un pois à celle d'un œuf, toujours enkystées, et qui se développent dans les parois de différents viscères (Eingeweid?) Au début de leur formation le malade se plaint d'éprouver une pesanteur incommode dans le bas-ventre; il prend une disposition d'esprit chagrine et hypochondriaque, le goût de la solitude et une apathie extrême. A ce degré du mal, la mort ne tarde pas à survenir.

Tels sont les principaux extraits de la description que Ritter nous a laissée de la *consomption sycosique* (l'expression est de Hahnemann, mais elle rend mieux que toute autre celle de Ritter, *schleichende tripperseuche*). Ce praticien allopathe termine son traité par la pénible remarque que cette affection est incurable, et qu'elle conduit toujours plus ou moins vite, mais sûrement et sans arrêt, vers une terminaison funeste.

Cette triste conclusion a peut-être été cause de l'oubli où l'on a laissé cet intéressant travail, oubli que l'auteur semble avoir prévu en débutant par ces mots : *La nouvelle génération n'aime point les choses positives, et préfère se fourvoyer dans le domaine des hypothèses.* Le grand tort des hommes de science est de se passionner tantôt pour la théorie, tantôt pour l'observation pure, et de ne pas savoir user à la fois de ces deux éléments de connaissances dans les limites qui leur appartiennent.

Ces observations de Ritter furent confirmées par celles que fit dans le même sens et presque en même temps le docteur Autbenrieth ; ce praticien va plus loin encore dans ses conclusions. Il parle de scrofules sycosiques (il dit gonorrhéiques), c'est-à-dire de l'altération spéciale du système glanduleux indiqué, mais non décrit par Ritter. Il fait connaître plus exactement la nature des produits morbides de la troisième période, et rattache à cette infection la plupart des sarcocèles et des altérations des ovaires, que les praticiens regardent comme des lésions idiopathiques.

Je ne puis résister au désir de donner la traduction textuelle du passage suivant : « Après avoir passé en revue tous
« ces faits, qui oserait soutenir que la gonorrhée virulente
« est un phénomène purement local , qu'on puisse impuné-
« ment chercher à faire disparaître au moyen des injections
« de substances astringentes ou narcotiques, et qu'on ne
« puisse guérir trop promptement ! Mais, en général, quel
« est le médecin qui s'inquiète des suites ? On se fait vis-à-vis
« du malade un mérite de son habileté à le délivrer d'une
« manière prompte et directe de son mal habituel. C'est ici,
« comme pour la gale : des milliers et des milliers de gens
« perdent leur santé, plusieurs même la vue, non par cette
« infection cutanée, mais par les procédés (frictions et pur-
« gations) qu'on met en usage pour en faire disparaître les
« manifestations extérieures. Croit-on avoir fait tout ce qu'il
« convient, lorsqu'on a enlevé le sarcocèle survenu à la suite

« d'une gonorrhée virulente? Croit-on que tout aille pour le
« mieux, lorsque la plaie de la castration se cicatrise heu-
« reusement? Mais, dans la plupart des cas que nous avons
« cités, le scrofule gonorrhéique (tripper scrophel) s'est dé-
« veloppé aussitôt après l'ablation du testicule malade ; une
« multitude d'affections générales très-graves se sont pro-
« duites à la suite de la suppression brusque et directe de
« l'écoulement spécifique de l'urètre (¹). »

Authenrieth et Ritter reconnaissent que les affections sycosiques sont très-sujettes à métastases, et qu'elles se remplacent facilement l'une par l'autre ; que les ulcères essentiellement sycosiques ont un aspect cancéreux et sécrètent une
humeur séreuse, claire ; enfin, que le virus gonorrhéique ne
peut être chassé de l'économie par les seules forces de la nature, que lorsqu'il est encore localisé en son point d'origine.

La plupart des praticiens homœopathes penchent à croire
que la sycosis n'est qu'une simple modification de la syphilis.
Eh bien ! ce virus en est tellement distinct, qu'Authenrieth,
qui en a fait, comme on le voit, une étude spéciale, lui a
trouvé beaucoup plus de rapport avec la lèpre.

N'y aurait-il pas les rapports les plus intimes de nature et
d'origine entre l'infection cancéreuse et la sycosis? J'ai tout
lieu de le penser, et j'appelle l'attention des praticiens sur
cette question si palpitante d'intérêt, puisque en homœopathie tous les problèmes ont une solution pratique. Je crois
que nous sommes sur la voie de découvrir l'origine de ce
monstre pathologique, qui s'est soustrait jusqu'à ce jour à
toutes les investigations.

Tous les ulcères cancéreux de la langue, qui nécessitent
l'amputation de cet organe, Ricord les fait disparaître main-

(¹) Tübinger Blättern für naturwissen. und arzneik, , vol. 1, cahier 2'
n° 5, p. 216,

tenant en peu de jours, avec l'emploi à hautes doses de l'iodure de potassium, qui est évidemment efficace contre certaines modifications primaires de la sycosis.

Rappelons-nous qu'Authenrieth a dit, sans y attacher aucune importance, que les ulcères sycosiques essentiels avaient l'aspect cancéreux.

Remarquons l'analogie qui existe entre les boutons sycosiques de Hahnemann et les tubercules cancéreux.

Le sarcocèle, que l'école allopathique met au nombre des lésions cancéreuses, est une métastase fréquente (et nous dirions peut-être constante, avec plus amples informés) de la gonorrhée virulente. La matière cancéreuse cérébriforme parait avoir la plus grande ressemblance avec la substance des productions enkystées signalées par Authenrieth et Ritter, dans le dernier degré de la diathèse gonorrhéique.

Certaines espèces de fongus hématodes ont été placées par plusieurs nosologistes au nombre des affections cancé - reuses, et elles cèdent en général, comme nous le savons, à l'emploi du médicament spécifique de la sycosis simple. Qu'on se rappelle à ce sujet la guérison du maréchal Radesky, que nous avons relatée avec détail dans le premier volume.

La sycosis a une tendance à durcir, à condenser les tissus sur lesquels elle porte son action. Le squirrhe me semble devoir être le degré le plus marqué de ce durcissement morbide, et ce que nous appelons, à proprement parler, *cancer*, n'est que la *gangrène spéciale* de ce tissu condensé outre mesure, dans lequel la circulation n'a pu s'effectuer.

Le squirrhe et l'ulcération cancéreuse qui en est la suite constituent sans doute une des formes tertiaires de la sycosis; c'est cette infection transmise par hérédité et modifiée par l'action prolongée de l'organisme. Les lésions secondaires paraissent être les papules, les tubercules plats ou arrondis, plusieurs espèces de fungus, d'ulcères charnus ou calleux, les verrues, les condylomes, les rhagades et tous les produits morbides désignés sous le nom de cancers moux, la plupart des périostoses, des tumeurs blanches et des altérations du tissu spongieux des os. Cette énumération, quoique fort étendue, nous paraît être cependant très-incomplète. La sycose nous semble pervertir d'une manière spéciale les fonctions de nutrition, et déterminer ainsi une foule de productions morbides aussi variées que les tissus. C'est une cause morbide plastique d'où proviennent la plus grande partie des produits anormaux que l'anatomie pathologique range complaisamment comme des objets très-distincts et sans rapport d'origine. Tel me paraît être le caractère distinctif de la sycosis.

Le docteur Portalius a publié dans le 19ᵉ volume des *Archives* quelques observations cliniques où l'on voit clairement que la sycosis se manifesta plusieurs mois après la disparition complète de tous les phénomènes syphilitiques sous l'action du mercure. Il en conclut que « ces deux espèces « de symptômes et de lésions sont l'expression de deux états « morbides bien distincts ; car pourquoi l'un céderait-il ra- « dicalement à mercure, et l'autre seulement à thuja. » *Naturam morborum curationes ostendunt.* Il cite l'observation très-concluante d'un praticien allopathe, le docteur Warnatz (voyez *Ammons zeitschrift*, vol. 1, cahier 2) qui traita inutilement au moyen des mercuriaux, plusieurs personnes affectées de condylomes soi-disant syphilitiques, lesquels disparurent complètement peu après l'administration interne et externe du thuja. Nous pensons, soit dit en passant, que le docteur Warnatz saura aussi se faire honneur de cette brillante découverte, que notre école a faite depuis un grand nombre d'années.

La psore est un virus dont la sphère d'influence est plus générale ; elle modifie toutes les fonctions et la nature de leurs rapports ; ses effets sont plus symptomatiques qu'organiques. Ce signe distinctif quoique très-vague et mal défini, permet cependant de reconnaître approximativement à première vue ce qui appartient à l'une ou l'autre de ces infections morbides.

Les diathèses scrofuleuses et tuberculeuses me semblent être le résultat de leur action combinée. On sait en effet que la syphilis constitutionnelle, qui n'est le plus souvent que la sycose pure et simple, se transforme par l'hérédité en scrofule. L'engorgement constant des glandes, la consistance des tubercules au début, l'altération fréquente des parties spongieuses des os et les observations de scrofules gonorrhéiques essentiels rapportées sans idées préconçues par les auteurs recommandables que nous avons déjà cités, sont de fortes présomptions en faveur de l'opinion que j'émets ici. L'incompatibilité du cancer et du tubercule ne l'infirme en rien ; car de ce que deux espèces de phénomènes ne peuvent coexister, on ne peut logiquement inférer qu'ils proviennent de deux causes différentes ; c'est plutôt le contraire qu'on pourrait en conclure. L'influence de la psore sur la production des scrofules et des tubercules est beaucoup moins vraisemblable, quoiqu'elle soit admise par tous les praticiens homœopathes. Je me contenterai de faire remarquer que les médicaments indiqués dans le traitement des psorides ne conviennent pas en général dans le scrofule.

Mais toute question doctrinale reçoit dans notre école, avons-nous dit, une solution pratique, et toutes les recherches ont pour résultat de fournir des indications thérapeutiques. Nous ne sommes entrés dans ces considérations sur l'origine probable et la nature de la diathèse cancéreuse, que pour insister sur la possibilité de guérir radicalement cette affection redoutable que le découragement des praticiens allopathes a définitivement classée au nombre des états morbides incurables et mortels. L'école homœopathique ne doit pas accepter une pareille sentence ; car la puissance de ses agents médicamenteux n'a d'autres limites que celles de la pathologie vitaliste. Toutes les dégénérescences organiques (compatibles avec la persistance de la vie) et les productions anormales, dues à l'action pervertie de la force vitale, doivent pouvoir disparaître sous l'action de cette même force régularisée par l'influence des remèdes. Les praticiens homœopathes ont eu grand tort de se laisser gagner vis-à-vis beaucoup de maladies par le découragement de leurs confrères de l'ancienne école. Il convient de réparer au plus tôt le temps perdu dans cette timide inaction. Les triomphes de notre thérapie dans le traitement des affections psoriques les plus invétérées, dans le scrofule et plusieurs manifestations secondaires de la sycosis, doivent nous engager à attaquer avec confiance le vice cancéreux. La connaissance de sa nature sycosique nous met sur la voie de son traitement. Les remèdes suivants me paraissent devoir répondre spécifiquement à toutes les indications ; ce sont *thuja, acid. nitri, carbo veg., staphys.* et *lycopod.* Mais comme nous avons affaire ici à un vice humoral, à une altération de la nutrition, il faudra probablement faire usage de fortes doses à basses préparations et souvent répétées ; peut-être faudra-t-il y joindre aussi l'application externe. Des conditions contraires de traitement pourraient en empêcher la réussite et faire porter sur notre méthode une accusation injuste et bien déplorable d'impuissance.

Buchner regarde l'hydrothérapie comme le moyen le plus efficace de combattre les métastases de la sycosis et de la psore, en rappelant à la peau les manifestations secondaires de ces virus. Aussi envoie-t-il dans les établissements hydrothérapiques tous ses malades atteints d'affections chroniques rebelles ; mais une utilité plus marquée encore de cet emploi méthodique de l'eau froide, c'est, suivant lui, d'éliminer les matières étrangères à l'organisme. Il en retire sous ce rapport de très-grands avantages, et parvient quelquefois à effectuer des cures radicales par cette dépuration des tissus et des humeurs obtenue au moyen de ce procédé purement hygiénique. C'est là son utilité essentielle, ce qui restera de l'extension exagérée qu'on a donnée à son application, et ce qui le rendra toujours indispensable entre les mains des praticiens homœopathes. Il y a cependant une combinaison médicamenteuse qui résiste à l'élimination hydrothérapique, c'est celle des composés d'iode et de mercure ; ces substances ont la déplorable propriété de s'unir à nos tissus d'une manière intime que rien ne peut vaincre, si ce n'est la lente rénovation qui s'opère naturellement en nous, et par laquelle notre individu matériel est renouvelé plusieurs fois pendant la durée normale de la vie. Le malheureux infecté d'iode et de mercure ne peut compter que sur cette élimination physiologique, dont l'action très-lente ne saurait le mettre à l'abri des effets toxiques de ces substances.

Suivant Buchner, toutes les eaux ne sont pas également propres au traitement : les eaux saturées de sels calcaires sont plutôt nuisibles qu'utiles, et l'on ne peut avec elles guérir ni même soulager aucune affection goutteuse et rhumatismale. C'est peut-être à cette cause qu'il faut rapporter l'insuccès de la méthode hydrothérapique dans le bassin de Paris ; toujours est-il que Priessnitz ayant eu l'idée d'augmenter le volume de ses eaux, en y faisant affluer des ruisseaux du voisinage, riches en sels terreux et calcaires , vit disparaître presque tous les bons effets de sa méthode, et fut forcé de se contenter de ses sources primitives où domine la silice. Buchner pense que, dans le mélange des eaux, il s'était effectué quelque procédé insoluble entre la silice et les sels de l'humus. Les eaux siliceuses sont les seules qui développent la réaction nécessaire au traitement.

La *calcarea minerale*, au dire de Buchner, est un médicament très-peu actif, ou, pour parler plus exactement, beaucoup moins efficace que la *calcarea animale*, c'est-à-dire celle qui a subi l'action de l'organisme vivant. On sait qu'il existe dans les entrailles de la terre de vastes gisements de détritus marins, et surtout d'un petit coquillage blanc microscopique et qui forme même, dans certains pays, des collines entières. C'est d'un pareil dépôt de calcaire animal que sourdent les eaux thermales d'Adelholzen près Munich. Ces eaux jouissent d'une efficacité très-marquée, et pas encore assez connue, dans les phthisies purulentes, genre d'affection qui empire sous l'action de toutes les autres sources thermales, sans en excepter celles de Bonnes. Buchner pense comme Lœvy et quelques autres praticiens, que les matières animales fournissent des remèdes à effets plus semblables, et qu'on puisera dans cette classe de substances des moyens de combler les lacunes et les insuffisances de notre thérapie actuelle.

Maintenant que nos confrères Reubel, le doyen de la faculté, le conseiller Widnmann et J. Roth, recherchent le repos auquel ils ont droit par leur vie si pleine et si active, il était besoin d'un homme comme Buchner pour remplacer ce grand vide et continuer l'impulsion qu'ils ont donnée à notre école dans la capitale de la Bavière. Ce jeune homme, plein de science, de talent et d'énergie morale, s'est placé dignement à la hauteur de ce rôle ; il se multiplie comme praticien et comme écrivain ; c'est lui qui plaide nos intérêts auprès du gouvernement ; il a l'œil ouvert sur les attaques du dehors, et les aberrations spécificiennes ont trouvé en lui un de leurs plus chauds adversaires.

L'harmonie de nos opinions médicales et religieuses nous unit bientôt par une sincère et durable amitié ; les jours que nous passâmes ensemble furent bien courts, mais de long-temps je n'en perdrai le souvenir. Je vis encore à Munich le docteur homœopathe Mahir, qui est professeur particulier (privat docent) à la faculté, et auquel sa position ne permet pas de se prononcer pour nos doctrines aussi ouvertement qu'il le voudrait ; le docteur Mosthaff, qui a publié un petit traité *de l'influence de l'homœopathie sur la médecine en général.*

Buchner n'avait pu me donner des renseignements sur l'action des doses élevées, dont il n'a pas encore fait usage ; mais il me conseilla de causer sur ce sujet avec son confrère et ami le docteur Nusser, praticien homœopathe à Augs-bourg. Ce fut ma première visite dès que le chemin de fer m'eut déposé dans cette ville.

Nusser a été médecin traitant à l'hôpital homœopathique de Munich en 1836, et il continua d'en diriger le dispensaire jusqu'à la fin de l'année 1839. C'est un praticien passionné pour notre art, qui se préoccupe sans cesse des moyens de le perfectionner et de le propager dans le monde médical : cette ardeur provient d'une conviction profonde de la supériorité de notre méthode, et n'ôte rien à son caractère paisible, à ses manières de bavarois, calmes, posées et prévenantes. Il s'est placé dans les meilleurs rapports avec ses collègues allo-pathes, fait partie de leur société, y lit les résultats de ses recherches, et pense à juste raison les amener plus facile-ment ainsi à l'adoption de la nouvelle doctrine que par la po-lémique. Aussi a-t-il réussi jusqu'à présent à prévenir toute opposition et critique de la part de nos confrères dissidents d'Augsbourg.

Je trouvai dans ce digne ami de Buchner toutes les conditions du praticien expérimenté et consciencieux, que je désirais consulter au sujet de la valeur et des indications des nouvelles dilutions korsakoviennes. Ce fut seulement vers la fin de 1845 que Nusser commença à expérimenter ces hautes préparations; il en obtint des résultats satisfaisants dans les maladies chroniques, où il les emploie de préférence aux dilutions hahnemanniennes. Dans les états morbides aigus, au contraire, il n'en retira aucun effet; il y a complètement renoncé alors, et s'en tient à l'emploi des basses divisions, de la 3e à la 6e, administrées en gouttes ou en globules dissous dans de l'eau, indifféremment. Il donne toujours le fer à la troisième trituration, et a cru reconnaître qu'à ce degré de division cette substance développait tous les effets qui lui sont propres.

Ses hautes dilutions dépassent cependant rarement la 200e. Après plusieurs essais, il s'est convaincu que la préparation au centième, avec de l'alcool à 70 degrés, était la meilleure, et il ne procède plus autrement; il ne fait jamais plus de trois triturations. Nusser a, sur tous ceux de ses confrères (Mends excepté) qui s'adonnent à l'étude des nouvelles dilutions, le grand avantage de les préparer lui-même et de ne jamais se servir de médicaments fournis par de soi-disant pharmaciens sans diplôme dont on ne peut apprécier le diluement, et qui laissent dans toutes les expériences de graves éléments d'erreur.

Deux conditions sont nécessaires, suivant Nusser, pour réussir dans le traitement des maladies chroniques avec les dilutions élevées : il faut d'abord un régime extrêmement sévère, l'abstension stricte de toute substance capable de produire un effet médicamenteux ; il faut, en second lieu, mettre entre les répétitions des doses un intervalle beaucoup plus long qu'on ne le fait généralement avec les préparations ordinaires. Ainsi il ne répète jamais avant huit jours (nous parlons des cas chroniques), et il attend assez souvent jusqu'à six semaines. Dans les éruptions cutanées, les psorides, qui sont le triomphe des dilutions élevées, il ne faut répéter que toutes les cinq à six semaines et attendre patiemment, sans se décourager, plusieurs mois de suite l'effet du remède; car ce n'est guère alors qu'au bout d'un an et plus que le médicament produit une modification curatrice appréciable. Ce n'est pas à dire que le résultat se fasse toujours attendre aussi longtemps; mais ce qu'il y a de positif, c'est qu'il en est souvent ainsi, et que par des répétitions trop rapprochées et un changement intempestif de remède, on manque des guérisons qu'on aurait effectuées sûrement en suivant ces conseils.

Voilà ce que me dit Nusser ; je le livre à l'attention des praticiens. Je me contenterai seulement de faire observer que si l'emploi des dilutions korsakoviennes réclame un régime si strictement sévère et de si longs intervalles entre les prescriptions, mieux vaut nous en tenir, même dans le traitement des maladies chroniques, aux préparations ordinaires qui ne sont point si exigeantes, sauf à recourir aux nouvelles divisions, lorsque les autres ne donnent pas les résultats voulus. Il est possible que les Bavarois soient d'une patience parfaite et d'une exactitude modèle à se conformer aux prescriptions du médecin, mais comme beaucoup d'autres peuples sont loin de partager ces qualités précieuses du client, il faut conformer jusqu'à un certain point la méthode à leurs exigences incorrigibles.

Nusser a employé quelquefois avec succès le flairé et

même le flairé des globules. Dans les maladies chroniques ;
il donne des quantités très-minimes, deux , trois globules au
plus auxquels il ajoute une pincée de nonpareilles ou quelques grains de sucre de lait dont il fait une espèce d'émulsion
aqueuse qu'il aromatise avec quelques gouttes d'alcool. Cette
préparation facile, d'une saveur agréable, plaît beaucoup au
malade, qui aimera toujours les potions et les flacons. Il administre maintenant de la sorte tous ses remèdes , et je crois
que nous ferions bien en France d'adopter cette méthode.

Nusser m'a fait part d'une singulière remarque, c'est qu'il
est beaucoup plus heureux dans le traitement des fièvres
intermittentes , depuis qu'il fait précéder le remède homœopathiquement indiqué d'une dose de dilution élevée de
sulfur.

Je regrette que les arrangements de mon itinéraire ne
m'aient pas permis de séjourner plus longtemps auprès de
ce praticien qui m'accueillit avec empressement, et mit à
ma disposition tous les documents qu'il put me fournir sur
le mode d'administration des remèdes dont il fait une étude
spéciale. Je me contentai de parcourir rapidement un grand
nombre d'observations cliniques sur les dilutions élevées
qn'il a prises dans sa clientèle , et qui me semblent établir
d'une manière évidente l'action positive de ces préparations,
sans donner toutefois les indications précises de leur emploi.
Du reste , Nusser n'est qu'au début de ses recherches , et il
est probable que des expériences plus prolongées modifieront
quelques-unes de ses opinions actuelles. L'impression extrêmement favorable que m'a faite ce médecin, pendant les
courts instants que j'ai passés auprès de lui, me porte à
mettre toute confiance dans les renseignements qu'il donnera
peut-être dans la suite sur cette question si controversée des
doses. Je dis peut-être , car il n'a jamais rien publié jusqu'à

ce jour, et paraît être absorbé pour longtemps encore par ses recherches cliniques.

En quittant Augsbourg , je passai à Mindelheim où exerce aujourd'hui un des bons amis de Buchner, le médecin homœopathe Andreas Ott. C'est lui qui a émis et soutenu l'idée de constituer l'art médical tout entier dans sa plénitude et sa perfection , par l'union de l'hydriatrique à l'homœopathie. Dans une brochure qu'il publia sur ce sujet , en 1844 , il promit de traiter *ex professo* cette importante question dans un ouvrage de longue haleine : nous attendons impatiamment la réalisation de cette promesse. On doit à ce praticien un mémoire très-intéressant sur : *Les obstacles qui s'opposent à la rapide propagation de la nouvelle méthode* (Munich , 1843.).

Il y a une quantité assez notable de médecins homœopathes répandus en Bavière ; mais, ainsi que je l'ai fait observer au commencement de ce chapitre , ils sont peu connus , parce qu'ils ne forment pas de société et écrivent rarement dans nos feuilles périodiques. Je puis citer cependant les docteurs F.-L. Fleischman à Erlangen , Kunstmann et Schrœn à Hof (nous parlerons longuement à la fin du volume des écrits de ce dernier qui se distingue parmi les spécifiens les plus avancés), le conseiller judiciaire Schumann à Königshofen , Ohlhaut à Würtzbourg , Widenman à Ludwigsburg , Reuter à Nuremberg, etc.

Cette antique cité de Nuremberg est une des premières où l'homœopathie fut introduite. En 1822, une autorité médicale de l'endroit (Stadtgerichtsarzt), un praticien très-répandu et très-estimé, fils du major de l'hôpital le docteur Karl Preu , adopta ouvertement la nouvelle méthode. C'était une précieuse acquisition en ces temps difficiles où notre école comptait à peine une quinzaine de praticiens , et avait un adversaire déclaré dans chaque médecin. Preu figure dignement au milieu de ces premiers disciples de Hahnemann, dont le zèle et le talent font encore l'admiration de leurs nombreux successeurs. C'est à ce praticien et non à Gross, comme nous l'avons dit plus haut, que revient l'honneur d'avoir le premier étudié sur l'homme sain les effets des eaux minérales. En 1826, il expérimentait déjà sur lui-même les eaux de Carlsbad, et il engageait son ami, le docteur Hartlaub de Leipzig, à se rendre à ces sources dans le même but. On n'a pas retrouvé les papiers sur lesquels il avait consigné le résultat de ses recherches; mais l'on possède tout ce qu'il a publié sur les Thermes de Ragozi près Kissingen; ce qui constitue une pathogénésie de 140 symptômes. Il a écrit dans les *Archives homœopathiques* plusieurs articles de fond très-recommandables sous le rapport des idées et du style; on y reconnaît l'écrivain qui sut, au sortir des écoles en 1796, s'attirer les éloges les plus flatteurs de la part du savant Kurtz Sprengel (¹). Karl Preu mourut en 1832, à l'âge de 60 ans, et laissa à Nuremberg un digne successeur dans le docteur Reuter.

En 1835, cette ville fut témoin d'une lutte acharnée par écrit entre les partisans et les adversaires de cette école, polémique qui donna naissance à une demi douzaine de traités, dont la renommée n'a pas daigné conserver les titres, et qui se termina d'une manière digne d'être rapportée. Les adver-

---

(¹) On lit à cette époque dans la *Gazette générale littéraire* (Allgem. lit. zeit. 1796, n. 18) l'appréciation suivante faite par Kurtz Sprengel : « Les amis de l'antique littérature grecque reçoivent dans ce petit livre (*De interpretibus Hippocratis græcis*) un agréable présent d'un des meilleurs élèves du docteur Ackermann, Karl Preu. Ce travail est fait avec tant de soins et de science, que je ne crains pas d'avouer d'y avoir appris moi même beaucoup de choses que j'ignorais. »

saires de Hahnemann, voyant que les discussions théoriques ne décidaient rien, résolurent d'en finir en appelant au jugement de l'expérience. A cet effet, ils convinrent de se réunir à l'auberge du Coq Rouge, munis du nombre suffisant de flacons, et de l'appareil convenable pour porter la *natrum muriaticum* (sel de cuisine) à sa 30ᵉ dilution, dont on fit prendre, sans plus de façons, quelques gouttes à plusieurs personnes qui s'étaient offertes comme sujets d'expérience. L'action de ce remède donné ainsi une fois pour toute devait juger la valeur du nouveau système, et l'absence d'effets pathogénétiques devait lui porter le coup mortel. Ce *natrum* avalé dans l'auberge du Coq Rouge ne paraît pas avoir produit d'effet, et cependant dix ans après cette mémorable expérimentation, en 1845, un congrès de médecins homœopathes se réunissait à Nuremberg, et le docteur Ott y lisait un mémoire sur la *supériorité pratique de la méthode homœopathique.*

Je ne terminerai pas ce chapitre sur l'état de l'homœopathie en Bavière, sans faire remarquer que dans ce pays, comme dans tous ceux où notre méthode est employée depuis plusieurs années, l'école ancienne se modifie et tend à une réforme radicale. Voici ce qu'écrivait dernièrement à Griesslich le conseiller Widnmann : « ...... Les allopathes « se rapprochent de notre manière de faire et probablement « sans se rendre compte d'où vient cette impulsion. Leurs « prescriptions sont beaucoup plus simples qu'autrefois, et « leurs doses de beaucoup moindres. Mais ils ne retireront « aucun avantage de cette dernière modification, attendu « que dans les cas où le remède est spécifiquement indiqué, « la dose en est encore trop forte, et là où il est administré « dans un but allopathique, la quantité en est trop faible, et « ne lui permet pas de produire le résultat voulu. C'est ainsi

« que nous voyons journellement prescrire comme antiphlo-
« gistique à un demi et même un quart de grain la digitale
« et le calomel, dont l'action reste entièrement nulle. » Les
allopathes ne peuvent en effet adopter un de nos procédés,
sans les adopter tous. Notre méthode ne tolère pas l'éclectisme ; elle est une comme la doctrine dont elle ressort.

CHAPITRE XI.

DE L'HOMŒOPATHIE DANS L'ALLEMAGNE PROPREMENT DITE.

Première partie.

En quittant Leipzig pour poursuivre mon voyage médical du côté du Rhin, il devient impossible d'en donner la relation par chapitres, sous des titres géographiques distincts; car les possessions prussiennes s'y enchevêtrent avec une foule de principautés allemandes , et tous ces petits états , déjà réunis par le zollverein , peuvent être considérés comme ne formant qu'un seul pays, que nous appellerons l'Allemagne proprement dite.

Depuis mon dernier voyage , la méthode homœopathique est en progrès sur presque tous les points de l'Allemagne ; mais si l'on compare sa situation actuelle à celle où nous la trouvâmes en 1832 , on a lieu de s'étonner d'une marche si rapide , si régulièrement envahissante , malgré de nombreux et puissants obstacles , et l'on prévoit que le milieu de ce siècle sera témoin de l'importante réforme de l'art médical. C'est un spectacle bien intéressant sous le point de vue scientifique que celui de cette lutte sans merci , sans relâche entre les vieilles routines et la nouvelle école ; car il ne s'agit pas d'un de ces systèmes partiels qui changent certains procédés; il y va de l'existence même de la médecine ordinaire. Il s'effectue un bouleversement complet , une destruction radicale des doctrines jusqu'à ce jour admises; *indè iræ.* Cela se conçoit. Les académies , les professeurs se révoltent tout d'abord, et la plupart des praticiens , malgré leurs plaisanteries de bon goût et bien senties sur la vanité de l'art actuel , finissent par se persuader qu'à tout prendre il est plus commode de s'en contenter. Plusieurs pourtant ont plus de courage. Jeunes et vieux , on en voit tous les jours qui se remettent à l'étude et viennent grossir les rangs des homœopathes.

Dans l'Allemagne du nord , spécialement dans la Prusse saxonne et sur la ligne qui s'étend de Berlin à Francfort - sur - Mein , les praticiens du nouvel art ne sont pas confinés aux villes comme autrefois , mais ils sont répandus dans les campagnes. Le chirurgien-médecin-accoucheur, *l'omnis homo* du village , porte avec lui une petite pharmacie ; il connaît les effets pathogénétiques des remèdes et les administre d'après la loi des semblables ; et les bonnes gens rustiques qui se préoccupent aussi peu de Hahnemann que d'Hippocrate et de Galien, trouvent très-naturel d'être traités sans potions nauséeuses, et commencent à faire remonter cette manière de procéder jusqu'à l'origine des temps. Cette extension de la pratique nouvelle aux petits endroits éloignés des centres de population est une des meilleures preuves des progrès positifs qu'a fait notre école depuis ces dernières années.

Je m'arrêtai pour ainsi dire aux portes de Leipzig, dans la jolie petite ville prussienne de Naumburg, séjour habituel de l'excellent Ernest Stapf, qui nous avait accueillis en 1832, mon père et moi, avec la plus chaude cordialité. L'intervalle de dix ans ne nous avait pas effacés du souvenir de ce bon confrère. Il me reçut à bras ouverts, et me consacra de longues heures de causeries médicales, dont il sut faire disparaître l'aridité par les distractions qu'il me procura au sein de son aimable famille.

Stapf est le plus ancien disciple de Hahnemann, et le plus célèbre d'entre eux. Il commença à étudier l'homœopathie en 1811, et la pratiqua dès 1812 avec les seuls médicaments contenus dans le premier volume de la matière médicale pure. Il fut un moment le seul partisan de notre méthode, qu'il vit naître, se développer et grandir, et qu'il est fier aujourd'hui de signaler comme une école, la plus grande, la plus puissante qui ait encore paru, répandue en tous pays, défiant l'opposition des vieux préjugés, et poursuivant sans relâche l'œuvre de la régénération de l'art médical. Stapf a eu, lui aussi, ses jours de persécution, de lutte ; mais depuis longtemps tout est pacifié autour de lui. Il n'est plus pour ses confrères allopathes un charlatan ridicule ; il est à leurs yeux un médecin d'une réputation européenne, de l'amitié duquel ils s'honorent.

On trouve dans Stapf le type de l'homœopathe puriste, du parfait hahnemannien. Il importe de le proclamer en face des spécificiens, c'est aussi un des plus heureux praticiens que nous possédions. C'est auprès de ce maître expérimenté que mon père compléta les notions qu'il avait acquises à la clinique de Leipzig. Je comptais faire de même, mais les circonstances ne me le permirent pas. Mon séjour à Vienne m'avait pris plus de temps que je ne voulais y consacrer, et le congrès scientifique de Strasbourg m'attendait pour la première semaine de septembre. Je ne restai donc auprès de Stapf que trois à quatre jours. J'aurai peu de chose à rapporter ici de nos conversations ; car sa méthode est presque en tous points celle d'Hahnemann, et ce que ses idées pourraient d'ailleurs offrir de particulier, a été suffisamment publié par les *Archives*, dont il a toujours été le rédacteur en chef.

Stapf n'a pas dédaigné, comme Hahnemann, de s'occuper de l'isopathie. Il s'est même empressé d'étudier les agents thérapeutiques préconisés sous l'influence de cette doctrine. Il est d'avis qu'un certain nombre de maladies chroniques ne peuvent être guéries radicalement sans l'emploi du *pso-ricum*, et que les difficultés souvent insurmontables qu'Hahnemann a signalées dans le traitement de certaines affections chroniques, provenaient de ce qu'il ne connaissait pas ce puissant antipsorique. Au moyen de cette substance Stapf a fait souvent disparaître de vieilles dartres galeuses qui avaient résisté à l'emploi du soufre. Il recommande de ne pas l'administrer aux dilutions inférieures à la 30ᵉ ; suivant lui, elle produit aux divisions moyennes des modifications fâcheuses dans les humeurs. Il eut la bonté de me remettre un flacon de cette trentième dilution que lui-même avait préparée.

Stapf ne fait jamais usage de médicaments en teinture ou en substance; mais il emploie quelquefois la première dilution ou trituration. Il administre généralement les remèdes minéraux et les antipsoriques aux plus hautes divisions. Dans les maladies aiguës il se trouve bien des premières dilutions (de 3 à 6), données dans de l'eau et fréquemment répétées. Il administre ainsi l'aconit en gouttes; mais, lorsqu'il s'agit d'affections chroniques et de remèdes antipsoriques, il ne répète pas, et laisse agir la même dose pendant toute la durée de sa sphère d'action; car il a remarqué que les effets curatifs ne se manifestaient souvent qu'alors. Le soufre fait exception; c'est une substance souvent indiquée dans les états aigus et qu'il faut alors répéter. Il est un point de pratique très-important, qui m'a été signalé par plusieurs homœopathes expérimentés et sur lesquels Stapf fixa mon attention d'une manière spéciale, c'est qu'on doit recourir à l'emploi du soufre toutes les fois qu'un état morbide, eût-il une apparence franche et simple, ne se modifie pas sous l'influence des médicaments indiqués. Entre autres observations, il me cita un cas de pneumonie auquel les médicaments appropriés, aconit et bryone, n'apportèrent aucune amélioration; il administra une dose de soufre, puis les deux moyens précédents qui produisirent alors un mieux marqué, suivi, peu de jours après, d'une guérison complète. C'est d'Hahnemann qu'il tient ce précepte d'intercaler l'antipsorique par excellence, quand les substances homœopathiquement indiquées restent sans effet.

Stapf est le grand fauteur du remède *lachesis*. C'est à lui qu'Hering s'adressa pour faire connaître en Europe ce nouvel agent pharmaceutique. Vers 1830, notre confrère de Naumburg en reçut une basse dilution et en prépara quelques-unes plus élevées dont il put fournir amplement tous les homœopathes d'Allemagne. Il m'en a donné un flacon.

Le *lachesis* a été expérimenté par Stapf sur une personne bien portante ; il n'a produit chez elle qu'un phénomène pathogénétique, et seulement au bout de vingt jours ; ce fut un gonflement considérable du cou, une espèce de fluxion chronique qui est un des effets propres de cet agent toxique. Il est probable qu'on aurait obtenu des modifications plus variées, si l'on avait employé comme Hering une des trois premières triturations. Stapf préconise le lachesis contre l'ictère simple, le panaris, les mélancolies profondes et les constipations très-opiniâtres. C'est suivant lui un des meilleurs polychrestes que nous possédions.

Cette assertion d'un praticien aussi expérimenté justifie pleinement ce qu'au point de vue théorique l'on se plaît à penser des vertus de ce merveilleux agent. Nous recevons en lui les prémices d'un monde encore inexploré d'où nous devons retirer de grandes richesses médicinales. N'en doutons point, si la similitude est la loi de la thérapeutique, les matières animales soit virulentes, soit vénéneuses, sont destinées à occuper dans la pharmacopée, non la première place comme le voudrait Hermann Lœvy, mais un rang très-important. Ces substances étant naturellement dans un rapport des plus intimes avec notre organisme, elles doivent modifier avec une plus grande efficacité que toutes autres ces altérations profondes qui s'attaquent aux principes mêmes de la vie, et vis-à-vis desquelles, il faut l'avouer, nos remèdes minéraux et végétaux restent souvent impuissants. La doctrine homœopathique et les considérations déduites des causes finales et de l'harmonie providentielle des choses, ne permettent pas de douter qu'il y ait un rapport exact entre les affections morbides et les effets curatifs. Or, dans l'état actuel de nos connaissances, qui n'est pas frappé de l'insuffisance des ressources thérapeutiques contre les maladies qui altèrent le principe vital de la manière la plus intime et la plus funeste, tels que le typhus (¹), la peste, le choléra (²), la fièvre jaune (³), la rage, l'anthrax (⁴)? Les médicaments de nos pharmacopées nous font défaut ou n'agissent pas avec l'efficacité propre aux agents spécifiques, lorsque nous avons affaire à ces redoutables affections. Nous avons l'*homœopathicité* apparente des symptômes, mais la similitude vraie et exacte n'y est pas. C'est en vain, par exemple, que nous revenons sans cesse contre la rage avec la belladonne et la jusquiame; l'action de ces remèdes reste sans effet (⁵). Cet état morbide réclame l'emploi d'autres moyens

(¹) Le typhus perd beaucoup de sa gravité et de ses dangers sous l'influence du traitement homœopathique, mais nos remèdes sont loin d'exercer sur lui cette action curatrice puissante qui s'observe dans l'emploi des agents spécifiques exactement indiqués.

(²) On a pu remarquer dans le premier volume que si la proportion de mortalité sous le traitement homœopathique est grandement moindre que celle obtenue par la médecine ordinaire, elle est cependant encore considérable.

(³) Le *lachesis* est le spécifique de cette affection.

(⁴) Nous en connaissons le remède animal.

(⁵) Je dois avouer que cette manière de voir m'est tout-à-fait personnelle; que la plus grande partie des praticiens homœopathes n'admettent pas cette impuissance de notre thérapeutique dans le traitement de la rage; mais aucun d'eux n'apporte à l'appui de son opinion des faits concluants. Cependant les trois cas suivants recueillis par mon père dans sa pratique, et que je ne pus moi-même observer, tendraient à modifier un peu mon assertion. Mon père fut appelé au mois de septembre 1835 auprès d'un enfant qui avait été mordu depuis plusieurs jours par un chien enragé. Un autre chien avec lequel il jouait avait été mordu en même temps et était mort de la rage. On remarquait à l'avant-bras une cicatrice ovale,

d'une efficacité plus énergique, qui aient la puissance de faire subir directement au principe vital une substitution salutaire. Voici un fait à l'appui de cette opinion : « Le docteur Mathiis, chirurgien dans les armées du roi de Naples, étant à Vallodinavi en Calabre, trouva sur sa route une vipère dont il se saisit. Chemin faisant, il arriva vers une habitation où l'on tenait, lui dit-on, depuis trois jours, un chien enragé à l'attache. Mathiis entra, et pour s'assurer de l'état du chien, il fit placer devant lui un vase plein d'eau; à cette vue l'animal tomba dans les convulsions caractéristiques de la rage. Le docteur eut l'idée de le faire piquer au museau par la vipère. Bientôt après, sa tête gonfla énormément, les convulsions augmentèrent de violence, puis cessèrent tout-à-fait, et la rage disparut. On présenta de l'eau à l'animal, qui en but avidement. La guérison fut radicale ([1]). »

bleuâtre, où les dents de l'animal étaient encore imprimées. Sous l'influence de *belladone* et *jusquiame* alternés, la cicatrice disparut complètement ainsi que la couleur bleuâtre. Cet enfant est aujourd'hui un jeune homme plein de vie.

Un autre enfant, dans des conditions à peu près identiques, fut traité par mon père avec *belladonne* seule. La couleur anormale de la cicatrice disparut ; mais on perdit de vue l'enfant et sa famille.

Une femme de Perrache avait été mordue depuis quatre ou cinq jours par un chien enragé et fut prise de violents accès de rage. Mon père appelé, administra aussitôt la *belladonne,* qu'il fit alterner avec *jusquiame.* Au bout de trois jours la malade allait beaucoup mieux sous tous rapports. Mon père pria ses confrères homœopathes d'alors, Godinot, Dessaix et Jouve, de vouloir bien se rendre auprès d'elle pour constater ce beau succès ; ce qu'ils firent. Mais feu Dupuy, médecin ordinaire de cette personne, ayant appris qu'on la traitait homœopathiquement, s'empressa de faire évincer ses collègues dissidents et la laissa périr avec toutes les ressources de la médecine ordinaire.

([1]) Magazin de la médecine légale et de la police médicale, vol. **2,** page 813.

Les effets de piqûre grave d'animaux venimeux, scorpions, serpents, etc., ce colapsus général, ces déjections colliquatives par le haut et par le bas, ces pétéchies, cette décomposition du sang, ces engorgements glanduleux, etc. (1), ne doivent-ils pas frapper le praticien homœopathe par leur ressemblance avec les maladies dont nous venons de parler, et le conduire à rechercher parmi cette classe d'agents toxiques les moyens propres à combattre ces redoutables altérations.

On a de tout le règne animal marin un seul produit, la *sepia*, et sans lui le traitement des maladies des femmes aurait moins de succès; de tous les venins de reptiles, un seul, et c'est un des remèdes le plus souvent employés; de la classe nombreuse des insectes, un seul bien connu, la *cantharide*. Que ne devons-nous pas attendre d'une investigation complète du règne entier! Considérons la vieille pharmacopée du moyen-âge: il y a des perles dans ce fumier, et peut être y en a-t-il beaucoup. Dans ces formules surannées et bizarres on est frappé de la fréquence des prescriptions de substances animales: tisane de cloportes, cataplasme de vers de terre, poudre de lézard, écaille de tortue, graisse de vipère, etc., etc. L'école moderne a cru de sa dignité de repousser dédaigneusement ces idées d'un autre âge, et d'y substituer les procédés parfaitement rationnels et tout-à-fait impuissants qui gagnent sans cesse de nouveaux partisans à la méthode expectante. Cependant l'on remarque aujourd'hui que l'école allopathique, en Allemagne au moins, semble se rapprocher des principes thérapeutiques les seuls vrais et féconds. Qu'elle s'arrête ou non dans cette voie, l'homœopathie est là pour conserver et transmettre intactes

---

(1) Voyez *Hippocrates*, magazin door sander en wachter. Rotterdam 1819.

les doctrines d'où sortira le perfectionnement indéfini de l'art de guérir.

Le *causticum* est un autre remède favori de Stapf; il en fait grand cas dans les inflammations chroniques des membranes synoviales et de la muqueuse nasale. Il recommande le *rhus toxic.* dans les souffrances qui surviennent à la suite de ce qu'on appelle communément chaud et froid.

L'aggravation homœopathique est pour lui de la dernière évidence; il l'a presque toujours produite avec la *staphysaigre* vers la 30° dilution, administrée contre les odontalgies qui la réclament. Il a observé le même résultat avec la *chamom.* à la 6° et au-dessous ; c'est, suivant lui, chez les habitants de la campagne, les paysans, que ce phénomène d'aggravation se manifeste le mieux.

Pour ce qui concerne le régime, Stapf est aussi large que Hahnemann; il respecte jusqu'à un certain point les habitudes acquises à l'égard des excitants journaliers, le café, le vin, le tabac. La chose importante est d'écarter pendant l'administration du remède toute cause de trouble et de perturbation. Or, la brusque cessation d'un usage habituel produit toujours dans l'économie un désordre quelconque. On doit à Stapf un traité spécial de diététique, conçu dans l'esprit de la nouvelle méthode, et qui serait digne de servir de préliminaire à notre matière médicale pure.

Stapf emploie le *flairer* et même le flairer des globules de hautes dilutions. Schaller de Prague m'a fait l'éloge de ce moyen contre certains spasmes hystériques, avec resserrement de la gorge, gonflement du cou, et renversement de la tête en arrière. Hahnemann s'en servait souvent. L'expérience ne paraît pas cependant avoir prononcé en faveur de l'efficacité de ce mode d'administration des remèdes, puisqu'il tombe généralement en désuétude.

On doit à Stapf plusieurs pathogénésies devenues classiques, entre autres celles du *juniperus sabina*, *teucrium marum verum*, *euphorbium officinale*, *clematis erecta*, *paris quadrifolia*. Il a revu et complété la plupart de celles que nous possédons.

A Naumburg réside encore (1832) le docteur Messerschmidt, stadt und dom-physikus, qui s'adonne à la pratique de la nouvelle méthode dont il fut d'abord un des plus fougueux adversaires. Les sages appréciations d'Hufeland l'engagèrent à étudier attentivement cette doctrine, et dès-lors il compta parmi ses partisans. Il n'a cependant pas tout-à-fait renoncé à l'emploi des procédés rationnels qu'il trouve indispensables en certains cas ; Messerschmidt est le médecin officiel de l'endroit ; c'est un homme âgé, grave, d'une réputation solide. Sa conversion médicale exerça une influence très-favorable sur l'opinion des praticiens du pays à l'égard de l'école homœopathique.

Naumburg forme le chef-lieu d'une province prussienne où notre méthode a pris, si l'on peut s'exprimer ainsi, possession du sol. Tandis que dans les autres parties de la monarchie les médecins homœopathes sont presque tous confinés dans les villes, ici ils sont répandus dans les campagnes. Ils écrivent peu ; ils ne publient rien ; ils ne soutiennent pas de polémiques avec leurs confrères dissidents, mais ils exercent simplement, et le peuple ne trouve rien d'étrange à cette méthode qu'il commence à croire aussi ancienne que l'autre. Cet état de chose se retrouve, comme nous l'avons déjà dit, dans les petites principautés de la Confédération Germanique ; c'est là le foyer de l'homœopathie, et si les grandes villes où j'ai séjourné, théâtres de la lutte scientifique, sont plus importantes à étudier sous le point de vue où je me suis placé, ces pays allemands offrent beaucoup plus d'inté_ rêt et de ressources à ceux qui veulent acquérir exclusivement le talent du praticien consommé. Ils y trouveront des malades habitués à un genre de vie simple, chez qui les médicaments produisent tous leurs effets, des gens qu'on peut visiter et suivre à loisir ; des médecins sans ostentation ou tout au moins sans motif d'en avoir, qui laissent parler les faits et leurs patients. C'est dans cette médecine de campagne qu'on observe le mieux toute la sphère d'action de la nouvelle méthode, qui n'y est pas l'apanage à peu près exclusif du *doctor* pour le traitement des maladies internes, mais qui offre au *chirurgus* et à l'accoucheur un auxiliaire précieux et dont nous ne savons pas encore assez apprécier la valeur.

Il y a longtemps que la libre distribution des remèdes homœopathiques est permise dans le grand duché de Hesse, dans le duché d'Anhalt Köthen et dans celui de Saxe-Meiningen. En ce dernier pays, cette permission fut octroyée par un édit du prince, publié au mois d'octobre 1834. On a tout lieu de croire que la guérison de la duchesse, atteinte d'une maladie grave, opérée par Stapf, fut pour beaucoup dans les motifs qui engagèrent le duc à donner cette liberté à nos confrères.

A la suite de cette notice sur Stapf, se place naturellement ce que nous avons à dire de deux autres vétérans de notre école, les docteurs Rummel et W. Gross. Ces trois noms résument à eux seuls l'histoire de l'homœopathie en Allemagne ; c'est aux efforts et aux travaux combinés de ces trois hommes que la nouvelle méthode doit en partie son perfectionnement intime et sa propagation. Stapf est, on peut le dire, presque exclusivement praticien ; il a peu écrit, surtout en ces derniers temps ; ses deux confrères unissent à un égal talent clinique une grande fécondité d'écrivain, Gross surtout, qui remplit, avec Attomyr, les pages des *Archives*, tandis que le doyen de Naumburg se repose dans sa rédaction honorifique. Rummel et Gross ont apporté au nouvel édifice médical les matériaux les plus abondants et les plus solides, et c'est grâce à leur activité vigilante qu'il a pu résister aux violentes secousses que lui ont imprimées successivement les attaques des partisans de l'allopathie, et les luttes intestines des spécificiens.

Vers 1824, Rummel exerçait l'ancienne médecine à Merseburg, dans le voisinage de Stapf, et ceux de ses clients qu'il laissait sans guérison allaient trouver le célèbre homœopathe de Naumburg, auprès duquel la plupart d'entre eux obtenaient un soulagement que l'ancienne méthode n'avait pu leur procurer. Rummel, excellent homme, d'une grande loyauté, d'un cœur droit et d'une haute intelligence, se rendit auprès de Stapf pour étudier son procédé de médication ; il ne céda cependant que pas à pas à l'évidence des résultats cliniques, et mit dans son doute légitime la même ténacité que d'autres apportent dans une aveugle résistance. Je ne puis résister au désir de rapporter ici textuellement ce qu'il écrivit peu de temps après avoir débuté dans la pratique nouvelle. Les médecins qui ont abandonné comme lui la méthode ordinaire au milieu de leur carrière, liront sans doute ce passage avec intérêt. « Il y a à peine deux ans que l'ho-
« mœopathie fixa mon attention, temps bien court pour
« surmonter les difficultés qu'elle offre aux débutants, temps
« suffisant néanmoins pour comprendre ses principes et se
« pénétrer de son esprit. Très-souvent je fus surpris au-delà
« de mon attente par de remarquables succès dans des cas
« d'affections chroniques invétérées ; souvent je ne soulageais
« que d'une manière palliative ; quelquefois aussi je fus obli-
« gé de recourir aux procédés allopathiques pour ne pas
« lasser mes patients par d'inutiles essais. Ce dernier cas se

« présenta d'autant moins que je connus mieux les ressour-
« ces de ma nouvelle méthode. Je commence dès à présent
« à être convaincu que celle-ci *guérit* toujours plus directe-
« ment et plus vite que l'allopathie ; il y a même, je pense,
« une grande classe de maladies, les névroses par exemple,
« qui ne cèdent qu'à ses moyens. Mais aussi j'ai lieu de
« croire que lorsqu'il existe des produits morbides, lorsque
« le mal a sa racine dans la vie végétative, on ne peut obte-
« nir le rétablissement de la santé que par les moyens pro-
« pres à déterminer de grands troubles fonctionnels, des
« évacuations critiques, etc., tels entre autres les eaux mi-
« nérales. » — Rummel n'avait pas encore constaté l'action
essentiellement homœopathique et intime de ces agents. —
« J'ai encore très-rarement fait usage de l'homœopathie con-
« tre les affections inflammatoires, attendu que dans ces cas
« le mauvais choix du remède amène une perte de temps
« qui a des conséquences fâcheuses, et que je n'ai pas vu les
« antiphlogistiques habituels employés avec modération et
« prudence avoir les graves inconvénients qu'on leur attri-
« bue. » — Ce que Rummel et nous-mêmes disons aujour-
d'hui, c'est que la médecine ordinaire n'emploie pas les émissions sanguines avec prudence, qu'elle en fait abus, et que la
méthode homœopathique les remplace entièrement avec avantage par l'emploi des substances médicamenteuses. — « J'ai
« obtenu de l'homœopathie d'heureux et prompts résultats
« dans plusieurs espèces de toux, d'hémoptysie, de diar-
« rhée, de lienterie, de vomissement chronique, de crampe
« d'estomac et de souffrances rhumatismales ; dans la scar-
« latine, les inflammations érysipélateuses, les angines, les
« avortements menaçants, les céphalalgies, convulsions des
« enfants, souffrances hypochondriaques et hystériques, fiè-
« vres gastriques et intermittentes..... Le temps fort long

« que cette méthode réclame pour le choix des remèdes sera
« toujours un grand empêchement pour tout médecin très-
« occupé. Je ressens déjà cet inconvénient.... Ces opinions
« ne sont point celles des homœopathes purs ; elles me sont
« individuelles et le résultat de ma propre expérience (¹). »
Une expérience de quatorze ans modifia beaucoup cette expérience de dix-huit mois, et Rummel figure maintenant au
nombre des praticiens du nouvel art les plus exacts. W. Gross
contribua à hâter ce résultat par l'excellente critique qu'il
fit d'un livre publié en 1826 par notre confrère de Merseburg, sous ce titre : *Des avantages et des imperfections de la
doctrine homœopathique* (²).

Quoique Rummel soit un praticien de grand renom, il a
peu écrit sur des sujets cliniques ; il s'est appliqué à faire des
exposés de doctrines et des réfutations de nos adversaires. Il
excelle dans ce genre de travail, non point par un style remarquable ou des pensées brillantes, mais par une logique serrée, un développement d'idées clair et facile, qualités rares
et précieuses chez un Allemand. La persuasion coule de sa
plume ; il n'amplifie pas, il expose ; il ne tranche pas, mais
conclut simplement. La conscience et la bonne foi percent à
chaque page ; je ne connais pas d'écrivain plus capable de
persuader et de gagner à nos opinions. Ses premiers mémoires présentent les doutes et les incertitudes d'un débutant ;
sans froisser les préjugés du praticien allopathe, ils l'initient
à de nouvelles idées ; ils le conduisent graduellement à des
écrits plus récents, mûris par l'expérience et conçus franchement dans l'esprit de la doctrine homœopathique. Il est fâcheux que ses opuscules n'aient pas été traduits ; on dirait à

____

(¹) Archiv., vol. 5, cahier 1.

(²) Die homœopathie von ihrer Licht und schattenseite. Leipzig bei
Reclam.

ceux de nos confrères dissidents qui nous demandent un bon auteur à consulter pour se convaincre : Lisez, lisez Rummel !

On doit à ce médecin un fort bon petit travail sur les caractères des diverses forces connues. Il arrive à cette conclusion importante que : *la dynamisation des substances médicamenteuses par le frottement et la percussion, ne forme pas une exception dans les lois générales de la nature ; mais qu'elle est une conséquence des propriétés essentielles de la force expansive, dont l'action des spécifiques n'est qu'une modification relative à notre organisme.*

Suivant Rummel, la réforme que l'homœopathie a opérée dans toutes les branches de l'art de guérir, n'est nulle part aussi importante que dans ce qui concerne la *matière médicale*. C'est à ce point de vue qu'apparaissent sous leur jour le plus avantageux les précieuses notions dont elle nous a dotés et les profondes modifications qu'elle a fait subir aux opinions admises jusqu'à présent. C'est l'homœopathie qui nous a frayé, par l'expérimentation pure, la seule route à suivre pour arriver à la connaissance exacte des propriétés médicamenteuses ; c'est d'elle que nous avons appris la plus grande efficacité thérapeutique des substances médicinales dynamisées ; c'est elle qui a fait connaître la différence qui existe entre l'action primitive et la réaction, et qui enseigne l'utilité pratique de cette différence. Elle a cherché à déterminer la durée d'action des remèdes, et elle l'a déjà fait d'une manière assez approximative ; elle indique les circonstances diverses qui favorisent, troublent ou annulent cette action. A l'inutile et décevante analyse chimique des substances médicamenteuses, elle a substitué une analyse physiologique féconde en résultats pratiques et dont elle a déduit la connaissance des antidotes. Avant elle on n'attri-

buait aux médicaments qu'un nombre très-restreint de propriétés générales ; les études de ses partisans ont dévoilé
l'immense variété des effets pharmaceutiques et ont pu rendre
possible le traitement spécial des innombrables nuances d'é-
tats morbides. Ce bel exposé des modifications heureuses
que l'école homœopathique a su apporter à la matière médicale, est loin encore d'être complet.

Chacun admet que la matière médicale est la partie la
plus défectueuse de l'ancienne médecine ; et cependant un
grand nombre de praticiens allopathes qui adoptent sans objection la doctrine des spécifiques, l'expérimentation pure,
les indications fournies par la loi des semblables, qui ne
feraient aucune opposition à notre école si elle était là tout
entière, se récrient contre ses prétentions à vouloir modifier
la nosographie et détruire de fond en comble l'ancien système de pharmacopée ; mais il convient de leur faire remarquer que ces prétentions, suivant eux, inadmissibles, ne
sont qu'une conséquence des principes qu'ils commencent déjà
à adopter. Tout se lie, s'enchaîne, et s'étaye mutuellement
dans une doctrine qui est vraie. Avec la plupart des médicaments administrés en substance brute et en masse, nous
l'avons dit souvent, on ne produit que des effets généraux
qui sont l'expression très-imparfaite de leurs propriétés.
Si on en diminue la dose pour agir plus doucement sur
l'organisme, on arrive à n'obtenir aucun effet appréciable ;
cependant on ne peut rester dans cette situation ; la seule
voie ouverte est la dynamisation. Si donc l'on veut sortir
des généralités qui ont fait jusqu'à présent le grand vice de
la matière médicale, il faut que la pharmacopée revête la
physionomie toute nouvelle que l'homœopathie lui a donnée,
et que la nosographie se spécialise comme elle. Les dénominations usitées peuvent persister pour la commodité du

langage, l'entente facile et prompte. L'homœopathie n'est pas une doctrine imaginée à plaisir, dont on puisse changer telle ou telle partie, parce qu'elle s'éloignerait trop des idées généralement admises.

La pharmacopée homœopathique repousse toute hiérarchie parmi les agents médicamenteux ; elle est parfaitement égalitaire. Tous les remèdes occupent le même rang, et chacun d'eux est tenu pour le plus important dans le cas qui le réclame. On ne voit pas là, comme dans l'ancienne matière médicale, de ces remèdes prédominants autour desquels viennent se ranger humblement, sous le titre de succédanés, une foule de substances de moindre valeur. En homœopathie chaque médicament a sa sphère propre qu'aucun autre ne peut occuper aussi bien; chacun d'eux exerce une influence particulière, chacun d'eux a une action distincte, et c'est la disposition contraire qui, dans l'ancienne école, a toujours fait déprécier les études pharmacologiques, et qui a fait descendre si bas cette branche essentielle des sciences médicales.

Si la pharmacopée de notre école est égalitaire, sa pharmacie ne l'est pas moins sous d'autres rapports. Elle ne saurait faire acception de riche et de pauvre. Les substances les plus précieuses et les plus rares soumises à ses préparations, perdent jusqu'à un certain point leur valeur vénale, et peuvent être administrées indistinctement à toutes les classes de la société. L'homœopathie fait disparaître en grande partie la choquante particularité de la *médecine des pauvres*.

L'ignorance des nombreuses propriétés des médicaments a fait naître l'usage des mélanges de plusieurs substances contre les cas morbides compliqués. Les mixtures sont nées de la connaissance imparfaite des remèdes, et, par un retour nécessaire, elles ont contribué plus que toute autre

cause à maintenir cette ignorance, en ne permettant pas
de distinguer les effets dus à chaque drogue. Dans ces derniers temps plusieurs praticiens de notre école ont proposé
d'administrer plusieurs médicaments à la fois. Avec la ressource de l'expérimentation pure, cette manière de faire n'a
pas en homœopathie les mêmes inconvénients que dans l'ancienne médecine ; cependant elle en présente encore plusieurs
et doit être restreinte à des cas exceptionnels. En effet, elle
empêche d'obtenir par la clinique certaines connaissances
pathogénétiques que celle-ci peut seule fournir ; en second
lieu, elle ne permet pas d'avoir au lit du malade la contre-
épreuve de l'essai sur l'homme sain. Il est évident enfin
qu'elle met sur la voie d'un empirisme où notre méthode
perdrait la plupart des avantages qui la caractérisent.

Ces inconvénients bien réels qu'allèguent tous les homœopathes exacts, sont-ils une raison suffisante de proscrire tout
mélange ? Je ne le crois pas. On a parlé de l'unité vitale, du
consensus unus qui seraient troublés par les actions divergentes de plusieurs agents médicamenteux. Que cela puisse
être dans un grand nombre de cas et pour certaines substances, on ne saurait le nier, et s'il en résulte que l'emploi des mixtures ne doit pas devenir d'un usage habituel,
comme on le voit en allopathie, il ne faut point non plus en
conclure qu'il soit entièrement à rejeter. Car enfin l'unité
vitale ne s'oppose point à la multiplicité simultanée des impressions. Si nous pouvons percevoir à la fois le chaud et le
froid, tous les tons d'un concert et toutes les couleurs du
prisme, pourquoi l'organisme ne pourrait-il pas ressentir
d'une manière harmonique et salutaire, les effets combinés
de plusieurs agents médicamenteux ? La nature des spécifiques, dont plusieurs possèdent une sphère d'action tout-à-
fait distincte, nous porte à penser qu'il en doit être souvent

ainsi. N'est-il pas hors de doute que l'ancienne médecine administre souvent avec avantage deux remèdes à la fois, qui produisent l'un et l'autre, sans se nuire, les effets qui leur sont propres ? N'est-ce point quelques observations cliniques analogues qui ont déterminé un grand nombre de praticiens homœopathes à recourir dans bien des cas à l'alternation des remèdes ? l'alternation diffère peu du mélange ; car elle a lieu en général à des intervalles trop courts, et l'un des médicaments produit ses effets avant que l'autre ait complétement agi.

Cependant les combinaisons essayées sur l'homme sain et administrées au malade d'après les indications que l'on retire de cette étude, me paraissent être dans l'esprit de notre doctrine et tout-à-fait applicables ; car elles constituent alors, sous le point de vue thérapeutique, une substance élémentaire. Le docteur Molin de Paris a publié en 1840 (dans son journal de la *Doctrine hahnemannienne*, volume 2, page 451) quelques travaux intéressants à ce sujet, qui méritent de fixer un instant notre attention. M. Molin s'exprime ainsi :

« Toutes les doctrines nouvelles sont, dans leur commencement, jugées entièrement à la lettre. On craint tellement d'altérer la pensée de leur auteur, que le moindre pas en dehors de ce qu'ils ont trouvé semblerait une hérésie, et l'on n'ose essayer de saisir le sens philosophique de ce qu'ils ont écrit....

« Ceci nous paraît surtout applicable au précepte donné par Hahnemann, de n'employer jamais que des médicaments simples. Par là il se proposait deux choses : 1° repousser les monstrueux mélanges employés par l'école allopathique ; 2° faciliter l'action des remèdes sur l'homme sain. Ces deux buts atteints, faut-il en rester là, et la médecine homœopathique ne devra-t-elle jamais employer que des substances simples? Nous ne le pensons pas, et les études auxquelles nous nous sommes livrés, les expériences cliniques qui sont venues confirmer nos prévisions, nous font croire que l'homœopathie trouvera dans l'association des médicaments une puissance bien supérieure à celle qu'elle possède aujourd'hui.

« Cette manière d'envisager les médicaments homœopathiques nous a été suggérée par l'étude des eaux minérales, que nous avons longtemps dirigées (M. Molin a été directeur des eaux de Luxeuil). Là, en effet, la dynamisation a lieu sur plusieurs agents différents, et cependant il en résulte un tout d'une puissance remarquable. Et en comparant leurs effets propres avec ce que la matière médicale nous apprend sur chacun d'eux, on retrouve dans ces substances réunies des effets appartenant à chacune d'elles prise isolément. Pourquoi, en considérant les médicaments (dilués) comme de véritables miasmes, le miasme du *soufre* par exemple et celui du *mercure*, ne se comporteraient-ils pas dans l'économie ainsi que la psore et la syphilis qui toutes deux peuvent agir sur le même sujet, indépendamment l'une de l'autre, ou en augmentant réciproquement leur force individuelle.... Nous nous souvenons d'avoir entendu dire à Hahnemann, en parlant du *cinabre*, employé par lui avec beaucoup de succès dans certaines maladies de l'utérus: c'est un médicament précieux, parce qu'il tient à la fois du soufre et du mercure.... Bien qu'en réunissant des substances qui ont une certaine analogie d'action, et qui peuvent s'entr'aider, on sache à peu près ce qu'on doit en espérer, *cependant le seul moyen de ne pas errer dans leur emploi, c'est de répéter pour les composés ce qui a été fait pour les composants — l'étude sur l'homme sain.* Alors on enrichira notre matière médicale d'une foule d'agents plus puissants encore que ceux que nous possédons, et l'on ne se sera pas écarté d'un des principes les plus sages et les plus utiles de notre doctrine.

« Les médicaments expérimentés ont toujours été préparés ainsi qu'il suit : deux gouttes de chaque à la 4ᵉ dilution dans cent gouttes d'alcool et fortement secouées. Trois femmes et deux hommes furent soumis pendant un an à ces études. Chacun prit le médicament à la dose d'une goutte le premier jour, deux le second ; augmentant ainsi chaque jour d'une goutte jusqu'à effet sensible. Dès que l'action était bien constatée, on suspendait l'ingestion du médicament jusqu'à ce que les effets produits fussent épuisés, puis on recommençait de la même manière. »

Les médicaments ainsi expérimentés furent *sulfur et nux.*, puis *acon. et bellad.*, *bellad. et nux ; solubil. et pulsat; solubil. et teinture de soufre ;* enfin *arsenic et lachesis.* **M. Molin** met, en regard des phénomènes pathogénétiques produits par ce mélange, ceux appartenant à chacune de ces substances. Les premières revêtirent un caractère mixte ayant beaucoup d'analogie avec chacune des pathogénésies isolées. Mais, dira-t-on, si ces expériences se confirment pour tous les médicaments, les doctrines homœopathiques sur les mélanges, sur l'unité du consensus physiologique, seront entièrement réfutées, et l'on va revenir aux procédés de l'ancienne école. Ce serait une très-fausse conséquence à tirer de ces faits. Les essais du docteur Molin établissent seulement : 1° que deux remèdes administrés en même temps peuvent ne pas détruire mutuellement tous leurs effets ; 2° que l'action combinée de ces agents a de l'analogie avec l'action propre à chacune d'eux. Les pathogénésies du docteur Molin sont extrêmement incomplètes, et il est permis de croire qu'elles le seront nécessairement toujours, que si tous les effets ne se détruisent pas réciproquement, cette annihilation aura lieu pour le plus grand nombre d'entre eux. La pathogénésie mixte a des caractères moins tranchés, et par conséquent une indication moins précise que les pathogénésies simples : son application ne pourra donc être qu'exceptionnelle. Pour l'immense classe des affections simples, les médicaments simples seront préférables, leur action étant didirecte, sûre et énergique ; pour une grande quantité de maladies combinées de diathèses mixtes, les remèdes variés, donnés successivement ou alternativement, suffiront parfaitement à la guérison, et l'état actuel de la clinique homœopathique nous en est un sûr garant. Il est très-possible aussi qu'un certain nombre d'états morbides invétérés, qui affectent également deux ou plusieurs appareils organiques, demandent, pour être ébranlés et modifiés, une médication spécifique qui agisse en même temps sur tous les points à la fois. Mais s'il arrivait que, pour quelques cas rares, nos ressources actuelles laissassent quelque chose à désirer, il est très-probable que les remèdes dont l'expérimentation pure enrichit tous les jours notre matière médicale, combleront bientôt cette lacune. Toutefois, les recherches de notre confrère de Paris auront toujours une certaine importance, et nous souhaitons que les soins de son immense clientèle ne l'absorbent pas tellement qu'il ne puisse consacrer quelques instants à compléter ses essais.

Nous sommes loin de prétendre que toutes les substances médicamenteuses soient de nature à troubler mutuellement leurs effets sur l'organisme et à exciter la réaction en sens opposé. Les rapports d'affinité existent partout, et il n'y a aucun motif sérieux de penser que les agents de la matière médicale fassent exception à cet état de chose. Notre confrère Bœninghausen a même publié un livre (*Die Verwandschaff-*

ten) sur les *parentés* entre les médicaments. Il a tâché d'indiquer ceux qui tendent au même but thérapeutique ou qui sont dans des rapports antidotaires. Il est possible et même fort probable que certaines drogues s'unissent avec avantage et opèrent de concert mieux qu'elles n'auraient fait isolément. D'un autre côté, ce que nous avons de connaissances cliniques nous porte à penser que ces mixtures ne devront jamais être que d'un emploi tout-à-fait exceptionnel. Je suis même d'avis (cette opinion est partagée par Rummel et la très-grande majorité des praticiens) que l'on peut utilement remplacer toute combinaison par l'alternation ; ainsi administrés, les remèdes s'aident sans se troubler, se complètent intégralement. Cette méthode commence à devenir en faveur, et permettra de se passer entièrement du procédé empirique des mélanges.

Mais l'alternation perd ses avantages si elle ne se fait pas à des intervalles convenables. Cette vicieuse méthode devient commune parmi les praticiens de la nouvelle école ; plusieurs vont même jusqu'à changer fréquemment de remèdes, ne laissant à aucun d'eux le temps de développer la plus petite partie de ses effets. On ne saurait assez blâmer cette manière de faire, qui paralyse radicalement l'efficacité de nos procédés. Elle provient d'une comparaison superficielle, approximative, très-imparfaite, de la pathogénésie et des symptômes morbides. On ne tient pas à insister sur l'usage d'un médicament qu'on n'a pas eu des motifs bien solides d'administrer. Je termine ces considérations en citant un passage d'une lettre que Tietze d'Ebersbach, l'un de nos plus recommandables praticiens, écrivit à W. Gross sur ce sujet.

« .... Si j'ai blâmé (dans les *Archives*) l'administration « successive et rapide de plusieurs substances différentes, « c'est que je condamne absolument la méthode de certains

« médecins qui cherchent, dans le cours d'une maladie, à
« combattre quelques symptômes isolés, ou qui cédant aux
« instances de l'entourage, administrent, pendant un trai-
« tement qui marchait bien, des remèdes contre des états
« accessoires sans gravité, contre une céphalalgie, une
« constipation, etc.

« Je n'admets pas non plus l'habitude de donner succes-
« sivement à de courts intervalles plusieurs médicaments
« différents, de manière à ne laisser à aucun d'eux le
« temps de produire ses effets. Nous voyons en effet aujour-
« d'hui dans maintes observations cliniques de cas morbides
« dépourvus de tout danger, des changements de cinq ou six
« substances en vingt-quatre heures, par exemple, dans les
« angines la belladonne remplacée au bout d'une heure par
« mercure qu'on fait suivre bientôt après du soufre, etc.,
« etc... Autant vaudrait mélanger ces divers médicaments
« et les faire prendre à la fois... J'ai essayé l'alternation à
« intervalles suffisamment éloignés, et j'en ai obtenu de
« bons résultats; mais ce procédé diffère complètement de
« celui que nous blâmons (¹). »

Rummel est moins exclusif que son ami Gross; il ne rejette
pas en théorie l'emploi des procédés rationnels, quoiqu'il
en fasse très-rarement usage. Qu'on me permette d'émettre
encore ici de nouveau quelques considérations sur ce sujet si
éminemment pratique.

On ne peut nier l'utilité de la méthode révulsive qui est
fondée sur les rapports physiologiques des organes et des
fonctions; c'est une médication hygiénique et générale tout-
à-fait étrangère à la nôtre, mais nullement incompatible
avec elle. Ce procédé est à notre disposition; nous pouvons

____

(¹) *Archives*, vol. 20, cahier 1, p. 155.

l'appliquer sans contredire en rien nos principes. Combien de malentendus n'ont pas surgi à ce propos! il n'y a pas de sauts brusques, mais des transitions graduées dans les œuvres de la nature. On devra donc trouver un point de rencontre entre les agents des deux médications; et c'est ce qui a lieu. Il y a, par exemple, des purgatifs et des vomitifs spéciaux, avec lesquels il peut n'être plus question de l'action générale irritante : leur effet spécial est du domaine de la médecine spécifique, et s'applique parfaitement d'après la loi de similitude. L'*ipecacuanha*, le *tartre stibié*, etc., administrés à l'homme sain, développent chez lui un état morbide analogue à celui qu'ils sont aptes à guérir chez le malade : malaises gastriques, nausées, renvois, dégoût, vomissements.

Lorsque, par suite d'une perturbation purement dynamique, il s'est formé dans les voies digestives une accumulation de produits sécrétés, accompagnée d'une tendance à l'évacuation par haut et par bas, il est indiqué de seconder ces tendances naturelles. La même indication se présente quand cet état existe *sine materià* ; elle est tout-à-fait homœopathique, car il s'agit d'opérer dans le sens de la réaction vitale ; elle est tellement évidente qu'elle n'a pas attendu, pour être appliquée, la découverte de Hahnemann ; le *vomitus vomitu curatur* est peut-être plus ancien qu'Hippocrate, et l'on préconise depuis longtemps les purgatifs dans le traitement de la dyssenterie.

Les évacuants spécifiques agissent d'abord sur le système nerveux et indirectement par son moyen sur les membranes gastro-intestinales. Les phénomènes du mal de mer, les vomissements qui accompagnent la migraine, les nausées que provoque la balançoire ou la vue d'un objet répugnant, ne sauraient s'expliquer d'une autre manière. Cet état purement dynamique complique une foule de maladies que l'on attribue à tort à une surcharge matérielle des voies digestives. S'il y avait moyen d'enlever mécaniquement les substances saburrales, la disposition morbide qui les a produites persisterait encore, et si elle disparaît après l'administration du vomitif, ce n'est pas parce que ce moyen a débarrassé le sac, mais bien parce qu'il a modifié homœopathiquement la vitalité de la muqueuse. Que la dose du vomitif administré soit d'un milligramme ou d'un gramme, le traitement n'en est pas moins homœopathique dans les deux cas. On pourra guérir sans déjection critique en administrant, à petites doses réfractées, une solution très-étendue d'émétique, procédé usité chez les Allemands sous le nom d'*ekelkur*, qui veut dire traitement par le dégoût.

Si on veut simplement provoquer l'évacuation, il faut employer une dose proportionnellement considérable ; dans les indigestions par quantité et les empoisonnements récents, c'est l'indication essentielle à remplir : on met une action physiologique au service ou plutôt à la place d'une opération mécanique. Si on pouvait enlever les matières avec un instrument, ce serait tout aussi bien ; mais dans le traitement de l'indigestion qui ne tient pas à une surcharge matérielle d'aliments, dans celui de l'embarras gastrique et des divers états saburraux, le praticien homœopathe ne recourt jamais aux vomitifs ; car il réussit presque toujours avec une dilution d'*antimoine*, de *noix vomique* ou de *pulsatille*. Ces explications me paraissent essentielles afin de s'entendre pour dissiper bien des préjugés. Mais revenons à Rummel.

Dix ans après ses débuts en homœopathie, Rummel fut appelé à Magdeburg, où il se fixa ; c'est là que lui fut intenté, à propos de la distribution des remèdes, un procès qui eut quelque retentissement. Il défendit avec énergie ce qu'il considérait comme le droit de tout praticien homœopathe, et la condition d'existence de notre école. Il gagna ce procès, et fut heureux de fournir ainsi un antécédent favorable à ceux de nos confrères qu'un pareil motif devrait amener plus tard devant les tribunaux.

Rummel n'a plus de relations bien fréquentes avec Stapf son ancien maître, mais il s'est réuni depuis longtemps à W. Gross et à Hartmann, pour fonder un journal homœopathique hebdomadaire, l'*Allgemeine Zeitung*, feuille consacrée aux choses d'actualité, et ouverte à toutes les polémiques qui se perpétuent dans notre école depuis ces douze dernières années.

Rummel, qui est d'une humeur très-conciliante et qui accorde facilement les points accessoires pour faire accepter les vérités fondamentales, fut, à l'époque de mon second voyage, l'objet du prosélytisme des spécificiens ; il avait même été entraîné par la discussion à faire des concessions que son expérience ne pouvait avouer. Les partisans de l'homœopathie exacte déploraient déjà la perte d'un de ses plus habiles défenseurs ; mais, reconnaissant bientôt qu'il s'était laissé entraîner trop loin, Rummel écrivit coup sur coup dans l'*Allgemeine Zeitung* une réponse à Griesslich, où il exposa clairement son opinion sur les principes de la nouvelle méthode, et déclina toute communauté d'idées avec les partisans de la prétendue réforme spécificienne. J'ai dit ailleurs avec quel plaisir nos confrères de Pesth reçurent cette nouvelle qui leur parvint lorsque j'étais au milieu d'eux ; à Berlin, quoique la chose fût déjà ancienne, je trouvai Kallenbach, Melicher et Reisig, encore joyeux à ce propos; Rummel est en effet considéré à juste titre comme un des plus fermes soutiens de l'école homœopathique, et son opinion exerce une grande influence.

En 1842 , je n'avais pu voir Rummel qu'un instant pendant le *congrès central* du 10 août ; mais à mon dernier voyage je me rendis auprès de lui , à Magdebourg. Je le trouvai un peu souffrant et atteint d'une dureté de l'ouïe ; mais comprenant le but de ma visite, il me retint et me parla pendant trois heures consécutives sur les sujets pratiques qui pouvaient m'offrir le plus d'intérêt.

Rummel emploie les dilutions élevées , et il a cru remarquer qu'elles produisaient souvent des effets primitifs ou d'aggravation ; suivant lui, ces préparations bien indiquées agissent plus profondément sur l'organisme. C'est en vain , par exemple , qu'il a administré *petroleum* vers la 6ᵉ, contre les dartres crevassées des mains, il n'a jamais pu dissiper ce mal rebelle que par les dilutions voisines de la 30ᵉ, et surtout celles qui sont au-dessus. Au moyen d'*euphrasia* 200, il a fait disparaître en quelques jours une opacité de la capsule du cristallin chez une jeune fille de quinze ans, qui en était affectée depuis les premiers jours de sa naissance. Il prétend avoir observé plusieurs fois que sous l'action des doses hahnemanniennes le mal cède pour revenir peu de temps après , et qu'il ne disparaît définitivement que par l'usage des dilutions élevées : elles agissent suivant lui plus vite que les précédentes , et possèdent une sphère d'action plus étendue. Cependant il soutient qu'elles ne sont pas généralement efficaces, et que bien souvent on est obligé de recourir aux basses divisions : ainsi il est sujet à des odontalgies qui cèdent à la *noix rom.*, mais seulement alors qu'il la prend au-dessous de la 10ᵉ dilution ; au-dessus de la 15ᵉ il n'en obtient aucun soulagement. La teinture étendue (1ʳᵉ dilut.) est quelquefois la préparation la plus efficace. Il me conseilla de me défier du jugement de ceux qui proclament pouvoir adopter les nouvelles préparations à l'exclusion des autres ; qu'il y a certainement dans leur fait une aveugle prévention ; qu'il était loin d'ajouter foi à tout ce que les préconiseurs enthousiastes des hautes dilutions publient chaque jour ; que les cures merveilleuses qui remplissent aujourd'hui les feuilles médicales sont chose plus facile à raconter qu'à produire ; que sous ce rapport il ne fallait pas croire comme parole d'évangile les assertions de son ami Gross, praticien savant, habile et consciencieux, mais qui avait adopté trop vite et avec trop d'ardeur l'emploi des doses korsakoviennes, pour n'être pas sujet à maintes illusions à cet égard. Je fus charmé d'entendre Rummel s'exprimer de la sorte, et je comprends qu'il soit considéré aujourd'hui, en Allemagne, comme le représentant de la saine doctrine homœopathique, tandis que la réputation de Gross décline visiblement de jour en jour. Rummel est d'avis qu'on ne peut se priver ni des hautes ni des basses dilutions. Pour les cas aigus, il fait prendre les remèdes dans l'eau par cuillerées, d'heure en heure, ou plus ou moins souvent, suivant l'acuité du mal. Dans les cas chroniques, il administre une dose du même remède trois ou quatre jours de suite ; puis il en suspend entièrement l'usage pendant plusieurs semaines.

Rummel emploie le *psoricum* avec succès dans l'*acne* (couperose). Au moyen de la varioline (de 6e à 12e dilut.), il modifie profondément la variole, empêche le parfait développement de ses vésicules et la fait passer à l'état de varioloïde. Il a obtenu de brillants résultats par l'alternation d'*anthracin* et d'*arsenic* dans le traitement du charbon épidémique chez les animaux. Du reste il partage tout-à-fait, sur la valeur de l'isopathie, l'opinion que nous avons déjà émise dans cet ouvrage : il emploie avec succès le flairer des basses dilutions liquides contre les céphalalgies hystériques, certaines odontalgies, les spasmes nerveux de la gorge et des organes respiratoires ; il suffit de présenter le flacon sous les narines. L'odeur pénétrante de l'alcool ne serait-elle pas pour quelque chose dans l'amélioration qui suit alors l'emploi de ce moyen? Nous voyons la grande majorité des praticiens les plus recommandables n'employer la méthode excentrique du flairer que pour quelques états spasmodiques qui se dissiperaient peut-être d'eux-mêmes au bout de peu de temps. J'ai tout lieu de croire que le moment approche où ce procédé sera presque entièrement abandonné.

Rummel est du nombre des médecins homœopathes qui se sont livrés en ces derniers temps à des recherches microscopiques sur les dilutions ; qui ont tâché de déterminer jusqu'à quel degré de division l'œil armé de l'instrument grossissant pouvait discerner encore la substance, et sous quel aspect se présente le médicament dynamisé.

Rummel se servit pour faire ses expériences d'un microscope solaire très-puissant, et limita ses recherches aux dilutions élevées, dans lesquelles il crut distinguer la présence de molécules appartenant à la substance diluée. Ses confrères ayant émis des doutes sur la réalité de cette observation, il me chargea de remettre à Kallenbach, pour les faire examiner, deux préparations à la 200e, l'une d'arsenic, l'autre de platine. Arrivé à Berlin, je me rendis avec nos confrères chez le possesseur du microcospe solaire qui se trouvait alors en cette ville ; chacun d'eux était muni de préparations variées. Le soleil, qui se levait radieux les matins, se cachait malheureusement bientôt derrière de gros nuages volants qui interceptaient à chaque instant ses rayons, et ne permettaient pas de faire les observations avec suite. Nous pûmes cependant examiner trois dilutions de chlorure d'or, la 6e, 10e et 30e (au centième), et la 200e de platine. Dans les unes et les autres, nous observâmes aussitôt un grand mouvement de molécules, de petits points opaques ou brillants, s'agitant avec une extrême vivacité, finissant par s'immobiliser en se groupant sous une forme invariable. La chlorure d'or 6e, préparée par Petters de Dessau, offrit de longues cristallisations semblables à des branches dont tous les rameaux secondaires sont coupés à quelques pouces de leur origine ; la 10e, préparée par Günther de Berlin, présenta un certain nombre d'agrégations de molécules anguleuses de couleur jaunâtre, sans forme bien déterminée ; dans la 30e, les molécules en mouvement étaient plus petites, mais en plus grande quantité que dans les deux précédentes ; il s'y forma également un point de cristallisation. Platine 200 ne put être bien examiné. Colombier, le propriétaire du microcospe, qui a étudié à Magdeburg avec Rummel les dilutions élevées, assure qu'on observe dans toutes des corpuscules en mouvement, et qui finissent par se grouper, ce qui ne se voit pas dans l'alcool pur, et qu'elles offrent des caractères particuliers encore indéterminés. Mais nos confrères de Berlin ont résolu de se procurer un microscope d'une grande puissance, et de continuer ces intéressantes expériences.

Déjà en 1841, le docteur Mayrhofer de Kremsmünster s'était livré à l'étude microscopique des triturations de métaux. Ce travail consciencieux, exact, riche en conséquences pratiques, est trop peu connu parmi nous pour que je n'en rapporte pas ici quelques-uns des passages les plus importants. « Lorsque je résolus d'étudier la doctrine homœopathique et de l'appliquer au lit du malade, je m'adressai à mon ami et compatriote le docteur Wurmb de Vienne, le priant de m'indiquer les moyens d'atteindre sûrement ce but ; car, lui dis-je, je ne croirai et n'adopterai que lorsque j'aurai bien vu de mes propres yeux. D'après le conseil de Wurmb, je commençai par l'*Organon* de Hahnemann, que je par-

courus d'abord dans un état de vive excitation et presque de
colère, et que je lus une seconde fois avec un esprit calme et
réfléchi. J'en vins ensuite à l'*Organon* de Rau ; puis je passai en revue toute la littérature nouvelle, sans négliger les
critiques des adversaires. Quoique cette étude m'eût laissé
convaincu de la vérité des principes fondamentaux de l'homœopathie, cependant je ne pouvais en croire tous les points
sur la parole du maître, et plusieurs m'apparaissaient comme
des paradoxes tout-à-fait inadmissibles, entre autres, cette
assertion que les terres, les métaux, et en général toutes les
substances insolubles dans leur état naturel, pouvaient être
facilement dissoutes dans l'eau ou l'esprit-de-vin, par une
trituration prolongée avec du sucre de lait. L'invraisemblance de cette proposition me donna la pensée de rechercher moi-même ce qu'elle avait de fondé. »

Mayrhofer se servit dans ses observations des instruments
d'optique que le directeur de l'observatoire, Marian-Koller,
mit à sa disposition. Pour les triturations, il se contenta d'un
grossissement de 14,400 qui ne laissait rien à désirer pour
la netteté de la représentation ; il examina les dilutions avec
des verres un peu plus forts, dont l'un augmentait 17,400
fois, et l'autre 40,000. Il ne fit pas usage de microscope
d'une puissance supérieure, quoique l'observatoire en con-
tint d'excellents dont le pouvoir grossissant était de 1,020
fois en longueur, c'est-à-dire plus d'un million en surface ;
car au-delà de 40,000 fois l'image perd de sa netteté et il se
produit des effets de lumière qui peuvent donner lieu à une
foule d'illusions. Avant d'observer les substances médicamenteuses, Mayrhofer examina comment se comportaient,
sous le microscope, le sucre de lait, l'eau distillée, l'alcool
et le verre simple sur lequel on dépose la drogue, afin de ne
pas attribuer à celle-ci ce qui appartient à l'un de ces objets.

Il étudia aussi la poussière de liège qui se trouve souvent mêlée au liquide des flacons, et prit en considération ces combinaisons de métaux qu'on ne peut toujours éviter dans les préparations les mieux faites. Je n'entrerai pas dans ces détails que j'indique seulement pour faire apprécier, comme ils le méritent, les résultats de ces recherches scientifiques.

« Comme dans les triturations il n'y a de particules métalliques visibles que celles qui ne sont point enveloppées de sucre de lait, je fis dissoudre ces préparations dans de l'eau distillée pour rendre apparente toute la proportion du métal. Je préparai chacune des trois premières avec 2 grains sur 98; de la troisième je fis fondre un grain dans un mélange de 50 gouttes d'eau distillée et de 50 gouttes d'alcool, dont je mis une goutte dans cent de menstrue pour former la cinquième dilution, et je procédai ainsi avec toutes les autres. D'où il résulte la proportion suivante : pour la 1re division, 1/50 de grain ; pour la 2e, 1/2,500 ; pour la 3e, 1/125,000. Ce dernier dividende reste le même pour les dilutions successives, en augmentant avec chacune d'elle de deux zéro. »

« Je vais faire connaître ici comment se comportent les métaux, sous le microcospe d'une puissance grossissante de 14,400, ce que j'ai observé plusieurs fois, et je crois sans illusion. J'ai consacré à ce travail bien des heures arrachées difficilement aux exigences de la pratique; mais je serai plus que récompensé de mes peines si j'ai pu apporter, bien que d'une manière indirecte, quelques matériaux utiles au perfectionnement de la médecine spécifique. Les dilutions ont été examinées avec un grossissement de 17,424. »

Mayrhoffer expose avec détail les observations qu'il a faites sur les principaux métaux, et que le défaut d'espace ne me permet pas de rapporter ici.

« Si je compare maintenant entre eux le degré de divisibilité de chacun de ces métaux, en le jugeant d'après le nombre et la petitesse des atomes visibles dans un grain de leur trituration, j'arrive à les classer de la manière suivante :

1. Le platine est divisible au-delà d'un trillionième.

2. Mercure, un trillionième.

3. Plomb, } billionième.
4. Fer, }

5. Zinc, } au-delà d'un millionième.
6. Cuivre, }

7. Etain, }
8. Argent, } un millionième.
9. Or, }

Et ces chiffres ne sauraient indiquer, même approximativement, la divisibilité dont ces substances sont susceptibles ; ils indiquent seulement le degré de ténuité auquel elles peuvent être réduites, sans se soustraire à la vue aidée d'un microscope de force moyenne. »

Voici les conclusions que Mayrhoffer tire de ses recherches : « C'est seulement par la trituration et non par la dilution que se produit une véritable désagrégation moléculaire de la substance minérale, opération qui, rendant cette matière plus assimilable à l'organisme, a pu être appelée à juste titre développement, dynamisation, expansion de la force médicamenteuse. Dans les *dilutions* il ne s'effectue aucune division de molécules, et celles qui sont de nature insoluble dans leur état primitif d'agrégation, ne s'y dissolvent pas davantage à ce degré d'extrême ténuité ; mais elles acquièrent la faculté de rester en suspension dans le véhicule aqueux ou alcoolique. Le diluement successif n'opère qu'une diminution dans le nombre des atomes médicamenteux. L'ancienne école appelle « extinction du métal » cette trituration prolongée qui lui enlève son éclat et toutes ses qualités physiques.

L'homœopathie y voit au contraire, avec plus de raison, une
« vivification du métal » , et tandis qu'on pourrait désigner
celle-là avec ses doses massives sous le nom de « médecine
des premières voies (ersten wege) » , celle-ci mériterait l'épithète de « médecine des voies profondes et intimes ». « Ces deux
méthodes sont, vis-à-vis l'une de l'autre, dans le rapport
de ce qui est indirect à ce qui est direct, du tordu au droit,
du corporel au spirituel, du matériel au dynamique, du chimique à l'organique, comme l'art de traiter les maladies
à l'art de les guérir.

« La divisibilité de la matière par les moyens mécaniques
est limitée et ne peut être comparée à l'infinie division mathé-
matique : les molécules deviennent de plus en plus petites
et rares, au point de se soustraire complètement à l'action
des agents de trituration. Nous avons d'ailleurs tout lieu
d'être satisfait de la divisibilité dont la matière est susceptible ; l'examen du platine nous montre en effet que cinq à six
molécules les plus ténues mesurent, réunies à la suite les
unes des autres, 1/120 de ligne, observée avec un micro-
mètre très-exact ; ce qui donne pour le diamètre d'une seule
molécule 1/720 de ligne. Si nous comparons maintenant ce
diamètre avec celui d'un globule sanguin (qui est 1/300),
nous voyons qu'une molécule de platine à la troisième trituration est vingt-une fois plus petite. Il n'y a pas de doute
que ces atomes médicamenteux ne puissent être absorbés ,
transportés dans le courant de la circulation, et ne puissent
développer librement dans tout l'organisme leur vertu spécifique. Qu'on fasse maintenant l'expérience thérapeutique ;
qu'on donne à un malade un trillionième de grain de platine,
et à un autre un grain de ce métal en poudre brute, et l'on
verra la puissance de l'infiniment petit et l'inefficacité de la
masse. Qu'il se produise dans ce procédé de division hahne-

mannienne un agent dynamique médicamenteux sans substrat matériel ou susceptible d'être transporté sur la substance neutre servant de menstrue, est chose fort contestable suivant moi. Un tel résultat ne serait cependant pas sans quelque analogie avec d'autres faits bien constatés par la science ; les recherches microscopiques ne peuvent décider ni pour ni contre , et je le livre entièrement aux discussions des théoriciens.

« Sous le point de vue médical , il est de la dernière importance de déterminer dans quel état le métal subit la désagrégation la plus parfaite : les différences très-marquées dans les résultats de la trituration, différences constatées d'une manière bien positive par mes investigations microscopiques, ne permettent pas aux praticiens d'être indifférents à ce sujet. Le platine en couche cristallisée et le mercure à son état naturel de fluidité , sont sous la forme la plus convenable pour effectuer une division facile, uniforme et complète ; le fer et le plomb limés sont à rejeter, ainsi que la poudre de cuivre et de zinc obtenue en frottant le métal sous l'esprit-de-vin avec une pierre à aiguiser. Les feuilles d'étain, d'argent et d'or qu'on emploie habituellement offrent les plus mauvais résultats, et il importe beaucoup qu'on renonce dès aujourd'hui à triturer ces derniers métaux sous cette forme. Il est remarquable de voir l'or et le platine, qui se ressemblent sous tant de rapports , occuper les deux extrémités de l'échelle de divisibilité. »

« L'expérience clinique confirme d'une manière bien positive cette différence dans la divisibilité que l'on constate par l'examen microscopique ; en effet , tandis que tous les praticiens se louent, d'un commun accord , de l'efficacité constante du platine donné aux plus hautes divisions, les plaintes multipliées sur l'action incertaine des dilutions d'or ont eugagé plusieurs médecins à n'administrer jamais ce remède qu'en triturations. Je me contenterai de rapporter ici les communications de Lobenthal à ce sujet (voy. *Allgem. Zeitung* , 13 vol.) : « J'ai toujours réussi avec quelques globules de « platine 30, dans les cas où cette substance était bien indi- « quée ; je dois avouer que j'ai employé souvent avec succès « l'or à la trentième, mais cependant je me suis encore mieux « trouvé de la 2e et 3e trituration, et je m'y tiens maintenant « d'une manière exclusive.» — «Je veux bien croire sur parole qu'on puisse modifier quelque humeur hypochondriaque au moyen d'*aurum* 30 , mais je doute fort qu'on guérisse avec cette dilution une ozène syphilitique ou une carie des os.

« La pesanteur spécifique du métal ne se manifeste que dans les grosses molécules qui tombent et se déposent à la partie déclive, les plus petites surnagent ; il en est d'intermédiaires qui restent en suspension. Dans l'esprit-de-vin, il y en a naturellement un plus grand nombre qui se précipitent, et lorsqu'on examine avec le microscope une goutte de dilution alcoolique, on y observe par le fait de la rapide évaporation une agitation si vive de molécules, qu'on croirait voir se remuer une multitude d'infusoires. » — Je ne pense pas que ce mouvement doive être attribué uniquement à l'évaporation ; l'affinité moléculaire est sans doute pour beaucoup dans sa production.

« Le procédé indiqué pas Buchner (voyez sa pharmacopée homœopathique) pour obtenir les métaux de leur solution saline, et qui consiste à tremper dans celle-ci un morceau d'un métal plus oxygénable, me paraît devoir mériter la préférence sur tous les autres. Il reste d'ailleurs bien établi que le métal en lame ou en feuille est dans la plus mauvaise condition possible de divisibilité d'une part, parce que c'est toujours aux dépens de cette propriété qu'on exerce la ductilité, et en second lieu parce que les particules foliacées se dérobent facilement à la trituration.

« Je serais amplement récompensé du travail long et fatigant que ces recherches m'ont coûté, si les résultats utiles que j'ai obtenus peuvent engager mes confrères à travailler chacun de son côté au perfectionnement de notre *pharmacothechnik*; car si l'homœopathie est susceptible d'un progrès indéfini, il est évident aussi qu'elle offre un champ très-varié d'investigations et d'études, et que chacun de ses partisans peut contribuer au perfectionnement doctrinal et pratique de cette méthode, en suivant son goût et ses tendances naturelles. »

Si les principes de la doctrine homœopathique, qui sont les seuls véritables principes de l'art de guérir, captivent tout d'abord les suffrages du sens commun par la solidité de leur base, par leur clarté, leur enchainement logique, ils n'offrent pas moins d'attraits aux investigations des savants. La nouvelle école s'harmonise avec les sciences ; elle les fait servir à son perfectionnement *doctrinal et pratique* ; elle grandit avec leur progrès et tire un profit direct de toutes les découvertes qui se font hors de son domaine. L'allopathie oppose par contre une résistance incurable et désespérante aux applications thérapeutiques des sciences accessoires. Que lui ont valu de vraiment utile : la botanique, la physique, la chimie ? cette dernière achève la détérioration de sa pharmacie en désagrégeant les substances médicamenteuses simples, et lui procurant les éléments isolés des composés naturels seuls doués de la plénitude d'action curatrice. Qu'a retiré la médecine ordinaire des progrès de la physiologie, des recherches microscopiques ? ses remèdes en sont-ils administrés d'après des indications meilleures ? le malade, sur son lit de douleur, en éprouve-t-il quelque soulagement ? Qu'on nous préserve des médecins allopathes savants ; c'est le pire des fléaux ! L'intervention des sciences accessoires dans l'ancienne école produit le plus funeste résultat, en faisant dominer outre mesure la rationalité sur l'empirisme. Toutes conditions égales d'ailleurs, le médecin allopathe le plus ignorant des choses étrangères à l'observation clinique, est le plus heureux en pratique. L'allopathie, cette méthode sans principes positifs et sans unité, ne saurait utiliser la science ; elle ne pourrait même pas supporter un examen scientifique sans montrer à découvert ses innombrables, radicales et incurables défectuosités.

CHAPITRE XII.

DE L'HOMŒOPATHIE DANS L'ALLEMAGNE PROPREMENT DITE.

Seconde partie.

Docteur W. Gross ; ses travaux. — De la *palliation* homœopathique.
— Observations de traitements homœopathiques palliatifs et radicaux. — Visite au docteur Gross. — Ses opinions sur les dilutions
élevées. — Des maladies des enfants. — Considérations générales
— Graves inconvénients de la médecine ancienne pour les enfants
— De la médication prophylactique. — De l'ophthalmie, de la diarrhée et du trismus des nouveau-nés. — Des croûtes de lait. — Des
cris. — De l'érysipèle erratique des nouveau-nés. — Aphthes, constipation, hernies des nouveau-nés. — De l'asthme de Millar. — Du
croup. — Du rachitisme. — Inflammations cérébrales, — Hydrocéphales.—De la coxalgie et luxation spontanée.—De la coqueluche. —
De la diathèse scrofuleuse.—Du carreau.—Affections vermineuses.—
Dentition difficile.—Du ramollissement de la muqueuse de l'estomac.—
De la boulimie. — Du pissement au lit. — Des fièvres éruptives :
rougeole, miliaire pourprée, roséole, scarlatine, variole, varicelles.—
De la chorée. — Excursion à Dessau; docteur Kurtz.—De la digitale, indication de son emploi.—Petters le pharmacien. — De l'homœopathie en silésie.

Après avoir pris congé de Rummel, je me rendis directement chez son ancien et constant ami le docteur Wilhelm
Gross.

Nous voici venus à nous entretenir de l'un des plus célèbres disciples de Hahnemann, personnification vivante et complète de la doctrine homœopathique. Gross jouit sous le rapport de l'habileté pratique d'une réputation immense réelle et méritée, et sa fécondité littéraire n'a été égalée par aucun des partisans de notre école, ce qui est dire beaucoup en présence d'Attomyr, d'Hartmann, de Böninghausen, etc., et surtout de l'inépuisable Hering, qui nous envoie un opuscule par chaque paquebot trans-atlantique.

Gross fut une des conquêtes que fit Hahnemann par son cours à l'université de Leipzig entre les années 1814 et 1816. Il vint un peu après Stapf, et il est après lui le plus ancien des médecins homœopathes. Ces deux hommes travaillèrent toujours dans la plus parfaite conformité d'opinion et de principes, et l'on doit, entre autres, à leur commun travail les pathogénésies de *platina* et de *crocus*, etc. Il faut cependant avouer que Gross cède le pas à son ami pour ce qui concerne les recherches et découvertes pharmacologiques. A l'époque de la fondation de la *Gazette homœopathique générale*, tandis que Rummel abandonnait les *Archives*, Gross y resta fidèle : sa plume suffit aux deux publications. On pourrait faire un bon livre de clinique avec les observations qu'il a publiées, et ses divers traités didactiques réunis feraient un exposé complet de tous les points de notre doctrine.

Gross s'est établi depuis les premières années de sa pratique, dans la petite ville prussienne de Juterbock située aux frontières de la Saxe, sur le chemin de fer de Leipzig à Berlin, et n'a jamais quitté ce poste, d'où il se met facilement en communication avec tous ses confrères. Là, seul, isolé au milieu d'une population agreste, il s'adonne tout entier, sans distraction et sans relâche, à sa correspondance médicale et scientifique. Entouré des principaux journaux allopathiques d'Allemagne, il en publie périodiquement l'a-

nalyse avec critique. Il se place sur le terrain de nos adversaires, et sait entretenir entre les deux écoles une lutte sérieuse et loyale. Analyser ses œuvres, ce serait revenir sur
la plupart des questions que nous avons traitées. Nous ne
nous occuperons donc que d'un petit nombre de sujets, à
propos desquels nous pourrons développer quelques points
de doctrine d'après la manière que nous avons adoptée jusqu'ici dans le cours de cet ouvrage.

A Wilhelm Gross revient l'honneur d'avoir introduit
dans notre méthode l'emploi des eaux minérales. Ses travaux en ce genre ne se bornent pas à son expérimentation
des sources de Tœplitz que nous avons fait connaître au
commencement de ce volume, et que nous avons faussement
attribuée à un laïc du nom de G. Gros; il a fait une étude
analogue des thermes de Karlsbad. Il montra, non plus seulement par la pathogénésie, mais aussi par la clinique (car
il se rendit à Karlsbad pour une maladie de foie dont il était
atteint) il montra, dis-je, par l'exposé des phénomènes de
réaction et d'aggravation, que ces eaux guérissent homœopathiquement : « Les eaux minérales sont au nombre des
« agents les plus efficaces de notre matière médicale, et si,
« jusqu'à ce jour, nous les avons très-rarement employées,
« c'est que nous n'avions pas une idée, même approxima-
« tive, de leurs effets sur l'homme sain, et que les indications
« fournies par la médecine ordinaire *ex usu in morbis* nous
« paraissaient à juste titre être beaucoup trop vagues. »
Gross parvint à compléter ses études des eaux de Karlsbad
En 1843, par une pathogénésie de 185 symptômes obtenus
sur trois baigneurs, dont une femme atteinte d'une très-lé-
gère indisposition, et chez laquelle les effets toxiques durent
se produire dans toute leur pureté.

Quelle que soit la médication allopathique que nous ayons

en vue : antiphlogistique, révulsive, évacuante, etc. , nous trouvons que le mérite de l'une et de l'autre se résume dans le fait de la palliation ; car nous ne parlons pas ici des états morbides qui se dissipent d'eux-mêmes par les seuls efforts de la nature. De tout temps l'on s'est efforcé de guérir radicalement, et de tout temps aussi l'on s'est vanté d'obtenir ce parfait résultat; mais un examen attentif de ce qui se passe autour de nous dans la pratique, nous offre presque toujours en réalité des affections apparentes rendues temporairement latentes, les manifestations les plus pénibles d'un mal dissipées sans changement de la disposition morbide générale qui lui donnait lieu, ou la substitution d'une souffrance artificielle. Tout bien considéré, jusqu'ici (s'il nous est permis de juger ce qui était autrefois par ce que nous observons aujourd'hui), l'art de guérir les maladies chroniques a été l'art de les calmer, de les rendre supportables. Cette *palliation* domine toute la thérapie allopathique. Elle est une conséquence nécessaire de la rationalité qui n'exerce jamais qu'une actiongénérale et dont les agents n'ont pas une prise directe et efficace sur le mal.

La guérison complète et radicale ne peut s'obtenir qu'avec des médicaments homœopathiques, qui sont dans un rapport naturel avec l'affection morbide, qui ont prise sur elle, l'atteignent et la détruisent dans son principe. Mais comment se fait-il qu'on voit quelquefois échouer des traitements spécifiques bien dirigés, des maladies traitées par les remèdes indiqués, résister opiniatrément, ou seulement modifiées faire place à d'autres genres de souffrances. J'ai entendu un certain nombre de praticiens homœopathes d'Allemagne gémir sur ce fait, et des médecins allopathes nous accuser d'en être souvent réduits comme eux à la palliation. Si l'accusation est exagérée, elle est au moins en partie fondée;

on ne peut le nier. C'est un point qui réclame une sérieuse
attention. Notre Gross s'en est occupé avec tout le soin qu'on
pouvait attendre d'un praticien de ce mérite, et je crois être
agréable à mes confrères de France, en rapportant dans ce
livre quelques-unes des recherches qu'il fit à ce sujet. Je me
contente de citer un certain nombre des observations les plus
caractéristiques, et chacun en déduira les conséquences qui
en découlent pour la pratique.

« Il y a des maladies (la plupart chroniques) que le traitement homœopathique ne guérit qu'en partie, d'autres qui
cèdent promptement sous son influence, pour reparaître ensuite sous leur première forme ou sous une forme différente.
Ces faits me rappelèrent les cas de fièvres intermittentes que
les praticiens de l'ancienne école traitent avec le spécifique
connu, dont bon nombre ne cèdent pas, ou reparaissent,
ou enfin se changent en d'autres affections, telles qu'engorgements, ictères, hydropisies, etc.......... De même que le
quinquina n'est pas homœopathique pour toutes les fièvres
intermittentes, qu'il est inefficace et même nuisible pour plusieurs, ainsi en est-il de tous les agents spécifiques vis-à-
vis les diverses espèces pathologiques. » L'indication homœopathique repose souvent sur une nuance très-délicate,
impossible à saisir par le rapport de la pathogénésie aux
symptômes, et que l'étude clinique seule peut faire apprécier.

« L'an passé, la dyssenterie d'automne épidémique se
manifesta dans le pays (¹), et enleva promptement un certain nombre d'enfants. J'en eus pour ma part plusieurs à
traiter, et je reconnus bien vite que le remède homœopathique indiqué, *mercurius corrosivus*, était aussi le spécifique

____

(¹) Aux environs de Juterbock.

efficace. La plupart de mes petits malades guérirent complètement en peu de temps. Je n'en fus que plus étonné de voir mon traitement rester inefficace chez trois d'entre eux : chez l'un il ne fit rien, chez les autres il pallia le mal en le faisant cesser pour un temps. Cependant, d'après la pathogénésie, le sublimé était parfaitement indiqué dans ce cas. J'administrai d'autres médicaments qui s'en rapprochaient, l' *arsenic*, la *bellad.*, *staphys.*, *rhus;* mais toujours sans succès. Je ne faisais que retarder l'extinction de la vie. Dans une circonstance si fâcheuse, je pensai que ces dyssenteries rebelles pourraient bien être entretenues par une complication de psore, quoique leur ensemble symptomatique ne différât cependant pas essentiellement des autres. J'administrai à ces enfants quelques globules secs d'une dilution très-élevée de *spiritus sulfuratus*, à la suite de quoi mes petits malades se rétablirent parfaitement en quelques jours. Chez l'un d'eux il s'était formé, pendant le cours de la maladie, un *prolapsus ani* considérable, qui disparut également tout-à-fait.

« C'est un fait d'expérience que la psore latente est rendue souvent manifeste par le développement des maladies aiguës. Il n'est pas rare, par exemple, de voir survenir à la uite d'une fluxion de poitrine, une petite toux avec expectoration, qui, malgré les soins médicaux, dégénère peu à peu en vraie phthysie et défie toutes les ressources palliatives. En pareil cas, lorsqu'il n'y a pas encore grave lésion de tissu, un traitement homœopathique antipsorique peut seul sauver le patient. Cela m'est arrivé quelquefois. Un garçon de 13 ans, robuste, d'une bonne constitution, quoique sujet quelquefois à des mouvements convulsifs, fut pris, l'an passé, d'une scarlatine miliaire qui régna épidémiquement. Je lui donnai *acon.* alterné avec *bellad.* jusqu'au huitième jour, où survint sans aucun accident la période de desquammation. J'ordonnai de faire garder la chambre pendant une semaine ; cependant l'enfant s'exposa à un courant d'air, et le vingtième jour, à dater de l'invasion de la maladie, il fut atteint d'une violente pneumonie avec caractères typhoïdes. Je fus appelé le troisième jour, et portai le plus fâcheux pronostic : toux difficile très-courte, lancination constante avec oppression des deux côtés de la poitrine, toux avec crachats visqueux et roussâtres, état de délire comateux avec marmottement et carpologie, selles involontaires liquides, puantes, miction également involontaire d'une urine foncée, pouls précipité et irrégulier, chaleur mordicante ; soubresaut des tendons. L'*aconit*, *jusquiam*, *rhus tox.*, remèdes homœopathiques dans la circonstance, amenèrent promptement une amélioration bien marquée, sur laquelle cependant je ne comptais pas. En effet, malgré ce bon résultat, la maladie ne semblait pas vouloir prendre une tournure favorable : une toux suspecte avec expectoration presque purulente, profuse, une chaleur brûlante dans la paume des mains, une vive rougeur circonscrite aux pommettes, ne m'indiquaient que trop le développement d'une phthysie suraiguë. Les remèdes de notre ancienne matière médicale (celle des remèdes apsoriques) qui me parurent indiqués, n'eurent aucun effet, si ce n'est de diminuer un peu l'acuité des symptômes. Alors il me sembla évident qu'un vice psorique autrefois latent s'était manifesté sous l'influence de la première maladie aiguë, et que j'en avais devant moi tous les symptômes. Je me hâtai donc d'administrer l'antipsorique qui répondait le mieux à cet ensemble de symptômes, et qui était le *lycopodium*. Je le donnai à la trentième dilution. Le mieux qui commença dès-lors à se produire, et qui fut suivi d'une guérison complète, justifia pleinement mon diagnostic.

« En administrant les apsoriques alors que les antipsoriques sont réclamés, on peut amener tous les résultats fâcheux des traitements palliatifs de l'ancienne école : dissiper les symptômes apparents du mal, et faire surgir à leur place les modifications internes les plus fâcheuses. J'en ai rapporté des exemples dans le 7me volume des *Archives*, et, à ce propos, je reçus la communication suivante de mon collègue et ami le docteur Kretschmar ([1]) : « J'ai été moi-même « témoin des fâcheuses conséquences trop peu connues qui « résultent de l'administration des remèdes homœopathiques « ordinaires dans les affections psoriques. Ils répercutent « souvent le mal extérieur, pour réveiller à sa place des « affections profondes, tout comme ferait un traitement « imprudent par application de moyens externes. Au mois » d'avril 1829, je traitai ainsi une femme pour une éruption papuleuse cuivrée ([2]) à la face. Je lui administrai le « *rhus* à la troisième dilution, après avoir inutilement employé *solubii.* et *metallum alb.* x. Sous l'action répétée de « cette forte dose de *rhus*, l'éruption finit par disparaître ; « mais, au 24 mai, la malade ressentit une violente crampe « d'estomac, genre de douleurs dont elle avait autrefois « souffert beaucoup. Je lui fis prendre alors *nux vom.* x, « et comme la douleur persistait accompagnée de mal de « tête, j'en vins à *bryon* x. Le 31 mai, se manifesta une « hémorrhagie intestinale indiquée par des défaillances, un « vomissement de sang et une selle semblable à du rob de « sureau. Je redonnai la *nux*, d'autant plus qu'une constipation opiniâtre avait succédé à cette selle anormale. Ce « remède ne produisit aucun changement. Dès les premiers « jours de juin je revins à *bryon.*, qui fut suivi d'évacua-

---

[1] Homœopathe distingué dont nous aurons à parler plus loin.

[2] Kupferausschlag.

« tions fréquentes de matières fétides ressemblant à du sang
« caillé, avec défaillance et coliques. J'avais affaire à une
« redoutable affection combinée de *morbus niger* et de *dys-*
« *senterie*, dont je parvins à triompher en employant suc-
« cessivement, à hautes dilutions, *nux v. solub., arsen. ig-*
« *natia* et *bryon*. La guérison était à peu près complète lors-
« que reparurent à la face quelques papules cuivrées sui-
« vies bientôt de très-violentes crampes d'estomac, qui,
« sous l'influence de différents remèdes, se changèrent en
« une pression insupportable à l'épigastre. J'administrai,
« au milieu de septembre, contre cette douleur, l'antipso-
« rique *calcarea* x. Dès lors toutes les souffrances, ont dis-
« paru, et cette dame est aujourd'hui parfaitement bien
« portante. »

« Je joindrai à cette communication de mon ami une
observation clinique analogue que m'a offerte ma pratique :
un ecclésiastique d'un âge mûr souffrait, depuis plusieurs
années, de fortes douleurs dans le bas-ventre, qui ne ces-
saient par intervalle que pour faire place à tous les symptômes du *morbus niger Hippocratis*. Il fut traité allopathiquement, et reprit peu à peu une santé passable, sans être cependant exempte de petits malaises. Au bout d'un an, la maladie reparut plus forte qu'autrefois et plus difficile à arrêter.
Elle se manifesta une troisième fois, mais avec des symptômes si formidables, une dépression si grande, qu'on dut
prévoir qu'un nouvel accès serait nécessairement mortel.
Il ne tarda pas à se produire. Le médecin ordinaire fut
appelé aussitôt; mais il était absent, et le mal pressant, on
m'envoya chercher. Le malade, très-excité, se plaignait de
borborygmes douloureux avec déchirement, pression, tiraillement, torsion dans la région gastrique, ce qu'il indiquait
comme l'avant-coureur certain de la maladie à laquelle il

était sujet. Ces symptômes joints à quelques autres phénomènes, me déterminèrent à donner *belladona* x, sur quoi les douleurs abdominales furent surexcitées pendant quelques moments, puis diminuèrent peu à peu d'intensité. Le malade tomba dans un sommeil profond, et se réveilla le lendemain matin comme un nouvel homme. Son mal avait disparu comme par enchantement. Quelques légères atteintes qui se manifestèrent ensuite de temps en temps, disparurent toujours sous l'action alternée de *bellad.*, *nux* et *stannum*, puis une santé parfaite se maintint pendant deux ans environ. Alors, en automne, par un temps froid et humide, cet individu reprit son mal à un degré moins fort que dans le principe, mais plus résistant que la dernière fois. Une sensation abdominale douloureuse persista pendant plusieurs semaines ; le caractère restait irritable, emporté ; sensation pénible à chaque changement atmosphérique ; après le repas, inquiétudes dans le ventre avec beaucoup de renvois, constipation, météorisme. Il ne tarda pas à être atteint d'une espèce de fièvre rhumatismale qui ne fut que soulagée par les remèdes homœopathiquement indiqués. Lorsqu'on se croyait près d'une convalescence, toute l'intensité du mal se porta sur la vessie : sensibilité extrême de la région hypogastrique au toucher ; il ne pouvait y supporter le poids du drap ; strangurie, puis rétention complète des urines. Les moyens les mieux appropriés n'empêchèrent pas l'inflammation de passer à l'état de suppuration, et d'amener une *phthysis vesciæ urinariæ cum paralysi*. L'application du cathéter avait été d'abord très-difficile, à raison de gonflements variqueux que l'instrument faisait éclater avant de pénétrer dans la vessie, d'où résultait une abondante hémorrhagie suivie de l'émission des urines. Plus tard, lorsque la suppuration s'établit, le cathétérisme fut plus facile. A l'époque où existaient les varices vésicales, les selles s'accompagnaient de suintement sanguinolent au pourtour du rectum. Le malade en proie à une fièvre lente, maigrissait à vue d'œil et n'avait déjà plus la force de se mouvoir dans son lit. Cependant sous l'action de *quina*, de *rhus* et de quelques autres médicaments, les forces se relevèrent; les selles devinrent naturelles, la suppuration vésicale cessa, et le malade reprit une assez bonne santé, et même son teint, qui depuis le début de ses souffrances, avait toujours été d'une nuance terreuse, prit une certaine fraîcheur; l'estomac commença à fonctionner parfaitement, digérant très-bien toute espèce d'aliments, quoiqu'il eût toujours été fort délicat.

Le malade assurait n'avoir pas encore éprouvé depuis 30 ans un pareil sentiment de bien-être et de vigueur. Cet état dura deux ans à peu près, au bout desquels les souffrances primitives reparurent. Les remèdes qui m'avaient d'abord réussi n'eurent à présent aucune efficacité, et l'état général empirait d'une manière effrayante, sans que je pusse même en arrêter un moment les progrès. Par une heureuse circonstance, je me trouvai alors en relation avec Hahnemann, qui me mettait complètement au courant de ses recherches inédites sur les antipsoriques. Ce fut pour moi un trait de lumière, et je ne doutai pas de trouver dans ces moyens énergiques et intimes un remède spécifique radical pour la maladie toujours renaissante dont je fais ici l'histoire. *Spiritus vini sulfuratus* et *petroleum* me parurent les deux médicaments indiqués, et je les administrai alternativement avec le succès désiré. Le premier, il est vrai, ne produisit pendant la première semaine que des phénomènes d'aggravation, qui faillirent m'engager maintes fois à donner un autre remède, ce qui eût sans doute compromis les résultats du traitement; mais un succès complet récompensa bientôt ma constance. Depuis de longues années la santé de cette personne s'est conservée invariablement bonne.

Si nous considérons attentivement cette histoire de maladies, nous pourrons en déduire la valeur relative des divers moyens qui furent employés. Au commencement, alors que le mal n'avait pas encore atteint très-profondément l'organisme, que le sujet était encore jeune (45 ans) et fort, la méthode allopathique put dissiper les souffrances, quoique difficilement et lentement. Plus tard, ces moyens se montrèrent tout-à-fait inefficaces, et l'on administra les remèdes homœopathiques ordinaires (*apsoriques*), dont l'effet bien préférable à celui du traitement antérieur, resta cependant impuissant à prévenir le retour du mal. L'amélioration qu'ils produisirent fut de moins en moins marquées, et il devint évident qu'ils ne pouvaient rien contre la cause morbide; que s'ils avaient modifié et fait disparaître ses manifestations d'une manière plus prompte et plus complète que les moyens allopathiques, les uns et les autres n'avaient exercé qu'une action *palliative.* L'affection s'était reproduite sous forme de fièvre rhumatismale, puis de cystite. La formation de varices et le suintement sanguinolent à l'anus, montraient dans cette nouvelle forme le caractère essentiel de la première. Enfin, lorsqu'après un retour de celle-ci, les médicaments homœopathiques ordinaires n'eurent plus aucun effet, la guérison radicale s'obtint par deux remèdes antipsoriques, dont les phénomènes pathogénétique, se rapprochaient des symptômes morbides. En débutant par leur emploi, combien n'eût-on pas évité au malade de récidives et de souffrances! Nous apprenons aussi par cette observation clinique, que les métastases dont sont pleins les traités de pathologie, et qu'on représente toujours comme des mouvements naturels à la force vitale, ne sont le plus souvent que le produit de l'art. La méthode allopathique les amène plus ordinairement que les remèdes homœopathiques apsoriques, qui ont en outre l'avantage de produire une amélioration plus complète. Mais, ni les uns ni les autres ne peuvent les éviter, parce qu'ils ne peuvent en atteindre la cause psorique, cette hydre aux têtes renaissantes. Il arrive aussi quelquefois qu'un médicament apsorique soulage une douleur, un mal quelconque, jusqu'à un certain point, au-delà duquel il n'agit plus. L'affection reste stationnaire à ce degré de soulagement, et l'on a gagné, sans aucune espèce d'inconvénient, une amélioration positive et durable. Dans ces cas, il y a aussi le plus souvent un élément psorique qui s'oppose à la guérison radicale, et le praticien ne doit pas se contenter de cette amélioration.

«Au printemps de 1828, régnait ici une bizarre épidémie de névralgie faciale. Tous les sujets que j'eus à traiter furent très-promptement guéris par la *spigelia*. Sur la fin, vint me consulter un homme robuste, d'environ 30 ans, qui avait été atteint un des premiers de ce mal et avait en vain employé le traitement allopathique. La douleur se manifestait par un accès tellement violent qu'elle le mettait dans un désespoir furieux; elle occupait le côté gauche de la face, circonscrite à l'os zygomatique, et le pourtour inférieur de l'orbite. Ces parties ne pouvaient supporter le plus léger attouchement et même le mouvement du corps. L'aile gauche du nez et la moitié correspondante de la lèvre supérieure étaient le siège d'un gonflement luisant. La *spigelia* diminua de beaucoup la violence des accès, mais ne put les faire cesser complétement, ni même en prévenir un seul. D'autres médicaments furent administrés sans résultat. Je me décidai alors à faire usage des antipsoriques, d'autant mieux que les renseignements fournis par le malade sur ses antécédents, indiquaient une infection psorique très-enracinée. Aussi le traitement fut-il long, et je dus employer successivement *calcarea, Lycopodium sepia. baryta.* L'enflure constante de la face et les douleurs périodiques diminuèrent dès le commencement, et je pus voir que ces moyens avaient eu prise sur le principe même du mal. Pendant que l'enflure diminuait, le malade éprouvait une sensation pénible, comme une pression dans le haut du ventre, sensation qu'il avait eue autrefois, et que la névralgie avait fait disparaître.... Enfin, comme il restait encore au siége de cette névralgie une certaine sensibilité aux changements de température, je donnai *graphite* X , qui dissipa ce léger reliquat. Ce médicament, quoique administré à une dose très-minime, produisit un de ses effets pathogénétiques les plus tranchés : le développement d'un érysipèle facial qui disparut lui-même promptement.

« Les observations précédentes nous ont permis de comparer l'action des remèdes homœopathiques ordinaires , avec celle des antipsoriques, et de montrer que les premiers administrés contre les états morbides compliqués d'infection psorique, ne font que pallier les symptômes , ou amener des métamorphoses fâcheuses, ou même restent sans effet, tandis que ceux-ci , qui répondent spécifiquement à la cause morbide , guérissent seuls radicalement.

«Il me reste à présenter quelques-uns de ces cas, que les ressources de la nature et de la médecine ancienne ne peuvent guérir, et qui ont cédé dès l'abord à un traitement commencé avec les antipsoriques. Ce sera la contre-épreuve des assertions précédentes : Un jeune paysan avait éprouvé une vive inflammation sur le trajet du tibia , sans en connaître la cause , sans y avoir donné lieu. Il couvrit le point enflammé, de cataplasmes de farine de lin, et l'amena ainsi à suppuration. Cependant, l'abcès ne s'ouvrit pas de lui-même, et je pratiquai la petite opération. Je trouvai le tissu cutané tendu, d'une couleur blafarde et d'une sensibilité extraordinaire ; il s'écoula une grande quantité de sanie fétide qui me fit penser que le périoste et l'os même pouvaient bien être affectés ; l'apparence de la tumeur, son extrême sensibilité, me portaient aussi à le croire ; j'en fus assuré en explorant avec la sonde les parois de l'abcès. Les praticiens connaissent la marche naturelle de ces maladies, qui vont détruisant les tissus osseux jusqu'à l'articulation la plus proche, et nécessitent souvent l'amputation, malgré tous les efforts pour arrêter leur progrès. Je me contentai de faire appliquer de la charpie sèche sur la plaie, et de donner intérieurement une dose de *silicea*. Avec ce seul remède en une seule dose, je parvins à opérer la guérison radicale. Dès le premier jour, le pus s'améliora, perdit sa fétidité ; bientôt la plaie se ferma par une cicatrice de bonne apparence, et il ne s'y est reproduit aucun point d'inflammation, comme cela arrive ordinairement dans les guérisons incomplètes de ce genre de lésion.

« Une femme de la campagne, âgée de soixante ans, fut atteinte à la nuque d'une inflammation charbonneuse considérable (furoncle malin, charbon ou anthrax), c'était un gonflement dur, chaud, de forme arrondie, accompagné d'une fièvre intense. On l'avait couvert d'applications émollientes, dans la pensée de favoriser la suppuration. Au bout de quelques jours après l'invasion du mal, à la base d'une vésicule qui avait éclaté, se forma un ulcère rongeant, qui envahit bientôt tout l'espace occupé par l'induration primitive ; ses bords étaient durs, taillés à pic, sa couleur d'un rouge livide ; il sécrétait une humeur jaune verdâtre, fluide, mordicante, fétide, qui détruisait le tissu cellulaire, et avait mis à nu les muscles; l'apophyse épineuse de la quatrième vertèbre cervicale était découverte, la malade très-faible avait un pouls déprimé et la figure terreuse. Tout médecin comprendra quel pronostic fâcheux l'on devait porter à cet âge, avec cet appareil de symptômes; et celui qui sait combien il est rare de pouvoir obtenir de guérisons en pareil cas par les procédés ordinaires et avec quelle lenteur elles s'obtienent , celui-là, saura apprécier la supériorité de notre méthode, en apprenant que huit jours après l'administration d'une dose de *silicea* le mal avait retrogradé et qu'il fut complètement guéri sur la fin de la troisième semaine. Pour tout topique externe j'avais ordonné des lavages avec l'eau tiède. D'abord l'appétit et le sommeil étaient revenus; puis le pouls avait repris son état normal, la figure sa gaité; en même temps la sanie s'était changée en pus de bonne nature, et les bords de l'ulcère couverts de bonnes granulations.

«Un jeune homme de la campagne ressentait depuis long-temps, à la suite d'une chute, une douleur sourde dans le genou, avec gêne de la marche; puis, cette partie s'enflamma, et il survint un gonflement considérable; les douleurs étaient vives et ôtaient le sommeil. Après plusieurs médications inutiles, je fus appelé. Je trouvai le genou et les parties environnantes fort tuméfiés, et la peau d'un rouge bleuâtre; le malade ne pouvait y supporter le moindre contact, il ressentait des douleurs déchirantes et piquantes; il éprouvait au côté externe une sensation de fluctuation. J'administrai *silicea* 30, le pus se fit bientôt jour, d'abord fluide et mordicant; l'ouverture du petit abcès s'agrandit jusqu'à avoir la surface d'une pièce de 8 grosch, puis il se ferma de lui-même, le pus devint de bonne nature, la dureté et et le gonflement du genou se dissipèrent peu à peu ; vers le 25ᵉ jour, la guérison était complète. Les praticiens expérimentés savent bien que de telles maladies abandonnées à elles-mêmes, ou traitées par les moyens de la médecine ancienne, sont loin de suivre cette marche. Le changement subit du pus et de l'ulcère dès que l'antipsorique eut le temps de manifester ses effets, est très-digne de remarque.

« Une jeune femme mariée depuis un an, d'une constitution faible, délicate, ayant eu plusieurs pertes utérines pendant sa grossesse, et une délivrance pénible dont elle était à peine remise, voulut néanmoins nourrir son enfant. Après quelques semaines, elle prit une inflammation à la mamelle (¹) que l'on traita sans succès avec plusieurs topiques. Je fus appelé fort tard, je trouvai plusieurs ouvertures d'abcès avec bords calleux, d'où s'écoulait une humeur purulente ; entre les abcès dans la mamelle, on sentait des parties dures çà et là ; la malade avait une toux sèche, quelquefois accompagnée d'expectoration sanguinolente, respiration gênée, pommettes rosées sur un teint pâle et flétri, anorexie ; le soir, frissons mêlés de chaleur sèche ; la nuit, chaleur visqueuse. Je fis cesser toutes les médications antérieures, je fis entourer la mamelle de coton et soutenir avec un suspensoir ; après avoir ordonné un régime approprié et permis à la mère de nourrir son enfant, j'administrai une dose de *phosphor*. Quoique j'attendisse de bons effets de l'action de ce remède, dont l'expérience m'avait fait connaître l'efficacité en pareils cas, cependant je ne fus pas peu surpris de voir tous les symptômes généraux disparaître au bout de huit jours, et la mamelle reprendre bientôt après son volume et son état normal. »

(1) Dose Brust.

J'aurais désiré que Gross choisit d'autres exemples pour types d'état psorique , car ceux que je viens de citer, à l'exception peut-être de ce dernier, pourraient bien être des affections spéciales exemptes de toute infection. Cependant, je suis bien aise de n'avoir pas terminé cet ouvrage sans rapporter quelques observations de ce genre, que chaque praticien homœopathe a pu recueillir plusieurs fois dans sa pratique particulière, et qui témoignent de la puissante efficacité de nos agents thérapeutiques. Les remarques précédentes sur la palliation, nous rappelleront par contre, sans doute, de cruelles déceptions, et nous mettront aussi sur la voie de les éviter souvent, en nous rendant attentifs à un point de doctrine trop souvent oublié, et à une indication trop souvent méconnue au lit du malade.

Gross a mis la main à tous les travaux qui ont constitué notre école; il n'y a pas un progrès auquel il n'ait contribué; la thérapie isopathique lui doit beaucoup. Je ne reviendrai pas sur ce sujet traité bien des fois; je dirai seulement qn'au moment où Hering publiait les effets du psorin , Gross travaillait de son côté à explorer l'action de ce médicament, dont il fit paraître, en 1836, une pathogénésie de 140 symptômes. Ces études , combinées à celles d'Attomyr, donnent un exposé complet de la sphère d'action de cette substance , et la mettent définitivement au nombre de bons agents de notre matière médicale. On a donc lieu de s'étonner que Jabr, dans les éditions successives de son *Manuel* si classique, si répandu, s'obstine à ne vouloir pas faire au moins mention de ce remède, qui est encore aujourd'hui peu connu et presque pas employé par les homœopathes français.

Pour ce qui concerne l'hydrothérapie, Gross s'est prononcé dans le sens de tous les praticiens de notre école qui se sont jusqu'ici occupés de cette question. Non-seulement il proclame cette méthode un excellent adjuvant de la médication homœopathique, il va plus loin et prouve par des faits que, dans certains cas de fonctions viciées ou torpides par l'effet d'une mauvaise hygiène, d'excès de table surtout, nos remèdes échouent, et que l'emploi des procédés hydrothérapiques est seul capable de rétablir la réaction suffisante pour le rétablissement de l'équilibre des fonctions. Les deux méthodes concourent au même but, celui d'exciter une réaction salutaire, laquelle s'obtient parfois au moyen de modifications générales, physiologiques, et le plus souvent par les effets propres aux agents spécifiques (¹).

La *médecine vétérinaire* n'est pas restée étrangère aux investigations du praticien de Juterbock : je voudrais pouvoir consigner ici les remarques judicieuses et les observations qu'il a faites à ce sujet (²) ; mais des considérations d'un autre ordre réclament les dernières pages de ce livre déjà bien long.

On doit à Gross un petit mémoire sur le traitement hygiénique et thérapeutique des femmes pendant la grossesse, la parturition et des enfants nouveau-nés ; c'est l'unique opuscule de ce genre que je connaisse dans notre école. Quoique plusieurs homœopathes habiles s'occupent avec succès des maladies de femmes, aucun d'eux n'a encore publié avec quelque étendue le résultat de son expérience à ce sujet (³).

______

(¹) Le médecin de régiment (Stabsartz) Starke en Silésie, a publié un livre sur *l'utilité de réunir les méthodes homœopathique et hydrothérapique.* Son voisin, le médecin homœopathe docteur Wipprecht, a pris la direction de l'établissement homœopathique de Scheitnig.

(²) Voy. *Archiv.*, vol. g. 3.

(³) Haubold, de Leipzig, vient de faire paraître, sous son nom, un petit Manuel de thérapie des maladies des femmes, semblable au répertoire de Haase.

Gross n'est pas resté en arrière dans la lutte engagée en Prusse sur la liberté de dispensation; il apporta, lui aussi, son contingent à la masse de résistance qui a fini par triompher de tous les obstacles. Il publia à ce sujet un livre dans lequel cette question est traitée plus complètement que ne l'avaient fait Tittmann et Albrecht, qui s'étaient spécialement attachés au point de vue de médecine légale (¹).

La plus grande expérience de Gross l'a fait dès le début le guide et le conseiller de ses collègues; sa prodigieuse activité et sa facilité d'écrivain lui ont conservé jusqu'en ces derniers temps une influence incontestable, sinon toujours heureuse, sur le développement de la nouvelle doctrine. S'élève-t-il une question, il apporte des matériaux pour la résoudre; il expose les côtés faibles de la méthode, les points à étudier, à reviser. Il donne paternellement à ses confrères d'excellents avis sur leurs rapports avec les clients, avec les médecins allopathes, et sur la conduite à tenir avec eux (²). En 1826, il publia un écrit solide en réponse à l'*anti-Organon* de Joh. Einroth, professeur à l'Université de Leipzig (³). Nous le verrons reparaître au premier rang des défenseurs de la pure doctrine homœopathique contre les innovateurs spécificiens.

Si belle que soit la position de Gross dans notre école, elle ne le met point au-dessus de justes critiques; il a terni jusqu'à un certain point sa réputation de praticien consommé par une suite de contradictions, résultat d'un enthousiasme irréfléchi et trop exclusif pour des objets de détail. Hahne-

(¹) Die homœopatische Heilkunst und ihr verhaltniss zum Staate von W. Cross. Baumgartner. Leipzig, 1839.

(²) *Quelques mots sur les obstacles extérieurs que rencontre la pratique de l'homœopathie. Archiv,* 8. 3.

(³) Beurtheilung des anti-organon, von Joh. Einroth. Leipzig. Reclam.

mann avait porté atteinte à des faits de second ordre pour établir les vérités fondamentales ; son disciple n'imita pas cette aberration du génie ; et son adhésion passionnée à certains procédés accessoires, ses prétentions quelquefois impé rieuses à faire adopter par tous les partisans de la nouvelle méthode ces opinions, dont il changea lui-même maintes fois, ne contribuèrent pas peu à pousser dans les rangs des spécificiens bon nombre de praticiens homœopathes. C'est avec une peine bien sentie que nous dirigeons ces critiques contre un des plus dignes représentants de notre école, un vétéran, un maître habile, dont les travaux nous ont fait en partie ce que nous sommes. Mais, il faut le dire, Gross vient de manquer plus gravement que jamais aux devoirs de sa position élevée en se faisant le fauteur enthousiaste, obstiné, aveugle des exagérations ridicules auxquelles a donné lieu, en ces derniers temps, l'introduction des préparations korsakoviennes. Notre célèbre doyen s'est réduit au rôle déplorable de prôneur spécial de telles excentricités ; il s'en laisse entièrement absorber; et perdu dans ce misérable objet de détail, il semble n'avoir plus de sens pour les questions d'intérêt général et l'ensemble de nos doctrines.

Quelle pénible déception n'eus-je pas lorsque me trouvant pour la première et peut-être dernière fois en présence de ce praticien, je l'entendis me préconiser l'usage exclusif de préparations étranges, si éloignées de celles recommandées par Hahnemann auxquelles nous devons tous nos succès et notre conviction.

Le village que Gross habite est situé à une certaine distance du chemin de fer ; je sautai joyeux du wagon pour m'engager dans le chemin ombragé qui y conduit, me félicitant d'aller recueillir de nouveaux documents pour mon voyage médical au milieu de ce paisible et champêtre séjour, loin du bruit et de la fumée des grandes villes. La science acquiert un charme tout particulier sous les impressions fraîches et riantes que fait naître la vue des champs ; je me rappelais mes excursions avec Attomyr.

Gross est le personnage de l'endroit : chacun me montra son logis. J'entre, et l'on m'introduit auprès d'un homme bilieux, ictérique, aux manières hypochondriaques, qui, aussitôt le but de ma visite exposé, me dit d'un ton peu affable : Monsieur, demandez-moi sans plus tarder ce que vous désirez savoir ; car je n'ai qu'une vingtaine de minutes à vous accorder.—Vingt minutes à un confrère qui fait trois cents lieues pour vous visiter, c'est peu ; aussi ne perdis-je pas mon temps en réflexions psychologiques, et, attribuant cette humeur brusque et chagrine à une aggravation de la maladie de foie dont Gross est atteint, j'entrai aussitôt en matière. Les vingt minutes expirées, je me retirai et, m'asseyant sous l'arbre du village, je notai mes souvenirs de ce court entretien. — Gross emploie exclusivement les dilutions élevées, et quelquefois même celles qui sont au-dessus de la 2,000[e] ! Il n'a pas encore trouvé de sujet qui fût réfractaire à leur action ! Chez les tempéraments indolents, à réaction peu sensible, il ne se manifeste pas d'effet primaire, voilà tout. Il trouve que cet effet s'observe plus souvent et d'une manière plus évidente avec les dilutions élevées ; qu'elles agissent très-vite dans les maladies aiguës, et très-lentement dans les chroniques ; lorsqu'il a affaire à ces dernières, il met ordinairement entre les répétitions un intervalle de quatre à cinq semaines. Il n'y a que le croup contre lequel il n'ait pas encore fait usage des dilutions élevées (je parle des maladies communes) ; par leur moyen il traite avec succès les affections vénériennes, le chancre primitif, et même les gonorrhées consécutives qui lui résistaient presque toujours lorsqu'il était réduit à l'usage des doses hahnemanniennes. Il ne partage pas l'opinion de Rummel et de plusieurs autres praticiens sur la plus grande exactitude de régime qu'exige l'emploi des dilutions élevées ; il pense qu'elles résistent aussi bien que les basses divisions à de légers écarts ; mais il est d'avis qu'elles réclament, pour agir, un choix beaucoup plus exact. Un médicament administré à une dilution élevée ne produira aucune espèce d'effet, si son indication n'est pas exactement homœopathique ; c'est aussi la manière de voir de tous ceux qui ont étudié ces nouvelles préparations.

Il me soutint que *sambucus* lui réussit très-bien à la 1,000e ; *phosphor* ne saurait être poussé trop haut, ainsi que *spigelia*. Il emploie plusieurs médicaments à la 6,000e dilution ! cependant pour plusieurs substances au-delà de 200 les effets primaires disparaissent, et l'efficacité thérapeutique diminue. Gross tire tous ses remédes de Jenichen, et prétend que ce préparateur n'a pas de procédé spécial, qu'il opère d'après les règles généralement suivies.

Voilà tous les renseignements que j'ai pu obtenir du célèbre praticien de Juterbock, et il entremêlait ces indications d'allusions pleines d'amertume au sujet des critiques dont il avait été l'objet, à cause de son adoption exclusive des dilutions élevées. Il paraît qu'il n'a pu supporter ces attaques, dont plusieurs, il faut l'avouer, ont manqué, sous tous rapports, de convenance et de mesure. Gross a été mis par ces débats dans un état de susceptibilité morale, d'irritation biliaire, d'humeur hippochondriaque, qui doit le rendre impropre à observer nettement et à juger sainement les faits. J'espère que le temps le mettra dans des conditions meilleures, et nous rendra notre écrivain fécond et pratique avec toutes ses qualités, moins sa passion absorbante, exclusive pour les diluements sans bornes.

Le manque de conversation avec Gross m'ôte l'occasion ou le prétexte de développer ici quelque point de vue théorique, comme j'ai coutume de le faire ; mais je m'étendrai par compensation sur un sujet pratique de la plus haute importance, qui demande une large place dans un ouvrage dont le but est de propager la nouvelle méthode, en faisant connaître sa supériorité sur les procédés anciens ; je veux parler du *traitement homœopathique des maladies des enfants*. Gross est du petit nombre de médecins homœopathes qui se soient occupés d'une manière un peu spéciale de ce genre, de maladie ; ce qui m'engage à traiter avec quelque détail ce sujet dans ce chapitre qui lui est consacré.

Des maladies des enfants.

La grande supériorité de la méthode homœopathique sur les procédés de la médecine ordinaire, n'apparaît dans aucun cas d'une manière aussi frappante, que dans le traitement des maladies du jeune âge ; c'est alors qu'on apprécie le mieux l'avantage de ces prescriptions simples et douces que les petits malades prennent sans opposition, à la dose et au moment convenable ; permettant ainsi d'entreprendre et de poursuivre régulièrement toutes les médications indiquées. Et par contre, le vice et l'inconvenance radicales de l'allopathie apparaissent ici dans tout leur jour ; les petits êtres sont tourmentés et souvent d'une manière cruelle, ils s'agitent, ils crient, ils s'irritent, et l'excitation où les met cette colère s'ajoutant à la fièvre, lui donne un nouveau degré d'intensité. Veut-on leur faire boire la potion nauséeuse, ils résistent opiniâtrement ; la pauvre mère y perd ses tendres

efforts, ils serrent les mâchoires, renversent la tête et se dé-
fendent dans un état convulsif. En présence de cette protestation de la nature révoltée, l'homme de l'art joue un bien
triste rôle et se voit forcé de renoncer à l'emploi d'une foule
de médicaments efficaces ? Si ses prescriptions ne peuvent
s'effectuer convenablement, sera-ce la faute de toute cette
classe de petits malades ou celle de la science? sera-ce sur lui
ou sur la Providence qu'on devra faire tomber le reproche
d'avoir doté l'humanité de médicaments pour la plupart
inapplicables à l'enfance? Le sens commun décide cette
question à priori; et la méthode homœopathique sanctionne
ce jugement par l'expérience.

Chez l'enfant, les réactions sont plus franches, et les infections médicamenteuses très-rares : deux circonstances
qui expliquent jusqu'à un certain point pourquoi nos médicaments agissent comparativement mieux à cet âge qu'aux
autres époques de la vie. Mais pour obtenir ces résultats
favorables, il est souvent nécessaire d'administrer les remèdes à plus basses dilutions, et avec des répétitions plus
fréquentes que chez les adultes. Ce précepte que l'expérience
clinique me paraît justifier pleinement, ressort du caractère d'acuité qui est plus marqué dans les maladies du jeune
âge, et de la prépondérance de la vie de nutrition sur celle
de relation. Chez l'enfant, les rapports sympathiques des
appareils et des organes entre eux sont encore mal établis ;
le consensus vital a beaucoup moins d'unité. La centralisation
nerveuse se perfectionne à mesure que l'organisme se développe; la vie végétative du fœtus le rapproche du mode
d'existence propre aux animaux inférieurs, chez lesquels le
lien qui rattache tous les organes à un centre commun régu-
lateur, est à peine perceptible. Je ne saurais dire que dans le
fœtus cet élément d'isolement et d'indépendance des appareils

organiques soit aussi marqué que chez les poissons et les
mollusques ; mais on ne peut nier qu'il n'y existe jusqu'à un
certain point , et qu'on n'en observe chez l'enfant quelques
vestiges qui vont en s'affaiblissant avec l'âge. De là , des
sympathies moins vives et moins faciles à exciter , et toutes
les conséquences d'une prédominance de la vie de nutrition
sur celle de relation (¹).

Ce point de vue mieux étudié que je ne puis le faire ici ,
apportera sans doute dans la thérapie des maladies des enfants de nombreuses et utiles améliorations. On explique par
là le peu d'efficacité de la médication révulsive à cet âge.
Je sais que beaucoup de praticiens allopathes refuseront tout
d'abord d'admettre ce défaut d'action révulsive ; ils tiennent
trop à expliquer par elle les effets du calomélas , leur agent
favori dans les affections cérébrales ; mais ces protestations
sorties de préjugés enracinés, n'ôteront rien à la réalité et à
l'importance du fait que je signale, et qui se montre surtout avec évidence dans l'emploi des révulsifs cutanés. La
vésication de la peau n'influe jamais d'une manière appréciable sur la marche et la terminaison de l'inflammation interne; mais ce foyer d'irritation joint au premier, accroît l'intensité de la fièvre et l'épuisement du petit malade. On comprend aussi pourquoi il faut employer chez les enfants des doses plus fortes, c'est-à-dire des basses dilutions fréquemment
répétées. Lorsque les sympathies sont vives et les rapports

(¹) On pourrait objecter à cette manière de voir la fréquence des convulsions chez les enfants. Je préviens là une objection spécieuse , mais qui n'a
rien de fondé. Les convulsions du jeune âge ne sont nullement le résultat
des sympathies et du consensus qui lie intimement les viscères entre eux.
C'est un effet direct du centre céphalo-rachidien qui est à cette période
l'organe prédominant, celui qui attire la plus forte proportion d'activité vitale,
et sur lequel agissent le plus vivement toutes les influences morbides.

des organes entre eux bien établis, la plus légère impression spécifique faite sur un point du système nerveux, suffit en général pour modifier efficacement l'appareil qui est destiné à en ressentir l'action ; mais quand ces rapports sont moins faciles, que la vie capillaire et végétative absorbe en partie la sensibilité nerveuse, il faut, pour ainsi dire, imprégner, saturer les tissus du fluide médicamenteux (¹), afin de modifier efficacement cette vie végétative qui réside dans les tissus de l'organisme. En traitant de la sorte, on agit tout-à-fait dans l'esprit de notre méthode : aux états dynamiques, des préparations dynamiques ; aux états qui le sont moins, des doses plus massives.

Les répétitions plus fréquentes sont motivées par la rapidité avec laquelle les fonctions s'opèrent pendant les premières années.

Nous ne saurions trop faire remarquer combien l'allopathie est rude, grossière et brutale dans le traitement des enfants ; ses gros moyens appliqués sans ménagements à ces petites créatures, faibles et délicates font peine à voir. Elle attaque en aveugle le mal actuel sans se préocuper de l'avenir, sans penser que cet organisme, qui se forme, renferme souvent les germes de plusieurs maladies et infirmités qui se développeront avec l'âge ; que, dans l'enfant, il faut traiter l'homme fait, considération grave que le véritable médecin ne doit jamais perdre de vue. L'allopathie a donné dans ce but de bons préceptes hygiéniques ; mais pas un seul système de traitement. Le contraste de l'ancienne et de la nouvelle médecine est sous ce rapport bien frappant, et bien propre à faire comprendre, je ne dis pas aux gens de science qui ont leur manière particulière d'apprécier les choses, mais

______
(¹) On comprend qu'il ne s'agit pas ici de la saturation allopathique.

aux personnes du monde, aux pères et mères de famille, quelle est celle de ces méthodes qui doit mériter leur suffrage.

L'homœopathie est une méthode prophylactique non moins que curatrice; elle s'applique à l'homme au berceau, dans le sein même de la mère, et par des moyens appropriés à ses divers âges, elle le conduit doucement, à travers les influences morbides qui le menacent, au terme naturel de la vie.

La *prophylactie*, dans le sens le plus étendu de ce mot, celle qui s'exerce sur l'enfant, et dont les effets se font sentir pendant toute la durée de la vie, forme un des apanages exclusifs de la médecine homœopathique. A cet âge où les expressions morbides sont peu variées à cause de la rareté des sympathies, un petit nombre de phénomènes anormaux qui ne sauraient constituer une maladie, dénote au médecin du nouvel art, soit les germes d'affections plus ou moins graves qui se développeront dans la suite, soit une disposition à les contracter. En praticien prudent et habile, il n'attend pas que ces causes efficientes et prédisposantes aient produit leur effet; mais il les combat au début par des médicaments, qui, étant appropriés à ce petit groupe de symptômes, répondent homœopathiquement à leurs plus prochaines transformations. Du reste, ce n'est point en une fois et par un seul remède qu'on parvient à faire disparaître ces légères manisfestations morbides; leur insignifiance n'est qu'apparente et leur valeur pathognomonique se dévoile tout d'abord par leur ténacité; elles persistent ou se transforment : une plaque furfuracée fait place à un petit durillon glanduleux, à un arrêt dans la dentition, ou bien à des aphthes périodiques, etc., etc. Ces phénomènes bénius ne sont le plus souvent que les signes éloignés des lésions

les plus redoutables, de la phthisie, des scrofules, de l'hydrocéphale, du carreau, que la médecine ordinaire déclare
incurables dès qu'elle a pu les constater, mais qu'elle ne
cherche pas à prévenir.

Le praticien homœopathe jugeant ces prodromes du point
de vue de nos doctrines vitalistes, les attaque et les poursuit
dans leurs transformations successives; il ne cesse, par l'administration de substances spécifiquement indiquées, de solliciter la force vitale, et particulièrement les systèmes organiques menacés, à réagir efficacement contre la cause morbide spéciale qui sommeille encore. La vie se fortifie dans
cette lutte constante qu'elle soutient sous la direction
douce, sûre et puissante de l'agent spécifique. Peu à peu,
sans crise et sans efforts, la santé, une santé florissante,
s'établit, s'affermit, et règne en souveraine, rarement troublée par quelque congestions inflammatoires bien franches,
dont *acon.* et *belladon*, ne tardent pas à faire prompte justice.

Voilà ce qu'on observe dans les familles où le praticien
homœopathe est, comme on dit, le médecin de la maison,
et libre d'appliquer les ressources de son art lorsqu'il le
juge convenable. Mais ces conditions sont rares, et nous les
déplorons bien sincèrement dans l'intérêt des familles.
L'allopathie avec son système de manœuvres thérapeutiques,
de palliations du moment, de médications au jour le jour,
a fini par pervertir l'esprit public à l'endroit de notre
profession. Aujourd'hui, la plupart des gens *font venir le
médecin*; le médecin à leurs yeux, n'est pas un conseiller ni
un guide, mais un homme dont le rôle se réduit à manipuler
un malade étendu sur son lit. Le patient remis sur pied
ou enterré, on ne revoit plus le docteur. Qu'a-t-on besoin
en effet de le consulter assidûment pour l'entendre prescrire

un cautère à demeure, des mouches volantes, un vésicatoire,
quelques sangsues, qu'on saura bien appliquer sans son
ordonnance, ou des pilules purgatives, dont telle bonne dame
connaît une douzaine d'espèces, ou des eaux minérales indiquées à vue de pays, un voyage dans le midi, ou tel
autre précepte hygiénique que tout homme de bons sens
saura se prescrire lui-même. La médecine ordinaire a justement mérité la position qu'elle s'est faite ; mais il est bien
dur pour nous, possesseurs du véritable art de guérir, de
partager cette pitoyable condition. L'homœopathie n'est pas
un replâtrage thérapeutique, mais une médication intime,
qui modifie profondément et à la longue. Pour produire
toute son efficacité, il faut qu'elle attaque les états morbides
dans leurs principes, et les poursuive jusqu'à leurs conséquences les plus éloignées. Le praticien homœopathe a besoin
d'entrer dans tous les détails du genre de vie, des habitudes, des antécédents, d'observer dans l'état de santé les
signes de dispositions morbides, de tout voir, de tout savoir,
d'être en un mot le médecin de la maison. Cette situation,
qui devient de jour en jour plus rare pour lui et ses collègues
allopathes, est cependant la condition indispensable du traitement prophylactique de l'enfance. Nous devons savoir
gré à notre estimable confrère le docteur Gastier de Thoisey,
d'avoir cherché à attirer l'attention des familles sur cet important sujet, par la publicité qu'il a donnée à son petit traité
du *traitement prophylactique.*

Nous possédons maintenant un traité spécial des maladies
des enfants, publié en 1846 par notre confrère le docteur
A. Günther (¹). Ce travail est divisé en deux parties, dont
la première est consacrée à l'éducation hygiénique du jeune

____

(¹) Die Kinderkrankeiten von F. A. Günther. Sonderhausen , 1846.

âge, et la seconde au traitement de ses maladies, qui sont elles-mêmes classées sous trois chefs, selon qu'elles se développent plus spécialement au commencement, vers le milieu ou sur la fin de la période d'enfance. On comprend qu'une telle division n'a rien de bien exact, et qu'elle sert plutôt de prétexte à la formation de trois chapitres.

Désirant traiter ici de la thérapie des enfants, avec l'étendue que peut comporter la nature de cet ouvrage, je vais suivre l'ordre de Günther. Ce sera, du reste, presque tout ce que j'emprunterai à cet auteur, qui, ayant fait son livre pour les mères de familles, a insisté spécialement sur les préceptes hygiéniques, et a traité fort légèrement ce qui concerne le traitement. Je passerai sous silence tout ce qui a rapport au régime et aux soins extérieurs. Ne pouvant faire ici un travail thérapique complet, je me contenterai d'indiquer sommairement les symptômes de quelques affections morbides et le traitement qui leur convient.

On observe fréquemment chez les nouveau-nés des accidents respiratoires qu'il ne faut pas confondre avec l'asthme auquel sont sujets les enfants de la seconde période. Ceux-là proviennent d'une structure anormale des organes thoraciques, ou d'un défaut d'activité de poumons. Dans le premier cas, il constitue un état incurable. Le défaut d'activité des poumons est aussi dangereux, si l'on n'emploie pas très-promptement quelque moyen pour le faire cesser. Le plus simple et le plus efficace consiste à frotter vivement avec la main ou avec une brosse douce, la plante des pieds et le ventre à la région du diaphragme. Si l'on n'a point trop tardé à l'employer, ce simple procédé suffit à exciter l'appareil respiratoire : les muscles de la poitrine se contractent, provoquent quelques forts cris, et l'enfant est sauvé (¹). On pourra être certain d'avoir affaire à ce défaut d'action des poumons, lorsque, chez un enfant qui sera né promptement, facilement et sans lésions mécaniques, on observera que la paroi antérieure du thorax est aplatie et ne se gonfle pas, que les côtes et les parois de l'abdomen restent à peu près immobiles, que les cris sont faibles, mal formés et plaintifs. La peau est alors d'une pâleur bleuâtre.

Les nouveau-nés sont sujets à des *ophthalmies* qui proviennent ordinairement de l'impression brusque de la lumière du jour sur des organes délicats qui ne sont pas habitués à cette sensation. Les paupières paraissent rouges et gonflées; elles laissent passage à un fluide âcre et blanchâtre, qui devient dans la suite jaune et plus épais, se concrète au dehors et colle les paupières, que le petit malade tient du reste convulsivement fermées. Plus tard, le globe de l'œil rougit, s'enflamme et l'enfant témoigne par son agitation qu'il éprouve une vive douleur. La sécrétion muqueuse devient très-abondante, d'une apparence puriforme et quelquefois sanguinolente. Cette phlogose n'a pas de tendance à se terminer par résolution. Elle finit par amener des lésions organiques de l'œil et même la cécité.

Le premier soin à avoir est de tempérer l'intensité de la lumière, puis on administre à la nourrice en même temps qu'à l'enfant une dose d'*aconit* (basse dilut.) trois ou quatre fois dans la journée. Après avoir administré ce remède pendant deux ou trois jours, on en vient à l'emploi de l'*ignatia* ou d'*euphrasia*, dont on fait prendre une dose seulement toutes les 24 heures. L'indication différentielle de ces deux

---

(¹) Voyez pour plus de détail à ce sujet : *Les poumons de l'enfant nouveau-né, sous le point de vue pathologique et thérapeutique*, par Jörg Grimma, 1835.

remèdes dans ces cas n'est pas encore bien connue. S'il s'y joint de la diarrhée, *chamom.* sera préférable; s'il y a coryza, on donnera *pulsatil.*, *rhus* ou *metallum*; ce dernier est indiqué de préférence lorsque l'écoulement muqueux est fluide, clair, corrosif, produisant l'écorchure du bord des narines et de la lèvre. S'il y a langue chargée, perte d'appétit, teint jaunâtre, il faudra donner quelques doses de *nux vom. Sulfur* convient aussi dès le début, lorsqu'il y a coexistence de psorides. Dans tous les cas, on doit en faire usage lorsque l'irritation a résisté aux médicaments apsoriques que nous venons d'indiquer. *Hepar sulfuris* trouve son application lorsque les paupières sont le siége d'un boursoufflement sanguin tendant à passer à l'état chronique, et qu'il y a sécrétion puriforme. *Calcarea carb.* est quelquefois utile dans la la dernière période; on ne saurait préciser exactement le cas de son application. Enfin, lorsqu'on est appelé en désespoir de cause auprès d'enfants épuisés par cette maladie, il convient de débuter dans le traitement par *veratrum* ou *phosphor.* Ces deux médicaments provoquent en général des réactions efficaces qui ouvrent la voie à l'action favorable des autres agents homœopathiques.

La *diarrhée* s'observe très-fréquemment pendant les premiers mois de la vie; c'est même un état habituel pour beaucoup d'enfants. Il provient presque toujours de causes étrangères à l'organisme, de défaut de soins, d'alimentation vicieuse, conditions qu'il s'agit de changer avant d'entreprendre un traitement médical. Si les soins hygiéniques ne parviennent pas à mettre un terme à la diarrhée, il convient de recourir sans tarder à l'emploi des substances médicamenteuses. Souvent aussi la diarrhée provient de la nourrice, dont les humeurs sont viciées par une infection morbide spéciale. Alors il faut changer de nourrice ou la traiter en même temps que l'enfant d'une manière suivie, avec des doses fortes et répétées. *Chamomille* est indiqué contre les diarrhées très-fluides, ou de mucosités verdâtres, fétides, accompagnées de coliques que l'enfant donne à connaître en repliant violemment les cuisses sur le ventre, en se tordant et en tournant sur lui-même. Si la diarrhée s'accompagne de flatuosités, que les selles soient peu abondantes, sanguinolentes, difficiles, avec ténesme et grande faiblesse, la *nux vom.* conviendra. Souvent il arrive que la diarrhée provient d'un refroidissement, et lorsqu'on peut l'attribuer sûrement à cette cause, il faut employer sans retard les remèdes homœopathiquement indiqués, qui sont *bryonia* suivi de *dulcamara.*

Le *trismus* ou tétanos des mâchoires fait périr (en Allemagne au moins) un grand nombre de nouveau-nés. Cet état morbide est en général restreint à la première quinzaine qui suit la naissance. On observe alors, sans cause appréciable, que la mâchoire inférieure de l'enfant est raide, immobile, serrée fortement contre la supérieure ou tenue à distance de quelques lignes. Dans tous les cas, l'allaitement est impossible; l'enfant crie, veut téter; mais il ne le peut; ou il s'étrangle et régurgite le lait. Il n'est pas rare de voir le trismus cesser momentanément, pour reparaître ensuite sans interruption jusqu'à la mort. Les enfants qui en sont atteints ont une apparence maladive très-prononcée; la peau est pâle, plombée; la respiration est faible, irrégulière, plaintive; le sommeil est incomplet, ainsi que les excrétions d'urine et de matière fécale, et les petits malades tombent bientôt dans un état d'extrême colapsus, sans fièvre; ou bien l'abdomen se gonfle, le corps se raidit et la mort apoplectique survient. Hufeland (*Enchiridion medicum*) signale ce trismus comme une affection mortelle. Suivant ce praticien la mortalité serait dans la proportion de 49 sur 50. Cette maladie ne persiste jamais au-delà du quatrième jour à dater du moment de son apparition. Elle se manifeste souvent sans cause appréciable ; cependant on a tout lieu de croire qu'elle provient quelquefois de l'incision trop rapprochée du cordon ; dans le plus grand nombre des cas, de compression du cerveau et d'extension exagérée de la moelle épinière, dues aux manœuvres de l'accouchement, comme aussi de l'impression vive du froid. Sous l'influence de cette dernière cause, le trismus s'accompagne ordinairement d'ictère, de cet *ictère des enfants*, maladie sur laquelle nous allons intercaler ici quelques remarques.

Ce phénomène est fréquent surtout pendant les premiers jours qui suivent la naissance. Il peut se produire spontanément ; mais il est d'ordinaire provoqué par l'impression du froid. Au contraire de ce qui se voit chez les adultes, les matières fécales sont plus foncées en couleur, et les urines n'éprouvent aucune modification. Ce n'est pas un vice de direction, mais une supersécrétion de la bile. On sait que le foie est proportionnellement plus développé chez le petit enfant qu'à toute autre époque de la vie. Cet ictère est quelquefois provoqué par les laxatifs, la rhubarbe surtout. Il trouve alors dans *nux vom.* son remède efficace. Lorsqu'il est essentiel ou qu'il provient du froid, il cède facilement à un des quatre remèdes suivants : *china*, *digitalis*, *pulsatilla*, *mercurius*. Mais revenons au trismus.

Le spécifique de cette terrible maladie est la *noix vomique* administrée plusieurs fois le jour, de la 18me à la 30mo dilution par la bouche, et aux basses dilutions, si l'on est obligé de l'introduire dans les intestins par injection. L'emploi de ce moyen est presque toujours suivi de la guérison, et il l'amènerait probablement dans tous les cas, si l'impossibilité de nourrir n'éteignait la force vitale avant qu'elle ait pu développer une réaction favorable. Il ne faut pas négliger les moyens alimentaires accessoires, les lavements et les bains de lait.

La *teigne* est une dégoûtante et hideuse éruption à laquelle l'enfance est sujete à toutes les époques de cet âge. Elle attaque de préférence ceux qui sont nourris grossièrement, qui digèrent habituellement mal ou qui ont des dispositions aux scrofules. Elle débute par de très-petits boutons qui ne tardent pas à s'ulcérer. Ces ulcères s'élargissent, sécrètent une humeur visqueuse qui se concrète et forme des croûtes épaisses sous lesquelles ils continuent de s'étendre.

On distingue une teigne bénigne et une teigne maligne. Dans la première, qui est comparativement sèche, et qu'on désigne sous le nom de *teigne amiantacée*, on observe des vésicules du volume d'un grain de millet, qui se transforment en de petites croûtes écailleuses. Dans la maligne, *teigne faveuse*, se forment tout d'abord de larges vésicules qui laissent bientôt place à des ulcérations d'où s'écoule une humeur épaisse d'une odeur *sui generis*. Ces ulcères paraissent très-douloureux; ils rongent en profondeur et déterminent assez souvent une inflammation érysipélateuse du cuir chevelu. Cette inflammation précède quelquefois l'éruption vésiculeuse, s'accompagne de tension, de chaleur des téguments de la tête, de gonflement des glandes de la nuque et du cou.

Cette maladie s'accompagne d'une production considérable de poux, que les soins de la plus extrême propreté parviennent à peine à diminuer. Sur les parties atteintes les cheveux ne tardent pas à tomber, et si l'éruption s'étend vers le front, on voit se produire des ophthalmies tenaces.

La teigne n'est pas en elle-même une maladie dangereuse; mais, outre le dégoût qu'elle inspire, elle a l'inconvénient de durer longtemps et d'amener le dépérissement du sujet par l'hypersécrétion morbide du cuir chevelu. Le *sulfur* convient dans presque tous les cas dès le début; *rhus toxic* est le remède de fond; *metallum* est préférable lorsque l'humeur sécrétée devient corrosive et produit des excoriations sur les parties qu'elle touche. La *bryone* convient dans le cas de complication de gonflement douloureux des glandes du cou et de la nuque; mais si le gonflement est indolent *dulcamara* se trouve mieux appropriée. Contre la production pédiculaire le *psoricum* est tout-à-fait indiqué : s'il y a inflammation érysipélateuse bien marquée et surtout si elle s'étend au front et aux tempes, il faut choisir entre les trois remèdes suivants: *hepar sulf.*, *graphit.*, *alumina*, et quelquefois même les administrer successivement.

L'éruption désignée sous la dénommination de *croûtes de lait*, qui se manifeste habituellement chez les enfants a la mamelle, sur la tête, la face, et même sur le tronc, est une éruption vésiculeuse qui ne corrode pas le tissu cutané comme la précédente; souvent ne porte aucune atteinte à la santé du sujet ; mais elle ne laisse pas que d'avoir ses inconvénients par son aspect désagréable, l'irritation et le prurit qu'elle amène. Il convient de débuter dans le traitement par une dose d'*aconit* lorsqu'il y a symptôme d'excitation fébrile ; ensuite il faut en venir à l'emploi alterné de *rhus* et de *sulfur*; c'est la meilleure méthode. Plusieurs praticiens ont préconisé dans ce cas *viola tricolor ; salsaparilla* et *me-*

zereum sont encore indiqués et doivent être administrés entre quelques doses de soufre.

L'*érysipèle erratique des nouveau-nés* est une maladie de date récente, ou tout au moins qui n'a été signalée que dans ces derniers temps. Les médecins anglais Unterwood, Walsham et Blomfield, vers la fin du siècle passé, l'observèrent fréquemment dans les hôpitaux et les asiles d'enfants trouvés (¹). Les Allemands s'empressèrent d'en faire une étude attentive et consignèrent les résultats de leurs recherches dans le journal de Hufeland et les *Archives* de Horn. Tout porte à croire que c'est une forme pathologique récente. S. G. Voyel (dans son *Manuel de médecine pratique*, 1794, vol. 3, p. 326,) se contente de dire que l'érysipèle chez les enfants est chose rare, et il cite seulement deux cas de cette maladie telle qu'on l'observe chez les adultes. J.-B. Frank n'en fait aucune mention. Reil (dans sa *doctrine des fièvres*, vol. 2, p. 385,) paraît l'avoir reconnue, mais imparfaitement; car il ne la considère pas comme une affection *sui generis*, et l'indique comme étant une modification de l'érysipèle ordinaire. Des auteurs récents, qui écrivirent vers 1815, Richter, Schmalz, Marcus, partagèrent cette opinion.

Les praticiens anglais et allemands admettent donc aujourd'hui l'existence d'une affection érysipélateuse spéciale, que leurs prédécesseurs n'ont pas fait connaître, probablement parce qu'elle n'existait pas alors. L'*endurcissement du tissu cellulaire* que les médecins français se sont appliqués à étudier et à décrire dans ces dernières années, n'en serait-il pas un degré ou une simple modification?

(¹) Reddelin recueillit ces documents en 1822 dans un mémoire intitulé : *Remarques et observations cliniques sur l'érysipèle des nouveau-nés*. Leipzig.

Cette maladie (l'érysipèle), remarquable par ses phénomènes caractéristiques et son extrême gravité, est devenue
l'objet des élucubrations théoriques des allopathes touchant
sa nature et son origine; et de ces opinions divergentes on a
vu sortir comme d'ordinaire toute espèce de médications, dont
plusieurs opposées entre elles. Heureusement que l'école homœopathique s'est emparée de ce nouvel objet d'études, et
l'a soustrait aux systèmes et à l'empirisme de sa rivale. Le
docteur Thorer, dans le 4ᵉ volume de son journal, s'appliqua à démontrer que les lésions organiques qu'on avait indiquées comme les causes de cette maladie, n'en étaient que des
complications secondaires, accessoires et variables, et que cet
état morbide existait bien comme affection distincte et spéciale; il en établit le traitement d'après le principe homœopathique, et donna avec détail l'observation de cinq cas pris dans
sa clientèle, dont un seul se termina d'une manière fâcheuse,
par un hydrocéphale aigu. Voici quelques-uns des traits
principaux de cette dangereuse affection :

Après plusieurs jours de malaises, pendant lesquels l'enfant
dort peu et mal, vomit fréquemment et ne va presque pas à
la selle, il se manifeste autour du nombril ou au bas ventre,
mais rarement ailleurs, une plaque de la couleur de l'érysipèle ordinaire, bien limitée, ne formant pas de saillie, dont la
rougeur disparaît sous la pression du doigt, qui s'élargit,
s'étend, se déploie et parcourt ainsi toute la surface cutanée,
sans rester jamais plus de trente-six à quarante-huit heures
sur le même point. A mesure que cette éruption se propage,
elle revêt une couleur de plus en plus foncée et finit par prendre une teinte violacée au degré le plus intense du mal. En
même temps, le tissu cellulaire se boursouffle un peu; les
plaques deviennent résistantes au toucher, mais extrêmement douloureuses; la plus légère pression sur ces parties

suffit pour faire pousser des cris à l'enfant et le mettre en
convulsion ; l'épiderme est ridée et s'élève quelquefois sous
forme de vésicules d'apparence charbonneuse. On observe
alors une fièvre intense avec forte chaleur, sécheresse âcre
de la peau ainsi que de la langue et de toute la muqueuse
buccale. Il n'est pas rare de trouver les extrémités froides
pendant que le reste du corps est brûlant ; le pouls est très-
accéléré. Le petit malade ne repose pas, gémit incessamment,
et refuse de téter, ou s'il prend un moment le sein, c'est
pour vomir aussitôt. Cet état de l'estomac est compliqué soit
d'une constipation tenace avec symptômes de coliques, soit
de selles diarrhéïques très-fluides, verdâtres, corrosives et
fétides : l'urine acquiert une couleur très-foncée et colore
fortement les langes ; la respiration est précipitée et suspirieuse ; enfin le trismus, les convulsions ou un sommeil comateux terminent vers le 7ᵉ jour cette maladie généralement
mortelle.

Lorsqu'on est appelé au début ou seulement lorsqu'il
existe encore une réaction inflammatoire très-marquée, il
faut administrer *aconit*, puis *belladonne ;* il importe de laisser agir ce dernier remède pendant vingt-quatre à trente-six
heures avant d'en employer un autre. Si les plaques sont
déjà de couleur foncée et d'apparence gangréneuse, il vaut
mieux recourir de suite au *rhus* puis à *lachesis ;* il faut aussi
favoriser la moiteur de la peau ; car, dans les observations
rapportées par les praticiens homœopathes, l'amélioration a
presque toujours coïncidé avec l'apparition des sueurs. A.
Weber cite un cas des plus graves chez lequel les plaques
érysipélateuses avaient fait place à des ulcères de mauvaise
nature, qui ne tardèrent pas à se déterger et à se cicatriser
sous l'action de *belladonne* et de *metallum* alternés. La belladonne a été préconisée contre cette affection par un médecin

allopathe A. Liston ; mais cette indication purement empirique n'enlève pas à notre école la gloire d'avoir proclamé
l'efficacité de ce remède et de tant d'autres contre cette maladie rebelle aux procédés de la médecine ordinaire. Thorer
joint aux moyens que nous avons précédemment indiqués le
graphit, les *acides phosphor.* et *muriat.* Ces médicaments
présentent en effet dans leur pathogénesie des groupes de
phénomènes très-semblables à certaines formes de l'érysipèle des nouveau-nés, et nous avons lieu de croire que la
clinique justifiera cette induction.

Le *cri* chez les petits enfants est un phénomène morbide
d'une grande importance, parce qu'il est l'expression de la
plupart des besoins et des sensations. On entend beaucoup
de mères se plaindre de ce que leur nourrisson crie continuellement sans que rien ne révèle chez lui un état de souffrance : et comme ces cris ont lieu plus particulièrement la
nuit, il importe de les faire cesser pour ne pas altérer la santé
de la mère. On recherchera d'abord la cause de ces cris qui
proviennent quelquefois de la faim, plus souvent d'une douleur et d'une gêne, plus souvent encore d'habitude vicieuse.
Dans le premier cas, l'enfant porte le doigt à la bouche ou
tout autre objet, pour le sucer avidement, et la nourriture le
calme d'une manière durable. Les cris occasionnés par la douleur sont plus perçants, ils s'accompagnent d'agitation des
membres et de refus de téter : il faut déshabiller l'enfant dans
une chambre bien chauffée, et rechercher si la cause de ses
cris ne serait pas un vêtement, une attache trop serrés, une
épingle qui blesse, etc.; si la douleur est interne, il est très-
difficile de déterminer l'appareil organique qui en est le siége;
cependant il y a quelques symptômes apparents qui peuvent
mettre sur la voie. Ainsi, par exemple, lorsque le bas ventre

est brûlant au toucher, que l'enfant ramène ses pieds vers le tronc et les rejette vivement, et cela avec des intervalles de complet repos, il est à peu près certain qu'on a affaire à des souffrances produites par des flatuosités, accident plus fréquent qu'on ne le croit, et qui occasionne une foule de malaises variés. La *nux vom.* les combat efficacement; cependant, lorsqu'il s'y joint des selles bilieuses diarrhéiques, il vaut mieux administrer la *chamomille,* médicament précieux dans la thérapie des enfants, et qu'on ne saurait trop recommander. Le *rheum* est indiqué lorsqu'il y a des épreintes; contre les cris des enfants provoqués par l'irritation des viscères abdominaux, le *jalap* s'est acquis une grande réputation, qu'on ne sait trop sur quoi baser, et qui demande confirmation par la clinique. On comprend que les cris des enfants pouvant provenir de toute espèce de maladies, l'*aconit* et la *belladonne* aient pu être recommandés alors comme calmants par Günther; c'est une action indirecte qui peut être le partage, à un degré moindre il est vrai, de tous les agents de la matière médicale.

Les cris poussés pour ainsi dire sans cause par habitude vicieuse, s'observent chez les enfants qui ont été habitués en état de veille à un mouvement continuel de balancement, de ballottement, et qui ne peuvent se supporter en repos; on les apaise aussitôt qu'on les agite. Les distractions variées et les promenades au grand air font bientôt disparaître cette disposition.

On observe souvent sur la muqueuse buccale des enfants à la mamelle, des érosions superficielles, arrondies, recouvertes d'une pellicule blanchâtre, inflammation aphtheuse purement locale, qu'il ne faut pas confondre avec le muguet. Elle provient ordinairement de l'incurie des nourrices qui mettent aux mains de leur nourrissons des objets malpropres pour les sucer et les mordre. Elles en sont elles-mêmes bientôt punies par les irritations et l'écorchure des mamelons, qu'on fait, il est vrai, facilement disparaître avec des lotions d'eau arniquée. Si les aphthes persistent malgré les soins de propreté, et qu'ils paraissent tenir à un état général, il conviendra d'administrer le *borax*, qui jouit parmi les praticiens homœopathes d'une grande réputation pour ce cas spécial; *acid. phosphor.* et *mercure* sont également indiqués.

Le *muguet* ou *blanchet* est une inflammation aphtheuse spéciale qui n'est pas ordinairement restreinte à la muqueuse de la bouche, mais qui s'étend à toute la membrane intestinale et amène souvent la mort, par la fièvre, la diarrhée colliquative, et le marasme. Cette maladie provient le plus souvent d'une alimentation vicieuse qu'il s'agit d'abord de modifier. Les remèdes que nous venons d'indiquer contre les aphthes simples réussissent également très bien dans ce cas; si ce n'est que *borax* cède ici le pas à l'*acide phosphorique* et au *mercure*.

Une constipation très-tenace et très-fâcheuse peut se manifester chez les nouveau-nés dans deux circonstances : lorsqu'on le nourrit artificiellement ; lorsque la nourrice fait usage d'une alimentation échauffante, et qu'elle est elle-même resserrée. La constipation a beaucoup plus d'inconvénients chez les petits enfants que chez les adultes ; elle les met dans un état continuel de malaise, d'agitation et de cris qui troublent le sommeil et toutes les autres fonctions. Vers la fin de la première période, elle tire une gravité spéciale de la disposition aux inflammations cérébrales, au croup, aux troubles de la dentition; car elle provoque une congestion sanguine habituelle vers les parties supérieures. La constipation chez l'enfant mérite toujours l'attention sérieuse du médecin ; un lavement de lait attiédi et légèrement beurré, suffit le plus souvent pour provoquer des selles normales. Mais si l'on se voit obligé de revenir fréquemment à leur emploi, il vaut mieux faire usage de lavement d'eau simple, à la température de 12-14° Réamur, pour redonner de la tonicité aux gros intestins. Lorsque la constipation résiste aux moyens hygiéniques, il est rare qu'elle ne cède pas à l'emploi de *nux vom.bryon.* ou *sulfur* ; il faut reconnaître aussi qu'elle est due, dans une foule de cas, à l'abus de soi-disant apéritifs, que bien des gens et même des hommes de l'art ont la funeste manie de faire prendre aux petits enfants sous le moindre prétexte et quelquefois dans un but prophylactique.

Les nouveau-nés sont sujets à plusieurs espèces de *hernies*, dont la plus fréquente est celle de l'ombilic. On la guérit facilement à la longue au moyen de simples bandes et compresses. Les hernies inguinales exigent l'emploi de substances médicamenteuses. On parvient quelquefois à les faire rentrer et à les maintenir au moyen de l'administration interne de *nux vom. veratrum alb.* ou de l'application directe du pôle nord du barreau aimanté. Il ne faut pas confondre cette lésion avec l'hydrocèle congéniale, qui se dissipe, en général d'elle-même et dont on peut hâter la disparition en recouvrant la tumeur d'étoupes de chanvre légèrement échauffées.

A l'époque du sevrage, les enfants sont très-sujets à de la diarrhée qui provient ordinairement du changement de nourriture, et se dissipe peu à peu d'elle-même en ayant soin de modifier convenablement le régime. Il n'est pas rare de voir survenir vers la fin de la première année chez des enfants forts et replets, un léger dévoiement, qui persiste sans interruption pendant plusieurs mois. Il serait dangereux de faire cesser ce dévoiement, qui favorise le développement régulier de l'organisme et exerce une heureuse influence sur la dentition. L'excrétion morbide diarrhéïque se reconnaît facilement à ses résultats. Lorsqu'elle s'accompagne de renvois et de vomissements, il faut donner *ipecacuanha*. Si on peut l'attribuer à l'usage d'aliments trop gras, il sera convenable d'employer *pusatilla*. Si les selles sont trop fluides, verdâtres, fétides et accompagnées de fortes coliques, on donnera *chamom; china* est indiqué lorsqu'il y a digestion imparfaite des aliments, lienterie. Ce médicament convient encore, comme aussi *acid. phosphor.*, lorsque la diarrhée est d'ancienne date, et qu'elle a épuisé et émacié le petit malade; si à ce caractère se joignent des tranchées dans le ventre plus fortes l'après-midi, et une sensibilité douloureuse de l'abdomen, il faudra recourir au *metallum*. Dans les diarrhées qui proviennent de refroidissement et qui ne sont compliquées ni de coliques, ni d'aucun phénomène morbide, la *douce amère* est le spécifique par excellence.

Telles sont les maladies auxquelles l'enfant est le plus sujet pendant les premiers mois de son existence; passons maintenant à celles qui se manifestent de préférence au de-là de la première année, jusqu'à l'âge de six ans.

Les enfants de deux à six ans, sont quelquefois atteints d'une dyspnée spasmodique particulière, qu'on a désigné sous le nom d'*asthme de millar*. Cette maladie a rarement de prodromes. Elle se manifeste tout-à-coup la nuit, sous forme d'une crampe de poitrine, qui réveille subitement l'enfant; on observe alors de violent accès de suffocation, une grande angoisse et des efforts particuliers d'aspiration, tantôt la respiration est suspendue, tantôt elle s'effectue avec un son rauque ou sifflant. La face devient d'une rougeur foncée ou bleuâtre, et les accidents nerveux les plus variés se produisent : le pouls est petit, vite et déprimé. Ces accès durent rarement au-delà d'une heure, et se terminent, aux débuts de la maladie, par un retour à la santé, qu'on pourrait dire complet, s'il ne restait une certaine disposition inquiète et de l'accablement; au bout de six, de dix-huit, de vingt-heure au plus, les accès reparaissent et se renouvellent jusqu'à l'extinction de la vie, si l'on n'apporte pas un prompt remède.

Les médecins allopathes ont vivement discuté la question de savoir si l'asthme de millar constituait un état morbide distinct, essentiel, ou s'il n'était qu'une modification du croup, de cette dernière opinion se sont rangés : Underwood, Cullen et Albers; Wichmann, Michaëlis et Royer-Collar sont de l'avis contraire, et Jurine semble partager les deux manières de voir. Quant aux praticiens homœopathes, ils s'accordent tous à admettre l'asthme de millar comme une affection distincte et *sui generis*. Ils se fondent sur la différence essentielle qui existe entre l'expression symptomatique de cette maladie et celle du croup, et surtout sur la différence du traitement qui convient à l'une et à l'autre.

La distinction de ces deux états morbides est très-facile à établir, lorsqu'on laisse de côté toute idée systématique et qu'on se contente d'observer. Ainsi le croup se produit plus particulièrement chez les enfants bien portants et bien nourris; l'asthme se manifeste de préférence chez les individus faibles, délicats, nerveux, excitables; chez ceux qui sont disposés aux scrofules, ou qui ont la poitrine contrefaite. Le croup augmente graduellement d'intensité; il se montre en général épidémiquement et s'accompagne de fièvre. L'asthme a une invasion subite ; il est toujours sporadique et ne laisse percevoir aucun indice de fièvre.

Dans le croup, il y a une toux sèche, d'un ton caractéristique, que la dyspnée crampoïde ne présente pas ; celle-ci est également dépourvue de la sensibilité du larynx. Le croup offre tous les caractères généraux des affections inflammatoires, et dans l'asthme de millar on n'observe que les phénomènes d'excitabilité nerveuse.

Cette maladie réclame de prompts secours, et une répétition fréquente du remède indiqué. Les médicaments spécifiques sont l'*ipec.* et le *samb. nig.* Lorsqu'il y a une dépression extrême des forces, Rummel conseille d'administrer une dose de *metal.*, mais je ne sache pas qu'on ait jamais fait usage de ce moyen en pareil cas.

Je ne m'occupe pas ici de ce qui concerne le croup dont nous avons longuement parlé dans le premier volume, et sur lequel nous aurons occasion de revenir dans la suite de cet ouvrage. Je me bornerai à rapporter simplement le résultat de la pratique de quelques-uns des principaux homœopathes touchant cette terrible maladie.

Sommer (¹) fait connaître que dans le climat un peu rude d'Alberstadt, ses confrères et lui guérissent constamment et très-vite, au moyen d'*acon.* 3, et de *spongia.* 3, alternés toutes les demi-heures, une affection grave d'ailleurs, caractérisée par des accès de plus en plus rapprochés de toux aboyante et très-sonore, accompagnée de respiration sifflante, tête chaude, fièvre vive, suffocation (croup?). Contre les récidives qui surviennent après des refroidissements, ils administrent toujours avec succès *hepar sulfuris* 3. L'amé-

____

(¹) Allg. homœop. zeit. vol. 26. p. 188.

lioration se manifeste en moins de deux heures, et s'annonce par une toux humide, grasse.

D'après Elwert (¹), l'efficacité du traitement suivant, contre le croup se confirme de plus en plus : *acon.* 1 alterné avec *iod.* 1 ou *spongia* 1, dissous dans quelques onces d'eau et administrés au début, toutes les dix minutes, par cuillerées à café.

Tietze (dans le dix-neuvième volume des *Archives)* cite avec détail une observation très-intéressante de croup sans toux et compliqué de paralysie des poumons, qui ne céda qu'à *hepar sulfur.* administré par demi grains de la première trituration. En 1840, il eut six cas de ce genre à traiter sur lesquels il en perdit cinq avec la méthode ordinaire, qui débute par aconit. L'année précédente, sur quinze croups francs, il n'eut pas un insuccès. Il en tire cette conclusion, qui est du reste tout-à-fait dans l'esprit de notre méthode, qu'il ne faut pas traiter le croup comme une maladie toujours identique à elle-même ; sauf à se mettre dans le cas d'avoir des déceptions semblables à celles qu'il éprouva en 1840 ; qu'il faut moins s'occuper à établir un traitement contre le croup, qu'à déterminer d'une manière plus exacte qu'on ne l'a fait jusqu'à ce jour les indications de l'*iode*, de *l'hepar* de l'*éponge*, du *phosphor* et autres 'substances médicamenteuses reconnues efficaces contre cette maladie. Nous avons vu que la société des homœopathes hongrois a répondu à cet appel.

Koch confirme (dans le dix-huitième volume de l'*Hygea*) ses premières assertions sur l'efficacité d'*acon.* et d'*iod.* alternés. Bosch préfère associer au premier la *spongia*, avec quelques doses intercalées de *cuprum*, pour calmer les accès

____

(²) Die homœop. und allop. auf der Wage, der Praxis III.

d'oppression. D'après l'expérience générale des praticiens homœopathes, il paraît que cette médication convient dans la grande majorité des cas ; mais on ne devrait pas s'arrêter là, comme on semble vouloir le faire aujourd'hui ; il faut, ainsi que le dit Tietze, rechercher la sphère d'indication propre des autres agents connus, afin d'être maître du croup, non seulement lorsqu'il se montre sous sa forme habituelle , mais aussi lorsqu'il se complique d'autres états morbides , ou revêt un aspect anormal.

Depuis 25 ans, Gross n'a pas perdu un seul cas de croup pris à temps. Il débute avec *hepar sulf.* qu'il fait suivre d'*acon* 3 : puis, il administre alternativement *hepar*, de 1re à 3me tritur. et *spongia* de 3me à 5me. Il cite pourtant un cas où ces deux médicaments ne produisirent aucun effet. *Iod.* 3 et *aconit* donnés ensuite, amenèrent une amélioration temporaire et ne purent prévenir l'issue fatale. Peut-être que s'il avait moins généralisé son traitement, et qu'il eût employé d'abord ces deux derniers remèdes il aurait sauvé ce malade. Il fait mention d'un autre cas où le *phosphor* fut le seul moyen efficace.

Entre autres cas de guérison de croup, mon père m'a cité celui d'une petite fille de quatre ans auprès de laquelle il fut appelé le soir, qu'il trouva dans toute l'acuité du mal , et l'imminence de la suffocation. Au moyen d'*aconit* 6 et *belladonne* 12 alternés, il l'avait mis le lendemain hors de danger ; *spongia* acheva la guérison.

Le *tartarus* est recommandé par plusieurs praticiens lorsqu'il y a bronchite, engouement et paralysie des poumons.

Le *rachitisme* est une maladie d'apparition assez récente et qui témoigne de la détérioration et de l'affaiblissement progressif de l'organisme humain ; c'est une forme du scrofule et un résultat de l'infection psorique. Dans le rachitisme, les systèmes osseux, fibreux et musculaire, semblent privés d'une vitalité suffisante et subissent un arrêt de développement qui est habituellement suivi de lésions organiques.

Les enfants atteints de cette maladie ont la tête volumineuse, le cou mince et amaigri ; la figure petite, pâle, ridée et comme décrépite. Les sutures et fontanelles restent membraneuses ; les yeux sont grands et mats ; les dents ne percent que fort tard et ne tardent pas à se carier. La peau est pâle, flasque et forme des plis dans les endroits qui sont destinés à recouvrir de gros muscles qui sont ici dans un état d'atrophie. Le ventre est en général saillant, dur et résistant au toucher. Les os spongieux des mains et des pieds et les extrémités des os longs sont plus ou moins tuméfiés. L'intelligence est précoce ; mais la marche s'effectue plus tard que chez les enfants bien portants.

Lorsque la maladie a persisté un certains temps, on voit se produire des courbures ou autres distorsions des membres, de la colonne vertébrale, des déformations du bassin et des luxations incomplètes. Le défaut de nutrition des os, des muscles, des ligaments et des cartilages empêche la locomotion de s'effectuer d'une manière convenable, ce qui augmente encore les difformités du sujet.

Il est utile de se rappeler dans le traitement du rachitisme que cette affection ne se développe presque jamais avant la première année, et disparaît quelquefois d'elle-même avant la huitième. Mais alors même ses suites peuvent persister pendant toute la durée de l'existence. Les os se durcissent dans la position vicieuse où le ramollissement les a réduit, d'où résultent souvent les infirmités les plus déplorables : les déviations de l'épine, la claudication, les rétrécissements du bassin, qui apporteront des obstacles dangereux à l'accouchement, des déformations de la poitrine, qui prédisposent aux souffrances asthmatiques et aux maladies du cœur. Que le fait ordinaire de la guérison spontanée de cet état morbide ne mette donc pas les parents dans une fausse sécurité ; le rachitisme ne se montrât-il que par de légers symptômes, sans conséquences à redouter pour l'individu, il importerait encore de le combattre avec soin pour détruire dans son germe une diathèse qui se transmet par hérédité.

L'homœopathie dispose de moyens très-efficaces contre le rachitisme, si toutefois l'enfant se trouve dans de bonnes conditions hygiéniques. Dans tous les cas, elle exerce une action favorable sur l'évolution de cette maladie, hâte sa terminaison et en prévient les suites fâcheuses.

Les médicaments les plus particulièrement indiqués sont : *sulfur, calcarea carbonica, asa fœtida, mercurius, natrum m.* et *belladona.*

Il est toujours convenable d'employer *sulfur* soit au début, soit dans le courant du traitement ; *calcarea carb.* est le spécifique par excellence. On peut, jusqu'à un certain point, comparer ici ses résultats à ceux du fer administré dans la chlorose. Ce n'est pas que ce médicament rende matériellement au tissu osseux un des éléments terreux qui lui manque ; car on l'administre alors aux préparations purement dynamiques ; mais il provoque une excitation spéciale qui fait cesser une nutrition défectueuse. L'état habituel des voies digestives dans le rachitisme répond très-homœopathiquement à la pathogénésie de calcarea. Il arrive quelquefois que ce remède produit seulement une amélioration passagère ou très-restreinte qui ne fait point de progrès ; c'est le cas de recourir à l'emploi de *mercurius* et *natrum m.* alternés tous les trois ou quatre jours. Cette médication est généralement suivie de très-heureux résultats ; le *phosphor* convient lorsqu'il y a un grand degré de faiblesse et diarrhée colliquative ; l'*asa fœtida* est indiqué par la carie des os spongieux, et *belladonne* par le gonflement douloureux des glandes, comme aussi par la complication assez fréquentes d'épanchement séreux ventriculaire. Le *metallum* rend de grands services contre le carreau et la fièvre hectique qui se manifestent dans quelques cas de rachitisme très-développés.

Dans toutes les observations d'inflammation cérébrale des enfants, fournies jusqu'à présent par les praticiens homœopathes, il n'est fait aucune distinction entre la *méningite* et l'*encéphalite*. Mais cette confusion nosographique ne nuit en aucune façon au traitement ; car on ne laisse pas que de prendre en considération les divergences symptomatiques. Günther va même jusqu'à réunir, sous la dénomination d'*hydropisie ventriculaire aiguë*, les diverses inflammations du cerveau et de ses membranes ; mais il divise cette maladie en quatre périodes : la fluxion, l'inflammation, la sécrétion séreuse et la paralysie ; il décrit longuement l'appareil symptomatique propre à chacune d'elles. Je n'entrerai pas dans tous ces détails ; je préfère rapporter à ce sujet quelques remarques essentiellement pratiques de deux médecins homœopathes des plus expérimentés, Weber et Wahle, et celles que nous avons recueillies dans notre pratique particulière.

« . ... Depuis plusieurs années j'ai eu l'occasion de traiter un grand nombre d'inflammations cérébrales des enfants, et j'emploie une médication qui ne m'a fait défaut en aucun cas, et alors même que j'étais appelé en désespoir de cause après l'emploi inutile des procédés allopathiques. Je vais rapporter ici mes observations cliniques à ce sujet, dans la pensée d'être agréable aux praticiens homœopathes, et de contribuer à montrer à nos confrères dissidents que les substances spécifiques exactement indiquées et administrées aux plus petites doses peuvent triompher des inflammations les plus intenses et les plus promptement mortelles.

« L'*encéphalite aiguë* simple cède en général assez bien , comme chacun sait , à l'emploi combiné d'*aconit* et *belladonne;* mais il n'est pas rare de rencontrer des cas, où ces remèdes, administrés même au début de la première période, n'enrayent en aucune manière les progrès du mal qui ne tarde pas à se compliquer d'épanchement. On observe alors les phénomènes suivants : teint de la face d'un rouge foncé, yeux convulsés, tantôt fermés, tantôt largement ouverts ; lèvres sèches, langue aride et brunâtre, gonflement et tension de l'abdomen, constipation , excrétion urinaire supprimée ou brûlante, respiration précipitée, anxieuse , suspirieuse ; soif vive , sécheresse et chaleur de la peau sur tout le corps. Dans cet appareil symptomatique, contre lequel *aconit* et *belladonne* nous font le plus souvent défaut, *bryone* se montre presque constamment d'une merveilleuse efficacité : il est rare qu'une amélioration décisive ne se manifeste pas sous son influence, et qu'on soit obligé de recourir à un autre médicament. Cependant, comme l'épanchement séreux n'est pas toujours facile à diagnostiquer, il arrive quelquefois qu'on a donné la bryone trop tard , et qu'elle n'a produit qu'un soulagement momentané dans l'état général. Les symptômes de réaction fébrile diminuent d'intensité ; le pouls devient lent, faible, mou et irrégulier ; la soif et la chaleur sont moins marquées ; la respiration devient facile par intervalle. Les parents qui y voient une amélioration , en témoignent ordinairement leur joie ; mais le petit malade passe d'une extrême surexcitation à un état d'insensibilité et de prostration ; il ne peut plus se tenir sur son séant ; porte ses mains tremblotantes vers la tête, ou se frotte les narines qui sont très-sèches ; les paupières sont agitées de petits mouvements convulsifs, à moitié ouvertes ; la prunelle est tournée en haut ou du côté où la tête a une tendance à se pencher ; l'œil a perdu son impressionnabilité à la lumière ; la pupille est dilatée ; le front est ridé, couvert d'une sueur qui devient bientôt froide ; la face est pâle, boursoufflée ; l'enfant dort presque continuellement, la tête renversée, et ressaute souvent en marmottant quelques paroles ; réveillé, il ne peut soutenir sa tête et pousse des cris plaintifs ; le pouls devient très-faible, précipité et intermittent ; les narines sont sales ; la mâchoire inférieure est pendante, les extrémités recouvertes d'une sueur froide, et la mort ne tarde pas à survenir.

« Si, après l'emploi de *belladonne* et de *bryone*, il se manifestent quelques-uns de ces fâcheux symptômes que nous venons d'indiquer, il faut recourir sans retard à *helleborus niger*, sous l'influence duquel le mortel épanchement séreux, ou pour parler plus juste, les phénomènes morbides qu'on lui attribue, diminuent d'intensité. L'action efficace de ce remède est très-prompte ; souvent au bout de cinq ou six heures elle amène une amélioration appréciable : cependant, en médecine spécifique, on ne peut établir aucune indication générale ; il est des cas, rares il est vrai, mais j'en ai trouvé quelques-uns, dans lesquels *hellebore* n'eut aucun effet. Mais ceux que j'ai observés ne résistèrent pas à *sulfur* de la 30e à la 60e dilution (peut-être avaient-ils une origine psorique). Une condition importante de réussite est d'agir sans tergiverser, et de ne pas laisser le malade plus d'une demi journée sous l'influence du remède qui n'a pas produit d'amélioration sensible pendant ce laps de temps.

« La plupart des *hydrocéphales chroniques* cèdent à l'emploi exclusif ou alterné d'*hellebore*, *sulfur* et *arsenic*. J'indique ces remèdes dans leur ordre d'importance ; s'il n'y a pas d'indication urgente, on fera bien de laisser agir l'*hellebore* pendant huit à dix jours (¹). »

Voici d'autres observations pratiques rapportées par Weber : « Pendant le dernier mois de 1834 et le commencement de l'année suivante, j'ai traité ici (à Lich) treize enfants atteints d'inflammation du cerveau. Ces enfants se plaignaient, un jour ou deux avant que je ne fusse appelé, de pesanteur de tête, qui les obligeait à se coucher souvent, et de dégoût pour la nourriture. Après ces prodromes se manifestait un sommeil profond et prolongé, interrompu subitement par des soubresauts accompagnés de cris perçants, très-forts, qui duraient au plus quelques minutes, et faisaient place au sommeil comateux. La plupart grinçaient alors des dents, et d'autres faisaient mouvoir la mâchoire inférieure, comme dans la mastication (ce dernier phénomène a été également signalé par Wahle dans les cas qu'il observa). A leur réveil, ces petits malades se plaignaient de mal de tête et de douleur de ventre, et la plupart vomissaient alors tout aliment et boisson. Il y avait constipation ; de la photophobie seulement chez quelques-uns ; pouls fréquent, petit ; plus ou moins de soif ; langue blanchâtre, aride ; rougeur des joues alternant avec pâleur de l'une, et rougeur de l'autre ; sueurs de la tête avec sécheresse de la peau au reste du corps. Tels étaient les symptômes de cette maladie.

« J'administrai sans succès *aconit* et *belladonne*; mais j'obtins les meilleurs effets de *sulfur* employé à une dilution élevée et donné deux ou quatre fois par jour. Tous ces enfants se rétablirent après huit, douze ou seize doses de ce remède, à

(¹) Archiv., vol. 15, cahier 2.

l'exception toutefois d'un cas compliqué d'hydrocéphale aigu
et de convulsions, pour lequel je fus appelé trop tard.... Il y
a six ans que j'eus le malheur de perdre un enfant atteint
d'encéphalite, et qui présentait les mêmes symptômes que
ceux que je viens de signaler. Je ne connaissais pas encore
la grande efficacité du soufre en pareil cas : j'administrai inutilement à diverses dilutions *aconit, bellad* ., *bryon* et *mercur*.
Aucun de ces remèdes ne produisit le moindre effet (¹). ᴧ

Il est remarquable que les deux praticiens dont nous venons de citer les observations, s'accordent à recommander
les hautes dilutions dans le traitement d'une maladie si aiguë
et si promptement mortelle. L'encéphalite ferait-elle exception à la règle qui prescrit les basses préparations contre les
affections suraiguës? Je ferai observer que ni Weber ni Wahle
n'ont essayé les premières dilutions de *sulfur*, au moins n'en
ont-ils rien dit; il est cependant difficile de croire qu'elles
eussent mieux agi.

Les observations précédentes tendraient presque à faire
rejeter la *belladonne* du traitement des inflammations cérébrales des enfants. On aurait tort cependant de négliger l'emploi de ce moyen en pareil cas : la belladonne étant de toutes
les substances médicamenteuses celle qui présente dans sa
pathogénésie la plus grande analogie avec le type de l'encéphalite, elle sera toujours le remède le plus souvent indiqué
contre cette affection. Kammerer publiait déjà en 1829 « qu'il
avait employé la *belladonne* dans un cas d'hydropisie ventriculaire suraiguë très-avancée avec opisthotonos, alternation
de stupeur apoplectique et de sursauts, cris et jactation; que
ce remède avait produit promptement une merveilleuse

____

(¹) Archiv., vol. 16, cahier 1.

amélioration suivie de guérison complète. » Kammerer avait administré la belladonne dans ce cas à la 30ᵉ dilution.

C'est avec la *belladonne* que je viens dernièrement de sauver la vie à un enfant de trois ans, atteint d'encéphalite simple, auquel j'avais vainement administré *sulfur;* la maladie durait depuis six jours, enrayée dans sa marche et non pas arrêtée, par de fréquentes doses d'*aconit* et de *sulfur*. Il y avait pouls précipité, petit, intermittent; chaleur sèche à la peau et froid des extrémités, suppression des urines, constipation, vomissements des ingesta, langue blanchâtre, aride, lèvres fendillées, sommeil presque continuel, interrompu par des cris très-perçants. Dans les courts intervalles de veilles, l'enfant était dans une agitation extrême; il se débattait et ne supportait l'approche de personne; les paupières étaient constamment fermées. Lorsque je donnai *belladonne*, le petit malade, réduit à un état de prostration extrême, ne pouvait plus se remuer et poussait de temps en temps des cris plaintifs aigus; une heure après l'administration de *belladonne* les cris diminuèrent : le lendemain, les vomissements cessèrent; l'enfant se laissa prendre sans résistance; les yeux s'ouvrirent; il se fit une selle copieuse, et l'on put lui faire prendre quelques cuillerées de bouillon. Je dois faire observer que dès le second jour j'avais employé *belladonne* à la 2ᵉ dilution sans résultat, et que ce fut une dose de la 18ᵉ qui amena la guérison. Je livre ce fait à l'attention des praticiens.

L'emploi de la décoction aqueuse de *mercure vif* a rendu de grands services à mon père dans le traitement des encéphalites compliquées d'épanchement séreux. Mais ce moyen n'est convenable que dans la période de sub-inflammation.

L'hydrocéphale chronique réclame les médicaments indiqués contre le rachitisme, et qu'on alternerait, suivant le cas, avec *belladonne*, *bryone* et *helleborus niger*.

La *luxation fémorale spontanée*, sans cause extérieure appréciable, s'observe assez souvent dans le jeune âge : elle se produit tantôt graduellement, tantôt d'une manière subite, ne s'accompagne d'aucune douleur dans la position couchée et le repos ; mais bien pendant le mouvement du membre inférieur, et par la pression sur la hanche. Après un temps plus ou moins long, quelquefois au bout de peu de jours, on observe un allongement du membre souffrant et une saillie du trochanter. Cette maladie ne se manifeste ordinairement que de la quatrième à la dixième année ; elle consiste en une inflammation interne de l'articulation fémorale, et a pour cause ordinaire une disposition psorique, scrofuleuse, localisée en cet endroit par un coup, une chute ou des efforts musculaires.

Quelque dangereuse que soit cette maladie, elle l'est moins cependant que le traitement violent que la médecine ordinaire emploie ordinairement pour la combattre. Je conseille vivement aux praticiens de lire ce que le docteur Elwert a publié sur ce sujet dans le second chapitre de son livre : l'*Homœopathie et l'allopathie dans la balance de la pratique*. Notre confrère y traite, avec une érudition profonde et une expérience consommée, de la valeur relative des deux méthodes contre cette affection morbide, et condamne vivement l'irrationalité et les graves inconvénients des procédés allopathiques usités en pareil cas. On trouve dans ce travail d'Elwert quelques observations cliniques détaillées et très-instructives.

Le médicament homœopathique le plus souvent indiqué, est *mercure* suivi de *belladonne*, ou bien alterné avec elle ;

rhus tox. est quelquefois préférable ; *colocynthis* convient lorsque la douleur s'étend le long de la cuisse dans la direction du nerf sciatique. Lorsque la maladie a passé à l'état chronique, il faut insister sur *calcarea*.

J'ai dernièrement fait disparaître en peu de jours, au moyen d'*arnica* et *belladonne* alternés, une claudication inflammatoire aiguë survenue chez un enfant de dix ans, à la suite d'une chute sur la hanche. Il y avait rétraction constante de la cuisse sur le bassin, impossibilité d'étendre le membre, vives douleurs provoquées par le moindre mouvement ; l'enfant gardait le lit depuis une semaine, et son mal empirait chaque jour. Ce n'est point là assurément un cas de luxation spontanée ; mais c'est ainsi que cette maladie débute fort souvent, et je ne doute pas qu'on ne parvienne ainsi, dans un grand nombre de cas, à en prévenir le complet développement.

En condamnant sans réserve le traitement allopathique ordinaire de la luxation fémorale spontanée, nous n'entendons pas rejeter l'emploi des procédés orthopédiques ; nous les admettons comme un auxiliaire puissant de la médication homœopathique. Nous reconnaissons, que sans le concours de ces procédés, le traitement médicamenteux spécial est plus long, plus difficile, et peut même quelquefois échouer. Nous avons observé dans le bel établissement du docteur Millet plusieurs cas de guérisons obtenus sans souffrances par l'emploi exclusif d'agents mécaniques et d'exercices bien dirigés : mais il y a quelquefois récidive, et j'insiste sur ce fait, parce qu'il importe de bien comprendre que les procédés orthopédiques seuls, quelque bien appliqués qu'ils soient, sont tout-à-fait insuffisants. Ces moyens mettent les parties déplacées dans la position la plus convenable pour reprendre leur position normale ; mais ils n'ont aucune prise sur la cause morbide qui a donné lieu au déplacement. Si ce vice interne continue à exercer son action sur l'articulation malade, c'est en vain qu'on s'efforcera d'obtenir une réduction durable ou complète de la luxation : l'on ne peut espérer de guérison radicale que dans les cas où l'infection psorico-scrofuleuse s'est fixée sur d'autres appareils organiques, et l'on s'expose à voir périr phthysiques, à l'époque de la puberté, des enfants qu'on est parvenu à délivrer d'une infirmité par des soins habiles et persévérants. Les conditions d'un traitement efficace et complet de la luxation fémorale spontanée, comme celles de toutes les autres lésions de ce genre, se trouve parfaitement remplies par la combinaison des procédés homœopathiques et orthopédiques. Cette heureuse association des deux méthodes existe déjà à Prague dans l'établissement fondé par notre confrère le docteur Hirsch, et nous avons tout lieu d'espérer qu'elle s'effectuera bientôt dans les principaux instituts orthopédiques d'Allemagne.

La *coqueluche* est de toutes les maladies de l'enfance la plus difficile à traiter : ses indications varient beaucoup et s'expriment souvent par des nuances symptomatiques à peine perceptibles, et le remède qui n'est pas parfaitement indiqué ne produit aucun effet. La coqueluche a ce caractère commun avec toutes les maladies épidémiques.

Dans le début, lorsque la toux est catarrhale, on réussira souvent à arrêter le développement de la coqueluche au moyen de quelques doses de *nux vom.* de *pulsatil.* ou de *dulcam.*; mais lorsque la toux nerveuse, crampoïde, s'est définitivement établie, ces médicaments ne suffisent plus, et il faut en venir à l'emploi de *veratrum alb.* donné après chaque accès, jusqu'à ce qu'une amélioration se manifeste. Ce remède se montre spécialement efficace quand l'enfant est déjà très-affaibli, qu'on observe un état fébrile et une sueur froide habituelle au front : il convient encore, lorsqu'à un pouls faible et précipité il se joint une soif vive, comme aussi lorsqu'il y a émission des urines à chaque accès de toux, douleur à l'épigastre et au bas ventre, frillosité et grande faiblesse. *Drosera* trouve peut-être encore plus souvent son indication dans la coqueluche que *veratrum*. Il est préférable à celui-ci s'il y a une réaction fébrile bien marquée, sueurs chaudes et aggravation du mal pendant le repos ; mais *drosera* est un médicament très-capricieux sous le rapport de la dose à laquelle il demande à être administré : il y a des circonstances, qu'on ne peut encore déterminer, où il n'agit qu'aux dilutions moyennes : d'autres où il exige les préparations élevées ; ce qui explique pourquoi quelques praticiens vantent son efficacité contre la forme ordinaire de la coqueluche, tandis que plusieurs vont jusqu'à lui dénier toute action dans cette maladie. Depuis mon retour d'Allemagne nous avons, mon père et moi, administré plusieurs fois avec succès *drosera* 200 que m'avait donné le pharmacien homœopathe Petters. *Cuprum* est indiqué dans les accès très-violents où l'on observe momentanément une suspension complète de la respiration, raideur convulsive, perte de connaissance et râle muqueux dans la poitrine ; *bryone* convient lorsqu'il y a complication de vomissement, et *belladonne* chez les sujets sanguins-lymphatiques ; *hepar sulf.* est préférable quand la toux est rauque, creuse, sèche, qu'elle produit un ébranlement général pénible, et qu'elle irrite la gorge. Lorsque la maladie traine en longueur et résiste à tous les moyens, il n'est pas rare de voir une amélioration définitive survenir après une dose de *carbo vegetabilis*.

La diathèse scrofuleuse ne commence guère à se manifester que vers le milieu de la seconde période de l'enfance. C'est suivant nous une combinaison des infections psorique et sycosique. Cette nature mixte du scrofule, la différence de forme qu'il revêt, la variété de tissu et d'organes qu'il altère, font assez comprendre qu'il ne peut être combattu par un petit nombre de spécifiques, et que son traitement complet doit exiger l'emploi de la plupart des agents médicamenteux. Une thérapie du scrofule, quelque succincte fût-elle, dépasserait de beaucoup les limites que je dois assigner dans ce livre à tout objet spécial. Je me contenterai donc ici d'indiquer les manifestations les plus communes de cette diathèse, et les principaux remèdes qu'il convient de leur opposer.

Les premiers indices du mal sont une certaine flaccidité de la peau et de ses muscles, l'épaississement de la lèvre supérieure, l'écartement des branches de la mâchoire, le développement de l'occiput, peau fine et blanche, boursouflement et empâtement du tissu cellulaire, écoulements muqueux, etc. A un degré plus avancé de la maladie, on observe des engorgements des glandes, qui se terminent par des indurations ou par de lentes suppurations, dépôts froids, inflammations tenaces des yeux et des paupières avec sécrétion abondante de muscosités et larmoyement, écoulement d'oreilles, inflammation des glandes du mésentère avec fièvre hectique, amaigrissement, gonflement des os, éruptions dartreuses, etc., etc.

Les mauvaises conditions hygiéniques telles que le froid, l'humidité, le manque d'air et d'exercice, une grossière ou insuffisante alimentation, exercent une influence si marquée sur le développement et le progrès du scrofule, que plusieurs médecins ont voulu le faire provenir directement de ces circonstances physiques. Cette opinion a cela de bon qu'elle conduit ces praticiens à renoncer dans ces cas aux vaines ou dangereuses médications allopathiques pour s'en tenir aux prescriptions d'une bonne hygiène ; mais elle est cependant insoutenable dès qu'on étudie avec attention l'origine et la terminaison de cette maladie. Elle se transmet évidemment par hérédité ; les petits enfants à la mamelle en portent déjà des traces ; elle affecte spécialement les classes pauvres; mais elle se manifeste aussi, quoique plus rarement, chez les enfants appartenants à des parents aisés et même riches qui pourvoient abondamment à tous leur besoins ; enfin, lorsqu'elle cesse à la puberté, c'est pour faire place à d'autres affections souvent mortelles. Tout dénote dans le scrofule une cause infectante particulière, qui revêt comme un Protée, toute espèce de formes et ne cède qu'aux agents de modifications spéciales. C'est ce qui fait comprendre pourquoi les procédés de la médecine rationnelle sont complètements impuissants contre la diathèse scrofuleuse bien établie, qui a modifié profondément l'organisme et altéré plusieurs tissus.

Lorsqu'il n'y a pas de contre-indications ou si la maladie est à son début, il convient d'administrer *sulfur*. en le répétant à de longs intervalles (tous les huit jours). S'il se joint, à l'état général, des souffrances gastriques : difficulté de digérer, goût et renvois aigres, constipation, ventre dur ballonné, boursoufflement de la face, etc., on l'alternera avec *magnesia carb.*, et mieux encore avec *calcarea.*, s'il y a dégoût pour la viande, flatuosités, diarrhée, dentition difficile et ophthalmie tenace.

La *blépharophtalmie* est le résultat le plus fréquent du scrofule et le plus pénible par sa ténacité. Il se manifeste même chez l'adulte longtemps après que tous les autres phénomènes de cette maladie ont disparu. Les praticiens homœopathes le combattent efficacement au moyen des remèdes suivants : *metallum, belladon., calcar., hepar, sulfur, spigel, mercur.* et *pulsatilla.* Le *metallum* se montre très-efficace dans les ophthalmies très-douloureuses, cuisantes, où l'on observe des taches ou des ulcères sur la cornée et une teinte jaunâtre de la conjonctive. La *belladonne* est spécialement indiquée lorsque l'enfant se plaint d'une forte et douloureuse pression sur le globe de l'œil, qui se fait sentir profondément dans la tête ; lorsque les paupières sont gonflées, renversées et la muqueuse palpébrale d'un rouge vif; lorsqu'il y a photophobie, cercle irisé autour de la lumière. La *calcarea* convient dans la sub-inflammation, la sécrétion muqueuse, le trouble de la vue, les brouillards ou taches noires voltigeantes. *Spigelia* fait en général disparaître la sensation pénible de gravier qui a souvent lieu pendant la période aiguë, *euphrasia* est aussi fortement recommandé dans ce cas, ainsi que *causticum.* Le *mercurius* est un précieux remède dans l'ophthalmie scrofuleuse, surtout après l'emploi de *belladonne.* Voici ces indications spéciales : rougeurs vives de la conjonctive, impossibilité de regarder la flamme, douleur brûlante, mordicante à l'air libre, élancées incisives, comme avec une lame de canif sous la paupière inférieure, boutons papuleux sur la conjonctive, ulcère crouteux sur le bord des paupières, accès de cécité passagère avec brouillards, mouches volantes, étincelles. *Hepar.* convient après *mercur.*, il se caractérise par une rougeur érysipélateuse des paupières, avec douleur de meurtrissure ou d'ulcération au toucher; il semble que les yeux soient tirés en dedans; leurs mouvements sont douloureux et pénibles, ulcères de la cornée, avec larmoyement abondant. *Sulfur.* n'a pas une spécialité bien distincte, il ne faut jamais l'administrer après *hepar.* *Pulsatilla* est indiquée dans l'inflammation douloureuse des glandes de mëibomius et lorsque l'ophtalmie est plus intense le matin qu'aux autres époques de la journée.

Les engorgements scrofuleux des glandes extérieures, de celles du cou en particulier, se manifestent de préférence dans la troisième période de l'enfance, aux approches de la puberté. L'altération des glandes du mésentère s'observe au contraire le plus souvent pendant les cinq ou six premières années de la vie. Le ventre est ballonné, dur, offrant chez certains sujets une résistance uniforme, chez d'autres des duretés disséminées ; extrémités émaciées, peau terreuse, flétrie, visage ridé ; appétit insatiable ; alternation de constipation et de diarrhée.

Le traitement du *carreau* est le triomphe de la nouvelle méthode. Nous en avons reçu un grand nombre à notre Dispensaire de Lyon, et nous sommes toujours parvenus à guérir en peu de semaines, au moyen de *metallum* et de *calcarea*, ceux qui n'étaient pas au-dessus de toute ressource par l'excès de marasme et de faiblesse. *Metallum* est préférable dans les cas où le ventre est très-douloureux, la peau sèche et brûlante. Il est quelquefois utile d'altérner *culcarea* avec *belladonne.*

« La *fièvre vermineuse* (*febris mesaraïca* de Baglivi), est très-fréquente chez les enfants de 2 à 7 ans, nés de parents scrofuleux. Elle survient ordinairement au printemps et en automne, et dure d'une à trois semaines. Il est rare qu'elle soit accompagnée d'expulsion de vers ; mais on observe toujours des selles muqueuses assez abondantes. La maladie débute comme il suit : pâleur de la face, quelquefois rougeur (souvent passagère), pupilles dilatés, cercle bleuâtre autour des yeux ; l'enfant se gratte le nez ; appétit très-prononcé, mais pour le pain seulement ; dévoiement. Après l'apparition de ces symptômes, se manifeste un frisson, suivi d'une forte chaleur générale sèche, plus marquée au ventre et à l'occiput, céphalalgie violente avec élancement, lèvres sèches, langue nette, rouge ou blanchâtre, haleine fade, fétide, soif d'eau, dégoût de la nourriture et surtout du bouillon gras, douleur de pincement à l'estomac, renvois, régurgitation de mucosités ; abdomen constamment brûlant, ballonné, douloureux ne pouvant supporter la pression; état qui vient par accès et fait pousser des cris déchirants. A cette période du mal, il y a ordinairement contispation, plus tard surviennent des selles involontaires, avec gémissements. Les urines sont jumenteuses, d'une couleur foncée; elles présentent tantôt un dépôt muqueux, tantôt de l'énéorème ; toux convulsive, violente, par accès prolongés, pouls très-accélérés, plein; assez souvent exacerbation de tous les phénomènes à minuit et à midi ; peau sèche ou sueurs partielles à la poitrine. Il y a des cas où le petit malade est étendu ou étourdi, sans connaissance, atteint de délire et de convulsions.

China est le médicament le plus souvent indiqué contre cette espèce de fièvre ; il répond d'une manière spéciale aux efforts de vomissement avec douleur abdominale, cris perçants et toux convulsive. Dans la première période où prédominent les symptômes de phlogose artérielle, il convient d'alterner *aconit* et *belladon*. Dès que la réaction fébrile a cédé, on fait bien de donner *sulfur*; *mercurius* doit être employé (à la troisième trituration, plusieurs fois le jour) lorsqu'il y a diarrhée et prédominance des symptômes d'entérite. (Maly Hygea. v. xviii. p. 500). »

Dans le traitement des affections vermineuses, le praticien homœopathe ne perd jamais de vue que, si les vers déterminent des états morbides spéciaux, ils sont eux-mêmes la conséquence de diathèses générales; que le traitement direct anthelmintique est souvent palliatif; que pour arriver à une guérison radicale, il faut attaquer la disposition maladive, antérieure au développement des vers, et qui a favorisé leur production.

Les vers se produisent de préférence chez les enfants qui souffrent de faiblesse de la digestion, qui sont sujets aux coliques et aux alternatives de diarrhée et de contispation. Le *tœnia* ne s'observe guère que pendant la troisième période de l'enfance et plus tard; avant l'âge de 6 ans, on a affaire presque exclusivement aux ascarides et aux lombrics. Les premiers sont très-fatigants par la démangeaison qu'ils occasionnent parfois dans l'anus et qui a lieu presque toujours pendant la nuit. Pour calmer ce prurit on fera prendre quelques doses d'*ignatia*, de *valeriane*, ou même d'*aconit*, s'il y a réaction fébrile. Au cas où il n'y aurait pas de changement, il faudrait administrer *sulfur* pendant plusieurs jours de suite, ou, ce qui est plus expéditif, on donnera en lavement quelques cueillerées d'eau salée. Le *china*, l'*aconit* et le *mercure* calment les accidents qui proviennent de la présence des lombrics.

Nous employons souvent aussi avec succès la décoction de *mercure* vif à l'intérieur, et les applications de cataplasme de chamomille sur le ventre. Mais, nous le répétons, le traitement homœopathique des vers ne consiste pas en cela : il s'adresse à l'état morbide général dont la présence des parasites intestinaux ne constitue qu'un phénomène. La santé complètement rétablie, les vers cessent de se reproduire : il nous est donc impossible d'indiquer ici les principales circonstances d'une médication vermifuge ; car elle réclame toute la série des médicaments antipsoriques.

La première *dentition* est souvent un travail pathologique, mais on a exagéré de beaucoup son influence sur le développement d'autres états morbides : il en est de la dentition , comme autrefois de la bile, et du rhumatisme aujourd'hui. On en a fait, sous le rapport de l'étiologie, des *factotum* au moyen desquels on explique d'une manière satisfaisante au bon public l'origine et la cause de tous les maux. Mes opinions sur la faiblesse du *consensus* vital chez les enfants m'avait rendu quelque peu sceptique à l'endroit des nombreuses maladies attribuées à la dentition difficile, et j'ai appris avec plaisir que le célèbre praticien allopathe allemand , Wichmann, avait combattu vivement cette exagération étiologique (¹) ; cela dit sans nier que la dentition ne détermine souvent des perturbations nombreuses et parfois très-dangereuses. Voici quelques observations pratiques de F. Hartmann à ce sujet : « .... Le travail de la dentition chez les enfants développe assez fréquemment l'irritabilité nerveuse à un si haut degré, qu'il en résulte une excitation générale et une véritable fièvre inflammatoire : le degré le plus léger de cette phlogose, qui se manifeste par de la chaleur, de la soif, de la dyspnée, des soubresauts pendant le sommeil, etc. , cède en général promptement à *aconit* et *chamomille* souvent répétés et quelquefois alternés. Les cas qui réclament spécialement la *belladonne* sont ceux qui se présentent dès le début avec beaucoup d'intensité et sous un aspect dangereux : l'enfant se réveille tout-à-coup effrayé , regarde autour de lui avec anxiété, ou fixe des yeux hagards sur un objet ; les pupilles sont dilatées, tout le corps est dans un état de raideur convulsive; les mains et le front sont brûlants, les urines s'échappent involontairement. Cet état ne dure or-

____

(¹) Wichmann. Ideen zur diagnostik ; vol. 2 , **2ᵐᵉ** édition , p. 1.—102, 1S01.

dinairement que quelques minutes , mais se renouvelle plusieurs fois , tandis que la chaleur et une soif très-vive persistent. Lorsque ces crampes toniques se prolongent plus longtemps et que la chaleur sèche fait place à une sueur froide, c'est le cas de recourir à *stramonium*, *hyoscyamus* ou *opium*.

« La *belladonne* est le remède par excellence de la dentition difficile. Voici une autre expression symptomatique qui la réclame parfaitement : l'invasion du mal n'est pas subite ; l'enfant est agité depuis plusieurs nuits ; il éprouve maintenant une soif très-vive et tout son corps est brûlant ; la peau est rouge ; tremblement des membres, anxiété, gémissement; toux convulsive, courte, ébranlante , suivie d'une respiration précipitée et bruyante; dyspnée, injection sanguine des sclérotiques ; ressauts brusques comme produits par des secousses électriques, mouvements convulsifs des membres. Administrer l'*aconit* en pareil cas, c'est perdre entièrement son temps ; ce remède ne produit alors aucun effet appréciable (*Archiv*. 9, 3, 38.). »

Lorsque les gencives sont rouges, tendues et très-douloureuses, il est toujours indiqué de donner quelques doses d'*aconit*, afin de permettre, s'il est possible, de se passer de l'incision. On fera usage de *mercure* si l'irritation des gencives s'étend à la muqueuse buccale et s'il y a salivation abondante; *coffea* réussit en général à calmer la surexcitabilité nerveuse. La constipation est toujours un phénomène fâcheux pendant la dentition, parce qu'elle favorise la congestion sanguine à la tête : on cherchera à la combattre au moyen de *nux vom.*; mais il arrive trop souvent que ce remède, n'étant pas assez homœopathiquement indiqué, reste sans effet : on administre alors quelques lavements émollients ou d'eau simple attiédie. Il ne faut donc pas chercher à arrêter la diarrhée qui se manifeste quelquefois pendant la dentition; c'est ce qu'on appelle un bénéfice de nature. Cependant, si elle devenait trop forte ou persistait après la sortie des dents, il faudrait la combattre; un des meilleurs moyens est *chamomille*. Du reste, ce médicament exerce une action palliative, sinon curatrice, sur tous les accidents provoqués par la dentition; avec le concours de *belladonne*, il peut satisfaire à presque toutes les indications.

Le retard dans la sortie des dents peut être le résultat d'un état morbide général, d'une infection psorique, d'une disposition scrofuleuse qu'il faut traiter par les moyens appropriés, sans se préoccuper en aucune manière de la dentition, qui ne manque pas de s'effectuer avec le rétablissement de la santé, et même au premier degré d'amélioration; *sulfur* et *calcarea* jouent ici le plus grand rôle.

Le docteur Krummacher de Bremen a présenté au congrès central de Brunswick deux cas de *gastromalacia infantium* (ramollissement de l'estomac), maladie qu'il n'est pas rare d'observer, mais sur laquelle notre école ne possédait jusqu'à présent aucune donnée thérapeutique. Je pense donc qu'il ne sera pas sans intérêt pour le praticien de trouver ici la relation de ces deux cas.

« Carl. O., âgé de six mois, nourri artificiellement au lait, mais avec soin, a déjà été atteint à plusieurs reprises de diarrhée de matières caséeuses, verdâtres, acides, accompagnée de coliques, cris, agitation, avec rougeur érysipélateuse des parties génitales et douleur de meurtrissure au toucher; *chamom., rheum, sulfur, calcarea et magnesia carb.*, administrés d'après les circonstances symptomatiques, réussirent jusqu'à l'âge de six mois à faire promptement cesser cet état morbide toutes les fois qu'il se manifesta. Mais à cette époque, la diarrhée reparut avec plus d'intensité qu'au-paravant, et résista complètement à tous les moyens qui l'avaient combattue efficacement. Au bout de quelques jours il s'y joignit : vomissements des ingesta, hoquet et renvois, surtout en mettant l'enfant sur son séant, extrême amaigrissement et flétrissure de la peau surtout à la face et au cou, teinte bleuâtre de la face, notament aux tempes, autour de la bouche et des yeux ; yeux caves, cernés, regard fixe, stupide; froid de la face et des mains ; sopor avec yeux à moitié ouverts, petits cris plaintifs, pouls précipité à peine perceptible. *Ipeca.* 6, *veratr.* 12, *arsenic* 30 et 6, répétés chacun pendant plusieurs jours de suite, restèrent sans effet, et l'issue fatale semblait imminente. Dans cette situation déplorable, je me rappelai les indications fournies par W. Arnold (*Hygea*, vol. 1, p. 400.) touchant l'emploi de *kreosot;* j'administrai cette substance à la 6e dilution, huit gouttes dans de l'eau dont je faisais prendre une cuillerée à café d'abord toutes les deux heures, ensuite à chaque réapparition du vomissement et de la diarrhée. Le résultat en fut frappant : au bout de peu d'heures on put observer une amélioration marquée, et le petit moribond reprit une vie nouvelle ; la diarrhée cessa d'abord, puis les vomissements ; alors l'appétit reparut et la chaleur en même temps : les forces revinrent et la face reprit son teint naturel. Une semaine après l'administration de *kreosot*, ce petit malade, qui semblait voué à une mort certaine, jouissait d'une parfaite santé.

« On pourrait révoquer en doute, dit Krummacher, que cette maladie fût vraiment une gastromalacie; on pourrait rapporter ces phénomènes à un choléra sporadique ou à tout autre trouble des fonctions gastriques. On ne saurait en effet nier qu'il n'y ait une certaine analogie entre l'expression symptomatique de ce cas morbide et la cholérine ; mais la

durée et l'évolution des deux maladies est bien différente et
ne permet pas de les confondre : d'ailleurs, il est très-invrai-
semblable qu'une cholérine eût résisté aussi complètement à
l'action des remèdes qui se sont toujours montrés plus ou
moins efficaces contre elle, tels que *veratr.*, *ipeca.* et *arsenic.*
Mais ce qui achève de dissiper les doutes qu'on pourrait
avoir sur la nature de cette maladie, c'est un second cas
tout-à-fait analogue que j'observai aussi chez un petit enfant. Je fus appelé trop tard : la *kréosote* n'amena pas la guérison, mais produisit momentanément une amélioration très-
sensible. L'autopsie fut faite, et l'on put remarquer tous les
caractères anatomiques de la gastromalacie : poche stomacale
distendue ; les parois en sont très-amincies et permettent de
voir, à travers, les doigts appliqués sur leur surface ; destruction à peu près complète de la membrane muqueuse. L'estomac renferme un mucus d'odeur aigre et de couleur de cho-
colat ; l'œsophage au-dessus du cardia est tellement ramolli,
que le simple attouchement le fait tomber en lambeaux. »

Notre confrère Schelling a publié en 1846 une monographie très-intéressante à tous égards des aberrations d'appétit
devenues fréquentes en ces derniers temps, et qu'on désigne
sous les noms de *faim canine* et de *boulimie.* Après avoir établi les différences qui existent entre ces deux états morbides,
et longuement insisté sur le point de vue de l'étiologie et du
diagnostic, il en vient au traitement. J'analyse ici celles de
ces observations pratiques qui on trait à l'enfance, époque
qui semble être la plus favorable à l'apparition de ce trouble
particulier des organes digestifs.

Les médicaments qui se sont montrés les plus efficaces
contre la faim canine et la boulimie chroniques, sont *rhus*,
calcarea et *lycopod.* Le premier est mieux indiqué lorsqu'il y

a état fébrile. D'autres substances ont été quelquefois aussi employées avec succès, tels que *phosphor*, *belladonne* et *arsen*.

«(A) *Rhus*. Ce remède est indiqué lorsque l'appétit morbide et les malaises accessoires sont accrus par l'ingestion des aliments et surtout lorsqu'il y a combinaison de fièvre nerveuse rhumatismale. Depuis ces trois dernières années (on ne l'avait jamais employé auparavant en pareil cas), il s'est toujours montré très-efficace lorsque au trouble de l'appétit se joignaient des douleurs fugaces dans les membres, avec sensation de meurtrissure et d'engourdissement, congestion cérébrale, somnolence, frisson avec chaleur interne, anxiété, pression à l'épigastre. Schelling l'administra d'abord à la 1re dilution dans de l'eau par cuillerée toutes les deux ou quatre heures ; il réussit ainsi à rétablir dans l'état normal non-seulement l'appétit, mais toutes les autres fonctions digestives et le sommeil. Donné plus tard à la 200e dilution et par intervalle de deux ou trois jours, il produisit également de bons effets, et put même dissiper la frillosité et l'engourdissement quasi paralytique des membres qui cédaient difficilement aux basses préparations.

«(B) *Calcarea carb.* est le spécifique par excellence chez les enfants, surtout chez ceux qui présentent les caractères d'une disposition scrofuleuse, qui sont sujets à la diarrhée ; dont la chair est flasque et le teint pâle, et qui offrent une combinaison de bouffissure et de maigreur. Ces petits malades sont en général imparfaitement développés, leur nutrition a souffert par suite d'inflammations aphtheuses et d'irritation mésentérique ; le ventre est gros ; les digestions sont lentes, difficiles et incomplètes. C'est au milieu de cet état chronique que la boulimie s'est manifestée ; *calcarea* est alors, nous le répétons, le médicament héroïque, et que rien ne peut remplacer. L'expérience clinique a constaté surabondamment ses effets : on a même observé des cas de ce genre compliqués de diarrhée colliquative où les enfants, réduits au dernier degré d'affaiblissement et à une maigreur de squelette, ne laissaient plus d'espoir ; on a observé, dis-je, une amélioration continue se manifester peu d'heures après l'administration de *calcarea*, la faim insatiable et la diarrhée cesser, et toutes les fonctions se rétablir ; cependant la guérison complète et définitive exige un temps assez long. Le médicament doit être employé de la 12e à la 20e dilution, répété trois ou quatre fois dans les vingt-quatre heures pendant plusieurs semaines environ ; lorsque la boulimie s'accompagne de convulsions, il convient d'intercaler quelques doses de *belladonna*.

«(C) Le *lycopode* est beaucoup moins souvent indiqué que les deux substances précédentes ; il convient dans l'appareil symptomatique suivant : teinte jaunâtre de la face, fréquents bâillements, flatuosités, douleur des lombes, selles dures, difficiles (¹).

Le docteur Sommer de Frankfort-sur-Oder a fait une monographie de l'*enuresis nocturna*, pissement au lit des enfants. Le deuxième cahier du 22e vol. des *Archives* contient la première partie de ce travail qui est consacrée au diagnostic ; la seconde partie où se trouveront les préceptes de traitement n'ayant pas encore paru, je ne puis en rendre compte dans ce livre ; je renvoie au 24e ou peut-être au 25e vol. des *Archives homœopathiques* les praticiens qui désirent étudier d'une manière spéciale la thérapie de cette maladie de l'enfance si désagréable et si rebelle aux procédés employés jusqu'ici par toutes les méthodes. Cependant je dois dire que nous avons réussi quelquefois à faire disparaître

____

(¹) Allgem. zeit, v. 51, n. 8.

cette infirmité du jeune âge avec quelques doses de *pulsatil.*
et d'*acide phosphor.*, surtout de *sulfur.* Bönninghausen a donné
plusieurs observations de guérisons promptement obtenues
au moyen de *causticum* 30 ; mais il faut avouer que les indications du traitement dans cette maladie sont encore bien vagues et mal définies, puisque Bönninghausen qui possède une
expérience pratique consommée s'est vu obligé d'employer
presque empiriquement plusieurs remèdes inefficaces, avant
de pouvoir dissiper le mal. On sent le besoin d'un travail
ex-professo sur ce sujet, et nous prions notre confrère de
Francfort de ne pas tarder à publier le sien.

Les enfants sont très-sujets à des accès de convulsions ou
de raideur des membres, avec suffocation et congestion sanguine à la tête. Cet état, que nous désignerons d'après Hufeland sous le nom d'*éclampsie*, est rarement idiopathique et
provient presque toujours d'une cause d'irritation étrangère
au système nerveux, telles que constipation, accumulation
de vents, la présence de vers intestinaux, la dentition, etc.
C'est alors le cas de combattre les causes, sans égard aux indications homœopathiques ; si malgré ce soin les accès persistent ou se renouvellent, on devra recourir aux remèdes
suivants : *belladonne, chamomille, ignatia, opium.* Le premier
convient lorsque les accès se terminent ou alternent avec un
état soporeux ; si les yeux sont hagards, exprimant la
frayeur, avec pupilles dilatées. On donnera de préférence
chamom. quand il y a de petits tressaillements fréquents,
assoupissement presque constant, yeux à demi ouverts, rougeur d'une joue avec pâleur de l'autre. *Ignatia* est presque
toujours indiqué au début, et lorsque les spasmes reviennent
périodiquement tous les jours vers la même heure, et s'accompagnent de tressaillement isolé de quelques muscles.

Opium convient lorsque l'éclampsie est la suite d'une frayeur, ou lorsqu'il y a tremblement de tout le corps, jactation des membres, cris perçants pendant les accès ; ou bien état soporeux avec perte de connaissance, ballonnement du ventre, constipation et ischurie.

Nous allons terminer cet article par le traitement des *fièvres éruptives* qui se développent plus particulièrement pendant la troisième période de l'enfance, qu'à tout autre âge de la vie.

La *rougeole* est une affection aiguë spéciale des membranes muqueuses et cutanées ; elle ne se produit en général qu'une seule fois sur le même individu, et apparaît épidémiquement surtout au printemps et en automne. Rougeur, chaleur, sensibilité douloureuse des yeux et larmoyement, gonflement des paupières, coryza, mal de tête, disposition morale chagrine, somnolence, raucité de la voix, toux sèche et respiration gênée, tels sont les précurseurs ordinaires de l'éruption qu'ils précèdent de deux ou trois jours. L'éruption se manifeste d'abord à la face, puis aux bras, aux mains, à la poitrine, au bas ventre, au dos, et se termine sur les membres inférieurs. Ce sont de petites taches d'un rouge vif, longues ou sémilunaires, mais d'une forme peu déterminée, et qui offrent vers le milieu un petit point dur sur lequel on peut observer avec la loupe, pendant les premiers jours, une vésicule pleine de sérosité. Ces petites taches sont le plus souvent groupées et irrégulièrement disséminées sur la surface de la peau ; à un degré avancé de la maladie, elles se réunissent, formant ainsi de larges plaques accompagnées d'un léger durcissement et gonflement du derme. La fièvre

et les symptômes d'irritation des muqueuses qui avaient précédé l'éruption, persistent pendant toute sa durée et quelquefois même au-delà.

La rougeole affecte profondément le système des membranes muqueuses ; l'éruption cutanée est un des phénomènes
caractéristiques de la maladie, mais non pas une condition
essentiellement nécessaire de son existence. Ainsi l'on remarque assez souvent pendant les épidémies de rougeole des
affections générales produites évidemment par le miasme
rubéoleux, et dans lesquelles la peau n'est atteinte en aucune manière. C'est ce qui explique pourquoi l'homœopathie, dans le traitement de la rougeole, n'a égard qu'aux
symptômes généraux et à l'état des muqueuses, et ne retire
pas ses indications de l'exanthème, comme elle fait pour la
scarlatine par exemple. Le docteur Kammerer cite un cas de
ce genre que je crois utile de rapporter ici : « Une fille de
sept ans qui se trouvait au milieu de plusieurs personnes affectées de rougeole, tomba elle-même malade au fort de l'é-
pidémie : elle ne fut pas atteinte du mal régnant, mais bien
d'une cardite qui cessa pendant la formation d'un vaste abcès
dans l'articulation fémorale gauche. Je me demandai si ce
n'était point l'effet du contagium de la rougeole qui, ne s'é-
tant pas porté sur la peau, avait déterminé ces graves lésions
à l'intérieur? Je ne saurais me prononcer là dessus d'une
manière positive ; mais je ferai observer que cette jeune fille
présenta, au début de sa maladie, quelques-uns des symptômes précurseurs de l'éruption cutanée ; en second lieu,
que cette enfant avait habituellement une peau blafarde,
sèche, aride, remplissant mal ses fonctions, conditions peu
favorables au développement de la rougeole ; enfin qu'il se
manifesta dès le début de ses souffrances une forte diarrhée
qui dut produire une puissante révulsion à l'intérieur. Cette

fille, soumise d'ailleurs au traitement homœopathique, guérit radicalement. »

Dans la rougeole, l'éruption cutanée n'est rien sous le rapport du prognostic ; les accidents les plus fâcheux ne se préparent et ne se produisent qu'après sa disparition. Tels sont les otorrhées, les blépharophthalmies chroniques, etc.; mais celui qu'on doit le plutôt redouter, sans contredit, est le développement des tubercules pulmonaires. Cette déplorable influence du contagium rubéoleux est tellement prononcée, qu'elle peut servir de criterium pour juger l'état de la poitrine.

Ces suites de la rougeole que le médecin allopathe ne sait que prévoir, sont efficacement prévenues par le traitement homœopathique. Le médicament spécial, attaquant le virus d'une manière directe, en combat tous les effets : la fièvre cède dans les 24 heures ; l'éruption passe plus vite, et huit jours au plus après l'invasion du mal, l'enfant peut s'exposer impunément à l'action de l'air extérieur, quelle que soit la température. C'est un résultat acquis à la nouvelle école ; les faits à cet égard sont innombrables et ne sauraient plus être révoqués en doute. Lors de l'épidémie qui eut lieu à Lyon, pendant l'automne de 1845, je pus m'en convaincre moi-même pleinement. J'appris de source certaine que plusieurs cas de rougeole, traités par les procédés ordinaires, avaient eu une issue funeste attribuer à l'impression de l'air dans une sortie prématurée, c'est-à-dire, faite douze ou quinze jours après la cessation de l'éruption, tandis que nous laissâmes sortir tous nos malades au bout d'une semaine seulement, de convalescence et quelquefois bien plutôt, sans avoir vu survenir le plus léger accident. C'est que la rougeole constitue un état morbide bien caractarisée qui possède un spécifique exactement indiqué.

Le remède fondamental de cette affection est la *pulsatille*; cette substance en domine toute la thérapie , prévient les suites du virus , en détruit jusqu'au dernier germe, et en préserve efficacement ceux qui sont exposés à son atteinte. La *pulsatille* est à la rougeole, ce que la *belladonne* est à la scarlatine.

La *pulsatille* convient à toutes les périodes de la maladie ; il est toujours utile de commencer et de finir le traitement par quelque doses de ce remède. L'*aconit*, est indiqué dès le début, lorsqu'il y a une forte réaction inflammatoire. Il n'est pas rare d'observer une subite disparition de cet exanthème ; la rougeole y est plus sujette que les autres fièvres éruptives, à cause de sa tendance à attaquer les muqueuses. Cette rétropulsion est presque toujours suivie de bronchite aigue et quelquefois même de pleuro-pneumonie. L'indication homœopathique conduit alors à l'usage de la *bryone* , qui est en effet le moyen le plus efficace de faire reparaître l'éruption ou de mener à bonne fin la fluxion pulmonaire. Mais si la disparition de l'exanthème a été suivie de diarrhée et de vomissements muqueux , il faut recourir aussitôt à la *pulsatil.* et à la *belladon..* Du reste, l'association de ces deux remèdes dans cette maladie est toujours d'un bon effet : la diarrhée consécutive peut réclamer aussi , suivant les cas , *mercure, china* et même *chamomille* ; ce dernier remède, *ignatia* et *nux* conviennent contre la toux rauque et sèche qui persiste après complète cessation des autres symptômes. Si cette toux revêt les caractères de la coqueluche, il faudra la combattre au moyen d'*hyosciamus* , *belladonne* ou *conium*.

Kammerer a traité une épidémie de rougeole au moyen d'*aconit* seul. Le résultat de ses observations est satisfaisant, mais il a eu de graves accidents consécutifs à combattre et qui sans doute ne se seraient pas produits s'il avait fait usage de *pulsatilla*. Il cite entre autres le cas d'un petit garçon qui fut atteint d'ophthalmie et d'hydropisie ascite.

Dans les rougeoles sporadiques, où l'indication homœopathique n'est pas impérieusement déterminée par la constitution médicale, il est probable que *pulsatilla* ne suffirait pas à combattre les suites ordinaires, et qu'il faudrait recourir à l'emploi de *sulfur*, ou de quelques autres antipsoriques.

La *miliaire pourprée* est une fièvre éruptive qui ressemble beaucoup à la scarlatine, mais qui en diffère cependant assez pour être considérée comme une affection spéciale. Elle se manifeste, en effet, indifféremment à tous les âges, tandis que la vraie scarlatine ne se montre presque jamais chez les individus âgés de plus de douze à treize ans. Les taches de celle-ci se décolorent, pour un instant, il est vrai, sous la pression du doigt, et celles de la première conservent toujours leur rougeur. Elles sont en outre parsemées de petites papules d'une couleur foncée, peu superficielles, mais qui s'aperçoivent cependant très-bien à la vue et au toucher. Les plaques de la scarlatine sont lisses et luisantes; elles se montrent de préférence sur les parties découvertes, la face, le cou et le haut de la poitrine; se propagent de là, régulièrement avec une teinte moins vive, sur le reste du corps, et s'accompagnent ordinairement d'un gonflement du tissu cellulaire sous-cutané. Les plaques de la miliaire pourprée se développent irrégulièrement sur toutes les parties, et occupent plus particulièrement celles qui sont d'ordinaire recouvertes et le pli des jointures; elles ne sont presque jamais compliquées d'engorgement du tissu cellulaire. La fièvre qui les accompagne n'a pas un cours régulier, et son intensité ne dépend nullement de celle de l'éruption, tandis que dans la scarlatine, l'intensité et la malignité de la fièvre sont en raison de celles de l'exanthème. Les taches pourprées sont le siége d'une moiteur et même d'une légère transpiration, qui ne se voit jamais dans la scarlatine essentielle, où la peau reste sèche comme du parchemin pendant toute la durée de la période aiguë. Du reste, dans l'une et dans l'autre affections, on observe une irritation de la gorge plus ou moins marquée.

Nous avons insisté sur ces différences symptomatiques, parce qu'elles expliquent la différence du traitement : le spécifique curatif et préservatif de la miliaire pourprée est l'*aconit* administré à plusieurs reprises.

La *roséole* tient le milieu entre la rougeole et la scarlatine ; elle se rapproche de la première par ses plaques rosées qui font sur la peau une légère saillie sensible au toucher, et ressemble à la scarlatine par la teinte rouge superficielle et lisse qui s'étend entre ces plaques saillantes, par l'irritation plus ou moins vive des amygdales, la douleur de la gorge et la gêne de la déglutition qui en résultent. La roséole apparaît souvent combinée soit avec la miliaire pourprée, soit avec la scarlatine, dont elle rend l'évolution plus régulière. Quelquefois, mais plus rarement, elle se montre seule ; elle attaque de préférence les femmes et les enfants, presque jamais les hommes adultes ; c'est avec les varioloïdes la plus bénigne des fièvres éruptives ; cependant on a vu des cas où elle a déterminé des réactions dangereuses. L'apparition de l'exanthème est précédée d'une fièvre avec douleurs rhumatismales des membres et gêne de la déglutition ; mais la conjonctive, la pituitaire et les bronches sont exemptes de tous phénomènes d'irritation. Deux jours environ après le début de la fièvre, les taches de la roséole se manifestent sur toute la surface cutanée à la fois, ce qui est un caractère propre à cet exanthème ; elles sont moins marquées à la face qu'aux autres parties ; quelquefois elles se fixent et se circonscrivent sur un point, elles n'ont aucune forme régulière et déterminée, et leur rougeur disparaît un instant sous la pression du doigt. La desquamation tient le milieu entre les lambeaux épidermiques de la scarlatine, et les pellicules furfuracées de la rougeole.

La roséole est presque toujours une maladie fort bénigne ; cependant quelques praticiens ont vu se manifester, sous son influence, des inflammations cérébrales qu'ils ont traitées avec succès au moyen de *bryone* et *belladonne*. Plusieurs ont observé des angines qui ont cédé très-promptement à l'emploi de *mercure*. La sécheresse brûlante de la peau avec grande faiblesse et forte soif, réclame le *metallum*.

La *scarlatine* affecte plus profondément le tissu cutané que les exanthèmes précédents. Elle paraît être compliquée d'un état de dissolution du sang qui a son expression la plus marquée dans ce qu'on appelle la *scarlatine maligne* et qui en ferait une espèce de *maladie tachetée de Werloof*, plus l'acuité et la fièvre. Il est assez ordinaire d'observer dans la scarlatine les urines fibrineuses et brunies par la matière colorante du sang. Cet état du sang et la cessation complète de la transpiration à la surface des taches scarlatineuses, donnent une explication satisfaisante de la disposition aux épanchements séreux sous-cutanés qui forme un des phénomènes caractéristiques de cet exanthème.

La scarlatine simple est assez rare ; ses complications avec d'autres fièvres éruptives exigent presque toujours l'emploi d'*aconit*.; mais dès qu'il y a localisation inflammatoire, il faut recourir à *belladon*. qui est le remède de fond et le préservatif efficace de cette maladie. Je conseillerais aussi l'emploi de l'*arnica*, d'après certaines vues théoriques qui pourraient bien être justifiées par l'expérience clinique.

Les lésions, suites de la scarlatine, sont très variées Lorsqu'il y a gonflement dur de la face et des extrémités, écoulement d'oreilles, gonflement douloureux des glandes, ou fièvre hectique vespertine, *belladonne* est encore indiquée ; *helleborus niger* est le spécifique de l'anasarque consécutif. Le gonflement de la pituitaire et la sécrétion puriforme de cette membrane (complication rare, mais très-fàcheuse), réclament l'emploi d'*aurum*. Chez certains individus, la peau reste longtemps, après la disparition de l'exanthème, sujette à des inflammations érysipélateuses ; *chamom.* est alors le remède convenable, comme aussi pour dissiper une toux persistante accompagnée de rougeur et chaleur fugace de la face et frissons des membres et du dos : *hyoscyamus et conium* sont également indiqués dans ce cas. L'*ammonium mur.* et *carb.* sont jusqu'ici les seuls remèdes qui jouissent de quelque efficacité contre la scarlatine maligne.

L'angine n'est pas ici une complication, mais un symptôme propre de la maladie. Lorsqu'elle est bornée à la muqueuse, il convient d'insister sur l'usage de *belladonne* ; lorsqu'elle est profonde et accompagnée de douleur battante, il faut employer *mercure*. Dans le travail de suppuration on donnera suivant les cas : *silicea* ou *hepar sulfuris*.

La *variole* est la plus redoutable des fièvres éruptives ; son danger le plus grave et le moins apprécié est de déterminer quelquefois une altération des humeurs, dont les effets se font ressentir pendant le reste de la vie. Cette maladie exige une intervention puissante et soutenue de la médication spécifique.

Au début, il convient d'administrer quelques doses d'*aconit;* mais aussitôt que les papules se sont développées, il faut recourir à l'emploi de *mercure* à une des basses préparations, et insister sur ce moyen, qui domine la thérapie de la variole. *Mercure* est peu recommandé dans ce cas; mais les résultats de la pratique de mon père l'ont convaincu que cette substance était le spécifique par excellence de la variole simple. Sous l'influence de ce remède, l'éruption s'opère régulièrement, aucune complication fâcheuse ne l'entrave; son évolution est accélérée de beaucoup, la suppuration est peu abondante. En un mot, si la maladie est prise à son début, elle se montre toujours fort bénigne et perd ce caractère dangereux qui l'a fait redouter jusqu'à présent. Quelques praticiens allopathes ont employé empiriquement et avec succès les frictions de pommade mercurielle : ce procédé, restreint dans de justes bornes, serait peut-être un utile auxiliaire de l'administration interne du médicament.

La variole ne se montre pas constamment sous le même type : il y en a un grand nombre de *variétés* distinctes et *sui generis,* qu'on a désignées sous les noms de *varioloïde* et de *varicelle,* dont nous dirons un mot plus bas. Elle se complique en outre d'états pathologiques généraux qui aggravent singulièrement son pronostic : les modifications les plus fréquentes sont celles que Günther appelle la variole *nerveuse* et la variole *putride.* La première se caractérise dès le début de la maladie par des vertiges, du subdelirium, des soubresauts des tendons, de la somnolence : l'éruption tarde à se produire, elle n'est pas générale; les boutons sont pâles, flasques, à peine remplis d'un liquide séreux; à la période dite de suppuration, les phénomènes ataxiques augmentent d'intensité, et la mort survient ordinairement du dixième au quatorzième jour, au milieu d'un état comateux apoplectiforme ou convulsif. Le *rhus* paraît être alors le médicament spécifique ; combiné avec les procédés hygiéniques qui excitent la vitalité de la peau, il combat efficacement l'ataxie et favorise l'éruption ; mais il faut l'employer dès le commencement, car nous avons tout lieu de croire qu'à une période avancée tous ces cas sont nécessairement mortels.

La forme *putride* s'annonce ordinairement par de l'agitation, de l'anxiété, une disposition à la défaillance, une chaleur âcre de la peau, une forte diarrhée. Les boutons varioleux prennent une teinte rouge foncée ou violacée ; les pustules sont aplaties, entourées d'une auréole sombre, remplies d'une lymphe sanieuse, ou même d'un liquide sanguinolent qui forme des croûtes noires en se desséchant, sous lesquelles se produisent des ulcérations. Il y a des hémorrhagies passives par les diverses ouvertures, des selles fétides, sueurs visqueuses, et la mort arrive souvent par suite de l'inflammation gangréneuse de quelque organe.

Aucun praticien homœopathe, que nous sachions, n'a publié le traitement de cette redoutable maladie : si l'on était appelé dès les prodrômes, on pourrait employer successivement *lachesis*, *kreosotum*, *secale*, *carbo vegetabilis*, parmi lesquels se trouve sans doute le remède efficace.

Si l'éruption variolique n'est jamais rétropulsée impunément, il est vrai de dire aussi qu'elle est d'autant plus dangereuse, qu'elle a pris un plus grand développement. Ce contagium n'est point de ceux dont il faut favoriser les manifestations extérieures ; car son produit semble réagir sur l'organisme et en altérer tous les fluides. On se gardera donc de mettre le malade dans les conditions qui provoquent l'excitation de la peau ; il convient de se tenir dans un juste milieu.

Les suites de la petite vérole sont nombreuses et tenaces :

les plus fréquentes sont l'irritation chronique de la conjonctive, les ulcères et taches de la cornée, la surdité, les ulcères
aux articulations et les phthisies suppurantes. Quelquefois
le travail pyogénique des pustules se fait mal et donne lieu à
une fièvre hectique, qui ne tarde pas à amener la mort par
épuisement des forces : la variole tout comme la vaccination
actuelle prédispose aux scrofules.

Contre ces états morbides si variés il se présente deux
médicaments efficaces : le *sulfur* et la *silicea ; metallum* est
cependant mieux indiqué dans les ulcérations de la cornée et
des jointures.

Tous les remèdes que nous venons d'énumérer exercent
une action plus ou moins favorable sur la marche de la variole ; ils préviennent ou font disparaître les complications
fâcheuses, et amènent presque toujours une heureuse issue,
lorsqu'ils ont été administrés à temps : mais ils se réduisent,
il faut en convenir, à jouer un rôle à peu près palliatif. Ils ne
sont pas capables de détruire le mal dans son germe et de
l'arrêter dans son développement, avec cette puissance qui
est l'apanage du médicament parfaitement homœopathique.
C'est ce que les praticiens du nouvel art ont bien senti : la
belle découverte de Weber sur les propriétés de l'*anthracin*
a engagé quelques-uns d'entre eux à administrer à l'intérieur
le vaccin dilué (*vaccinin*) contre la petite vérole. Le médecin homœopathe Schellhammer et Attomyr l'ont employé les
premiers avec succès. Ces essais cliniques auraient besoin
d'être répétés sur une large échelle ; il serait aussi très-intéressant de déterminer la valeur préservatrice du *vaccinin*
pris de la sorte. On comprend qu'un procédé d'une application si facile permettrait de se passer entièrement de la vaccination impure, défectueuse et si dangereuse à laquelle on a
recours aujourd'hui.

A propos du vaccinin, Günther dit, sans autre commentaire, que l'emploi de cette substance ôte maintenant aux épidémies de variole toute leur gravité. Cette assertion a besoin de confirmation.

On doit comprendre sous le nom d'*éruptions varioliques* plusieurs inflammations cutanées vésiculeuses ou pustuleuses aiguës, que l'analogie de leur développement, de leur marche, et surtout leur association constante lorsque la petite vérole se montre sous forme épidémique, ou leur reproduction l'une par l'autre, autorisent à regarder comme les effets d'un même contagium. Ces modifications de la variole se montrent sous quatre formes principales, qui se trouvent le plus souvent combinées. Ce sont 1° la *varicelle pustuleuse* ombiliquée ou *varioloïde* ; 2° la varicelle pustuleuse conoïde (swine pox) ; 3° la varicelle pustuleuse globuleuse ; 4° varicelle vésiculeuse.

La varioloïde est une variole modifiée et bénigne : elle parcourt les mêmes périodes que celle-ci, mais moitié plus vite, avec une fièvre légère et sans suppuration ; les pustules sont ordinairement discrètes et ne laissent pas de cicatrices. Cette maladie est très-rarement dangereuse et n'exige pas une médication différente de celle qui convient à la petite vérole.

Les varicelles proprement dites ont quelquefois une marche irrégulière, et il n'est pas rare de les voir se compliquer d'état général ataxique. Le *rhus* se montre le plus souvent indiqué ; *thuja* est préférable dans la varicelle papuleuse, et *metallum* convient lorsque la peau est sèche, brûlante, et qu'il se manifeste une démangeaison pénible.

A l'époque où l'enfance fait place à la puberté, se manifeste de préférence la névrose qu'on désigne sous le nom de *chorée* ou *danse de St-Guy*. Ce sont des mouvements partiels ou généraux qui se rapprochent de ceux qui sont habituels à l'individu, changent facilement de siége et ne s'accompagnent pas de perte de connaissance. Cette maladie est très-variable dans son degré et ses formes : quelquefois ce sont les seuls muscles du bras ou de la face, voire même la langue seule, qui sont agités de mouvements convulsifs; le bégaiement périodique lui appartient. Assez souvent ce n'est qu'une moitié du corps qui est convulsée. Cette affection se montre soit périodiquement, soit d'une manière permanente; mais elle cesse toujours pendant le sommeil. Les efforts musculaires sont parfois des plus violents et ne cessent que lorsque le malade tombe épuisé de lassitude. La chorée se manifeste plus souvent chez les filles que chez les garçons : elle peut devenir épidémique. C'est une affection dépourvue de danger et généralement curable, à l'exception cependant de la chorée partielle des muscles de la face et du cou qui persiste quelquefois toute la vie.

Le traitement homœopathique a des succès marqués contre cette maladie lorsqu'elle ne tient pas à une altération organique de la moelle épinière ; cependant les indications des remèdes ne sont pas encore bien précisées. Les principaux médicaments sont : *bellad.*, *caustic.*, *crocus*, *cuprum*, *hyosc.*, *ignat.*, *nux vom.*, *stram.* et *zinc-sulf.*

J'espère que ce petit traité des maladies de l'enfance, quelque restreint et imparfait qu'il soit, sera bien accueilli des praticiens de notre école qui ne possèdent encore aucun travail sur cet important sujet (¹). Il est à désirer que les plus

(¹) On ne peut considérer comme tel les articles cliniques de Gross, ni même le livre de Günther, dont les trois quarts sont consacrés à des con-

expérimentés d'entre eux , comblant les nombreuses lacunes de cette ébauche, parviennent à publier un ouvrage complet qui puisse servir de guide sûr au médecin débutant ; car il importe par-dessus tout à notre méthode de s'appliquer à l'enfance et de réussir dans le traitement de ses maladies. C'est par les enfants qu'elle possédera les familles et qu'elle pourra opérer la régénération physique de la race humaine.

Je m'arrêtai non loin de Juterbock, dans le duché de Dessau , où réside un praticien homœopathe très-connu , le docteur Kurtz, médecin du prince régnant ; je trouvai un homme du caractère le plus aimable, dont l'accueil empressé me fit bientôt oublier la réception peu flatteuse de son confrère voisin. Kurtz est un travailleur infatigable ; il a pris la spécialité de Buchner, les études pharmacologiques ; il examine sous ce point de vue tout ce qui se publie dans le monde médical ; il extrait, analyse, ou critique, au bénéfice de notre école, ce qui présente quelque intérêt pratique dans ce vaste champ de publication. Pour s'acquitter plus complètement de cette tâche importante, il s'est mis en correspondance avec les sociétés homœopathiques d'Angleterre , avec notre confrère suédois Liedbck et le professeur Kirschleger de Strasbourg. Il a eu l'heureuse idée de rassembler en un seul traité et par ordre nosographique tout ce que notre littérature contient d'expériences et d'observations thérapeutiques depuis 1840 jusqu'à ce jour. Hirsch de Prague avait fait ce travail pour les années antérieures à 1840.

L'étendue des recherches pharmacologiques entreprises par notre confrère de Dessau ne me permet pas d'en pré-

<hr>

sidérations accessoires d'hygiène et de physiologie et qui touche à peine aux indications du traitement.

senter ici la moindre analyse : je me contenterai seulement d'une courte observation propre à compléter ce que nous avons dit des maladies du cœur au chapitre 12e du 1er vol.

« .... On admet généralement que le ralentissement du pouls est un des effets caractéristiques de la *digitale*, quoique Hahnemann ait positivement signalé « que l'effet habituel de « cette substance est de provoquer d'une manière durable « la petitesse et la vitesse du pouls, après avoir ralenti mo- « mentanément la circulation. » Je suis obligé de conclure de nombreux essais faits sur l'homme sain, d'histoires d'empoisonnements et d'observations cliniques, que l'action pathogénétique propre de la digitale n'est ni le ralentissement, ni l'accélération du pouls, mais la perturbation du rhythme normal des battements du cœur, par conséquent la production d'un pouls irrégulier et intermittent. Cette remarque du reste n'est pas nouvelle : Rasori l'avait faite avant nous en déniant formellement à la digitale le titre de *modérateur*, et en lui donnant l'épithète exclusive de *perturbateur* de la circulation (1).

« La digitale ôte non-seulement aux battements du cœur leur rhythme habituel, mais elle produit un rhythme anormal qui n'a aucune espèce de régularité ; c'est un trouble complet. Cet effet vient après le ralentissement régulier, presque jamais avant 24 heures, et persiste de 8 à 24 jours après qu'on a cessé l'usage de cette substance toxique. » Ces données renversent les indications d'après lesquelles la médecine ordinaire prescrit ce médicament.

« Withering a établi les indications vraies, c'est-à-dire homœopathiques, de la digitale dans le traitement de certaines hydropisies, en publiant que cette substance n'est pas

______

(1) Annal. d. scien. e lettere. 1841.

convenable lorsqu'il y a tension des fibres, peau chaude, visage coloré, pouls tendu, vibrant, gonflement œdémateux dur et chaud, résistant à la pression du doigt; il vaut mieux alors employer la *squilla. Digitale* convient au contraire lorsque le pouls est faible, intermittent, la face pâle, la peau froide, le gonflement hydropique flasque. » La médecine ordinaire n'a aucun égard à cette importante remarque, et nous la voyons chaque jour rendre incurables maintes affections du cœur par l'application erronée de ce remède héroïque, qui produit en outre ses effets toxiques sur l'appareil biliaire et ajoute les angoisses de l'hypochondrie à celles de la suffocation.

Kurtz me fit encore observer que la teinture de digitale, dont les allopathes font un usage habituel, est la plus mauvaise des préparations; que lorsque les dilutions ne sont pas indiquées, il faut toujours administrer ce médicament en infusum aqueux ou en poudre.

Kurtz a essayé les dilutions élevées, dont il n'a pas obtenu de résultat satisfaisant, il est partisan des basses dilutions; la 6me est celle qu'il emploie le plus ordinairement.

Le plus ancien et le plus connu des pharmaciens homœopathes, Petters, demeure à Dessau; il fut longtemps seul pour fournir de médicaments tous les partisans de la nouvelle méthode; aujourd'hui il a plusieurs concurrents disséminés dans les divers états d'Allemagne; mais il a su conserver la confiance générale et continue de recevoir de nombreuses commandes; il est encore le seul qui prépare les dilutions korsakoviennes, et dans les recherches qu'on fait à présent sur l'action de ces doses, on se contente généralement d'opérer sur celles qui proviennent de son officine et sur les arcanes de Jenichen. Ces deux sortes de préparations sont presque toujours en présence et sont mutuellement comparés dans le résultat thérapeutique qu'on en obtient. Je me procurai auprès de Petters, 60 remèdes à la 200me.

Les pays à l'est de la Saxe et de la Bohême, le Lauzitz et la Silésie, sont peuplés d'un nombre très-considérable de praticiens homœopathes. Vers le milieu de l'année 1832, ils se réunirent pour constituer une *société médicale silésienne* dans le but de travailler de concert au perfectionnement de notre méthode. De 1834 à 1840, cette société a publié une série de mémoires et d'observations cliniques, formant les quatre volumes de *Pracktische Beiträge*, qui resteront comme un des plus précieux ouvrages à consulter. Sur l'invitation de Rummel, les membres de la société silésienne cessèrent cette publication pour se consacrer à la rédaction de la *Gazette générale homœopathique*, et plus tard à celle des *Nouvelles Archives*. Thorer de Göritz, qui était l'âme de cette société, est mort l'année passée (25 juin 1846), après avoir laissé des travaux originaux sous forme de monographies, sur le traitement des affections mentales, des fièvres intermittentes, des maladies des yeux, et sur la psore latente.

A Breslau, capitale de la Silésie, l'homœopathie fut solidement implantée en 1836, par George Aug. Schweikert, ex-directeur de l'hôpital de Leipsig; il fut appelé et fixé dans cette ville par plusieurs habitants notables ses clients, et par les avances du gouvernement qui lui octroya la permission (qu'on n'avait pas encore à cette époque) de distribuer lui-même ses remèdes. Schweikert avait créé en 1830 le journal *Zeitung für homœopatische Heilkunst*, qu'il rédigea pendant six ans, jusqu'au moment où les exigences de son immense clientèle de Breslau le forcèrent à renoncer tout-à-fait à la publication de cette feuille. Il mourut sur la fin de 1845.

Plusieurs praticiens succédèrent à Schweikert, entre autres Schweikert fils, Brüchner et Lobethal. Celui ci, que je connais personnellement ne me semble pas être un homœopathe exact, ce que j'infère de sa persistance à préconiser l'inhalation des vapeurs qui se dégagent de l'eau de mer pour combattre les phthysies pulmonaires; procédé général et empirique tout-à-fait contraire à l'esprit de notre méthode.

Il serait trop long de rapporter ici les opinions et les travaux des principaux homœopathes qui exercent en Silésie et dans les pays circonvoisins. Je me contente de mentionner le chirurgien-accoucheur Tietze d'Ebersbach, en Lausits, qui publie dans nos journaux des observations cliniques très-instructives; Sommer à Francfort-sur-Oder, qui promet d'être un de nos bons pathologistes, et le médecin d'état-major Starke à Silberberg, auquel on doit d'utiles travaux pharmacologiques. C'est aussi un des plus zélés promoteurs de la combinaison de l'hydriatrique avec notre méthode :

Neumann de Glogaw qui a publié l'histoire de plusieurs maladies épidémiques et leur traitement spécifique; Sauermann, qui a fait connaitre les résultats du traitement homœopathique employé à *l'hôpital des domestiques* de la ville de Brieg depuis l'année 1836, le praticien Rückert dont il serait trop long de rapporter ici tous les travaux.

Nous allons quitter définitivement la moitié orientale d'Allemagne, pour nous rapprocher du Rhin. Ici les faits de détail se multiplient comme les principautés ; l'horizon se restreint, et les vues d'ensemble se perdent avec l'absence

des hommes qui sont les anciens représentants de la réforme hahnemannienne. Nous passerons donc rapidement
sur l'état actuel de notre école dans ces contrées, pour en
venir à l'exposé de la grande lutte spécificienne, que nous
avons annoncé bien des fois, et sans lequel cet ouvrage ne
saurait justifier son titre : *histoire de la doctrine médicale
homœopathique*.

526 DE L'HOMOEOPATHIE EN ALLEMAGNE.
des hommes qui sont les anciens représentants de la réforme hahnemannienne. Nous passerons donc rapidement
sur l'état actuel de notre école dans ces contrées, pour en
venir à l'exposé de la grande lutte spécificienne, que nous
avons annoncé bien des fois, et sans lequel cet ouvrage ne
saurait justifier son titre :

CHAPITRE XIII.

DE L'HOMŒOPATHIE DANS L'ALLEMAGNE PROPREMENT DITE.

Troisième partie.

Après avoir dit un dernier adieu à notre doyen le bon Stapf, je descendis vers Francfort, passant par Weimar, Gotha, Erfurt et les duchés de la Hesse. Je trouvai, comme il me l'avait été annoncé, ces pays peuplés de praticiens homœopathes. Une société médicale réunit ceux de Hesse-

Darmstadt, Saxe-Weimar, Saxe-Meinengen, Gotha et Schwarzenburg; c'est la *société Thuringienne*, dont les travaux sont peu connus et qui paraissent restreints aux études purement cliniques. Quelques membres de cette réunion se sont cependant fait connaître par des écrits dignes de remarque; tels entre autres Glazor de Grünberg, qui a fait des recherches spéciales sur les traitements antipsoriques; on lui doit un opuscule sur l'*hérédité de la psore*.

G. Weber, médecin du prince de Solm, est un des plus anciens adhérents de notre école qu'il s'efforça de propager en facilitant l'application de ses procédés. C'est dans ce but qu'il nous dota de deux bons livres devenus classiques parmi nous : *Exposition des effets purs des médicaments antipsoriques* (Brunswich. 1830). *Exposé systématique des effets purs de tous les médicaments étudiés jusqu'à ce jour* (Idem 1831). C'est à Weber que nous devons la connaissance des propriétés curatrices de l'*anthracin*. Ce praticien vient de quitter l'Allemagne (1842) pour s'établir aux Etat-Unis, où les médecins homœopathes ne suffisent pas aux besoins de la population.

Weber a eu pour successeur un praticien très-recommandable, O. Käsemann, esprit droit, franc et loyal, qui n'a pu tolérer l'inconvenante opposition des partisans de l'ancienne médecine, et qui s'est fait l'apologiste de notre école. Je regrette que le défaut d'espace ne me permette pas d'insérer ici quelques-unes de ces pages à l'adresse de nos adversaires français.

Le plus connu des membres de la société Thuringienne est le docteur Goullon de Weimar; c'est de lui que Gross a dit, en parlant des spécificiens : «..... Tandis qu'on en voit
« plusieurs crier sans cesse à la réforme, ce praticien s'est
« mis à l'œuvre sur les traces de Hahnemann et de l'expé-
« rience; toutes ses recherches sont importantes, chacune
« de ses paroles a de la valeur. »

Goullon est entré depuis peu sur le domaine de la publicité ; mais il y est entré avec un aplomb dans les idées, une richesse de connaissances pratiques qui indiquent un homme mûri par une longue expérience. Il a dignement remplacé Rummel à la rédaction des *Archives :* jusqu'à l'époque de sa collaboration, ce journal avait été richement fourni d'observations de guérison, Goullon vint donner à cette partie clinique une base plus complète en rapportant les cas remarquables de non-réussite, accompagnés de l'autopsie. Ce praticien s'est posé en défenseur zélé de l'homœopathie exacte contre les réformateurs spécificiens. Ses meilleurs écrits sont dirigés contre eux, et il emploie à les réfuter des articles riches de faits, de preuves, de raisonnements qui fouillent la doctrine dans tous ses points, et la montre souvent sous un jour nouveau.

Les inflammations de tout genre de la gorge (pharynx et larynx), les *affections croupales* et les *angines* sont très-fréquentes, on pourrait presque dire endémiques aux environs de Weimar. Goullon ayant fait une étude spéciale du traitement de ces maladies, nous allons rapporter ici ce qu'il a publié de plus important à ce sujet. Nous ferons suivre cet exposé de considérations cliniques sur quelques inflammations spéciales du poumon, sur les phthisies pulmonaires et les maladies des femmes. Nous terminerons par là tout ce que nous avons à dire, dans cet ouvrage, de l'*application pratique* de notre méthode.

..... Le croup se manifeste ici sans prodrome (si ce n'est une petite toux à peine appréciable), ordinairement pendant la nuit, par des cris aigres mêlés d'éclats de voix rauque ; puis survient : toux rare, éclatante, respiration audible à distance, suffocation crampoïde excitée par le moindre mouvement, fièvre légère ou qui n'est pas en rapport avec cet appareil de symptômes. Dans ces cas nous voyons les médecins allopathes cumuler sangsues, vésicatoires et calomel, moyens indirects et impuissants qui accroissent le chiffre de la mortalité. Avec *aconit* seul, Goullon est toujours parvenu (sauf de très-rares exceptions) à conjurer promptement le danger; il importe de répéter d'abord ce remède à de courts intervalles, et de le redonner chaque fois qu'un accès semble vouloir se reproduire. Sous son influence, on voit survenir vers le matin une rémission accompagnée soit de sueurs, soit de saignement de nez, plus rarement d'un vomissement de matières visqueuses et qui se termine par un sommeil, à la suite duquel les mêmes accidents de suffocation ont accoutumé de se reproduire; mais ils cèdent alors d'une manière définitive à une seconde dose d'*aconit*. Il ne faut point croire cependant que ce remède suffise au traitement de toutes les affections croupales; il y a souvent dans ces maladies un élément organique, une disposition particulière du tissu muqueux et de ses sécrétions que ce médicament est incapable de modifier, et, si on ne lui adjoint les substances douées d'une action spéciale sur ces membranes, on risque de laisser le mal s'empirer, et d'être réduit à recourir aux procédés indirects et chanceux de la médecine ordinaire. Il faut employer alors d'après les circonstances un des médicaments suivants : *spongia*, *hepar sulf.*, *calcarea*, *lycopod.* et *phosphor.*

Spongia et *hepar* ont l'action la plus directe et la plus marquée sur le larynx, la trachée-artère, les bronches et les glandes voisines. Ils y produisent facilement des engorgements et des irritations inflammatoires; aussi convient-il de les administrer contre les violents accès de croup, aussitôt après avoir répété l'*aconit*. Goullon a coutume de donner une dose de *spongia* 3-4 ou d'*hepar* 1-2 qu'il alterne d'heure en heure avec le remède précédent : *spongia* agit plus spécialement sur les tissus fibreux et glanduleux de ces parties. On devra l'employer de préférence lorsque le symptôme dominant est une respiration bruyante, difficile, comme celle produite par une compression de la trachée, cris rauques, toux éclatante, sensibilité du larynx au toucher. *Hepar sulf.* a plus de rapport avec la muqueuse et mérite la préférence dans les toux profondes, sourdes, raucité de la voix et aphonie avec moins de crampes suffocantes. On fait prendre *sulfur* le matin dans les cas moins violents où *aconit* a suffi pour calmer les accès nocturnes : ce remède coupe court à la maladie et amène pour l'ordinaire, au bout de quelques jours, un état de simple irritation catarrhale. *Calcarea carb.* convient pendant la rémission produite par *spongia* lorsque la respiration reste forte et sifflante chez les enfants scrofuleux, et à l'époque de la dentition. *Lycopode* est indiqué après *hepar* lorsque l'enrouement persiste après toutes les autres souffrances et tend à passer à l'état chronique, comme aussi lorsqu'il y a suppression d'un écoulement puriforme existant avant l'apparition du croup. Quant au *phosphor*, Goullon ne l'a jamais employé ; mais son collègue, le docteur Kämpfer (membre de la société Thuringienne), lui a rapporté le cas d'un enfant presque moribond, chez lequel on avait épuisé les ressources allopathiques, et que ce médicament put ramener à la vie. On sait que le *phosphor* est, avec le *carbo veget.*, le médicament qui ranime le plus efficacement la vie près de s'éteindre, et qui ménage le mieux les dernières ressources de la réaction ; l'extrême épuisement est une de leurs principales indications.

Des angines.... La *belladonne* ne possède une si immense réputation contre les diverses espèces d'angines, que parce que les malades se traitent en général eux-mêmes au début avec des tisanes, gargarismes et applications émollientes, ne réclamant nos soins qu'à l'apogée du mal. C'est alors en effet que la *belladonne* possède une action vraiment efficace; mais administrée dès le principe elle n'aurait produit aucun effet. Goullon s'en est assuré dans sa pratique et par une comparaison exacte des nombreuses observations cliniques de ce genre que notre littérature possède. Maintenant il débute pendant les premiers jours par *aconit* qui suffit à la guérison de la simple angine rhumatismale caractérisée par une sensibilité douloureuse des muscles de la déglutition, surtout des glosso et pharyngo-palatins, et une rougeur vive des bords du voile du palais. Si, trois ou quatre jours après le commencement de la maladie, on observe une rougeur très-étendue de la muqueuse, déglutition difficile, douleur d'étranglement—1er stade de l'angine catarrhale qui accompagne souvent la scarlatine lisse — *belladonne* est alors le remède indiqué et il amène la résolution à vue d'œil en dissipant d'abord la douleur et l'agitation générale. Si l'inflammation perd de son acuité et qu'il se produise dans cette période une sécrétion abondante de mucosités, c'est à *pulsatille* qu'il faut avoir recours. A la fin du quatrième jour, la maladie peut se présenter avec un appareil tout différent: les amygdales s'engorgent; le voile du palais boursoufflé et d'un rouge foncé semble s'abaisser; la langue devient épaisse, les douleurs élançantes, et les efforts de déglutition s'accompagnent de tiraillements crampoïdes des muscles de la face. L'inflammation phlegmoneuse n'est plus douteuse; il n'y a pas de résolution possible, et la *belladonne* resterait sans effet: c'est le cas d'administrer *silicea* qui amène souvent, au bout de 24 heures, une amélioration marquée, et hâte l'époque de l'ouverture de l'abcès, après laquelle le malade n'éprouve plus de douleurs.

L'angine revêt un caractère particulier chez les personnes
atteintes d'infection goutteuse ou goutteuse - herpétique ;
chez lesquelles on observe des irritations chroniques des
jointures combinées ou alternées avec des éruptions dartreuses sèches. Dans ces cas, il se forme successivement plusieurs abcès à la gorge, et le patient va de chute en rechute.
On peut prévoir cette complication fâcheuse, lorsqu'après
l'ouverture du premier abcès les traits du malade restent
étirés et inquiets, la peau chaude, le pouls fébrile ; il faut
alors en venir sans retard à l'emploi de *sulfur*, d'*hepar* ou
bien encore de *psoricum*, une dose répétée deux ou trois fois
en 24 heures. Pendant le traitement de cette espèce d'angine,
il n'est pas rare de voir se manifester quelques légers accès
de goutte ou des éruptions soit papuleuses, soit pustuleuses;
d'autres fois on observe une surexcitation dans les anciennes
plaques dartreuses. Cette douloureuse angine a une grande
tendance à se reproduire, et il suffit souvent pour cela d'un
écart de régime ou d'un simple refroidissement.

Lorsque ce traitement a été employé une ou deux fois au
plus, Goullon a presque toujours vu disparaître la disposition
à contracter cette maladie, ou si elle se manifeste encore, c'est
sous une forme bénigne qui n'est jamais suivie de suppuration.
Il administre ordinairement le *sulfur*; mais lorsqu'il y a eu
abus de ce remède, employé soit en friction, soit en bains, il
donne de préférence *psoricum* et l'*hepar* s'il y a des signes
d'infection mercurielle.

Une inflammation de la gorge toute différente des précédentes est celle qu'on pourrait désigner sous le nom d'*angine
tonsillaire aphtheuse;* celle-ci se présente elle-même sous
deux formes distinctes. Dans l'une, les amygdales gonflées,
globuleuses, se recouvrent de petits points blancs qui se réunissent peu à peu de manière à former une large pseudo-

membrane, avec sensation de brûlement et élancées douloureuses qui se font sentir dans l'intervalle même de la déglutition. Cette espèce complique fréquemment l'éruption
miliaire : on réussit toujours à la faire disparaitre en administrant *aconit*, puis *carbo veget*.

L'autre forme d'angine aphtheuse est beaucoup plus grave:
après deux ou trois jours d'un état fébrile prononcé, pendant
lesquels la langue, sale dans le milieu, est d'un rouge vif
sur les bords, on voit apparaître sur les amygdales gonflées
de petites papules blanchâtres de la grosseur de têtes d'épin-
gles, qui s'ouvrent au bout de quelques heures en provoquant
une salivation abondante, un goût métallique à la bouche et
une haleine fétide. A ces petits boutons papuleux succèdent
des ulcérations lenticulaires à fond grisâtre qui s'accompagnent de douleurs déchirantes et élançantes par la déglutition et d'un gonflement des ganglions sous-maxillaires. Après
quelques doses d'*aconit* et de *mercure* données successivement
ou alternativement pendant les trois premiers jours, il faut
en venir à l'*acide nitrique* qui est le spécifique exact de cette
espèce d'angine, mais dont l'action est cependant plus complète lorsqu'on l'a fait précéder de *mercure* ; il n'est pas rare
de voir survenir peu d'heures après l'administration de ce
remède une diminution notable de tous les symptômes : les
petits ulcères prennent un fond rouge, les douleurs cessent
et les amygdales diminuent de volume.

Il arrive assez souvent qu'on a affaire à des sujets scrofuleux chez lesquels cette maladie s'est reproduite plusieurs
fois et a donné aux amygdales un volume très-incommode ;
alors l'ablation de ces organes est bien plus convenable que la
médication fondante soi-disant homœopathique de l'*iode* à
fortes doses.

L'*angine gangréneuse*, à l'exception de celle qui complique la scarlatine maligne, ne s'est présentée que deux fois dans sa pratique. Dans les deux cas il y eut abcès dont la formation s'accompagna de vives douleurs, forte fièvre, puis de pesanteur de tête, vertiges, bourdonnement d'oreilles et état comateux. Au lieu de pus, se fit jour une sanie brune fétide, entraînant avec elle des détritus de tissu cellulaire ; l'ouverture très-large était bordée de membranes gangréneuses flottantes. Dans l'un de ces cas, il s'agissait d'une jeune fille de 20 ans, d'une faible constitution, et réduite à un épuisement extrême par une fièvre nerveuse, typhoïde. Aussi long-temps que la déglutition fut possible, les médecins allopathes avaient employé successivement valériane, serpentaire, camphre, quinquina ; plus tard ces deux derniers en injections avec des acides ; mais tout cela sans succès. Ayant été alors appelé, Goullon fit cesser pendant un temps toute espèce de médications, et administra ensuite une dose de *carbo veget.* en dilution qui fut promptement suivie d'une amélioration générale et plus tard d'une guérison complète. Le second cas se présenta également chez une jeune femme de même âge et de même constitution ; il se forma au-dessus du voile du palais, contre l'amygdale gauche, un gros abcès avec pouls très-dépressible, accès fréquents de coma, faiblesse musculaire extrême, au point de ne pouvoir lever le bras. Il donna d'abord *belladonne*, et lorsque la formation de l'abcès fut évidente, *silicea* ; il sortit une sanie putride avec portion de tissu cellulaire sphacélé. Les symptômes d'adynamie disparurent sous l'influence de *rhus* 1re dilution ; le pus devint de bonne nature, et la guérison fut radicale.

Dans les redoutables angines qui compliquent la scarlatine miliaire maligne, où l'on observe une excrétion abondante par le nez d'humeur fétide, gonflement des amygdales et des glandes du cou quelquefois énorme, respiration irré-

gulière, ronflante, carus, battements irréguliers et précipités
du pouls , Goullon est toujours parvenu à soulager promptement et à sauver le malade par une alternation rapide et continue d'*aconit* avec *acide nitrique* et de *bellad.* avec *lycopode ;*
il faut alterner toutes les heures et même plus souvent encore,
afin d'exciter la force vitale près de s'éteindre, et d'entretenir
la réaction jusqu'au cinquième jour au moins. Si l'on n'emploie cette méthode , le malade est infailliblement perdu ; le
lycopode combat efficacement la stupeur et le coma ; l'acide
nitrique exerce alors une action heureuse spéciale sur les voies
respiratoires. Il donne *aconit* et *belladonne* à cause de leur
efficacité bien constatée dans la scarlatine miliaire ; en pro-
cédant ainsi , il n'a pas perdu un seul malade dans la dernière épidémie de ce genre qui eut lieu à Weimar en 1839.

L'*acide nitrique* est également efficace dans plusieurs espèces de maladies des poumons , et , sous ce rapport, il convient qu'on l'étudie plus complètement qu'on ne l'a fait jusqu'à ce jour. Goullon l'a trouvé le spécifique par excellence
dans les fluxions de poitrine qui surviennent chez les gens
âgés, maigres, secs, à tempérament cholérique, dont la première période traitée au moyen d'*aconit* passe rapidement à un
état fort grave, caractérisé par une toux avec expectoration
de matière verdâtre , sanguinolente , violents points de côté
surtout à gauche, dyspnée extrême, pouls mou , intermittent,
sueurs profuses, colapsus. Les points de côté diminuent peu
à peu jusqu'à disparaître , tandis que la fièvre augmente
d'intensité ; ce qui est le contraire de ce qu'on observe dans
les pneumonies franches. Il administre l'*acide nitrique* le plus
souvent à la 30ᵉ dilution ; il a déjà, par ce moyen, arraché
un certain nombre de malades à une mort imminente.

Dans les pleuro-pneumonies ordinaires , lorsque les
points de côté (surtout ceux du côté gauche) et la dyspnée

persistent ou reparaissent après l'emploi d'*aconit*, c'est le cas d'administrer le *kaly carbonic.;* ce remède réussit presque toujours dans ce cas et avec une remarquable promptitude : mais il faut que la toux soit sèche, c'est-à-dire que l'affection pleurétique doit prédominer. Le *kaly carb.* est un des meilleurs spécifiques de la pleurésie simple ; c'est aussi le plus sûr moyen de combattre les pleurésies partielles qui compliquent fréquemment les tubercules pulmonaires. Quant à la diathèse tuberculeuse localisée sur le poumon, c'est dans le *soufre* qu'on a son antidote le plus efficace ; Goullon a pu s'en assurer d'après des expériences qu'il a faites lui-même, et d'après celles du docteur Schrön, (spécificien zélé, membre de la société badoise). Il administre ce remède à de très-longs intervalles (2 à 3 semaines) et en variant de dilutions, jusqu'à diminution marquée dans les symptômes apparents de la phthisie.

Je suis bien aise que ces remarques de Goullon me donnent l'occasion de revenir sur l'importante question du traitement de la phthisie par le soufre. Chacun de nous connaît les inconvénients de cette substance administrée en pareil cas : les tubercules en reçoivent une excitation funeste, et l'on hâte souvent les progrès du mal qu'on voulait enrayer. Ces graves dangers, qui ont dissuadé la plupart des praticiens de faire usage du soufre dans le traitement des maladies de poitrine, ne seraient-ils pas le résultat d'une répétition trop fréquente de ce remède, et quelquefois de son administration à des dilutions trop basses ?

Il serait important de refaire ces expériences cliniques de Goullon ; car nous devons avouer que notre méthode n'a pas encore tenu ce qu'elle semblait promettre dans le traitement des phthisies pulmonaires. Ce point de thérapie a été vraiment négligé, soit à cause des difficultés qu'il présente, soit que nous nous soyons laissé gagner par le découragement où sont tombés nos confrères allopathes en présence de ce fléau qui décime l'humanité impitoyablement, sans relâche et en tous lieux. Mais l'efficacité intime de nos agents médicamenteux et les observations de guérison de phthisies disséminées dans notre littérature médicale, doivent nous mettre au-dessus de ce déplorable sentiment d'impuissance, et nous engager à créer par l'expérience clinique une thérapie spéciale de cette affection, à la manière de celles qu'on a faites pour les fièvres intermittentes et typhoïdes, les maladies cutanées et vénériennes, etc. Ce guide thérapeutique serait un précieux auxiliaire, n'eût-il d'autre avantage que de relever le courage du praticien et de l'engager à combattre directement le mal, sans perdre le temps en hésitations et en médications palliatives soit spécifique, soit rationnelle.

Il faut cependant reconnaître, dans la situation actuelle des choses, que le traitement homœopathique de la phthisie pulmonaire fût-il bien établi et d'une grande efficacité, cette maladie ne cesserait pas d'exercer ses terribles ravages. La phthisie n'est pas en effet un état morbide qui provienne d'une cause acccidentelle, promptement efficiente; elle a presque toujours sa racine dans l'organisme; elle se développe avec celui-ci, et ses débuts se cachent le plus souvent aux gens du monde sous les apparences d'une santé florissante : l'esprit est gai, vif, enjoué; le teint frais et animé, l'appétit très-prononcé, la croissance s'opère rapidement, et l'œil seul du médecin expérimenté sait découvrir les légers indices de l'altération organique qui se prépare. C'est alors qu'il faudrait agir en modifiant cette disposition, en attaquant le mal dans son principe avant qu'il n'ait désorganisé les tissus : mais là se présente le même obstacle que nous avons signalé en parlant du traitement prophylactique de l'enfance. — De nos jours, le docteur est rarement le médecin de la maison ; il est appelé à traiter les maladies, mais presque jamais à les prévenir ; or, lorsque la phthisie pulmonaire se signale aux gens du monde par des symptômes alarmants, elle est déjà presque toujours mortelle, et les soins les mieux dirigés ne peuvent le plus souvent alors qu'en ralentir les progrès.

Le danger de la phthisie pulmonaire ne tient pas à la nature même de cette maladie, mais seulement à son mode d'évolution : qu'on fasse disparaître les tubercules du poumon par résorption intime sans fonte suppuratrice, et l'on n'aura plus à les redouter. Or, nous voyons tous les jours disparaître de la sorte, sous l'action des agents homœopathiques, des dépôts tuberculeux du cou, des aisselles, des aines, et ceux même qui sont situés dans le mésentère. Le succès, on peut dire merveilleux, de la nouvelle méthode dans le traitement du carreau, nous a conduit à en préjuger les heureux résultats dans le traitement de la phthisie prise au début, et déjà plusieurs faits nous portent à croire que nous lui avons arraché bien des victimes. Bönninghausen a publié à ce sujet, en 1831, dans le 10ᵉ vol. des *Arch.* (2ᵉ cahier), une observation très-remarquable d'une jeune fille aux dispositions phthisiques très-prononcées, déjà atteinte des premiers symptômes du mal, dont les deux frères venaient de mourir poitrinaires, et qui fut mise dans un parfait état de santé par l'emploi successif de quelques remèdes homœopathiquement indiqués. Cette observation est fort instructive par les détails du diagnostic et l'indication de toutes les circonstances qui ont déterminé le choix des divers médicaments. Chacun de nous pourrait recueillir dans sa pratique des faits analogues; et j'ai l'intime conviction que la plupart des enfants scrofuleux auxquels nous donnons des soins et auxquels nous administrons des remèdes antipsoriques, sont mis par là même à l'abri de la phthisie pulmonaire dont ils étaient menacés.

Lorsque la suppuration des tubercules à déjà commencé, qu'il y a lésion organique du tissu du poumon, la maladie n'est point encore au-dessus des ressources de la nouvelle méthode : la nature livrée à ses propres forces peut même conduire à bonne fin ce travail morbide, et les recherches d'anatomie pathologique ont signalé quelques cas de ce genre, rares il est vrai. Ce que la nature peut effectuer seule, dans des circonstances exceptionnelles, devra se produire souvent avec le concours efficace des médicaments spéciaux. Les médecins homœopathes Argenti et Bönninghausen en ont cité plusieurs cas, et nous-mêmes en avons recueilli un certain nombre dans notre pratique. Il nous est arrivé quelquefois de guérir radicalement en peu de mois des sujets atteints de fièvre continue, hémoptysie, expectoration jaunâtre, et dont la poitrine laissait percevoir à l'auscultation le craquement caractéristique de la seconde période.

Ces succès, nous le répétons, sont des résultats exceptionnels. C'est seulement à son début que la phthisie peut être considérée comme une maladie généralement curable par les procédés homœopathiques.

La phthisie pulmonaire se présente avec des appareils symptomatiques très-variés. Nous allons indiquer ici les plus ordinaires et les remèdes qui leur conviennent.

On observe fréquemment une phthysie à marche lente, sans réaction fébrile, avec expectoration peu copieuse chez les enfants de 8 à 12 ans, d'un tempérament lymphatique ayant un tissu cellulaire épais et des glandes engorgées au cou. *Calcarea* est dans ces cas le remède de fond; mais il faut le répéter longtemps à de longs intervalles.

La rougeole chez l'enfant, est assez souvent suivie du développement de la phthisie, quelle que soit la constitution du sujet. Cette maladie s'accompagne ordinairement de crachats muqueux abondants, elle a dans *pulsatille* son médicament spécifique le mieux indiqué.

La puberté est l'époque la plus favorable au développement des maladies de poitrine, qui s'accompagnent presque toujours alors d'une légère fièvre inflammatoire, soit continue, soit rémittente, qui réclame l'emploi d'*aconit*. Mais ce moyen n'est qu'un accessoire utile qu'on doit faire suivre promptement de *phosphor* dans la grande majorité des cas.

Le *phosphore* domine le traitement de la phthisie aiguë des jeunes gens, la plupart des manifestations symptomatiques de cette affection rentrent dans la sphère d'indications de ce remède. Telles sont entre autres : taille élancée, croissance rapide, peau blanche, délicate, pommettes colorées, sueurs faciles, toux sèche, crachats striés de sang, selles diarrhéïques. Contre la complication de point de côté, il convient d'intercaler *bryone*; s'il y a expectoration muqueuse abondante ou battements de cœur fréquents, il faudra administrer quelques doses de *pulsatille*.

Chez les jeunes personnes, l'apparition de la phthisie coïncide souvent avec celle de l'aménorrhée et il suffit quelquefois de faire cesser celle-ci, pour faire disparaître tous les symptômes d'irritation de poitrine ; *aconit* et *pulsatille* figurent ici en première ligne. Lorsque la fonte des tubercules s'opère et se complique de pleurésies partielles, le *kaly* se montre d'une efficacité remarquable.

La *phthisie floride* est celle qui se développe d'une manière sur-aiguë chez les individus doués d'un tempérament sanguin; les joues sont le siége d'une rougeur vive, circonscrite il y a chaleur brûlante de la paume des mains, surtout après le repas, toux sèche, hémophtysies peu abondantes ; mais fréquemment répétées. C'est alors que les effets du soufre sont le plus à redouter; on se contentera, dans la plupart des cas, des trois remèdes suivants : *douce amère*, *aconit* et *phosphor*.

Après la quarantième année, les phthisies pulmonaires sont assez rares et ne s'observent guère que comme terminaison de péripneumonies et de catarrhes chroniques négligés. Ce dernier cas réclame l'emploi de *sulfur*. S'il y a grande faiblesse, amaigrissement, enrouement, expectoration glaireuse abondante, *stannum* sera préférable. *Lycopode* est le remède par excellence, dans les phthisies qui font suite à des fluxions de poitrine chez les sujets adultes.

Goullon préconise l'emploi du *kaly* contre diverses souffrances des femmes enceintes. Il dit à ce sujet : « Le *kaly carb.* me paraît être un spécifique d'une grande valeur contre l'avortement. En adminis'rant cette substance entre le 2me et le 3me mois de la grossesse, tous les 4 à 6 jours, de la 18 à la 30me dilution, je suis parvenu à délivrer radicalement de cette disposition, des femmes qui 'y étaient très-sujettes. Avec ce moyen, j'ai souvent réussi à arrêter des avortements imminents, manifestés par des hémorrhagies et autres prodromes. Ce médicament fait disparaître presque à coup sûr les vives douleurs lombaires des femmes grosses, surtout lorsqu'il y a sensation serrante comme d'un poids qui presserait de haut en bas sur le bassin. Les suites ordinaires d'un avortement mal soigné, telles que : faiblesse des reins et des extrémités inférieures, toussotement sec, état habituel de sueurs, frisson, irritation chronique de matrice, sont au nombre des souffrances que le *kaly* dissipe le plus sûrement. »

On doit au docteur Tietze une observation très-détaillée d'une hémorrhargie utérine pendant les couches, qui se renouvela plusieurs fois, et réduisit la malade à une grande faiblesse; les forces se rétablirent sous l'influence de *china* 6 *guttatim* et la perte céda complètement à *sabina* 24 donné également en gouttes.

W. Gross a fait un travail spécial sur le traitement et l'hygiène des femmes pendant la parturition et les couches, dont nous allons extraire les principales indications pratiques. «... L'accouchement s'effectue le plus souvent très-bien, sans le secours manuel du médecin; mais il offre un grand nombre de circonstances qui peuvent réclamer l'emploi de substances médicamenteuses. Lorsqu'il y a absence complète de douleurs contractives avec état de faiblesse générale, il faut recourir à l'emploi de *pulsatille* (ou de *secale*); la *noix vomique* au contraire modère les douleurs trop violentes. Dans les crampes, les éclampsies, les efforts d'expulsion sans résultat, on prescrira d'après l'ensemble des symptômes, un des remèdes suivants : *hyosciam. chamom. cicuta, ignat. bellad.* Les hémorrhargies abondantes qui ne sont pas déterminées par une position vicieuse du placenta, sont loin de réclamer toujours une brusque terminaison de l'accouchement; on réussit en général à les faire cesser avec une dose de *crocus* ou de *sabine*. La promptitude d'action étant une condition essentielle du succès, il convient de prescrire l'olfaction du médicament....

..... Les femmes en couches se plaignent quelquefois de la contusion des parties génitales, produite par les efforts de l'accouchement, on la fait disparaître promptement avec des lotions d'eau arniquée.

Le *coffea* 1re dilution dissipe l'excitation nerveuse, l'insomnie et les crampes utérines, qui persistent souvent après la parturition.

Les hémorrhargies actives cèdent en général très-bien à

sabina, si le sang est noir et veineux, s'il y a des symptômes de stase sanguine dans le bassin, *crocus* est préférable ; *belladon. nux.*, et surtout *ipeca.* sont aussi quelquefois indiqués.

La constipation pendant les 5 à 6 premiers jours qui suivent l'accouchement est un état normal et favorable. Le repos des organes génitaux amène cette paresse des intestins, qui n'a rien que de salutaire, et nous condamnons vivement l'usage où sont la plupart des sages-femmes et beaucoup de médecins, de provoquer alors les selles au moyen de purgatifs. Nous n'hésistons pas à attribuer à cette manière de faire, la plus grande partie des accidents morbides qui surviennent si fréquemment chez les femmes en couches. L'irritation intestinale due à l'action purgative suffit, dans bien des cas, pour déterminer une excitation morbide dans l'appareil utérin et favoriser le développement de la métro-péritonite. (On se rappelle que le docteur Wolf, de Dresde, nous avait fait part d'une remarque analogue.) Un autre inconvénient des purgatifs, lorsque la mère veut allaiter, est de troubler la sécrétion lactée et même de la supprimer complètement, en amenant un dévoiement révulsif. Si cependant la constipation persiste au-delà d'une semaine et s'accompagne de malaises, il faudra la faire cesser, et l'on administrera dans ce but, suivant les circonstances : *nux, bryon.* ou *opium.*

Mais l'indication ordinaire est d'arrêter la diarrhée, qui est presque toujours un état très-fâcheux chez les femmes en couches. Les médicaments le plus souvent indiqués en pareils cas sont : *hyosciamus, rheum, antimonium, dulcamara*, ce dernier surtout qui répond d'une manière spéciale au refroidissement, accident auquel les femmes en couche sont très-exposées, et qui est la cause principale de toutes leurs souffrances.

La *jusquiame* convient dans les diarrhées sans coliques, et les selles qui s'effectuent presque à l'insu de la malade.

La *pulsatille* est le moyen par excellence de régulariser la sécrétion du lait et des lochies, et de faire reparaître ces fonctions lorsqu'elles ont été supprimées; de combattre efficacement les accidents qui résultent de cette suppression.

Il n'est pas rare d'observer, chez les tempéraments lymphatiques, des lochies profuses qui se transforment en leucorrhée tenace. On réussit en général très-bien à les arrêter au moyen de *crocus, bryon.* ou *calcarea. Belladonne* 30me dilut. a modifié promptement la nature des lochies qui s'étaient transformées en une sanie fétide. Il est probable que *carbo animalis* aurait une grande efficacité en pareil cas.

La cessation de la transpiration cutanée, la sécheresse de la peau ne sont pas moins dangereuses que la suppression des lochies. *Dulcamara* est le moyen le plus sûr de rétablir cette importante fonction. » (L'*aconit* à une basse dilution, lorsqu'il y a réaction fébrile provoquerait peut-être encore les sueurs.)

La haute supériorité de la méthode homœopathique sur l'ancienne médecine, n'apparaît en aucun cas, d'une manière aussi frappante, que dans le traitement des aberrations menstruelles et des maladies qui en résultent. L'allopathie possède des *emménagogues*, c'est-à-dire des irritants spéciaux du système utérin; mais ces substances administrées par elle d'une manière empirique ne remplissent pas les véritables indications, restent sans effet, ou n'exercent que leur action excitante, qui peut bien provoquer quelques hémorrhagies utérines, mais ne saurait amener le flux mensuel régulier et physiologique. Depuis plusieurs années, nous observons que les praticiens allopathes expérimentés commencent à reconnaître cette action décevante et dangereuse de leurs prétendues emménagogues, et qu'ils se servent des moyens hygiéniques uniquement pour rétablir et régulariser les menstrues.

Mais ces procédés, les seuls dont un médecin allopathe prudent puisse faire usage, n'exercent sur la menstruation qu'une action générale peu marquée; et l'on peut dire sans exagération que le rétablissement de cette fonction importante est laissé presque entièrement aux seules ressources de la nature. Dans la médication homœopathique il n'en est plus ainsi : des remèdes spéciaux provoquent positivement le retour des règles, en modifiant d'une manière efficace les états morbides auxquels était liés leur suppression ou leur irrégularité; souvent aussi ils agissent directement sur l'appareil génital et se montrent vraiment emménagogues. Parmi ceux-ci la *pulsatille* occupe le premier rang; l'*aconit* est le plus actif des emménagogues indirects, et nous ne pourrions citer tous les cas où nous sommes parvenus avec ce remède, à faire paraître dans les 24 heures les règles supprimées depuis plusieurs mois. Du reste, tous les agents de la matière médicale ont une action plus ou moins marquée sur les menstrues, par le fait du consensus général qui lie toutes les fonctions entre elles et les rend solidaires les unes des autres. Je ne puis énumérer ici que les substances dont l'indication se présente plus fréquemment.

Lorsque les règles ont été brusquement supprimées, surtout par un refroidissement et qu'il en résulte un état fébrile habituel, il faut donner *aconit*; dans les mêmes circonstances, *bryone* est préférable lorsque le sujet est d'un tempérament bilieux, qu'il y a toux sèche, crachats sanguinolents, endolorissement de l'abdomen.

Calcarea convient pour diminuer les règles trop abondantes ou mêlées de muscosités chez les sujets lymphatiques. *Bellad.* est aussi récommandé dans ces cas.

Chamomille et *ipecacuanha* sont les spécifiques des coliques menstruelles avec tranchées violentes, depuis les reins jusqu'à l'hypogastre, envie fréquente d'uriner ou d'aller à la selle, sortie de caillots de sang.

Belladonne est aussi indiquée, mais lorsqu'il y a plus de turgescence inflammatoire, et sensation douloureuse du bas-ventre au toucher.

Cocculus est un précieux remède pour calmer les spasmes hystériques, les pressions douloureuses à l'épigastre et à la poitrine, qui accompagnent souvent la dysménorrhée. *Graphite* est indiqué en pareil cas chez les individus affectés d'éruptions dartreuses.

Crocus doit être employé pour combattre les métrorrhagies d'un sang noir et visqueux, surtout lorsqu'il y a une disposition générale aux hémorrhagies de ce genre.

Kaly carbonicum est un des moyens les plus efficaces contre l'aménorrhée et la dysménorrhée des jeunes personnes, surtout s'il y a gêne de la respiration, palpitation de cœur, points de côté. Le *natrum muriaticum* se rapproche beaucoup de *kaly*; il est déterminé par la prédominance des malaises gastriques : afflux d'eau à la bouche, digestion difficile, congestion sanguine au fondement.

Nux moschata est recommandée par plusieurs praticiens contre la suppression des règles déterminée par une impression de l'eau ou du froid humide, compliquée de spasmes et autres souffrances hystériques, de dispositions à la défaillance, de grand accablement, d'humeur changeante.

Platina est un excellent remède contre les diverses anomalies des règles, l'hypersécrétion surtout, les métrorrhagies; mais l'indication de ce moyen est très-limitée par quelques phénomènes caractéristiques; telles les douleurs pressives, crampoïdes, erratiques, etc.; si l'on ne rencontre pas cet état nerveux spécial, le platine ne produit aucun effet.

Il n'en est pas de même de *pulsatilla*, dont les indications sont si nombreuses et si variées, qu'il est toujours convenable de débuter par ce remède, ou tout au moins de l'intercaler dans le traitement, lorsque le cas n'est pas parfaitement spécialisé.

Sabina est le spécifique des métrorrhagies actives de sang artériel, survenues chez les femmes fortes et bien constituées. Mon père a obtenu en pareil cas quelques succès du *géranium bec de grue*. *Secale* est préférable dans les pertes pour ainsi dire passives, dont sont atteintes les personnes cachectiques et affaiblies.

Sepia est presque aussi souvent indiquée que *pulsatille*, et les circonstances qui la réclament ne diffèrent que par de très-légères nuances. *Sepia* est préférable à l'âge du retour, surtout chez les femmes affectées de plaques dartreuses et d'éphélides

Sepia domine la thérapie de l'âge critique. Sous l'influence de ce moyen, les femmes peuvent traverser sans crainte cette période si redoutée de la vie. Nous avons vu céder à ce remède la plupart des souffrances qui se manifestent vers cette époque.— Congestions sanguines à la tête, étourdissements, fluxion gengivale, maux de dents, durcissements inflammatoires partiels du tissu cellulaire, pesanteur des membres, maux de reins, pertes utérines. Contre ce dernier accident, le plus grave de tous, il convient de recourir aussi à l'emploi de *sabine*, de *belladonne*, d'*aconit* et surtout de *china* qui rétablit avec une promptitude merveilleuse les forces abattues par la déperdition du sang.

Un mot sur la *leucorrhé* :

Si, chez les personnes qui étant abondamment réglées, l'écoulement menstruel est remplacé par les flueurs blanches, épaisses et très-fétides, c'est à *sabine* qu'il faut recourir.

Dans les pertes blanches corrosives, avec cuisson aux parties génitales, *alumine* est généralement indiqué. *Stannum* est préférable lorsque la leucorrhée consiste en mucosités glaireuses, semblables à du blanc d'œuf et s'accompagne de faiblesse excessive. La complication des douleurs de reins très-vives doit faire choisir *chamomille*. *Pulsatille* et *sepia* sont indiqués dans un si grand nombre de cas, que nous devons renvoyer à leur pathogénésie pour l'appréciation des phénomènes morbides qui les réclament.

Ces divers sujets cliniques, pour être traités d'une manière convenable, exigeraient de longs développements que nous ne pouvons leur consacrer ici. Nous nous sommes proposé, par ces courtes indications, de venir en aide aux débutants dans leurs premiers essais de médication homœopathique.

A Eisenach, dans le duché de Weimar, exerça jadis un des premiers praticiens et écrivains de notre école, le docteur Wisliscenus, qui travailla avec succès à asseoir la nouvelle méthode sur l'expérience clinique ; on lui doit plusieurs bonnes observations et d'excellents articles sur les émissions sanguines, sur le traitement des affections syphilitiques, qui restent enfouies dans les six premiers volumes des *Archives*.

Le docteur Schindler est le plus connu des homœopathes de la ville de Gotha ; il exerçait autrefois à Greiffenberg, où il se montra un membre très-actif de la *société Silésienne*. On a de lui un mémoire sur le traitement des maladies des os et sur l'administration de la vaccine à la manière des autres médicaments. Suivant Schindler, la vaccination ne transmet pas, comme on l'a dit, les infections scrofuleuses et psoriques ; mais elle les surexcite et rend manifestes ces dispositions latentes qui restent seules apparentes et actives lorsque l'éruption de la vaccine a disparu : il conseille de ne plus inoculer le vaccin, mais d'administrer le *variolin* à l'intérieur comme moyen préservatif et curatif.

Le docteur Plaubel de Gotha prétend administrer avec succès tous les médicaments minéraux à la 30ᵉ dilution.

Wisliscenus a eu plusieurs successeurs à Weimar ; je signalerai entre autres le docteur Kämpfer qui a publié un petit traité *ex-professo* sur les doses et le mode d'administration des remèdes homœopathiques. Cette question, que nous avons traitée sous le point de vue théorique au chapitre de Dresde, réclame aussi, sous le rapport clinique, un article spécial dans cet ouvrage. Exposer successivement sur ce sujet le résultat des travaux des principaux médecins homœopathes serait faire une longue et fastidieuse énumération de choses fort semblables entre elles : je préfère donner l'analyse du travail de Kämpfer, en ayant soin d'y intercaler tout ce qu'ont écrit d'important sur ce point les praticiens les plus expérimentés. Nous aurons de la sorte un cadre complet et bien rempli.

DES DOSES. — Le traité de Kämpfer est l'exposé méthodique des résultats fournis par une longue pratique médicale ; il ne renferme rien de bien neuf ; mais il présente une coïncidence précieuse de la plupart de ses conclusions avec celles des autres homœopathes exacts, coïncidence d'observations qui pourra seule déterminer les règles générales qui doivent présider à l'administration des remèdes.

En différents passages de ce livre nous avons laissé entrevoir cette opinion de plusieurs médecins que le choix du remède était tout, sa dose, son mode d'administration, chose secondaire et de peu de valeur ; que parfaitement indiquée,

c'est-à-dire exactement homœopathique , toute substance
agissait également bien , soit aux hautes, soit aux basses dilutions, à sec ou en solution, etc. Cette opinion généralement admise, au moins en théorie à l'époque de mon second
voyage en 1842, était une concession faite aux spécificiens,
un accommodement sur un point qu'on croyait assez insignifiant. Les expériences récentes ont complètement modifié
cette manière de voir, et Kämpfer s'exprime ainsi dès la
première page de son traité : « Du principe homœopathique
on ne peut conclure si le médicament doit être employé intérieurement ou en application externe , en substance ou dynamisé, à dose unique ou répétée, etc. ; cela ne peut être
déterminé que par des essais multipliés et de nombreuses
études cliniques. Mais nous pouvons présumer *à priori* que,
suivant les circonstances, tel ou tel mode d'administration
méritera la préférence, et même que l'efficacité du remède en
dépendra presque entièrement. La vérité de cette présomption
s'est déjà confirmée maintes fois : il n'est plus permis de nier
qu'avec toute l'exactitude possible dans le choix du remède
il n'arrive souvent que le traitement échoue parce que la
substance n'a pas été employée d'une manière convenable.
La connaissance de cet *art d'administrer* est une des conditions indispensables d'une pratique heureuse : peut-être
qu'en étudiant à fond les modes d'application dont les divers médicaments sont susceptibles, arrivera t-on à doubler
la puissance de notre thérapeutique et à la rendre efficace
dans des cas qui lui ont été rebelles jusqu'à ce jour? »

C'était un retour aux doctrines hahnemanniennes. On lit
dans l'*Organon* (5e édition, page 149) : « Un remède ho-
« mœopathique indiqué , mais administré à basses dilutions,
« peut produire un effet perturbateur; lorsque cet effet se
« sera dissipé de lui-même ou sous l'influence d'un antidote,

« on fera bien de redonner le même remède à dilution
« beaucoup plus élevée ; alors on le verra développer avan-
« tageusement toute sa sphère d'action. » Hahnemann avait
mis sur la voie pour ce qui concerne les doses ; mais ce vaste
champ n'en était pas moins à explorer.

On s'occupa d'abord de déterminer si la dose du remède
n'influait pas sur la *qualité* tout aussi bien que sur le *degré
d'énergie* de son action ; et cette question si importante pour
la pratique fut résolue affirmativement. La différence essentielle, depuis si longtemps signalée par l'ancienne école
dans les effets de drogues administrées à différentes quantités ou préparations, pouvait faire présumer cette remarquable influence des doses. Ce résultat fut infiniment plus
sensible dans les expériences faites par les homœopathes au
moyen des dilutions : ils en ont conclu que l'action médicamenteuse n'est pas la même pour toutes les divisions ; qu'un
médicament produit des effets pathogénétiques et curatifs différents (¹), suivant la dilution à laquelle on l'emploie. Ainsi
l'*opium* aux premières dilutions amène l'état soporeux chez
l'homme sain, et le dissipe chez le malade ; aux divisions
plus élevées il détermine une excitation assez semblable, et
peut délivrer celui qui en est atteint en le calmant et l'as-
soupissant. La *noix vomique* aux basses préparations produit
et guérit la constipation, aux plus hautes elle convient contre
certaines diarrhées. Ce n'est pas à dire que le médicament
aux dilutions inférieures soit d'une autre nature qu'aux
dilutions supérieures ; ses propriétés ne cessent pas d'être les
mêmes dans les deux cas ; son caractère général spécifique
ne varie jamais, seulement il est susceptible de revêtir des

(¹) Ces symptômes différents ne sont pas opposés entre eux et contribuent
tous, au même titre, à constituer le caractère propre de la substance médicamenteuse.

nuances variées. La surexcitation et la torpeur nerveuses,
la diarrhée et la constipation sont des modifications fort rapprochées sous les rapports pathogénétique et pathologique ;
mais, sous le point de vue de la thérapie, on comprend
l'importance de leur distinction. Si donc il y a le phénomène
d'insomnie dans l'ensemble symptomatique qui réclame l'emploi de l'opium, on administrera de préférence cette substance aux dilutions élevées, etc., etc. Car ce ne sont pas les
symptômes généraux, mais bien la généralité des symptômes
qui doivent déterminer le choix du remède.

C'est Hering qui a dirigé l'attention des praticiens sur
cette différence des dilutions : on est loin de savoir comment
se comportent sous ce rapport les diverses substances médicamenteuses ; et si la plupart d'entre elles sont sans action
sur l'homme sain aux dilutions élevées, on possède dans les
recherches cliniques un moyen sûr d'obtenir des résultats
positifs. On comprend déjà combien est défectueuse la méthode des spécificiens et de plusieurs praticiens homœopathes
qui, se tenant exclusivement à l'emploi des basses préparations, se privent d'une partie des propriétés pharmaceutiques qui exigent pour se produire une plus grande dynamisation. OEgidi dit à ce sujet : Je suis pleinement convaincu
que les hautes dilutions agissent différemment que les basses;
qu'il y a dans leurs effets une *différence qualitative*. — Si les
observations d'Hering viennent à se multiplier et à constituer un fait définitivement acquis à la science, la théorie de
la dynamisation en recevrait une force nouvelle.

Avant d'avoir connaissance de ces faits qui sont récents,
j'avais émis une théorie analogue qui sera peut-être admise
un jour. Je disais que l'expression de *puissance* donnée aux
dilutions était très-vicieuse, et qu'elle avait dénaturé la notion qu'on doit avoir des doses homœopathiques. Sous la di-

vision successive se développent successivement les propriétés cachées par l'organisation chimique et physique de la
substance. Ce développement des propriétés n'est pas essentiellement une augmentation d'énergie de celles qui se manifestent dans l'état naturel de la drogue ; car elles en sont bien
plus souvent affaiblies. Les effets toxiques diminuent pendant que s'opère un développement successif de toutes les
propriétés curatrices : celles qui sont rendues manifestes à
la 2ᵉ dilution pourront disparaître complètement à la 20ᵉ ;
pendant qu'à cette division d'autres se seront produites, qui
étaient d'abord latentes. Ce serait une évolution, et le caractère du médicament ne serait complètement connu que lorsqu'on l'aurait étudié à toutes les préparations où il développe
encore quelques effets. Cette théorie expliquerait l'importance généralement admise de varier, dans un même traitement, les dilutions d'un remède, ce qui permettrait d'opposer
à la maladie la sphère entière d'action curatrice.

L'expérimentation pure jointe à la clinique a permis d'é-
tablir d'une manière approximative l'influence des doses sur
la manière d'agir des remèdes en général : l'action des basses
dilutions est plus prompte, plus courte, plus intense ; celle
des hautes est lente, durable, plus étendue. Chose digne de
remarque, la plupart des médicaments indiqués dans la thérapie des maladies aiguës sont doués de toute leur énergie
aux basses préparations (la belladonne paraît faire exception), et ceux qui conviennent dans les souffrances chroniques réclament les dilutions élevées.

Étant donc bien établi que la dose du remède est loin
d'être une circonstance indifférente, comme le prétendirent
autrefois plusieurs médecins homœopathes, il importe de
déterminer celle dont on doit faire usage dans tel ou tel cas
donné. Tel est le but que s'est proposé le docteur Kämpfer à

l'imitation de Rummel, Goullon, Gross et Bönninghausen, dont les travaux n'ont pas été publiés d'une manière suivie. Je fais remarquer que Kämpfer n'a figuré dans aucun parti; qu'il s'est tenu en dehors de toutes les discussions; qu'il a commencé ses études cliniques sur les doses en 1832, et les a continuées sans interruption jusqu'en 1843, époque où il les publia pour fournir un élément de solution à une des questions les plus vivement controversées. C'est un esprit éminemment observateur. Après avoir établi que les doses modifient les effets du remède, il s'applique à constater son efficacité positive aux divisions infinitésimales. « Il est maintenant impossible, dit-il, de révoquer en doute que les médicaments homœopathiques, administrés aux doses infinitésimales, à la 30ᵉ division par exemple, ne jouissent de propriétés très-actives, très-énergiques, et qui ne laissent souvent rien à désirer sous le rapport de l'efficacité..... J'ai guéri en peu de temps des caries scrofuleuses des enfants avec quelques globules de *silicea* 30 (il rapporte les observations détaillées). Maintes fois j'ai fort bien réussi en faisant dissoudre le petit nombre de globules dans une ou deux onces d'eau distillée, que je prescrivais de prendre par cuillerée à plusieurs heures d'intervalle. C'est ainsi que j'ai fait disparaître des ophthalmies scrofuleuses avec *psorin* 30 et *calcarea* 30. A quel degré de subdivision le développement des propriétés médicamenteuses cesse-t il de se produire? Je ne saurais le déterminer, n'ayant jamais employé de dilution au-dessus de la 30ᵉ; mais je ne vois pas pourquoi des préparations plus élevées ne seraient pas dans certains cas aussi efficaces et même plus efficaces encore?... »

Cette supposition de Kämpfer a été réalisée, et ici se présente un nouveau point de vue de la doctrine des doses qui mérite de fixer toute notre attention.

Dès 1832, Korsakoff, conseiller à Dmitrof, gouvernement de Moscou, avait constaté, par une série d'expériences, la propriété dont jouissent certaines substances médicamenteuses, de produire des effets à un degré de subdivision beaucoup plus élevé que celui admis jusqu'alors comme le point extrême. Le docteur Kretzschmar fit part de ces recherches aux membres du *Congrès central*; mais elles ne fixèrent pas alors l'attention des praticiens. Seulement W. Gross administra avec succès la 750ᵉ dilution de soufre par goutte d'après la méthode de Korsakoff. En 1834, OEgidi, expérimentant les remèdes administrés en solutions très-étendues d'eau distillée, obtint des résultats satisfaisants avec des globules de la 30ᵉ dilution dissous dans 7 à 8 onces de liquide pris par cuillerées à de courts intervalles. Il cita le cas d'un malade qui ne put ressentir les effets du remède indiqué, le *phosphor*, que lorsqu'il l'eut administré de cette manière. Hering et W. Gross répétèrent, presque en même temps et sans s'être concertés, les mêmes expériences. Ils trouvèrent la méthode d'OEgidi préférable à toutes les autres dans les cas de surexcitations nerveuses, d'affaiblissement extrême, suite d'affection chronique ou de violentes maladies aiguës. Ces résultats engagèrent Gross à expérimenter avec soin les hautes dilutions de Korsakoff. Il choisit *sulphur* et *sepia* qu'il porta l'un et l'autre à la 1500ᵉ dilution. C'était en 1837, au plus fort de la lutte avec les spécificiens. Le temps n'était guère opportun; aussi comprend-on toutes les épithètes qui furent adressées au malencontreux expérimentateur. Mais sa réputation incontestée d'observateur et de savant le mettait au-dessus du ridicule qui devait nécessairement s'attacher à d'aussi excentriques recherches. Il obtint des résultats remarquables. « Mais il n'est pas permis de penser, dit-il, que toutes les substances médicamenteuses puissent produire des effets à de si hautes dilutions , car toutes n'ont pas la même constitution et la même énergie. Entre le *sambucus*, par exemple , et le *sulphur* la distance est immense. Un certain nombre d'observations cliniques me permettent d'établir qu'il est des circonstances où *sepia* et *sulphur*, à la 1500ᵉ dilution , conviennent mieux qu'aux doses ordinaires ; qu'il y a des affections qui ne cèdent facilement qu'à ces doses nouvelles. Cela ne peut étonner les praticiens qui connaissent l'efficacité de la 30ᵉ dilution dans les cas où les moyennes agissent mal. Il n'y a pas de raison pour rejeter *à priori* le résultat de mes expériences, lorsqu'on reconnaît cette action des décillionnièmes, surtout lorsque, laissant de côté la notion d'une division moléculaire, on admet le fait de l'infection médicamenteuse analogue à celle des autres forces toxiques miasmatiques. »

A l'exception d'Hering et d'OEgidi aucun médecin n'osa s'engager avec Gross dans ce genre d'étude; on craignait trop la critique des spécificiens. Ce ne fut qu'en 1840 que Bönninghausen , sous le voile de l'anonyme, se décida à publier le résultat de ses recherches à ce sujet, et constata l'efficacité des dilutions de Korsakoff. On ne peut objecter, dit-il , que ces guérisons eussent été opérées par la nature ; car il s'agissait d'affections chroniques permanentes qui ont cédé promptement et sans retour ; ce que n'aurait pu faire la force vitale livrée à elle-même. Bönninghausen n'admet point que ces dilutions soient constamment efficaces ; elles ne conviennent que dans un petit nombre de cas.

Lorsque la querelle spécificienne fut calmée et que chacun put émettre tranquillement son opinion , les homœopathes se rappelèrent ces paroles de Hahnemann consignées dans l'*Organon* (5ᵉ édition, page 149). « On fera bien, s'il est possible (c'est-à-dire si les substances produisent encore des effets suffisants), de porter les dilutions plus haut que je l'ai fait moi-même. *On ne peut administrer les remèdes à trop petites doses.* Ils agissent alors beaucoup mieux, si le malade observe exactement les règles diététiques et ne s'expose à aucune cause qui puisse troubler leurs effets. » Stapf et Rummel cherchèrent alors à s'assurer de ce qu'il y avait de fondé dans ces assertions. Toute l'école homœopathique attendait impatiemment que ces praticiens se fussent prononcés sur une question devenue à l'ordre du jour, et qui excitait vivement l'intérêt général.

Vers la fin de 1843, Stapf commença ses études et en publia les résultats en juin 1844. « J'ai, dit-il, pendant cette période de temps, répété les expériences de Gross dans un grand nombre de maladies de toute espèce, le plus souvent chroniques; je dois à la vérité de certifier que ces dilutions élevées jouissent, non-seulement d'une action positive, mais d'une efficacité qui, en certains cas, surpasse celle des doses ordinaires..... Mais pour que cette action se produise, il est plusieurs conditions indispensables : 1° il faut une indication parfaitement homœopathique; 2° il faut attendre, après l'administration d'une première dose, que l'état du malade s'améliore avant d'en donner une seconde; amélioration qui arrive ordinairement dans les maladies chroniques de 7 à 12 jours. Je fais observer très-exactement le régime.

Rummel publia ses observations en juillet 1845 : « De quelque manière, dit-il, qu'on veuille expliquer la chose, toujours est-il positif que les assertions de Gross sont fondées, et qu'on ne peut se former une opinion à ce sujet qu'en répétant soi-même cette expérience. C'est ce que j'ai fait. J'ai recueilli une centaine d'observations, dont je rapporte plus bas les plus complètes et les plus saillantes. Pour éviter toute méprise, je dois dire que dans ma pratique ordinaire je me sers, pour les cas aigus, de dilutions qui approchent de la troisième; et, pour les cas chroniques, je monte jusqu'à la trentième. — Autrefois (lorsqa'il penchait vers la réforme des spécificiens), où j'employais, dans ces derniers cas, les basses dilutions, j'avais beaucoup moins de succès qu'à présent. Allons au fait. Les remèdes administrés à la deux-centième dilution ont-ils quelque action sur l'économie, et, lorsqu'ils sont indiqués, peuvent-ils opérer la guérison? Je suis obligé de répondre affirmativement. Oui, une centaine d'observations faites avec soin sur des états morbides pourvus de symptômes objectifs, tels que dartres, ulcères, etc., ne me permettent plus d'en douter. Ces hautes dilutions ne dissipent pas seulement les affections les plus rebelles, mais produisent même quelquefois une aggravation passagère de symptômes morbides. »

Sur une question aussi intéressante, il ne s'agissait pas d'avoir l'opinion des principaux homœopathes, on désirait savoir quelle avait été, à cet égard, la pratique de Hahnemann pendant ses dernières années; car, depuis son arrivée en France, il avait cessé toute relation avec l'Allemagne. On écrivit au docteur Croserio de Paris, qui était resté avec l'illustre fondateur de l'homœopathie, dans des rapports de clientèle et d'amitié. Il envoya une réponse très-détaillée, dont je ne cite que ce qui se rattache plus directement à mon sujet : — « Hahnemann, pendant les dernières années de sa pratique, sembla s'étudier à donner des doses de plus en plus minimes; et là où les nôtres restaient sans efficacité, il opérait des cures dont nous ne pouvions assez nous étonner. Il disait souvent que, de jour en jour, il appréciait mieux les graves inconvénients de l'usage habituel des basses dilutions qui développent des effets secondaires ou des réactions propres à troubler la marche de la maladie et à compromettre la guérison. Dans les affections soit aiguës. (¹) , soit chroniques, il se servait de globules imbibés de la trentième dilution ; ordinairement il en faisait dissoudre *un* ou *deux* dans une dizaine de cuillerées d'eau alcoolisée qu'il faisait agiter dans une carafe. De cette solution, il mettait une cuillerée dans un verre d'eau, dont le malade prenait la valeur d'une cuillerée à café le premier jour, deux le second, trois le troisième, et ainsi de suite, jusqu'à ce qu'il se produisît des effets marqués. C'était, avec l'olfaction, sa méthode habituelle.... »

Bönninghausen, qui avait entretenu jusqu'à la fin une correspondance régulière avec Hahnemann, publia, que dans les dernières années de sa vie, il employait souvent la soixantième dilution et il allait même *plus haut.* Cette coïncidence est un fait remarquable. Sans le connaître, et conduit par la seule expérience, le chef de notre école et ses principaux disciples reculèrent les limites de la dynamisation bien au-delà de ce qu'on aurait cru possible. Bönninghausen emploie maintenant le *soufre* à la soixantième dilution, et ne revient aux doses ordinaires de ce médicament que dans des cas exceptionnels. Weber l'administra avec grand succès à la quinze-centième dilution dans de graves inflammations cérébrales. Goullon se décida à faire usage de la centième et se félicita de son efficacité.

De Kœnisgberg , où il résidait alors, OEgidi envoya à la seizième session du *Congrès homœopathique central*, séant alors (1844) à Magdebourg, le résultat de ses dernières expériences sur les doses. « La dynamisation (dit-il) a un terme, c'est-à-dire qu'à un certain degré de division la subs-

<hr>

(¹) Hahnemann était rarement consulté pour les maladies aiguës ; son opinion à ce sujet a donc moins de valeur et ne saurait infirmer le précepte admis par les homœopathes, d'administrer, dans ce cas, les basses dilutions.

tance médicamenteuse perd la puissance d'exciter la réaction
de l'organisme ; mais le degré de dynamisation efficace , celui qui convient le mieux au traitement, se trouve , pour
certains remèdes et dans certaines circonstances , à des dilutions beaucoup plus élevées que la trentième. Les observations que j'ai faites m'ont convaincu qu'on devait quelquefois
dépasser la centième. D'un autre côté , aussi , je demeure
persuadé que les hautes solutions ne sont pas toujours efficaces; qu'il est des cas où il faut recourir aux basses et même
à la substance en nature non diluée. Le praticien homœopathe doit avoir à sa disposition toute l'échelle des dilutions.»

Sur la fin de 1844, parut le travail que Gross avait entrepris pour déterminer, par l'observation clinique, non-seulement l'efficacité des doses *korsakoviennes*, mais encore
pour reconnaître jusqu'à quel degré de division les divers
médicaments pouvaient manifester leurs propriétés ; quelle
était, pour chacun d'eux, la dilution où l'action thérapeutique
atteignait son maximum d'énergie. Ces remarquables recherches mettront peut-être sur la voie pour fixer d'une manière
positive les préceptes si variables , si mal définis de notre
posologie Le problème à résoudre est de diluer la substance
toxique , jusqu'à ce que le développement de ses propriétés
soit complet, et que son action s'exerce d'une manière douce
et intime sans développer les symptômes secondaires. Avec
drosera 60, j'ai produit, dit Gross, une fâcheuse aggravation
chez un enfant. Mais , comme il doit y avoir un terme à ce
développement , je continuai mes dilutions , et avec la 200ᵉ
j'ai pu guérir promptement et doucement la plupart des coqueluches de l'automne passé. J'avoue qu'autrefois, où j'ad-
ministrais ce remède de 6 à 30, j'obtenais peu de résultats
dans le traitement de ce genre de maladie. Mais quelle différence d'énergie n'y a-t-il pas entre *drosera* et *arsenic* , par

exemple? *A priori*, l'on doit penser que le degré où celui-ci manifeste son action thérapeutique douce et complète doit être beaucoup plus élevé; c'est ce que démontre l'observation. Je trouvai, en effet, qu'à la 200me cette substance provoquait des réactions trop fortes. Mais au-dessus de 400 son action ne laisse plus rien à désirer. J'ai obtenu le même résultat avec *graphites, sulfur, alumine, stannum. Natrum muriaticum* à la 400e produit encore des effets d'aggravation et doit être porté plus haut; 200 environ est le point convenable pour *pulsatilla, china, chamomilla, bryonia* et *ignatia*.

Dans une séance solennelle du *Congrès homœopathique du Nord*, Hartlaub a justement reproché à Hahnemann d'avoir fixé à la 30e dilution les limites de la dynamisation. Vers les dernières années de sa vie, l'expérience l'avait conduit à reculer de beaucoup cette limite. Les faits d'aggravation, aux dilutions élevées (de la 24e à la 30e), sont déjà nombreux et justifient pleinement les recherches excentriques de W. Gross. On lit dans les précieuses communications de Goullon : « Sous l'action de *sepia* j'ai souvent vu, ainsi que plusieurs de mes confrères, se manifester un si grave *molimen abortif* que je me suis vu forcé d'abandonner l'usage de ce médicament chez les femmes enceintes, quoiqu'il convienne parfaitement contre leurs névralgies faciales et dentaires.... *Graphites*, donné à une jeune fille contre une disposition habituelle à l'angine, développa chaque fois un érysipèle œdémateux des pieds. *Lycopodium*, administré contre une affection hépatique, produisit chaque fois des douleurs rénales, et du gravier dans les urines. Donné à une autre personne dans le traitement d'un rhumatisme goutteux, il amena une inflammation de boutons hémorrhoïdaux. *Kaly carbo.* employé chez un homme pour combattre un point habituel de côté, produisit chaque fois des palpitations de cœur avec intermittence dans les battements. Il faudrait de nombreuses pages pour citer tous les fait semblables que possède notre clinique. Si une chose doit étonner, ce n'est pas que Gross ait eu l'idée de pousser si loin les dilutions, mais bien de ce qu'on n'ait pas songé plus tôt à le faire. « Avec le diluement se développe la faculté de produire l'aggravation et les phénomènes secondaires ; mais en le prolongeant davantage on parvient à obtenir une action intime, profonde, qui ne se manifeste que par la guérison.... (¹) Pour cela, il faut administrer le remède d'après des indications exactement homœopathiques. » Plus la dilution est basse, plus les effets sout généraux ; ils se spécialisent avec la dynamisation ; c'est pourquoi les doses des spécificiens conviennent très-bien à leur pathologie généralisante. « A ces dilutions élevées les remèdes agissent plus profondément sur l'organisme ; mal choisis, ils n'ont aucun effet, ce qui n'est pas l'un des moindres avantages de ce procédé. Il ne pourra plus y avoir d'indécision pour le choix de la dilution : on devra nécessairement faire usage de celles qui présentent, avec le développement le plus complet de leurs propriétés, la plus grande douceur d'action. Cependant les faits ne permettent pas encore d'établir si dans les maladies aiguës les dilutions basses ne sont pas toujours préférables à cause de la promptitude de leurs effets. »

Gross incline maintenant à croire que cette acuité d'effet, qui diminue des premières dilutions à la troisième, reparait au-delà, et qu'ainsi le diluement au maximum d'efficacité pourrait convenir dans tous les cas. Il se fonde sur ce que *phosphor* 200 lui avait réussi dans un cas de pneumonie aiguë dans lequel *phosphor* 30 n'avait produit aucun chan-

(¹) Gross avait déjà écrit après ses premiers essais avec Kretschmar en 1832 « Plus un médicament est dilué, moins il a d'inconvénients, et plus il y a d'avantages à l'administrer dans tous les cas par gouttes et à fortes doses. »

gement favorable. Mais il aurait dû compléter l'expérimentation en essayant si *phosphor* 2 ou 4 n'aurait pas encore mieux agi. L'instante recommandation de Hahnemann , de Stapf et de Gross lui-même , d'attendre longtemps pour voir l'effet se produire avec ces dilutions élevées, prouve bien que cet effet est lent à se manifester, et que ces préparations ne pourront jamais être applicables à l'immense classe des maladies aiguës. Il est probable que la pratique restreindra leur application aux cas de maladies chroniques qui résistent aux remèdes bien indiqués donnés aux doses ordinaires ; leur emploi sera d'ailleurs limité par la nécessité de les administrer d'après une indication parfaitement homœopathique, indication si difficile à déterminer lorsqu'on ne peut consacrer plusieurs heures à l'examen d'un seul malade. Quoi qu'il en soit, l'action de ces dilutions élevées est un fait acquis à la science ; il est établi sur un trop grand nombre d'observations dues à des praticiens recommandables, pour qu'on puisse raisonnablement le nier. Peut être exagère t-on son importance ; dans tous les cas, cette découverte aura fourni à notre méthode des armes efficaces pour combattre quelques-uns de ces états morbides qui se montrent rebelles, on ne sait pourquoi, aux remèdes à basses dilutions homœopathiquement indiqués.

L'opinion généralement partagée par les homœopathes , il y a douze ans, à savoir, que la dilution importait peu, pourvu que le remède fût bien choisi, cette opinion est donc abandonnée aujourd'hui. Est également condamnée l'assertion des spécificiens touchant l'inefficacité des hautes dilutions, alors que les basses n'ont rien produit. Le docteur Kämpfer a reconnu que dans certains cas où celles-ci avaient été sans effet, les premières avaient très bien agi ; qu'il est des circonstance où la guérison ne peut être effectuée qu'aavec les petites doses 24, 30 Il cite des observations, à ce sujet, dans un travail *ad hoc*. C'était l'opinion d'Hahnemann et aujourd'hui celle de tous les homœopathes habiles. On ne peut pas dire que ce résultat ne se produit qu'avec les antipsoriques, puisque l'expérimentateur Kämpfer opéra sur *cham.* et *ipec.* « Il arrive quelquefois, dit-il, que l'aggravation, produite par la forte dose, prépare les voies à l'action plus douce des petites ; mais dans les observations que j'ai citées, où l'action des premières a été absolument nulle, on ne peut expliquer par elles l'efficacité de celles-ci. Elle leur est donc bien réellement inhérente.

Chez les personnes appartenant à la haute société, adonnées aux plaisirs du monde, très-impressionables et sujettes à une foule de souffrances variées, j'ai eu maintes occasions d'essayer comparativement les remèdes à des doses différentes, et de m'assurer de la vérité de l'assertion que je viens d'émettre... Il arrive donc quelquefois que de fortes doses ne produisent aucun effet appréciable, tandis qu'une beaucoup plus petite, mais en rapport avec la réceptivité particulière du sujet, peut délivrer promptement et d'une manière durable de vives et opiniâtres souffrances. Il faut faire observer cependant que ces fortes doses restent sans effet, seulement alors qu'elles ne dépassent pas certaines limites ; au-delà de ces limites se produisent nécessairement les effets médicamenteux, effets primaires, effets d'aggravation, tandis qu'avec les petites doses, ce sont les phénomènes secondaires ou de réaction qui prédominent, et ce sont ceux qui préparent et opèrent la guérison, que les premières ne font qu'entraver. Mais il arrive aussi qu'une dilution élevée ne produit aucun effet, tandis qu'une basse préparation du même remède permet aux phénomènes thérapeutiques et même pathogénétiques de se manifester dans toute leur énergie. Plusieurs substances médicamenteuses auxquelles l'économie est habituée peuvent être prises non diluées en grande quantité, sans qu'on en ressente d'effet, fût-on même dans l'état maladif où ces substances sont homœopathiquement indiquées. Les prend-on alors convenablement préparées, elles manifestent une action très-énergique. Ainsi, pendant que le malade fait usage, dans ses aliments, du *sel de cuisine*, qu'il s'imprègne par ses boissons de *silice* et de *carbonate de chaux*, voire même qu'il prend sa tasse de *café* sans éprouver aucune modification, le *café*, la *calcarea*, la *silicea* et le *natrum*, administrés à doses infinitésimales, produiront seulement alors des effets thérapeutiques. La trituration et la dilution, la succussion, sont pour beaucoup dans ce phénomène remarquable... J'ai cru remarquer que la réaction salutaire apparaît d'autant mieux que les effets primaires sont moins marqués. Or, cette énergie des effets primaires dépend non seulement du degré des dilutions, mais aussi de la réceptivité. C'est cette réceptivité, fort diverse suivant les sujets et même les cas morbides, qui ne permet pas de faire usage des petites doses dans tous les cas. Le plus souvent, elles restent sans action ou sans une action suffisante, alors que les grosses doses de dilution basse produisent des effets sûrs, dépourvus de toute fâcheuse aggravation. J'établis donc que, *pour la majorité des cas, on doit faire usage de dilutions basses et moyennes de 3 à 12 et en gouttes.*

Cette moyenne de dilution est celle que j'ai vu adopter par presque tous les homœopathes experts. L'administration en gouttes est généralement répandue ; il y a cependant de bons praticiens qui préfèrent s'en tenir à l'emploi des globules. Cette modification ne peut, au reste, avoir qu'une valeur fort accessoire.

Toute l'échelle des dilutions doit servir au praticien. Il n'est pas de d gré qu'il puisse adopter exclusivement. Cette opinion est celle qui compte aujourd'hui le plus de faits et le plus grand nombre de partisans.

S'il est constant que les effets des remèdes homœopathiques varient suivant la dilution à laquelle on les administre, il importe de déterminer les règles à suivre dans le choix de ces dilutions. Il devra dépendre de la nature du remède, de la maladie, de l'individualité du sujet (âge, sexe, tempérament, idiosyncrasie) et même des dispositions endémiques ou épidémiques. Aucune de ces circonstances isolées ne peut déterminer à elle seule le choix de la dose, il les faut, autant que possible, réunies ; et même le tact, l'habileté du praticien remplacent souvent ces indications avec avantage. Dans ces derniers temps plusieurs médecins homœopathes, notamment Rummel et Kämpfer, se sont appliqués d'une manière spéciale de ce genre de recherches. Les conclusions auxquelles arrivent les deux observateurs sont à peu près les mêmes, et représentent l'opinion généralement admise : c'est ce qui m'engage à en faire ici l'exposé analytique.

1° *Différence des doses d'après la différente nature des remèdes.* En thèse générale, les dilutions moyennes et basses de 3 à 12 et le plus souvent la 6me à la quantité d'un quart, d'une demi, d'une goutte produisent les effets les plus sûrs et les plus efficaces. Mais il y a des médicaments qui ne réussissent ordinairement bien qu'à une dilution élevée de 12 à 30 et donnés en globules peu nombreux ; ce sont *silicea, nux vom., phosphor. caustic. calc. carb. sulf. , sepia, psoricum, lachesis, lycopod. arsenic, acid. nitri ;* quelquefois aussi *natrum mur. kaly carb.* et *carbo veget.* D'autres, au contraire, demandent à être administrés à basses dilutions, tels sont *ipeca, china, stannum, hepar sulfuris,* etc. On comprend que ce sont des indications approximatives de ce qui a ordinairement lieu, et qu'en certains cas la plupart de ces médicaments pourraient passer d'une catégorie dans une autre ; il en est qui doivent même quelquefois être administrés en nature, tels que *ferrum carbonicum*, *china*, *ipecacuanha*, *valeriana*, etc. Quant à *camphora*, *moschus* et peut-être *castoreum*, l'emploi en dilution constitue l'exception ; mais il ne faut point oublier que pour le traitement homœopathique, ces remèdes en substance doivent toujours subir une 1re dilution ou trituration et être donnés à doses beaucoup moindres que celles dont fait usage l'ancienne médecine. Ainsi donc on peut ranger les médicaments en différentes classes suivant qu'on les emploie habituellement à haute, basse ou moyenne dilution. Mais certaines circonstances changent souvent ces indications, par exemple : *china* et *ipeca.* à la dose de quelques globules de la 30e, et *silicea*, *calcarea*, *phosphor*, etc., aux basses préparations, à la dose de plusieurs gouttes ; il est même des cas qui réclament le *soufre* en nature ou en solution alcoolique. Ces différences sont d'une grande importance pratique, mais on ne peut encore donner sur ce point des règles sûres et invariables.

2° *Des doses par rapport à l'individualité du malade.* Il est permis de croire que la réceptivité pour les remèdes homœopathiques dilués est due au système nerveux ganglionnaire. Cette supposition très-probable expliquerait d'une manière satisfaisante les faits suivants : l'enfance est extrêmement impressionnable à l'action de nos médicaments, d'autant plus que l'enfant est plus jeune ; aussi, pendant les premières années de sa vie, doit-on employer de préférence les hautes dilutions, car les basses amènent facilement des aggravations et des effets primaires fâcheux ; les maladies aiguës inflammatoires d'organes importants (cerveau, moëlle épinière, poumons, intestins) dans lesquelles sont indiqués *aconit*, *bryone* et *camomille*, feraient une exception à cette règle. Ces médicaments conviennent mieux alors aux moyennes et basses préparations à la dose d'un 8e à une demi-goutte. Cependant, même dans les cas aigus, *belladonne* et *calcarea*, remèdes fréquemment indiqués, agissent mieux aux dilutions élevées. Chez les personnes robustes, bien organisées, dont l'intelligence ne s'est pas développée aux dépens de la vigueur corporelle, chez lesquelles la vitalité du système ganglionnaire n'est pas viciée par une mauvaise hygiène ou par des dyscrasies, chez les personnes qui mènent une vie simple, frugale, qui se livrent à l'exercice en plein air, les paysans par exemple, on peut compter sur une grande réceptivité pour les remèdes homœopathiques et sur une énergique réaction (Goullon, Balogh, Attomyr et Stapf ont fait cette même remarque). Chez ces individus, on a généralement une grande latitude pour les doses; les hautes et basses dilutions agissent également bien; c'est sur ces sujets qu'on peut le mieux observer l'étonnante efficacité des doses infinitésimales; mais comme on n'a pas à craindre ici de fâcheuses aggravations, il sera plus sûr d'employer ordinairement les dilutions moyennes (de 6 à 12).

Au point de vue qui nous occupe, le sexe féminin se rapproche de l'enfance.

Les principes que nous venons d'établir ne sont guère applicables aux classes élevées de la société des grandes villes, chaque praticien se forme à ce sujet son expérience particulière.

La prédominance du système nerveux de relation n'est point un élément de réceptivité pour les remèdes homœopathiques; ainsi l'on voit des personnes affectées de paralysie, ressentir vivement les effets médicamenteux. C'est la pré dominance du système nerveux de la vie organique qui détermine cette impressionnabilité et de franches réactions. Telles sont les personnes qui, sous l'influence d'impressions morales, maigrissent facilement, les tempéraments passionnés, mélancoliques, où l'action du grand sympathique est très-prononcée ; il faut leur administrer de préférence les dilutions élevées. Ce sont ces individus qui deviennent de plus en plus malades sous l'influence des traitements allopathiques et qui en retiennent quelquefois des affections incurables ; tandis que les sujets doués d'un système ganglionnaire torpide ont souvent besoin d'ébranlements violents imprimés aux fonctions générales par les médicaments en nature et à fortes doses. Il est alors quelquefois utile et même nécessaire de recourir à l'emploi des perturbations allopathiques. Les ivrognes et surtout les buveurs d'eau-de-vie sont très-impressionnables à l'action de nos agents. On observe souvent dans leurs maladies chroniques, même les plus tenaces, des effets extrêmement actifs de dilutions élevées. Ainsi avec *nux vomica* 30, il n'est pas rare de faire promptement disparaître les phénomènes de l'ivresse, de soulager, de dissiper même sans retour, quelques affections de l'estomac qui sont les suites de cette funeste habitude. Avec *nux vomica* 30, Kämpfer guérit un vomissement chronique de presque tous les ingesta quoique l'individu ne changeât rien à ses habitudes d'ivrognerie. Un autre buveur d'eau-de-vie, atteint depuis longtemps d'anasarque avec hydropisie de poitrine et ascite, qui avait inutilement eu recours aux traitements allopathiques, se rétablit en peu de temps sous l'influence de *pulsatilla* 6. Dans le *delirium tremens* on a également observé maintes fois l'action prompte et sûre des hautes dilutions. Les buveurs de bière offrent une réceptivité moindre, mais une plus forte réaction.

3° *Des doses par rapport à la maladie.* La plupart des affections aiguës fébriles, chez les adultes, exigent l'emploi de basses dilutions (de 3 à 6) à goutte ou à fraction de goutte. Cependant les inflammations des glandes lymphatiques, du foie, des mamelles, des os, et le panaris, cèdent mieux aux dilutions élevées ; et l'on se trouve bien, dans ces cas, de l'administration des globules. Les fièvres muqueuses, fièvres nerveuses, le typhus abdominal, réclament ordinairement des dilutions très-basses et à fortes doses. Lorsque, dans ces maladies, se manifeste un état paralytico-nerveux avec pouls petit, fréquent, à peine sensible, on n'obtient presque jamais alors d'effet avec les dilutions soit hautes, soit moyennes, mais bien avec les basses administrées en gouttes. C'est aussi le cas d'employer en substance ceux des médicaments suivants qui se trouvent indiqués : *china, arnica, valeriana, rhus, hyosciamus* en teinture ou en solution aqueuse. — *China, moschus, camphora* en poudre. Ce n'est que dans ces cas, assez rares du reste, où l'état paralytico-nerveux est très-prononcé, et la faculté de réaction à peu près anéantie, qu'on pourra administrer ces médicaments aux préparations allopathiques, et l'on devra revenir aux dilutions dès que le pouls aura repris un peu de force. D'autres praticiens préfèrent, dans ces cas, exciter la réaction au moyen d'*opium*, *phosphor* ou *carbo veg.* en dilution. Quelques-uns recourent alors à l'électricité et au galvanisme. L'expérience n'a pas encore prononcé sur la valeur relative de ces médicaments. Sur ces limites de la vie, l'emploi des procédés généraux et homœopathiques s'unissent et se confondent.

En général, dans les états de torpidité, de paralysie du système nerveux organique ou ganglionnaire, comme le *catarrhe suffocant*, les *déjections colliquatives*, etc., il faut toujours administrer les remèdes aux dilutions les plus basses et non diluées. C'est aiusi que Hahnemann et ses premiers disciples furent obligés de procéder contre le choléra. Ce fléau ne contribua pas seulement à donner à notre école une position assurée et de nombreux partisans, mais il la dota de deux préceptes importants touchant les doses et leur répétition. Dans les paralysies partielles de la moelle épinière, au contraire, il n'est pas rare de voir de très-hautes dilutions agir énergiquement, telles, par exemple, *nux vom.* et *rhus* (30) dans les paraplégies.

Les écoulements muqueux sans réaction fébrile exigent presque toujours de grosses doses et de basses dilutions.

L'affection connue sous le nom de *febris nervosa versatilis* est suffisamment modifiée par quelques globules des dilutions les plus élevées.

Les affections rhumatismales font une exception aux inflammations aiguës ; les hautes dilutions conviennent mieux à leur traitement.

Quand il y a trouble, désharmonie, dans le système nerveux ganglionnaire, quelle que soit la réceptivité du sujet pour l'action des remèdes homœopathiques, on doit peu compter sur leur effet curatif. C'est ce qui a lieu pour un grand nombre d'*affections hystériques*, où l'on trouve une irritabilité excitée sur un point, torpide sur un autre, une excitabilité anormale, irrégulière et variable, des effets primitifs très-marqués et une réaction insuffisante. Tantôt les petites doses amènent des aggravations, tantôt elles restent sans effet, comme aussi les basses dilutions. Ces cas conviennent peu au traitement homœopathique. On peut y apporter quelques soulagements par les procédés palliatifs de l'ancienne école, ou mieux encore par l'emploi du magnétisme animal. Cependant, chose remarquable, il est des cas d'hystérie qui cèdent promptement à nos moyens sans qu'on ait encore pu reconnaitre en quoi ils diffèrent des précédents.

En général, dans les *affections chroniques*, même inflammatoires, les remèdes doivent être donnés à des doses plus élevées que dans les maladies aiguës ; mais il est à remarquer que, dans les *lésions des os*, de ce tissu d'une irritabilité si minime, d'une vie végétative si lente, les plus petites doses (des globules de la trentième dilution) produisent des effets thérapeutiques très-prompts et très-efficaces ; il en est de même pour les irritations chroniques des glandes lymphatiques et du tissu *cutané*. Lorsque l'état chronique s'accompagne d'une torpidité du système ganglionnaire, comme cela se voit chez certains hypochondriaques et chez ceux qui ont abusé des jouissances vénériennes, les fortes doses sont nécessaires.

Il y a certaines espèces de *dyscrasies* dont la nature exige, de la part de certains médicaments, non-seulement l'emploi de dilutions basses, mais l'imprégnation matérielle de la substance. Ainsi, dans la *chlorose*, le *ferrum carbonicum* ne produit d'effets curatifs qu'à la dose de fractions de grains répétées ; tandis que, dans cette même maladie, *calcarea carbonica* et *pulsatilla*, se montrent très-efficaces aux dilutions élevées. Le fer semblerait être pris dans ce cas comme substance reconstituante. N'en serait il pas du fer comme du sel marin qui entre dans la composition de nos tissus et revêt le double caractère de médicament et de substance alibile (1)?

Contre les *maladies vénériennes*, le *mercure* n'agit le plus

---

(1) On objectera que le sel, administré comme médicament, n'est pas donné en nature ; cela tient à ce que nos aliments contenant toujours du sel en assez grande proportion, les cas qui réclament son emploi en substance ne se présentent jamais. Chez les animaux, au contraire, chacun sait qu'il se développe des états morbides qui ne cèdent qu'à l'administration du sel en plus ou moins grande quantité.

souvent qu'aux basses dilutions, de même *acidum nitri* et *thuja*. Lorsque la dyscrasie est profondément enracinée, il est même quelquefois nécessaire de faire prendre ces substances à la première dilution.

Il est bon de ne jamais perdre de vue que les médicaments administrés en nature, d'après l'indication homœopathique, doivent être donnés à des doses de beaucoup inférieures à celles de la médecine ancienne, sans quoi l'on s'expose à de fâcheux effets médicamenteux, qui ne sont pas aussi passagers que ceux produits par les dilutions, mais qui attaquent la sphère végétative et y laissent les germes d'affections incurables. Nous devons estimer au nombre des plus précieux avantages de notre méthode, de pouvoir employer avec succès les médicaments dilués, c'est-à-dire à un état où les effets toxiques ne peuvent pas se manifester, et sont remplacés par un plus grand développement des propriétés thérapeutiques.

On pense, en général, que le climat et autres influences endémiques doivent modifier les doses. Hering a cru reconnaître que les remèdes à dilutions élevées agissaient mieux à Surinam (dans le midi). Quelques médecins, qui ont exercé et à Naples et en Allemagne, sont aussi d'avis que, dans le nord, on doit administrer les doses un peu plus fortes.

Kämpfer traite de l'*aggravation homœopathique*; phénomène qui joue un rôle important dans notre doctrine, et que les spécifiens, y compris Trinks et Fleischmann, se sont plu à révoquer en doute. Il rapporte à ce sujet plusieurs observations, une entre autres, où *silicea* 30 fut prescrite sans succès, contre une dartre impétiginoïde de la joue; administrée en goutte à la 4e dilut.; il se manifesta à chaque nouvelle dose un même ensemble de malaises généraux et passagers; puis un ulcère se forma au pied. La dartre guérit bientôt, mais l'ulcère persista sans changement (*Allgemeine zeitung*, vol. 24. n° 10). «On ne peut révoquer en doute, ajoute-t-il, que le groupe de symptômes qui se produisit après chaque dose de *silicea* 4, n'appartienne aux effets pathogénétiques de cette substance. On ne peut non plus nier que la formation de l'ulcère du pied ne lui soit due ; car il n'y pas de praticien qui n'ait eu plusieurs fois occasion de constater son efficacité contre certaines espèces de vieux ulcères des pieds.... Il résulte de ces faits, que les remèdes homœopathiques peuvent développer leurs effets propres sur le malade et amener l'aggravation à toutes les dilutions (jusqu'à la 30ᵉ), mais l'observation montre aussi que ce phénomène est plus fréquent et plus marqué avec l'emploi des basses préparations; il est rare de le voir survenir sous l'influence des hautes dilutions. J'ai souvent remarqué qu'une amélioration importante, et même souvent qu'un rétablissement complet avaient lieu à la suite de certaines aggravations, que d'autres fois elles servaient de métastases favorables ; qu'elles entraient comme élément essentiel dans la cure de certains maux invétérés qui exigent ces sortes d'ébranlement, et qu'alors les petites comme les grosses doses les produisent également, si toutefois le remède est bien indiqué. L'observation démontre aussi que l'aggravation peut tenir uniquement à l'exagération de la dose, et qu'une haute dilution eut amené la guérison d'une manière plus douce et tout aussi efficace. Il y a même des aggravations dangereuses qui compromettent la guérison; mais elles sont très-rares, et ne se voient guère que pendant l'usage de dilutions fort basses administrées dans des maladies chroniques. On peut dire jusqu'à un certain point que plus la dilution est basse, plus l'aggravation du mal où l'action médicamenteuse est forte, durable et nuisible. Alors peuvent apparaître des groupes permanents de symptomes de maladies médicinales qui ont leur forme et leur développement régulier; et s'il y a saturation de la substance en nature, alors peuvent être produites des dyscrasise médicamenteuses qui affectent la composition intime des tissus et des humeurs.

Goullon a publié sur ce sujet d'utiles considérations : «De nos jours on rencontre communément une grande sensibilité (réceptivité), jointe à un très-faible pouvoir de réaction; ce qui est un des plus grands obstacles au succès de notre méthode, parce que les effets primaires du médicament se manifestent énergiquement, et la réaction se fait mal. Les souffrances de cette nature consistent presque toujours en états algides ou crampoïdes. La *nux v.* y apporte du soulagement, mais ce soulagement n'est que passager. Dans ces cas, il n'y a rien d'aussi efficace que l'emploi longtemps continué du *fer* administré le soir à haute dilution, et en solution dans de l'eau. Combien se trompent ceux qui croient l'homœopathie plus spécialement applicable aux personnes d'un tempérament faible, nerveux, impressionable! Forte réaction, vigueur de tempérament, sont les conditions les plus favorables... Peu de sensibilité, peu de réaction, c'est ce qui se voit souvent chez les personnes d'un âge mûr, bien nourries et bien fournies en tissu cellulaire; il faut leur administrer de grosses doses souvent répétées, il n'y a jamais à craindre d'aggravations, souvent même il ne se produit aucun genre d'effet. Chez ces gens-là, on est quelquefois obligé de s'en tenir aux moyens excitants et palliatifs de la médecine ordinaire.

« Les aggravations faciles des personnes nerveuses sont ordinairement inutiles et fort pénibles pour le malade comme pour le médecin. Hahnemann a recommandé en ce cas de faire précéder le traitement d'une dose de *nux v.* ou de *coffea.*

Dans ce but, j'administre la *nux* à très-basse dilution, quelquefois même en teinture, et, chose remarquable, sous l'influence de ce remède héroïque, l'extrême impressionnabilité s'émousse peu à peu. Le fer, comme je l'ai déjà dit, donne des résultats analogues.

« Une aggravation d'une espèce toute différente est celle qui provoque et hâte les crises pendant les maladies aiguës ; on l'évite avec les dilutions élevées ; mais comme ces aggravations n'ont rien de dangereux, et que dans les affections fébriles aiguës, la sûreté et l'énergie de l'action sont préférables à l'agrément, il ne faut pas craindre de les provoquer.

« Les maladies de la sphère végétative ou organique ne sont pas sujettes à éprouver des aggravations, mais elles présentent un inconvénient d'une autre nature et beaucoup plus grave : lorsque l'excitation produite par le médicament ne produit pas une prompte guérison, ou une résorption facile et complète du produit morbide, elle provoque quelquefois une phlogose qui peut avoir un résultat funeste. Ainsi j'ai vu (et plusieurs praticiens en ont rapporté des cas) des kystes passer à suppuration par l'effet de *silicea*; des tumeurs variqueuses et des verrues s'enflammer sous l'action de *causticum*; du sable et du gravier dans les urines, chez une personne qui n'en avait jamais eu, et de vives douleurs aux reins et à la vessie se produire sous l'influence de *lycop.* 30. etc. Cette excitation médicamenteuse doit toujours être évitée. Un traitement antipsorique, dans certaines maladies chroniques, surtout à un âge avancé, est souvent aussi dangereux que l'emploi des eaux de Carlsbad. » Il y a plus de mérite et surtout plus d'utilité à faire ces précieuses observations, qu'à dire avec les spécificiens : l'aggravation homœopathique est un vain mot.

Les praticiens homœopathes attachent en général peu

d'importance à la dose, en tant que quantité, mais bien à la dilution. Toutefois Kämpfer a recueilli à ce sujet des observations qui prouvent que l'action du remède est aussi en raison de la quantité. « Ce n'est pas seulement, dit-il, le degré de dynamisation qui influe sur le degré d'action médicamenteuse, c'est aussi la quantité plus ou moins forte qu'on administre. Aussi, chez une jeune femme, atteinte d'une névralgie faciale très-tenace, six globules de *bella*. 30, plusieurs fois répétés, ne produisirent aucun effet, mais après quelques gouttes de cette même dilution, il y eut une violente aggravation qui fit bientôt place à une guérison complète.... Je suis porté à croire, qu'une goutte d'une dilution quelconque agit plus fortement que plusieurs globules d'une dilution inférieure.» Ce n'est là du reste qu'une supposition.

Kämpfer établit comme résultat généralement constaté, que les médicaments administrés en solution dans de l'eau, à la manière d'OEgidi, agissent beaucoup mieux qu'à sec ou concentrés. Ce procédé est en effet adopté par tous les praticiens.

Kämpfer traite ensuite de l'emploi des médicaments en nature; question que nous avons touchée au chapitre de Berlin. — « La méthode homœopathique ne fait pas exclusivement usage des remèdes en dilution ou trituration; elle les emploie aussi quelquefois avec avantage dans leur état naturel et à dose allopathique; mais ces cas sont assez rares. Il est toujours préférable de recourir à ces préparations, que d'en venir à l'emploi des procédés rationnels, chez les tempéraments qui n'éprouvent aucun effet des dilutions soit hautes, soit basses. J'ai traité un malade atteint d'une altération du système ganglionnaire abdominal, avec embarras gastrique continuel, et souffrances hypochondriaques, chez lequel tous les traitements allopathiques avaient été sans effet. Nos remèdes en dilution n'agirent pas davantage. Je me décidai alors à administrer la *pulsatille,* remède indiqué, jusqu'à la dose de 30 gouttes de teinture. De ce moment, survint une amélioration marquée, suivie d'une guérison radicale, sans que le malade ait éprouvé aucune espèce d'aggravation.

« D'autres fois, ce n'est pas la constitution particulière du sujet qui le rend insensible aux dilutions, c'est la nature de la maladie. Il y a des états morbides qui exigent les remèdes en substance. Ayant à traiter un typhus abdominal chez une femme vigoureuse de 50 ans environ, je donnai *rhus tox.* à basse dilution sans succès. J'en vins à l'emploi de la teinture, qui put seule arrêter le progrès du mal. Pareille chose m'est arrivée dans le traitement des affections syphilitiques avec *mercur.* et *acid. nit.*

« Si la force perturbatrice toxique du médicament est progressivement diminuée par les diluements, il n'en est pas de même de leur efficacité. L'action des dilutions est plus prompte, plus passagère ; elle pénètre l'économie plus profondément, et s'y manifeste d'une manière plus complète et plus variée que l'effet de la substance en nature dans l'état de poudre, de teinture, de décoction, d'infusion, etc. ; et cette action diversifiée, complète, passagère, facilement pénétrante, se manifeste pour tous les remèdes à des degrés de dilution variables pour chacun d'eux. Voici à ce sujet quelques observations de Goullon : « Il y a des remèdes qu'on peut employer sans de grandes différences dans leurs effets, depuis la 1re jusqu'à la 30e dilution; ce sont les polychrestes de Hahnemann: *aconit, (bryon.) nux vom., ipeca, chamom., arsenic,* etc.; d'autres sont absolument inertes avant les triturations, tels que : les *terres* et le *lycopode*; plusieurs n'ont alors qu'une action douteuse, et en tous cas fort restreinte, le *natrum mur. et carb.,* le *kaly* et les *charbons.* Il en est qui perdent toute leur efficacité au de-là de la 3me dilution. Ce sont ceux qui ne produisent qu'un petit nombre de phénomènes pathogénétiques bien caractérisés et qui ne s'appliquent qu'à une ou deux espèces d'états morbides, comme *taraxacum*, *petroselinum*, *valeriana*, *millefolium*, *colchicum*. Le *fer* et le *china* paraissent aussi appartenir jusqu'à un certain point à cette classe. Le *carbonate de fer* ne peut dissiper certaines sciatiques (nervöse Hüftweh), que lorsqu'il est administré en nature à la dose de plusieurs grains ; et il agit alors avec une promptitude et une efficacité surprenantes. *China* ne guérit certaines fièvres intermittentes et souffrances typiques, qu'à la dose d'un quart ou d'un demi-grain (¹). J'ai souvent prescrit sans succès des gouttes de la teinture de *colchicum* dans le rhumatisme articulaire erratique, tandis que j'ai réussi en faisant prendre cette substance en infusion. *Millefolium* ne m'a donné des résultats qu'aux deux premières dilutions et à la teinture dans les hémorrhargies hémorrhoïdales, et les hémoptysies des personnes atteintes d'hémorrhoïdes, cas morbides qui constituent sa spécialité d'indication. C'est à la 2me dilution que l'*arnica* agit le mieux contre les suites de coups et les meurtrissures. Il paraît évident que nos procédés de préparations dynamisent les substances médicamenteuses, en ce sens qu'ils accroissent leur sphère d'action et leur efficacité, tandis qu'ils atténuent leur énergie ; que les médicaments qui sont doués de propriétés thérapeutiques spéciales contre un état morbide bien déterminé et très-restreint, ne réclament pas le développement dynamique successif qu'effectue le diluement ; ce qui explique pourquoi ils n'opèrent qu'aux premières divisions, et quelques-uns même en substance. »

(¹) Je dois dire cependant qu'il m'est arrivé plusieurs fois de faire cesser radicalement des fièvres intermittentes d'ancienne date avec quelques globules de china, 6me dilut. A. R.

Wahle pense que les dilutions élevées sont sans effet sur les constitutions torpides et flasques et lorsque le mal affecte la sphère végétative. Depuis 1830 il a expérimenté les remèdes à la 100e, 500e et même à la 1000e dilution; et il est revenu à l'emploi des dilutions moyennes de Hahnemann qui lui ont toujours donné les meilleurs résultats. Il pense que les divisions élevées sont utiles, mais exceptionnellement. Il est d'avis de remplacer le diluement répété par de plus nombreuses secousses. Maintenant il prescrit le plus ordinairement la 3e trituration et la 6e dilution, auxquelles il fait subir des secousses très-multipliées. Il a été conduit à l'adoption de ce procédé par une conversation qu'il eut avec Hahnemann à ce sujet. Il en obtient de bons résultats.

Kampfer n'a pas négligé ce qui concerne la *répétition des remèdes*, qui forme une partie importante de l'art d'administrer. .... « Les maladies légères quoique tenaces, qu'on pourrait appeler superficielles ou purement dynamiques qui n'ont pas atteint la vie végétative, sont souvent modifiées par une seule dose de médicament. La répétition est le plus souvent nécessaire dans les affections graves ou enracinées qui ont altéré les tissus et les humeurs. Pendant l'emploi prolongé et répété d'un remède il arrive de trois choses l'une, ou le malade éprouve de chaque dose une amélioration, ou il perd peu à peu de sa réceptivité pour l'action médicale, ce qui est le cas le plus ordinaire; aussi a-t-on alors généralement adopté comme règle d'administrer à plus longs intervalles, des dilutions de plus en plus basses; ou bien enfin, l'excitabilité du malade s'accroît à chaque répétition, ce qui exige l'emploi des hautes dilutions, et même ai-je vu, chez deux individus atteints de maux chroniques incurables, cette précaution devenir inutile et des globules de la 30e dilution déterminer des phénomènes primaires énergiques sans soulagement. C'est le cas d'abandonner le traitement homœopathique et de recourir aux palliatifs de l'ancienne école. » C'est bien plutôt le cas de faire usage des dilutions très-élevées étudiées par Gross, Stapf et Rummel. Ces cas où la 30ᵉ produit des aggravations fâcheuses rentrent précisément dans l'indication des doses korsakoviennes. Nous devons chercher à restreindre l'emploi des palliatifs en étendant de plus en plus le domaine de notre méthode.

A la 15ᵉ session du *Congrès central*, OEgidi s'est exprimé de la sorte sur la répétition : « On ne peut formuler à cet égard aucune règle fixe ; dans certains cas elle est nuisible ; dans d'autres elle est la condition du succès. Il est pourtant un principe qu'on ne doit jamais perdre de vue, c'est de laisser agir une dose aussi longtemps que l'amélioration qu'elle a produite fait des progrès. Le praticien qui n'a pas égard à ce précepte réussit rarement. On compromet peu par trop de retard (dans les maladies chroniques), et par trop de précipitation on peut tout gâter. Cependant la répétition doit rester le procédé habituel. Quelques médecins prétendent que la répétition n'est qu'une pauvre compensation à l'inexactitude du choix ; que, la guérison supposée possible, il suffit d'une seule dose du remède exactement homœopathique pour l'amener. L'objection peut être fondée, mais en fait les praticiens les plus habiles sont tous obligés d'avoir recours soit à la répétition soit à l'emploi successif de médicaments différents. »

La marche de la maladie et la *durée d'action* propre aux remèdes, dit Kampfer, se combinent pour modifier la répétition. Ainsi, maladie très-aiguë et remède prompt à agir permettent une répétition par heure, demi-heure et même par quart d'heure ; maladie chronique, remède à lente action : répétition à plusieurs semaines d'intervalle. Cependant il y a dans le traitement des maux chroniques un autre procédé, qui consiste à faire dissoudre dans une once d'eau distillée la dose qu'on eût administrée en une seule fois, et à faire prendre ce mélange par cuillerées deux ou trois fois le jour et plusieurs jours de suite. (C'est le procédé sur lequel OEgidi a attiré l'attention des praticiens et qu'Hahnemann parut employer avec beaucoup de succès, pendant les dernières années de sa vie. Ces divers modes exercent une grande influence sur les résultats pratiques.

Si après quelques répétitions on n'observe aucun effet, il est permis de croire que le remède est mal indiqu , et il faut en choisir un autre. Dès qu'on remarque une amélioration, il convient de mettre un plus grand intervalle entre les répétitions, comme aussi d'élever la dilution. Si le progrès ne se soutient pas, on redonne le même remède, à moins que les symptômes n'aient changé, auquel cas on a recours à un autre médicament. Si le mieux est très-manifeste, il est préférable de suspendre tout-à-fait le traitement. Une forte aggravation de bonne nature exige aussi la prompte cessation du remède ; car la guérison ne tarde pas en général à lui succéder. De petits effets primaires passagers survenant après chaque dose, ne doivent pas empêcher de les continuer ; ils indiquent que la substance est bien appropriée et la dose suffisante. Il n'en est plus de même lorsque les aggravations sont fortes et tenaces ; alors on suspend, ou mieux encore on administre le même remède à dilution beaucoup plus élevée ; ce qui fait prédominer la réaction sur les effets primaires. Ainsi s'expliquerait le phénomène bizarre observé par un grand nombre de praticiens, à savoir qu'un médicament à petite dose peut être le meilleur antidote de cette substance employée à basse dilution. Ainsi il m'est souvent arrivé de dissiper avec quelques globules d'une [préparation élevée de chamomille, des souffrances vives et tenaces produites chez des enfants par l'abus des infusions de chamomille. Du reste toutes les fois que persiste une aggravation de mauvaise nature, il faut la combattre comme une maladie ordinaire, par le remède le plus homœopathiquement indiqué et que nous appelons dans ce cas l'*antidote*.....

Ces préceptes sur la répétition sont d'autant plus importants à suivre, que les médicaments sont donnés à plus forte dose. L'allopathie pourrait retirer de grands avantages de ces considérations; malheureusement les partisans de cette école ne se doutent même pas de tous les maux qu'ils occasionnent avec leurs drogues prescrites en masse jusqu'à saturation des humeurs. Mais ils ne s'en préoccupent guère, attendu que ne connaissant presque pas l'action toxique des remèdes sur l'homme sain, ils ne savent point les distinguer des symptômes morbides, et attribuent à la marche naturelle de la maladie tous les résultats funestes de leurs traitements. »

Je ne rapporterai pas les observations de Kämpfer sur l'*alternation* des remèdes, sujet que nous avons traité assez longuement dans le 11e chapitre de ce volume; il est d'avis de recourir le plus rarement possible à ce procédé. « Lorsqu'on est obligé, dit-il, d'alterner deux médicaments, comme par exemple *acon.* et *spongia* dans le croup, il serait préférable de répéter coup sur coup celui des deux qui est le mieux indiqué, et de n'administrer le second que lorsque celui-ci aurait produit un effet marqué dans la sphère qui lui appartient. De cette manière on aurait opposé à chaque face du mal l'agent thérapeutique qui lui convient le mieux, et l'on serait resté fidèle à l'esprit de notre méthode. » Ceci nous conduit à *l'emploi successif* des remèdes :

Il y a des maladies qui ne peuvent être guéries que par l'administration successive de plusieurs médicaments, un seul ne suffisant pas. Il y a aussi (et nous devons cette découverte à Hahnemann) des substances qui ont entre elles une sorte de parenté, une affinité, qui agissent beaucoup mieux à la suite les unes des autres qu'isolément, et qui sont employées ainsi successivement avec avantage dans plusieurs espèces de maladies ; tels sont *belladon.* après *calcarea*, *hepar sulfur* après *mercure*, etc. Bien entendu qu'il ne faut pas se laisser diriger par cette seule considération, et que le remède doit toujours être homœopathiquement indiqué.

Les *médicaments intercalés* sont ceux qu'on administre dans les traitements de long cours pour répondre à de nouvelles indications qui surgissent, pour dissiper des souffrances accidentelles. On a remarqué que l'action lente et profonde des agents antipsoriques employés dans ces cas, n'était pas troublée par les effets d'un remède apsorique donné intercurremment contre des états mordides accessoires. Cette précieuse observation est très-utilisée dans la pratique.

Nous avons dit, au chapitre de Hongrie, que Bakody et Attomyr faisaient des recherches sur la répétition des remèdes. Ce dernier publia deux ans après (en 1844) le résultat de ce travail sous formes d'aphorismes qu'il s'agirait de vérifier, car il ne donne aucun détail sur la manière dont il a procédé, ni sur les observations qui ont servi à ces études délicates.

« 1° Deux doses semblables administrées rapidement l'une après l'autre accroissent mutuellement l'énergie de leur action.

« 2° Deux doses semblables administrées à de longs intervalles renouvellent chaque fois l'effet du remède sans l'accroître.

« 3° Si l'on fait prendre une dose minime peu de temps après une forte dose, l'efficacité de celle-ci est augmentée (à moins que la première n'ait produit une aggravation fâcheuse); 4° mais si la dose minime vient longtemps après, elle n'exerce aucune influence sur les effets de la forte dose.

« 5° Si une haute dilution est suivie à court intervalle d'une dilution basse, ses effets en deviennent plus marqués. 6° Enfin si cette dernière est administrée longtemps après la dilution élevée, l'action de celle-ci n'en éprouve aucun changement. »

Attomyr considère la répétition comme un procédé vicieux dans son principe, mais nécessaire dans l'état actuel de nos connaissances. Il cite les belles guérisons qui ont été obtenues par une seule dose d'un remède bien indiqué. Assurément il serait à désirer qu'il en pût être constamment ainsi; mais la pathogénésie sera toujours un peu défectueuse, ainsi que le diagnostic, et la répétition du remède devra le plus souvent suppléer à son défaut d'indication parfaite.

Gross prétend que la dynamisation indéfinie permettant d'obtenir la dynamisation à son maximum d'efficacité, une seule dose produira tout ce que le médicament est capable de produire, et que la répétition (qui expose toujours à troubler la réaction salutaire) deviendra, dans les maladies chroniques au moins, un procédé tout-à-fait exceptionnel. L'expérience n'a pas confirmé cette présomption.

On doit à Bönninghausen un mémoire sur l'opinion de Hahnemann touchant la répétition. Il y fait une bonne et vive critique de la méthode vicieuse adoptée à cet égard par les spécificiens.

Kämpfer termine son travail par quelques considérations

sur *l'emploi des médicaments à l'extérieur*. Suivant ce praticien (et nous avons vu cette opinion partagée par un grand nombre), il y a plusieurs espèces d'affections locales et externes qui ne peuvent être bien guéries que par l'application topique du remède. Mais il s'élève avec force contre les traitements répercussifs des lésions extérieures qui sont la manifestation d'un vice interne. Il cite à ce sujet l'autorité de plusieurs célèbres praticiens allopathes, de Rust et d'Authenrieth en particulier. Celui-ci (*Essai d'une médecine pratique,* 1 vol. , 2ᵉ cahier, 1808 , p. 229 - 327.) pendant une pratique de 30 années, a vu périr 12,900 individus par suite de rétropulsion de maux externes, victimes directes de l'art médical lui-même. Authenrieth a vu des squirrhes, des hydropisies de poitrine, des anévrismes du cœur, se manifester après la disparition forcée d'exanthèmes cutanés. Rust (*Dissertation dans le domaine médical*, vol. 2, p. 443. 1836.) a observé en pareilles circonstances des hydropisies, la cécité, la surdité, des états apoplectiques, épileptiques , etc. ; après la rétropulsion d'un exanthème cuivré à la face, il a vu survenir le tremblement des membres, la paralysie avec hémicranie, fureur utérine et manie ; après l'extirpation de kystes, des érysipèles avec phénomènes adynamiques qui amenèrent promptement la mort. J'ai vu moi-même à l'Hôtel-Dieu de Lyon, dans le service de M. Bonnet, un homme fort et bien portant périr en quelques heures après l'ablation d'une loupe au cuir chevelu, du volume d'une noisette. On ne sut à quoi attribuer cette mort si prompte.

Hahnemann avait sévèrement condamné l'emploi externe des médicaments, si ce n'est contre les lésions physiques. Kämpfer et la plupart des praticiens homœopathes trouvent cette condamnation beaucoup trop absolue, et ils reconnaissent que l'application locale peut venir utilement en aide à l'administration interne. Goullon a fait sur ce sujet des observations éminemment pratiques que je vais rapporter ici de préférence au travail de Kämpfer.

« Il y a des lésions morbides extérieures qui ne réagissent plus ou presque plus sur le mouvement vital, qui ne gênent en rien l'ensemble des fonctions, lésions qui sont devenues *locales* et qui ne reçoivent aucune influence des médications internes. Un kyste, une verrue, une amygdale indurée, etc., etc., ont pu provenir d'une disposition intérieure ; mais après qu'ils ont persisté longtemps on peut les considérer souvent comme simples corps étrangers, et ils n'ont pas d'autre valeur. Dans la première période de leur formation, ils sont essentiellement liés à un état général et il est facile de les modifier, de les faire même complètement disparaître par l'administration de remèdes spécifiques. Ainsi ai-je réussi plusieurs fois au moyen de *silicea* 30 à faire tomber en suppuration des tumeurs kysteuses ; avec *causticum*, *calcarea*, *acide nitrique* 30, à faire disparaître des verrues douloureuses, des polypes et une télangiectasie. Mais il vient un point où l'ablation est indiquée, et alors même on prévient, par un traitement interne, la reproduction de la lésion de tissu. Ce n'est point à dire qu'il faille inciser des boutons hémorrhoïdaux douloureux, cautériser des condylomes, extirper des excroissances à l'état de développement ; car la liaison intime entre la cause morbide interne et le phénomène extérieur est encore évidente. Tous les praticiens homœopathes repoussent dans ces cas les procédés opératoires que l'ancienne école prescrit alors avec une habituelle et funeste témérité ; il y aurait cependant une exception pour ce qui concerne le squirrhe et le fongus médullaire : leur prompte extirpation, suivie d'un traitement interne, me paraît la meilleure méthode... Contre la gale je prescris concurremment avec le soufre à l'intérieur les frictions soufrées, et ce procédé, le seul qui soit d'une efficacité constante dans ce cas, n'a jamais donné lieu à des accidents de rétropulsion, ni à des symptômes de diathèse sulfureuse, ni même à des effets primaires : mais aussi j'ai soin, d'après la règle généralement suivie, de suspendre le remède dès que la maladie semble marcher vers la guérison (1).

« Dans les ulcères syphilitiques des parties génitales, confluents, tenaces, recouverts d'un pus fétide, affectant les individus livrés aux excès vénériens, on se trouve très-bien de faire usage des lotions de *mercurius sublimatus*. Il y a une très-mauvaise complication de syphilis secondaire avec une diathèse invétérée scrofuleuse, dartreuse, etc. : l'infection mercurielle se produit facilement sous l'influence de cette pseudo-syphilis. Dans ce cas fâcheux, il n'y a rien de préférable aux bains de sublimé : j'en ai obtenu des résultats inespérés; le *mercure* appliqué de cette manière ne manifeste que ses

(1) Tous les praticiens homœopathes s'accordent à reconnaître l'extrême difficulté de la guérison de la gale avec le soufre administré à l'intérieur aux dilutions ordinaires. Déjà, en 1832, les docteurs Kretschmar et Gross avaient fait la même observation et ils essayaient avec succès les dilutions korsakoviennes données par gouttes à forte dose. Il serait utile de répéter ces expériences. Le docteur Bless, médecin de l'hôpital homœopathique de Günz en Hongrie, a été conduit par ses recherches cliniques à adopter le procédé des frictions soufrées contre la gale, qu'il fait suivre, au bout de huit jours, de l'administration interne d'un remède qui est suivant les cas, *mercure*, *soufre* ou *psoricum*. Il n'a jamais vu se produire aucun accident consécutif chez les nombreux sujets qu'il a soumis à ce traitement. Depuis plusieurs années, avant de connaître ces faits, nous étions dans l'usage, à notre dispensaire de Lyon, de commencer le traitement des galeux par des frictions de pommade citrine que nous faisions suivre de la médication interne.

effets thérapeutiques. Si la diathèse mercurielle existe déjà, il faut renoncer à toute application et recourir à l'usage interne d'*acide nitrique* suivi de *lycopode*. Si le siége principal du mal est à la gorge, *silicea* ; *asa fœtida* si le système osseux est attaqué, et *salsaparilla* dans le cas où les symptômes se manifestent si le tissu cutané. »

Le procédé de l'administration des remèdes par le *flairer* a joui de quelque faveur jusqu'en 1833, époque où les graves discussions, provoquées par les spécificiens, l'ont fait perdre de vue, et depuis lors il est resté dans l'oubli. Est-ce à tort ou à raison? Hahnemann s'en servit beaucoup pendant ses dernières années ; Bönninghausen et Gross persistent à en faire usage dans un grand nombre de cas.

Tel est l'état actuel de notre méthode en ce qui concerne le mode d'application des remèdes ; je ne quitterai pas ce sujet sans faire une observation qui, je crois, n'a pas encore été produite : chacun admet le système de préparation par dilutions successives comme le mode par excellence de dynamisation, et l'on ne pense même pas qu'il puisse y avoir quelque autre procédé préférable ; le diluement successif est cependant très-pénible, et le praticien, qui ne doit confier à personne cette opération délicate, éprouve une fatigue matérielle, une perte de temps notable, et il risque de commettre de graves erreurs qu'il ne peut constater. Sans rejeter tout-à-fait le système ordinaire de diluement, qui a ses avantages propres, ne pourrait-on pas le remplacer souvent par un procédé plus expéditif et plus commode, tel qu'une seule trituration ou succussion, mais suffisamment prolongée? On lit à la page 270 de l'*Organon* (5ᵉ édition) : « Je fis dissoudre un grain de *natrum mur.* dans une once d'un mélange d'eau et d'alcool ; je secouai pendant une demi-heure le flacon aux deux tiers rempli et j'obtins un médicament dont l'efficacité thérapeutique égalait celle qu'il acquiert à la 30° dilution.» Que cette observation, faite comme en passant par Hahnemann, ne reste pas inaperçue pour les praticiens. Ne serait-il pas possible, en combinant la durée de la succussion ou trituration avec la quantité du mélange neutre, et en modifiant diversement ces rapports, ne serait-il pas possible d'obtenir d'une manière bien plus simple tous les médicaments au degré de dynamisation désirable? Et l'on serait délivrés de ces ridicules dénominations de millionième et de décillionième.

De Gotha je me dirigeai directement sur Francfort ; j'espérais y faire la connaissance des deux praticiens homœopathes Frey et Hoffmann qui, par une singulière coïncidence, venaient d'être appelés en même temps, l'un et l'autre, dans une ville voisine ; mais je rencontrai le docteur Passavant que des recherches sur quelques spécifiques et des liaisons avec Hahnemann ont fait placer à tort au nombre des médecins homœopathes. La conversation que j'eus avec lui me prouva bientôt qu'il n'était pas du nombre des partisans de notre école. Passavant est un allopathe très-répandu, qui a fait quelques essais incomplets de la méthode hahnemannienne, et qui pratique la médecine ordinaire avec de légères modifications. Je retirai pourtant un renseignement utile de l'entretien que j'eus avec lui : il m'apprit que dans une fabrique de quinine située près de Francfort, plusieurs des ouvriers nouvellement employés présentaient pendant les premiers jours des accès manifestes de fièvre avec intermittence ; ce fait, me dit-il, vient à l'appui de la fameuse observation de Hahnemann si souvent contestée.

En suivant le plan tracé par notre itinéraire, ce serait ici le lieu de parler de l'état de l'homœopathie dans le duché de Bade, ce foyer de l'école spécificienne ; mais nous préférons placer ce que nous avons à en dire à la fin de ce chapitre, immédiatement avant l'exposé de nos discussions intestines. Il nous reste à traiter de l'état de la nouvelle école dans le nord-ouest de l'Allemagne.

Cette partie de l'Allemagne a été la dernière à recevoir le bienfait de la méthode homœopathique, quoique Hahnemann y ait résidé pendant plusieurs années, et qu'il y ait publié plusieurs de ses mémoires. La doctrine du grand réformateur n'y exerça aucune influence appréciable jusqu'au moment où elle fut admise par un des praticiens les plus connus et les plus estimés de ces pays, le docteur Georges-Henri Mühlenbein. Mühlenbein fut sur un vaste théâtre ce qu'avait été Stüler à Berlin, l'introducteur et le propagateur de notre école. A ce titre, la biographie de ce médecin réclame ici quelques lignes : faire l'histoire de sa vie, ce sera faire connaître l'introduction de l'homœopathie dans une portion considérable de l'Allemagne.

G.-H. Mühlenbein naquit en 1764 à Königslutter, dans le duché de Brunswick, où il reçut le diplôme de docteur en 1789. Pendant qu'il remplissait les fonctions de médecin du Dispensaire, une redoutable épidémie de typhus éclata dans le district de Schöningen ; et le gouvernement jugeant à propos d'y envoyer un homme habile pour étudier le mal et en arrêter les progrès, le collége médical lui désigna, comme le plus capable de remplir ce poste, le docteur Mühlenbein, dont on savait déjà apprécier le haut mérite. A Schöningen il fit la connaissance de Hahnemann qui habitait alors cette ville, et y travaillait à ses expériences sur les médicaments. Le jeune homme ardent et expansif trouva peu de charme, à ce qu'il paraît, dans ses rapports avec le froid et sévère expérimentateur, puisqu'il le perdit complètement de vue pendant plusieurs années. Il avait d'ailleurs besoin, ainsi qu'il l'avoue ensuite, d'une expérience plus grande des déceptions de la pratique ordinaire, pour comprendre l'urgence d'une réforme médicale. Néanmoins, quelque restreintes qu'aient été ces relations, elles ne furent pas sans résultats, et devaient trente ans plus tard pousser Mühlenbein à la lecture des œuvres de Hahnemann et à l'adoption de sa méthode.

A son retour de Schöningen, notre confrère reçut du duc de Brunswick de riches présents et une rente qui, le mettant au-dessus du besoin, lui permit de se consacrer entièrement à la science. Sa réputation le faisait souvent appeler sur le territoire prussien, et le comité médical de Magdebourg lui fit l'honneur de le choisir pour médecin de toutes les épidémies qui pourraient éclater dans les villes environnantes. Les nombreux services de ce genre qu'il rendit à ces populations lui valurent une médaille de la part du gouvernement prussien, et des remercîments de l'académie royale des sciences ; le landgrave de Hesse lui conféra le titre de conseiller. De 1800 à 1812, Mühlenbein s'occupa d'une manière spéciale de la propagation de la vaccine, qu'il inocula à plus de 12,000 enfants. En partant pour les combats où il devait trouver la mort, le duc de Brunswick confia ses deux enfants en bas-âge aux soins expérimentés de notre confrère qui, au rétablissement de la paix, fut nommé médecin d'office de la famille ducale.

Parvenu, après trente-quatre ans d'exercice de la médecine, au poste le plus honorable qu'il pût ambitionner dans son pays, jouissant d'une fortune indépendante et de l'estime générale, Mühlenbein se ressouvint en 1822 de l'obscure expérimentateur de Schöningen, dont il avait méprisé les doctrines, tout préoccupé qu'il était des intérêts de son avenir et du perfectionnement de l'art médical ordinaire qu'il appliquait avec une ardente conviction. Les déceptions de la pratique et l'indépendance de sa position sociale le portaient à envisager d'une manière toute différente les idées de Hahnemann qui, du reste, commençaient déjà à faire quelque bruit dans le monde scientifique. Ce fut la lecture des préfaces de la *Matière médicale pure* qui le mit avec Hufeland au nombre des appréciateurs théoriques du nouveau système; mais il n'en resta pas comme l'archiatre prussien à ces opinions spéculatives, il voulut se faire une opinion motivée et positive de la valeur de la méthode hahnemannienne. C'est dans ce but qu'il organisa un dispensaire homœopathique où il s'efforça d'attirer une partie de ses collègues. Au bout de quelques mois d'expérimentation, Mühlenbein était l'un des plus fermes soutiens de la nouvelle école.

Un des documents les plus instructifs pour ceux qui cherchent à se rendre compte des progrés de la doctrine homœopathique et des obstacles apportés à sa propagation, est l'exposé que fit Mühlenbein (voyez *Archives*, vol. 6, p. 3,) des motifs qui l'engagèrent à adopter cette méthode, et des résistances opiniâtres que ses collègues apportèrent à son prosélytisme. La réputation de Mühlenbein aurait dû suffire aux médecins du pays pour les engager à suivre ses études cliniques et à répéter ses expériences; mais la haine instinctive du progrès qui caractérise partout la majorité des hommes de science, leur fit repousser vivement les avances de notre confrère.

Mühlenbein repoussé et délaissé ne se découragea cependant pas; il put croire sans trop de présomption que son importance personnelle lui permettrait de soutenir avantageusement la lutte et d'introduire dans cette partie de l'Allemagne la méthode thérapeutique qui possédait toute ses convictions. Il se mit à l'œuvre avec un zèle et une constance qui nous rappellent la vie des premiers disciples de Hahnemann.

Après une suite de petites contrariétés il fut accusé, par les autorités médicales, d'avoir manqué gravement aux devoirs de sa profession, et condamné à la peine de la prison, qu'il aurait subie sans l'intervention directe du duc, provoquée par les représentations énergiques de ses nombreux amis et clients. Ces indignes procédés eurent, comme on doit bien le penser, un résultat tout différent de celui qu'attendaient les adversaires de la nouvelle méthode, et la clientelle de Mühlenbein devint si considérable, qu'il se vit dans l'impossibilité d'en supporter les charges, même avec l'aide de deux jeunes praticiens qu'il avait formés; il chercha donc à attirer auprès de lui quelques homœopathes de l'Allemagne centrale, et réussit à fixer à Brunswick les docteurs Hartlaub de Leipzig et Fielitz d'Halberstadt. Il fut un des fondateurs du *central-verein* et un des plus actifs organisateurs du *Congrès homœopathique du nord* (nord deutschen verein). Ses efforts pour maintenir les convenances dans les discussions et l'harmonie parmi ses confrères, son dévouement infatigable aux intérêts généraux de notre école, son zèle pour le maintien des établissements cliniques, ont été trop proclamé par les médecins de ces contrées pour que nous y insistions. Il se soumit lui-même à la pénible expérimentation des remèdes devant laquelle reculent tant de jeunes praticiens, et il s'efforça de créer un capital pour l'encouragement de ces études qui sont le fondement de la thérapeutique. Enfin, après avoir longtemps combattu pour la libre dispensation des remèdes, il mit fin à tous les débats provoqués à ce sujet par l'établissement d'une pharmacie homœopathique. Entièrement absorbé par la pratique, il ne se fit point connaître comme écrivain; cependant on lui doit quelques articles estimés, disséminés dans les *Archives* et l'*Allgemeine Zeitung*.

Plus heureux que Hahnemann, Mühlenbein vit dans sa patrie même le calme succéder à l'orage et put y jouir, sur la fin de ses jours, de la récompense due à ses travaux. Devenu comme le père de tous les homœopathes qui s'étaient formés ou établis sous sa direction et sa tutelle, le doyen des praticiens, le conseiller et le guide médical d'une grande partie de la population, il avait humilié ses adversaires par le seul contraste de sa position et de son mérite avec les odieuses persécutions dont il avait été l'objet. Le 15 octobre 1835, anniversaire de la fête de Mühlenbein, une députation des notables habitants de Brunswick vint lui faire hommage d'une magnifique coupe et autres riches présents en témoignagne de la reconnaissance du pays, et bientôt après le duc lui envoya la croix d'*Heinrich des Löwen*.

Le 8 janvier 1845 mourut à Schöningen l'introducteur et propagateur de l'homœopathie dans le nord-ouest de l'Allemagne, conseiller intime, Georges-Auguste-Henri Mühlenbein, âgé de 81 ans. Il avait pratiqué l'ancienne médecine pendant 33 ans, et la nouvelle pendant 23 : sa noble carrière nous rappelle celle de Stüler ; paisible et salutaire influence du talent, de la conscience et d'une inébranlable volonté. Le terrain préparé par ses succès cliniques devait être fécondé par les travaux plus variés des praticiens qu'il avait appelés à son aide et fixés dans le pays.

Dans le Meklemburg-Strelitz exerce depuis longtemps un médecin de la faculté de Vienne, du nombre de ceux qui furent gagnés à notre école par les expérimentations de Marenzeller, le docteur Hoffendal. C'est un élève d'Antoine Schmidt ; il a implanté la nouvelle méthode sur l'extrême frontière nord de l'Allemagne.

La même année où les clients de Mühlenbein célébraient l'anniversaire de sa fête, les praticiens de Brunswick, Mag-

debourg, de Halberstadt et des pays environnants constituè-
rent sous sa direction le *Congrès homœopathique du nord*. Ce
congrès, qui se réunit annuellement, fut mis sous la présidence de E. Hartlaub; ses comptes-rendus sont publiés dans
les *Archives* depuis ces dernières années; mais au début de son
institution Vehsemeyer de Berlin, espérant lui imprimer le
caractère novateur de la société badoise, lui avait donné
pour organe une autre *hygea* sous le titre de *Jahrbücher für
homœopathie*. Cette publication ne dura pas, et le *Congrès du
nord* sut conserver le bon esprit de sage examen qui avait
présidé à sa formation. On lui doit des études sur le *kaly nitricum* d'un haut intérêt sous le point de vue thérapeutique ;
le *kaly chloricum* a été complètement travaillé par le docteur
Edouard Martin de Jéna.

Les deux praticiens qui continuèrent avec le plus de succès
l'œuvre de Mühlenbein furent Fielitz et Hartlaub.

Peu de temps après son arrivée à Brunswick, Fielitz fut
nommé professeur à l'école de médecine de cette ville : cette
nomination très-importante pour l'avenir de notre méthode,
fut suivie d'un acte plus favorable encore. Par ordonnance
ministérielle en date du mois de mars 1842, il fut établi que
dorénavant la pratique de l'homœopathie ne serait permise
qu'aux médecins qui justifieraient d'une connaissance suffisante de cette méthode par un examen soutenu devant un
des professeurs de la faculté, et cette charge d'examinateur
fut conférée à notre confrère. La doctrine hahnemannienne
recevait ainsi droit de bourgeoisie dans le domaine de la
science d'où l'avaient exclue jusqu'à ce jour d'aveugles préjugés. Plusieurs praticiens homœopathes pourtant ne se
montrèrent point satisfaits de cette faveur; Rummel entre
autres se plaignit de ce qu'on n'avait pas rendu cet examen
obligatoire pour tous les élèves ; il demandait une chose im-

possible dans l'état actuel des études médicales ; car les principes des deux écoles étant presque tous en opposition, on aurait ainsi contraint les étudiants à émettre les propositions les plus contradictoires.

Mühlenbein exprimait un autre vœu : « Mon avis serait, disait-il, que les jeunes gens près de finir leurs études expérimentassent, sous la direction d'un médecin âgé, quatre substances médicamenteuses au moins ; ce devrait être une des conditions de réception. Hahnemann avait souvent exprimé la crainte de voir sa méthode mal appliquée par défaut d'études approfondies sur la matière médicale. On pèche en effet le plus souvent par l'insuffisance des connaissances pathogénétiques ; on a moins à cœur de les acquérir que de se livrer à une pratique étendue. »

Fielitz a bien compris les devoirs de sa position ; il laissa la vérité se produire et se concilier les suffrages par la libre exposition des deux doctrines. Il était juste cependant qu'on astreignît ceux des élèves qui penchaient en faveur de la nouvelle méthode à subir un examen spécial sur les objets qui la concernent. Nous avons tout lieu d'espérer que cette décision remarquable du duc de Brunswick influera favorablement sur les dispositions des états voisins à l'égard de notre école.

Pour justifier la confiance du gouvernement, Fielitz publia un ouvrage sur les rapports de l'homœopathie avec l'administration civile ([1]) : il y traite des cours, des examens, des établissements sanitaires, du régime, de la conservation et libre distribution des remèdes. C'est un livre à l'usage des gouvernants.

Je visitai Fielitz à Brunswick en 1846 ; je le trouvai en-

([1]) *Matériaux d'une future organisation médicale pour l'homœopathie.* Leipzig bey Schumann.

tièrement absorbé par ses études et ses recherches cliniques. Cette préoccupation incessante lui a donné quelque chose des manières sévères et hypochondriaques de son ami Gross, dont il partage du reste entièrement et absolument toutes les opinions. Gross et Fielitz ne font qu'un : qui connaît l'un, connaît l'autre ; ils sont de tous les médecins homœopathes les deux plus chauds partisans du diluement indéfini. Le praticien de Brunswick serait peut-être moins exclusif que son confrère de Jüterbock. Voici quelques notes sur ce que j'ai pu recueillir dans nos conversations : Fielitz exerce l'homœopathie depuis 16 ans, et depuis 2 ans environ il expérimente les dilutions élevées ; il a acquis la conviction de la supériorité de ces préparations dans la plupart des cas ; et sans leur secours, me dit-il, il renoncerait à la pratique (on voit que son enthousiasme est à la hauteur de celui de W. Gross)! Il les administre jusqu'à la 1,600^e dilution voire même jusqu'à la 2,000^e, et observe sous leur action des effets primaires bien plus fréquents que par les doses hahnemanniennes, et la guérison s'obtient plus vite. Lorsqu'il ne fait pas usage des préparations korsakoviennes, qui sont ses doses habituelles, il emploie les basses dilutions qu'il préfère aux divisions moyennes. Pour application externe il se sert en général de la 1re dilution. L'acuité de la maladie n'est pas, suivant lui, une contre-indication à l'emploi des doses korsakoviennes : il les administre avec succès dans les affections cérébrales les plus intenses chez les enfants. Il eut dernièrement à traiter un malade affecté de douleurs ostéocopes et de gonflement périostique du tibia chez lequel *rhus tox.* était indiqué, mais qui ne produisit aucun effet donné à une des basses divisions; il le prescrivit aux dilutions élevées, et il en obtint le résultat désiré. Un individu atteint d'une gonorrhée vénérienne qui avait résisté au traitement homœopathique ordinaire, fut promptement soulagé par *acide nitr.* à haute dose, et radicalement guéri par *sulf.* 1,600. Cependant il administre le *psoricum* aux préparations moyennes, et il en obtient des effets spécifiques presque constamment efficaces contre les gastrites chroniques accompagnées d'éructations et vomissements acides : par ce moyen il amène aussi assez souvent une amélioration très-marquée dans les phthisies catarrbales chroniques, où l'on observe une expectoration abondante de mucosités purulentes et verdâtres. Fielitz est d'avis que l'emploi des dilutions élevées exige un régime extrêmement exact. Il fait usage des procédés hydrothérapiques dans lesquels on trouve souvent, me dit-il, d'utiles et quelquefois d'indispensables adjuvants.

Je regrette de n'avoir pu voir à Brunswick les docteurs homœopathes Mühlenbein fils et Herrmann ; celui-ci qui a pratiqué quelque temps en Russie, nous a fait connaître l'état actuel de notre méthode dans ce vaste empire (voyez *Archives* vol. 14, cabier 1).

D'après les renseignements que nous avons reçus de différentes sources, l'école homœopathique commence à se propager et à prospérer en Russie. L'empereur vient de faire organiser deux pharmacies homœopathiques, l'une à Moscou, l'autre à St-Pétersbourg. Le docteur Gastfrend à donné en 1844 les résultats du traitement employé à l'Hôpital homœopathique fondé à Babaï en Russie par son excellence Alexander von Stscherbinin ; la mortalité y est de six pour cent.

Le 16 décembre 1845, en présence du gouverneur général prince de Schtscherbattof, fut ouvert à Moscou un hôpital homœopathique, dont le docteur Schweikert fils prit la direction (méd. centr. zeit. 1846 n° 11).

Le chirurgien Traub de Schöningen étudia d'une manière

spéciale l'application de l'homœopathie à la médecine opératoire. Entre autres travaux il a publié une petite monographie des hernies étranglées et de leur traitement spécifique. Il vient de publier dans l'*Allgemeine-Zeitung*, vol. 31, n° 12, une observation de guérison d'anus contre nature suite d'une hernie étranglée, obtenue au bout de 14 jours au moyen de la 15me dilution de *silicea* en application locale.

La propagande de Mühlenbein avait engagé quelques médecins de Hanovre à s'occuper de la nouvelle méthode, entre autres les docteurs Nicol et Sternbein de Hildesheim et Hirschfeld, qui fit en 1842 dans la salle du musée de Brême, un cours public sur la doctrine de Hahnemann et le publia à l'exemple de Roth et de Kallenbach. Mais on peut dire que l'introduction définitive de l'homœopathie dans ce royaume, date seulement de 1837, époque à laquelle Wilhelm Elwert s'établit dans la capitale.

Elwert est aujourd'hui un des plus importants défenseurs et soutiens de notre école; il s'y est créé une position toute spéciale, un rôle qui lui est propre et qu'il remplit avec un beau talent. Laissant de côté les arguments théoriques avec lesquels nous combattons depuis longtemps les anciennes doctrines, Elwert s'est attaqué aux faits, aux résultats praiques de ces doctrines; il montre l'allopathie à l'œuvre avec son empirisme rationnel, ses inconséquences, ses inconvénients et ses dangers; il dissèque, il analyse les *médications* généralement adoptées contre les principales maladies; il en fait voir la déplorable inanité et met en regard le traitement homœopathique régulier et scientifique avec ses heureux résultats. C'est dans cet esprit qu'il a composé tous ses ouvrages, et qu'il a traité d'une manière spéciale de *la luxation fémorale spontanée, du rhumatisme et de la goutte, de l'apopexie, de l'encéphalite, du typhus abdominal, des opérations*

chirurgicales et du grand nombre de celles que la méthode ho-
mœopathique prévient, des hémorrhagies, des péripneumonies, de
la fièvre puerpérale, de l'hépatite, de l'ileus, de l'arthrite gonor-
rhéïque et de la cardite rhumatismale. Je regrette bien vivement que l'espace dont je puis encore disposer dans cet
ouvrage se rétrécisse de plus en plus et me réduise à ne citer
que les titres de mémoires si bien faits pour éclairer l'opinions des hommes intelligents, touchant la valeur relative
des deux méthodes.

Lorsque Elwert s'établit dans la capitale du Hanovre, il
s'y trouva le seul médecin homœopathe et, dans sa position
isolé, en butte à des attaques d'autant plus vives, que ses
adversaires espéraient l'accabler plus facilement. Mais on
avait affaire à un praticien habile et à un de ces caractères,
ardents et énergiques qui aiment la lutte. Elwert s'empressa
de relever le gant, et dédaignant de se faire l'apologiste de
sa méthode il dirigea ses critiques sur l'école adverse. Pour
rendre son agression plus efficace, il attaqua spécialement
les opinions et la méthode du principal représentant de la
médecine allopathique au Hanovre, le docteur conseiller
Holscher, sans jamais perdre de vue, dans ces attaques personnelles, le but plus élevé de propagation et d'instruction
qu'il s'était proposé d'atteindre. Nous devons à cette sérieuse
et permanente discussion, les trois opuscules qui ont établi
la réputation d'Elwert et qui parurent successivement en
1844, 45 et 46 ; comme aussi un grand nombre d'articles de
journaux intitulés : *Hinblick auf die allopatische praxis, exa-*
men de la pratique allopathique, critique légère, mais incis-
sante et pleine d'actualité.

Le succès de notre confrère comme praticien et comme
écrivain fut complet ; il obtint bientôt une brillante clientèle,
le titre de médecin de la cour et le silence craintif de ses

adversaires. Mais il eut encore à supporter maintes contrariétés au sujet de la libre dispensation des remèdes auxquelles il mit fin par la création d'une pharmacie homœopathique qu'il parvint à établir avec l'aide du syndic de la ville, Wilhelm Evers, un de ses clients les plus dévoués.

Elwert me fit un excellent accueil et me parla longuement à cœur ouvert de ses opinions médicales et de sa manière d'envisager les discussions qui s'étaient élevées dans notre école. Je désirais vivement connaître le fond de sa pensée à cet égard ; car plusieurs croient qu'il penche pour la doctrine des spécificiens, et la nature de ses écrits ne m'avait point paru justifier cette supposition. Les sympathies d'Elwert sont en effet acquises aux écrivains de l'*Hygée* ; il aime en eux l'indépendance du jugement, l'activité d'esprit et les tendances scientifiques ; mais il ne porte pas comme eux l'indépendance du jugement jusqu'au mépris de l'expérience clinique, l'activité d'esprit jusqu'à un besoin inquiet et aveugle d'innovation, et le goût de la science jusqu'à restreindre, par les connaissances accessoires, les études purement cliniques et essentiellement médicales. Elwert veut passer pour un spécificien sans avoir aucun des défauts qui les caractérisent. « Si vous voulez, me dit-il, savoir mon opinion, je vous avouerai que je n'incline point pour les homœopathes exacts. » Qu'il ne puisse être mis au nombre des partisans exclusifs de Hahnemann, ennemi de toute modification et de tout progrès, j'en conviens ; mais je le tiens très-certainement pour un des homœopathes les plus exacts que j'ai vus ; tirant de la loi des semblables toutes ses indications thérapeutiques, il ne recourt presque jamais à l'emploi des procédés rationnels, pas même à ces moyens indifférents que nos confrères de Saxe prescrivent si facilement pour complaire au patient et à l'entourage. Il a une haute idée de la

force vitale médicatrice et de l'efficacité des remèdes homœopathiques pour la mettre en jeu. C'est dans cette pensée
qu'il n'administre jamais de laxatifs ni même de simples lavements dans les affections aiguës, fébriles, quelle que soit la
persistance de la constipation. Il a toujours vu par l'action
naturelle, aidée de l'effet médicamenteux, cette évacuation
se produire au moment le plus opportun et constituer une
crise favorable.

Elwert n'emploie guère les remèdes au-dessus de la 6me
dilution, ce qui m'a semblé le résultat d'un parti pris, bien
plutôt que celui de l'expérience; du reste il paraîtrait que
ces préparations suffisent dans la plupart des cas, puisque
nous avons déjà vu plusieurs bons praticiens les adopter à
peu près exclusivement. Mais de ce que ces doses suffisent
en général il ne s'en suit pas qu'on ne puisse mieux faire
avec l'usage de toutes les dilutions. Trop de faits militent aujourd'hui en faveur des dilutions hautes et moyennes pour
qu'il soit permis de les abandonner ou même de les négliger.

Elwert a pour gendre un médecin homœopathe; c'est un
homme agréable, poli, érudit, très-versé dans les sciences
accessoires, d'une humeur douce et conciliante. Ces deux
hommes se complètent réciproquement par leurs qualités
diverses; aussi sont-ils parfaitement unis et possèdent-
ils par leurs caractères différents la confiance entière de tous
les partisans de la nouvelle méthode que renferme la capitale du Hanovre. C'est peut être ce qui explique pourquoi l'on
n'y compte aucun autre homœopathe, tandis que le nombre des
praticiens du nouvel art augmente de jour en jour sur les
divers points du royaume. Les plus connus sont les docteurs
Metz, qui publia en 1835 un traité de médecine homœopathique à l'usage des gens du monde, Kiesselbach, Metzen-
dorf et le célèbre Frank, qu'on doit mettre au rang des écri-

vains les plus féconds et les plus instructifs de notre école, sur lequel je m'étendrais longuement si les dernières pages de ce volume n'étaient réclamées par des sujets qui se rattachent davantage à l'histoire de notre méthode.

Nous devons signaler à Brême le docteur Krummacher, et Habn à Hamburg où il se fit connaître dès 1834 par un bon livre *sur l'origine et la valeur de la doctrine homœopathique.*

A Munster, exerce le docteur C. Von Bönninghausen, conseiller du roi, directeur du jardin botanique et membre de plusieurs sociétés savantes. Ce médecin débuta, en 1831, dans la carrière médicale homœopathique par la publication d'un travail aussi modeste qu'utile, sur les diverses circonstances dans lesquelles les remèdes manifestent de préférence leurs effets. Ce volumineux *manuel* a servi de base à un livre plus commode encore pour le praticien et dû aux recherches patientes d'un laïc nommé Wrelen, où toutes les circonstances qui peuvent déterminer le choix d'un remède sont indiquées par lettres alphabétiques. Ces sortes d'ouvrages qui ne peuvent guider l'homme de l'art, lui sont cependant très-utiles pour lui éviter de longues recherches lorsqu'il n'a pas présent à la mémoire tel ou tel phénomène pathogénétique d'un médicament. J'ai entendu Haubold de Leipsig faire un grand éloge de ce livre de Wrelen qui n'est malheureusement pas traduit.

Parurent ensuite de Bönninghausen *di everwandtschafften* les *parentés des remèdes.* Ce titre dit assez clairement l'objet de ce travail : les nombreux agens de la matière médicale y sont classés par ordre de rapports spécifiques ; l'auteur cherche à faire, des agents isolés, des groupes naturels, à constituer notre pharmacopée d'après le système que Jussieu appliqua à la botanique avec un si grand succès. Ce travail est très-imparfait, il faut l'avouer ; l'auteur est resté au-dessous de sa tâche ; mais il ne pouvait faire plus dans l'état actuel de nos connaissances. La transformation scientifique de la pharmacopée nouvelle est une œuvre qui ne peut être accomplie par un seul homme ; elle exige des expérimentations trop nombreuses. Les spécificiens l'ont entreprise , mais dans leur ardeur irréfléchie ils ne lui ont pas fait faire un seul progrès.

Bönninghausen fit paraître plus tard un traité complet de *thérapie des fièvres intermittentes* qui a été traduit en français par mon père et un laïc russe nommé Bachmeteff , ainsi qu'un autre travail du même auteur sur la *principale sphère d'action des médicaments antipsoriques.*

Les ouvrages de Bönninghausen sont entre les mains de tous les partisans de la nouvelle méthode auxquels ils facilitent le choix des remèdes. On y remarque partout sa tendance à mettre en relief les rapports des médicaments entre eux et à établir un ordre naturel dans les phénomènes pathogénétiques. On doit encore à ce praticien une monographie du traitement homœopathique des odontalgies qu'il lut en 1835, à la Société médicale de Munster dont il est membre.

Au plus fort de la lutte spécificienne en 1840 , Bönninghausen publia une série d'observations cliniques, dans le but de défendre par les faits les principes de l'homœopathie exacte ; mais craignant par là d'être entraîné à une polémique acrimonieuse avec les fougeux novateurs badois , il se cacha sous l'anonyme du Dr B. zu D. Depuis il revendiqua ces articles, et entra ouvertement dans cette lutte scientifique si animée , si longue et qui se termine à peine aujourd'hui.

Je parcourus en touriste les bords du Rhin , bien que ces pays soient peuplés de médecins homœopathes dont plusieurs se sont fait un nom. Je devais me hâter pour assister à la réunion du *congrès français* qui allait avoir lieu à Strasbourg, et où je me proposais de développer les principes fondamentaux de notre doctrine. J'arrivai directement à Carlsruhe ; j'y trouvai Griesslick tout préoccupé de la composition d'un pamphlet qu'il lança contre les professeurs de l'Université de Vienne, coupables de nouvelles diatribes anti-homœopathiques. J'avais hâte de connaître ce fameux écrivain dont la verve intarissable sait entretenir depuis douze ans nos polémiques intestines, et qui poursuit sans relâche, de sa critique mordante, les adversaires de notre école. Griesslick me parut d'un naturel très-affable ; c'est un homme d'esprit, d'un esprit vif et pénétrant ; on sent auprès de lui que les frontières de la France ne sont pas éloignées ; mais je le trouvai aussi d'un naturel facile et très-accommodant en fait d'opinions médicales. J'avais grand intérêt à le pousser sur cette voie, plus qu'il ne le pensait peut-être, et j'avoue que je n'ai point remarqué chez lui de manière de voir bien arrêtée. Ses opinions flottent au gré du sujet ; et dans une conversation amicale et animée où disparaissait l'homme de parti, je l'ai vu se rapprocher des homœopathes exacts. Je n'avais plus devant moi le Griesslich de l'*Hygée*, ce critique si rude et si tranchant. Je le poussai insensiblement à avouer qu'il conviendrait de remplacer, dans le titre de son journal, l'expression de *spécifique* par celle d'*homœopathique*, ce qui serait renoncer au drapeau qui sert à rallier les dissidents spécificiens.

Griesslick est d'un esprit inquiet, entreprenant, d'une humeur satirique, très-habile dans la controverse et dans l'art d'écrire. On comprend quelles ont dû être les tendances d'un homme de ce caractère. Elles se manifestèrent pleinement dans le premier ouvrage qu'il fit paraître en 1831 sous ce titre : *Esquisses d'un homœopathe voyageur*, dans lequel il apprécie l'état de notre école à la manière d'un piquant feuilletonniste. Les études trop sérieuses, peu distrayantes et sans éclat du praticien n'étaient pas de son goût. Il lui fallait la lutte et une lutte où put briller son talent spécial. Les dissensions qui s'élevèrent parmi ses confrères de 1832 à 1833 lui offrirent bientôt l'occasion qu'il cherchait. Griesslich d'ailleurs avait un vif dépit d'un reproche plaisant qu'Hahnemann lui avait· adressé en l'accusant de *tuer les canonniers du duc de Bade* (¹) ; il prit donc parti pour les opposants, et de discussions en discussions il se vit porté, peut-être sans le vouloir, à la tête d'une classe nombreuse de détracteurs systématiques de la doctrine hahnemannienne.

A tout prendre, Griesslich me paraît être au fond un homme de conscience et d'honneur, que le naturel, le talent et une foule de circonstances ont poussé et maintenu dans une direction scientifique vicieuse, nuisible aux intérêts d'une école dont il se montre sous d'autres rapports un zélé défenseur. Tandis que plusieurs de ses confrères, convaincus de la supériorité de la nouvelle méthode ont refusé de l'adopter dans la crainte de perdre leurs places, Griesslich a déclaré franchement son opinion quelle qu'en dût être la conséquence. Le gouvernement eut le bon esprit de ne pas lui retirer ses faveurs pour cet acte de loyauté. Lorsque j'étais auprès de lui, il venait d'être chargé de la confection d'une nouvelle pharmacopée militaire, dans laquelle il doit faire entrer quelques-unes des modifications utiles que l'homœopathie apporte à cette partie de l'art médical.

Griesslich eut d'abord beaucoup à souffrir des invectives de ses confrères allopathes de Bade ; mais son talent de pam-

____

(¹) Griesslich est médecin à l'hôpital militaire de Carlsruhe , dont les réglements l'obligent de prescrire d'après le codex.

phlétaire lui permit bientôt de prendre l'offensive, et ses écrits popularisèrent notre méthode dans tout le pays : cette impulsion fut même si prompte et si générale, qu'au mois d'août 1833, la chambre des représentants, par l'organe de son président, Mittermayer, et de ses secrétaires Rutschmann, Dr Mordes, Von Dürheim, adressa au Grand-Duc une pétition pour obtenir une position officielle et stable à la nouvelle école. Les pétitionnaires faisaient observer que l'extension prise depuis peu par l'homœopathie ne pouvait laisser le gouvernement indifférent à son égard, qu'il fallait lui assurer une place dans le système universitaire, et donner des garanties au public, en faisant passer un examen spécial à tous les étudiants qui seraient dans l'intention de pratiquer cette méthode. C'était précisément ce que nous avions obtenu dans le duché de Brunswick. La chambre demandait en outre la libre dispensation des remèdes ; et, chose digne de remarque, cette dernière demande qu'on repoussa à Brunswick, fut la seule à laquelle obtempéra le gouvernement badois.

Par un concours de circonstances qu'il serait difficile de déterminer, les jeunes praticiens du duché de Bade et des petits états voisins se montrèrent beaucoup moins opposés à la réforme hahnemannienne que leurs confrères des autres parties de l'Allemagne ; plusieurs même témoignèrent le désir d'étudier la nouvelle doctrine et l'action des substances médicamenteuses par leurs effets sur l'homme sain. Griesslich s'empressa de favoriser cette heureuse disposition ; en juin 1833 il réunit à Carlsrube quelques-uns de ces médecins, et jeta les bases d'une société qui devait avoir pour but l'expérimentation des remèdes et la discussion des points en litige entre les deux écoles. Cette société, désignée sous le nom de *Baden-verein*, devait tenir une assemblée annuelle dans une des villes du duché, et faire alors le dépouillement des divers travaux exécutés pendant l'année par chacun des membres ; on y proposait la substance à étudier et l'on y décernait un prix à l'auteur de la meilleure pathogénésie. Cette institution a prospéré ; elle est devenue un point de ralliement, un pont jeté entre l'allopathie et notre école : composée dans le principe de 26 membres, elle en compte aujourd'hui 90, parmi lesquels figurent comme membres honoraires et protecteurs quelques-uns des plus hauts dignitaires civils et militaires.

L'établissement de cette société ferait plus d'honneur à Griesslich s'il avait su lui conserver l'esprit qui avait présidé à ses premiers travaux : au lieu d'en faire un terrain neutre, où la fusion entre les doctrines se serait opérée d'après des principes avoués par l'expérience, il la fit servir à la satisfaction de son besoin inquiet de changement, de modification, de *réformes*, et la dota d'un organe de publicité, l'*Hygea*, dont il fit l'instrument de ses polémiques. Les écrivains de cette feuille prétentieuse, animés de l'esprit du rédacteur en chef, se mirent à bouleverser les faits et les idées, et crurent pouvoir donner des leçons de clinique aux homœopathes qui avaient vieilli dans la pratique de notre méthode.

Je passai à Heidelberg où résident les docteurs homœopathes Wilh. Arnold et Seguin ; le premier, professeur privé à la faculté, entreprit, en 1829, de prouver par les faits la nullité et la fausseté de la doctrine hahnemannienne. Dans ce but il se mit à expérimenter les remèdes sur l'homme sain, et reconnut, à son grand étonnement, l'exactitude des observations de Hahnemann. Il a adopté le système mixte de quelques spécificiens, et s'adonne surtout à l'étude des phénomènes pathogénétiques : on lui doit des recherches importantes sur l'opium et une observation très-intéressante de hernie étranglée guérie par *nux vom.*, et pour laquelle les praticiens allopathes avaient employé inutilement tous les procédés de réduction. Arnold est au nombre des collaborateurs les plus assidus de Griesslich.

Seguin me paraît être aussi un partisan de l'école hybride de Carlsruhe, ce dont je pus me convaincre par les conversations que j'eus avec lui à Strasbourg, où il se rendit pour assister au *Congrès scientifique.*

A Rastadt exerce le docteur Krämer qui a publié de précieuses observations sur les cas nombreux de pneumonies qu'il a traités homœopathiquement ; à Baden le conseiller privé le docteur Kramer, à Freyburg le professeur de médecine Werber, tous membres actifs du *Baden-verein.* Cette société possède en Alsace plusieurs associés correspondants : Liebermann et Schäfer à Strasbourg, Soller à Altkirch, Bauer à Mulhouse et Jänger à Colmar.

Dans le Wurtemberg la situation de l'homœopathie est prospère ; la libre dispensation des remèdes y est autorisée. A Eningen, pratique le docteur Dietz, qui s'est fait connaître par ses considérations sur la manière d'agir des remèdes et sur l'importance de la distinction entre les effets primitifs et secondaires. A Ulm, je mentionne ici exceptionnellement l'homœopathe exact docteur Kammerer qui publia, en 1830, un mémoire en réponse à la proposition qu'avait faite Hufeland, de combiner les deux écoles rivales en un seul système. Kammerer contribua à préserver l'homœopathie de ce rapprochement funeste que certains spécificiens ont essayé mais en vain d'effectuer.

A Braunsbach exerce le docteur Bosch, spécificien exact, *qui a préconisé l'emploi du crocus dans la fièvre typhoïde !*

Wilhelm Koch de Stuttgart, qui est déjà connu par ses travaux sur le croup, a fait paraître en 1846 un ouvrage théorique sur le *principe des semblables comme loi fondamentale de la vie dans l'état de santé et de maladie, considérée sous les points de vue physiologique, pathologique et thérapeutique.* Je n'ai vu de ce livre que les critiques qui en ont été faites ; il paraît que l'auteur dépasse la sphère légitime de l'analogie et tombe dans les défauts communs aux esprits systématiques qui veulent accommoder les faits aux exigences de leurs théories ; ce qui n'empêche pas que l'œuvre de Koch ne puisse être remarquable à d'autres titres. Du reste, le jugement que nous en portons pourrait bien être aussi une extension exagérée de l'analogie ; car on peut dire d'une manière générale que tout ce qui sort de la plume des spécificiens est recouvert d'un vernis scientifique qui cache de creuses spéculations et la vanité de recherches et d'expérimentations dont le véritable praticien ne saurait retirer aucun profit.

CHAPITRE XIV.

DE L'ÉCOLE SPÉCIFICIENNE.

Jusqu'ici nous avons présenté l'homœopathie en lutte
avec les anciennes doctrines, combattant pour conquérir sa
place légitime dans le domaine de la science ; mais en même
temps s'effectuait dans le sein même de cette école un travail intérieur, un conflit d'opinions diverses qui menaçait
de compromettre son existence et qui se termina après plu-

sieurs années de discussions passionnées par la reconnaissance définitive des principes fondamentaux sur lesquels elle repose ; c'est à l'exposé de ces luttes intestines que nous allons consacrer ce chapitre.

Il ne faut point croire en effet que l'homœopathie soit sortie complète et parfaite des mains de Hahnemann ; ce grand homme en posa les bases scientifiques, en signala les traits caractéristiques et les principes les plus importants. Mais voulant jouir lui-même d'une œuvre entièrement achevée, il rejeta la trop lente expérience et compléta sa doctrine au moyen des inductions théoriques. C'est ainsi qu'il en combla les lacunes, en fortifia les points faibles, en fit disparaître les inégalités choquantes, liant, harmonisant le tout par un système de vitalisme exagéré. Il présente comme des préceptes absolus et invariables, l'infection psorique et ses indications thérapeutiques, la dynamisation médicamenteuse et l'administration dynamique et interne des remèdes. La création de son génie était ainsi complétée dans toutes ses parties et il la présenta impérieusement à l'adoption aveugle de ses élèves.

Mais cette création jetée dans le domaine de la science, y fut bientôt soumise à l'action dissolvante de la critique ennemie, injuste, impitoyable qui, s'attaquant aux points les plus faibles, fit une brèche facile et ébranla l'édifice entier. L'examen expérimental, sérieux, équitable, fut arrêté par cette critique brutale. Les principaux disciples de Hahnemann versés comme lui dans la connaissance de la médecine ordinaire et de ses défectuosités, ne pouvaient guère être ébranlés. Ils se rangèrent plus intimement autour de leur maître et prirent en main la défense de ses opinions absolues avec une ardeur, un dévouement, une audace, mais aussi avec un succès littéraire et clinique, que nous admirons encore aujourd'hui. C'est l'âge héroïque de l'école homœopathique, dont nous fûmes encore témoins dans le premier voyage que nous entreprîmes en 1832. Vers cette époque commence une ère nouvelle.

La méthode hahnemannienne a triomphé de ses adversaires, elle a brillé dans la polémique et s'est acquis une clientèle désormais assurée. Ses partisans n'ayant plus à combattre *pro aris et focis* se prennent à jeter un regard retrospectif sur leur carrière médicale et à juger de près la valeur relative des principes constituants de la nouvelle doctrine, dont l'ensemble gagna d'abord leurs suffrages et qu'ils adoptèrent sans s'en rendre un compte exact. La plupart des anciens homœopathes ne modifièrent le système hahnemannien qu'avec une extrême réserve et d'après les données sûres de la clinique. Mais leurs nouveaux collègues, qui avaient moins à compter avec les faits et l'observation, s'empressèrent de secouer plus complètement le joug d'une autorité tyrannique. Hahnemann s'irrita de cet esprit d'indépendance, et vit avec douleur sa méthode, fruit d'une longue expérience, et sa doctrine chérie, l'arche sainte de ses disciples, tomber en de pareilles mains ; mais quels que fussent l'influence et le mérite de ce grand homme, sa féconde découverte ne pouvait être retenue enchaînée dans les limites de ses opinions personnelles ; lancée dans le domaine scientifique elle dut naturellement y prendre son extension complète.

L'homœopathie cesse d'être l'hahnemannisme. La jeune doctrine est désormais émancipée et parcourt le monde, soulevant partout une polémique passionnée et provoquant des jugements bien divers. Les anciens homœopathes avaient déjà devancé ce mouvement réformateur qu'ils effectuaient avec réserve sans sortir de l'observation des faits, ils restent groupés comme une garde fidèle, tenant au milieu d'eux le précieux dépôt des préceptes fondamentaux de la nouvelle école et de ses richesses cliniques. Les circonstances réclamaient en effet cette position défensive. La réaction formée contre le despotisme de Hahnemann, combinée avec d'autres éléments, avait donné naissance à un parti puissant qui compromettait l'avenir et l'existence même de l'homœopathie. On demandait le mélange, la fusion des deux méthodes médicales, le rejet des doctrines *excentriques*. La lutte contre l'allopathie avait fait place à une guerre plus rude encore entre les *spécificiens* et les *homœopathes exacts* désignés à tort par leurs adversaires sous le nom d'*hahnemanniens* ou de *puristes*.

Ces discussions générales et ardentes qui ébranlèrent jusque dans ses fondements l'édifice de la nouvelle école, durèrent à peu près une dizaine d'années. A mon second voyage de 1842, je pus en observer les dernières manifestations. Alors le calme se rétablit, les esprits se rapprochent les partis tendent à disparaître, les divergences générales laissent s'affaiblir peu à peu leur couleur tranchée ; avec la lutte elles perdent leur lien et se dissolvent dans le torrent des opinions individuelles. Et l'école homœopathique a triomphé de ses ennemis intérieurs comme de ses adversaires du dehors. Elle reste victorieuse en possession du champ de bataille et sort de la lutte, renouvelée, perfectionnée, dépouillée de tout ce qui aurait pu entraver ses rapides progrès. Le principe des semblables demeure comme loi de thérapeutique générale, la méthode vraiment spécifique garde son rang de médecine proprement dite, et refoule dans leurs limites restreintes les procédés rationnels ; la dynamisation est admise, mais son emploi cesse d'être absolu. Le diagnostic s'est complété : il a joint à son caractère symptomatique et vitaliste la tendance organicienne qu'elle emprunte à la médecine ordinaire. Un goût de saine critique, d'observation et d'étude clinique, vivifie cette école jetée par le choc des discussions hors de la voie routinière que son fondateur lui avait tracée.

Si nous désignons, sous le nom d'*école spécificienne*, l'ensemble des dissidences qui se sont produites parmi les partisans de la nouvelle méthode, c'est seulement pour la facilité du récit. Car, à tout prendre, cette école n'en est pas une ; elle manque de principe et de caractère bien défini. Son but est de modifier l'homœopathie proprement dite, et elle ne peut déterminer précisément en quoi consistent ces modifications. Elle vécut moins d'elle-même que de son opposition à la doctrine hahnemannienne, opposition qui peut se formuler de la manière suivante : la loi des semblables est positive, mais elle ne constitue pas la loi générale de la thérapeutique. Les agens médicamenteux peuvent opérer par la voie des contraires : l'*œnantiopathie* est tout aussi souvent en jeu que l'*homœopathie*; ce sont des modes accessoires et secondaires. Le grand principe c'est la *spécificité* et le problème important n'est pas de rechercher la similitude entre le remède et le mal, mais de trouver directement le spécifique qui convient contre chaque état morbide (1). La dynamisation n'existe pas, ou (suivant d'autres) on a exagéré extrêmement son importance. Le diluement est incapable de développer une efficacité médicamenteuse

---

(¹) Quelques spécificiens (entre autres Schneider de Sommerschenburg) tout en admettant le principe des semblables comme loi générale , prétendent que les remèdes n'agissent pas *homœopathiquement*, mais bien plutôt *spécialo-spécifico-allopathiquement* ; c'est-à-dire qu'ils changent la tendance curatrice concrète de la nature en effets curateurs spéciaux. On peut lire cette théorie vraiment allemande dans le **27ᵐᵉ** volume de l'*Allgemeine zeitung*.

dans la plupart des substances inertes à l'état naturel et que Hahnemann a mises au nombre des remèdes actifs. Les doses infinitésimales n'ont point d'action marquée ; il faut employer le plus ordinairement les teintures et les poudres et ne jamais s'élever au-dessus des trois ou quatre premières divisions. Les médicaments peuvent être administrés sans inconvénient aux préparations pharmaceutiques ordinaires et l'on peut employer concurremment avec eux les diverses médications allopathiques. La clinique doit devenir la source principale des indications et concourir dans une plus grande proportion à la formation de notre *matière médicale pure.* Cette dernière partie de la science médicale est à refaire ; il faut y introduire une classification anatomique ou physiologique des symptômes. La théorie de la psore et ses prétendues conséquences sont fausses de tous points. L'on peut et l'on doit chercher à unir, à combiner les procédés spécifiques avec les médications anciennes. Il est convenable de revenir à l'usage des mixtures pharmaceutiques.

Tel serait à peu près le programme des spécificiens, s'ils avaient songé à le publier, ou plutôt s'ils avaient pu se mettre d'accord sur ce point. Car, je le répète, ils ne s'entendent pas et ils ne sont unis que pour protester chacun à sa manière contre la doctrine hahnemannienne. On trouve sous leur drapeaux des opinions extrêmes : d'une part des médecins allopathes, imbus de la notion de spécificité, désireux d'opérer en ce sens un rapprochement entre les deux écoles ; d'un autre côté des homœopathes exclusifs, tels que par exemple Trinks et Feischmann , dont les opinions ne diffèrent de celle de Stapf et d'Haubold que par de légères nuances.

Rummel a écrit que l'histoire de l'homœopathie jusqu'à ce jour pourrait se diviser en trois périodes : 1º pratique simple sous la direction exclusive des idées de Hahnemann, de 1811 à 1821. 2° Pratique raisonnée et scientifique ; lutte avec l'allopathie. Période qui finit en 1832. 3° Révision du système hahnemannien, travail intérieur. »

Lorsque notre école se sentit assez fortement organisée pour se poser en rivale de l'allopathie et ne plus craindre d'en être absorbée, plusieurs de ses adhérents se laissèrent aller à des concessions irréfléchies, soit pour gagner nos confrères dissidents, soit pour protester contre la tutelle sévère de Hahnemann. Il y eut alors pendant quelques moments une situation déplorable ; Moritz Müller donna le premier le signal de ces funestes scissions où l'expérience n'était pour rien. Il voulait combiner avec l'homœopathie les procédés antiphlogistiques. Haubold et Hartmann adoptaient, quoique d'une manière moins ostensible, d'autres combinaisons de ce genre ; Rummel les appuyait par un système de larges concessions. C'était une destruction presque complète de l'œuvre immense due au génie de Hahnemann et aux labeurs de ses disciples. Les remontrances et les reproches du maître ne firent qu'envenimer la discussion. Quelques-uns cherchèrent à défendre leur opinion scientifiquement, tout en conservant des formes respectueuses et conciliantes. Kretschmar, praticien homœopathe de Belzig près Wittemberg, fut chargé de l'apologie de ces innovations qu'il transforma, malgré ses bonnes intentions, en une attaque peu mesurée envers Hahnemann. Dans le même temps Mühlenbein envoyait à Stapf des observations cliniques où figuraient des recettes et des mélanges médicamenteux que celui-ci insérait dans les *Archives*. Le chef de notre école censurait vivement toutes ces choses, froissait les amours-propres, et la *Gazette générale* devenait, à l'insu de Gross, un organe de récriminations, de justifications, de plaintes amères. On aurait pu croire que c'en était fait de la doctrine homœopathique, mais il n'y avait au fond qu'un orage passager. Le temps et l'expérience devaient ramener aux vrais principes et y rattacher les bons esprits. Il fallait, pour traverser cette période critique, deux hommes : un praticien solide, connu et estimé de tous, qui opposât des résultats cliniques abondants, positifs , convaincants au goût des modifications théoriques ; il fallait en outre qu'un écrivain spirituel, mordant, habile à éveiller l'attention générale, fît voir le ridicule des petites passions qui animaient les novateurs et le précipice où l'on poussait notre école. Ces deux hommes se trouvèrent dans Attomyr et dans Wilhelm Gross.

Attomyr, dans l'ardeur de son dévouement aux intérêts de l'homœopathie exacte, publia coup sur coup, de janvier 1833 au mois de mai 1834, une série de *lettres* contre ce qu'il appelle les *halbhomœopathen* (semi-homœopathes) où il frappe sans ménagement les contradicteurs de Hahnemann. Les mobiles de l'amour-propre, la vanité des théories, l'absence de principes, tout cela y est produit avec une verve et une hardiesse qui fit avorter les réponses ; et porta un coup mortel à la combinaison funeste dont Maurice Müller était le promoteur.

Au milieu de ces discussions intestines, Gross sut garder un calme parfait ; des publications sérieuses, d'excellentes observations cliniques, des succès brillants et incontestables dirigèrent sur lui l'attention. Rummel se réforma ; Haubold revint franchement; Hartmann se modifia ; Müller se tut ; une nombreuse génération de nouveaux praticiens surgissait de toutes parts et suivait les traces de ces doyens. La semi-homœopathie, cette méthode bâtarde et monstrueuse, n'était plus qu'un souvenir, et ce qu'il en restait se confondait avec l'école spécificienne qui trouva ainsi les homœopathes exacts assez unis pour lui résister.

Entrons de suite dans l'exposé de ces vives polémiques ; nous voilà au milieu d'une mêlée confuse où les traits se croisent en tous sens. Le drapeau des extrêmes spécificiens est porté par le docteur Schrœn d'Erlangen, et Werber, professeur à l'université de Freyburg ; près d'eux marchent Vehsemeyer, George Schmidt, Lietzau, Griesslich ; viennent ensuite les réformateurs modérés, Rau, Trinks, Helbig, Rummel qui, vers la fin de la lutte, rentra dans la puissante phalange des homœopathes exacts. Je ne saurais mettre un peu d'ordre dans l'exposé d'une discussion si désordonnée, qu'en faisant connaître successivement le rôle de ceux qui y ont pris la plus grande part. Une relation qui aurait suivi les phases de la polémique, année par année, eût été certainement plus complète, mais plus ennuyeuse ; quelque auteur allemand la fera sans doute un jour.

La semi-homœopathie et le livre de Kretschmar étaient déjà presque oubliés, lorsque Griesslich ranima les débats, et, les faisant porter sur des questions plus générales, intéressa à la lutte toutes les nuances d'opinion. — « Nos « adversaires, dit-il, ont soutenu qu'Hahnemann verrait « de son vivant la déconfiture de l'école qu'il a fondée. « Cela me paraît possible ; je suis d'avis que la doctrine « hahnemannienne ne peut subsister longtemps encore ; « elle doit revêtir une nouvelle forme et être travaillée « dans un meilleur esprit. Son auteur est grand par lui-« même, mais bien petit dans ses aveugles disciples. » Schrœn s'empresse de venir en aide au réformateur badois, et s'écrie avec moins de ménagement : « Le *similia similibus curantur* est la plus importante découverte qui ait été « faite en médecine. C'est sa valeur positive qui brise les « efforts d'aveugles et fougueux adversaires, et tient en-« core debout le misérable système hahnemannien (Jam

« mervoll Hahnemannismus) qui, sans cela, serait depuis
« longtemps réduit en poussière. Comme inventeur de cette
« belle loi, Hahnemann restera immortel, quelles que soient
« les folies (thorheiten) auxquelles il l'a mêlée dans l'Or-
« ganon. »

Dans un ouvrage qu'il publia en 1834 (¹), Schrœn s'efforce de mieux définir la situation des partis : « *Aliquantò*
« *bonus dormitat Homerus*, dit-il en parlant de Hahne-
« nemann ; mon opposition n'est pas du genre de celle des
« semi-homœopathes (halbirer) qui, effrayés des difficultés
« de la véritable médecine, veulent les diminuer en pre-
« nant à l'allopathie quelques-uns de ses procédés. Je veux
« le perfectionnement, la rénovation de la doctrine homœo-
« pathique actuelle.... Je comprends comment Hahnemann
« s'est incorporé à ses dogmes et comment le froid de la
« veillesse étant venu, il y est resté définitivement attaché.
« D'ailleurs il fut entouré d'opposants acharnés et injustes
« qui, jugeant ses opinions sans les connaître, ne purent
« lui représenter certaines erreurs qu'il avait commises ;
« d'un autre côté il ne trouva que d'aveugles adhérents tou-
« jours prêts à jurer sur la parole du maître. Si je ne me
« trompe, Müller et Rummel furent les seuls qui entrè-
« rent dans cette opposition raisonnable que j'ai adoptée. »
Schrœn reproduit ainsi un lieu commun mis en avant par
tous les spécificiens et qu'il nous importe de réfuter avant
de passer outre dans la discussion.

Il est bien évident que, dans le commencement, les homœopathes durent être des disciples aveugles, qu'ayant été
persuadés par les faits de l'efficacité des moyens proposés
par Hahnemann, ils durent se laisser conduire par lui dans

(¹) Die Hauptsätze der hahnemannische Lehre mit Rücksicht auf die praxis.
Erlangen.

l'application de sa méthode. En toutes choses nous sommes réduits à écouter le maître, à marcher sous sa direction avant de pouvoir suivre nos propres lumières.

Ce qu'on a de mieux à faire est d'être disciple aveugle, ce qui veut dire alors élève docile; telle fut la position des homœopathes au début de leur carrière, et il est absurde de la critiquer. Au bout de quelques années, chacun s'émancipa; il y eut même, comme nous l'avons dit, une réaction, et celle-là bien positivement *aveugle*. Je ne sache pas que Schrœn soit sorti de sa province bavaroise, et je puis affirmer pour ma part n'avoir pas trouvé un seul *hahnemannien* tel que les spécificiens se plaisent à les dépeindre, pas un seul praticien qui adoptât les yeux fermés la doctrine de Hahnemann, tous se sont fait une expérience personnelle. Je n'en trouvai pas un seul qui jugeât *in verbo magistri*. Schrœn indique mal ses imitateurs en réforme; car Müller se montra d'abord un *halbirer*, un mélangeur des deux méthodes, caractère que Schrœn décline positivement, et Rummel, nouvellement et brusquement amené de l'allopathie à notre école, exprima d'abord des doutes et des objections légitimes; ce ne fut jamais un *réformateur*, et l'observation le rendit peu à peu un homœopathe exact.

Schrœn résume sous les quatre chefs suivants les erreurs principales de la doctrine hahnemannienne qui sont : 1° l'ensemble des symptômes est la seule source des indications thérapeutiques; 2° les remèdes doivent toujours être appliqués d'après la loi de similitude ; 3° la dose du remède, quelque minime qu'elle soit, possède plus de force que la maladie naturelle; elle est capable de la surmonter et de la dissiper toutes les fois qu'elle peut manifester quelques-uns de ses effets au milieu des symptômes morbides analogues (aggravation homœopathique); 4° le système de la psore. On voit que Schrœn attaque certains points que les homœopathes exacts n'ont également pas épargnés. Passons à Werber.

Les exigences de ce médecin-professeur sont moins variées; il demande le retour à la posologie allopathique et la combinaison des deux méthodes : c'est le représentant des spécificiens les plus radicaux. Les petites doses, suivant lui, n'agissent qu'exceptionnellement sur les organismes extrêmement impressionnables; la dynamisation n'existe pas. Ce critique si bref sur ce point se livre aux plus longues amplifications en ce qui concerne le mélange des deux écoles ; c'est là son sujet favori. Il en a rempli les premiers volumes de l'*Hygea* et les pages d'un ouvrage intitulé : *Histoire des progrès de la physiologie et de la médecine* (¹). Suivant lui, l'allopathie est puissante pour les cas généraux sanguins, nerveux et gastriques : elle est solidement assise sur le trépied d'Hufeland (saignée, opium, purgatifs), mais elle est en défaut dans les indications secondaires et spéciales. D'après ce spécificien, l'homœopathie serait faite pour radouber ces fissures de l'ancienne carcasse; il a fourré cette idée dans une note, mais c'est bien réellement là le fond de sa pensée et ses dissertations physiologiques et savantes, ses grandes phrases sur la valeur de la spécificité et l'importance de notre école, se résument à l'indication de ce beau rôle.

Le professeur Werber est un écrivain de l'école d'Hegel, et il a su introduire tout le galimatias de ce philosophe dans la polémique qui nous occupe. C'est un type unique par bonheur; il s'entoure d'un nuage d'idées palingénésiques et s'y élève au loin laissant gir à terre l'objet propre de la discussion, qu'il n'aperçoit plus qu'à travers le prisme de son imagination. — L'humanité a sa loi de développement,

(¹) Entwicklungs geschichte der physiology und medizin hey werber. Stuttgard und Leipzig , 1835.

l'individu également, et la médecine n'est pas dépourvue de cet avantage. Chaque époque complète ce développement : le présent s'unit au passé, et l'avenir devra les absorber tous deux ; en conséquence, l'homœopathie fait partie de l'allopathie. Voilà la chose. Que de chapitres philosophico-germanico-historiques ne m'a-t-il pas fallu absorber aussi pour arriver à cette analyse française claire et précise. Je désire qu'elle dessille les yeux de ceux qui prendraient ces idées soi-disant profondes pour des arguments solides, et qui seraient tentés de croire que des théories nuageuses peuvent remplacer dans les sciences l'observation de la nature.

Lietzau est avec Werber un des plus chauds partisans de cette nuance d'opinion spécificienne. A propos des démêlés de Bicking avec l'université de Berlin, il écrivit ces lignes : « Disons un mot ici des incessantes pétitions que font les « homœopathes à l'effet d'obtenir des chaires de clinique. « L'Université a des professorats pour les diverses branches « des sciences médicales, et non point pour les systèmes « particuliers. C'est une bien étrange demande que celle « d'une chaire pour l'enseignement de l'homœopathie. A « l'époque du plus grand fanatisme de cette école, lors- « qu'elle ne voyait de ressources que dans ses moyens « thérapeutiques et condamnait tous les anciens procédés ; « à cette époque, de pareilles réclamations eussent été justi- « fiées. Mais ces opinions sont loin de nous ; il n'y a pas « d'homœopathe aujourd'hui qui ne repousse une tel ex- « clusivisme, et l'on admet généralement que la nouvelle « école n'a que l'importance secondaire d'une méthode spé- « ciale, comme l'avait démontré depuis plusieurs années le « vénérable Hufeland (¹). » Lietzau fait connaître ainsi le

____

(¹) Die berliner medicinische facultät und herr Dr. Franz Bicking.

principal propagateur de cette manière de voir qui compte dans l'école allopathique des partisans de plus en plus nombreux, et croit préparer les voies à la fusion légitime des procédés rationnels et spécifiques. Becker, de Mülhausen en Thuringe, a développé les principes de cette espèce d'école dans une série de dissertations intitulées : *De l'homœopathie entière (Die ganze Homœopathie)*, mais elle a trouvé parmi les spécificiens mêmes, tels que Griesslich et Trinks, des adversaires déclarés.

Vehsemeyer et G. Schmidt se sont posés comme contradicteurs de la théorie du dynamisme médicamenteux et de la posologie actuelle.

Rau est un homme d'un esprit élevé, solide, judicieux, dont les travaux et les idées servirent d'aliment à la polémique, mais qui n'y a pris lui-même qu'une part indirecte. Après avoir pratiqué l'homœopathie pendant 17 ans, Rau conçut le projet de soumettre la nouvelle méthode à une révision complète ; la grande difficulté de son étude, son application, plus difficile encore, lui parurent être l'indice de quelque imperfection radicale qu'il fallait faire disparaître par une réforme générale. Il voulut, à l'exemple de Griesslich et de Schrœn, *donner à l'homœopathie une forme nouvelle et la travailler dans un meilleur esprit.* Rau ne fit pas ces simples réflexions : que si notre jeune école, qu'il avait proclamée fort supérieure à l'ancienne, avait déjà pu fournir de si beaux résultats, on avait lieu de compter beaucoup sur l'avenir en restant dans la voie parcourue jusqu'à ce jour ; que les imperfections de cette méthode s'effaceraient avec le temps ; que rien ne prouvait la nécessité de changer de direction ; qu'il était raisonnable de suivre celle où l'on avait acquis en peu d'années d'immenses richesses pharmaceutiques, et d'attendre que l'expérience fît connaître ce qu'il y avait de vrai et d'erroné dans les assertions de Hahnemann. Ces réflexions si naturelles nous auraient évité tout ce fatras de polémique dans lequel nous nous sommes engagés.

Rau ne fut-il pas aussi entraîné par le désir de se poser en rival de Hahnemann? Le titre d'*Organon* dont il décora son ouvrage a pu le faire croire, quoiqu'il s'en défende formellement dès les premières pages. Quoi qu'il en soit, ce livre est une œuvre importante; il en résulterait une doctrine neuve et solide, si Hahneman n'avait pas publié la sienne; et l'on y trouve indiqués dans un ordre scientifique tous les points défectueux de celle-ci; c'est notre Organon refait au point de vue des spécificiens. Rau l'avait peut-être composé dans l'espoir de faire triompher cette prétendue réforme; mais il manqua son but. Consciencieux et bon praticien, il s'abstint des théories hasardées, et se laissa guider par l'observation des faits et des saines notions de physiologie; d'où il résulte, chose très-remarquable, un exposé fidèle de toutes les critiques et les objections faites depuis plusieurs années au système hahnemannien par les homœopathes exacts.

L'Organon de Rau est un de ces ouvrages originaux qui exigent un long et rude travail. La vaste sphère d'idées qu'il embrasse, leur bel arrangement, une érudition qui a dû exiger de grandes recherches, tout porte à croire que l'auteur y a consacré une partie de sa vie : il le commença à l'époque où les disciples de Hahnemann s'affranchissant de sa tutelle, posaient devant eux sa doctrine et la jugeaient, les uns par la théorie, les autres par l'observation. Lui aussi se mit à l'œuvre, pour faire subir à cette méthode qu'il avait jusqu'alors suivie aveuglément, une *réforme radicale*; pour lui imprimer une *direction nouvelle*. Et ce grand projet aboutit aux résultats fournis en même temps par la critique mordante des homœopathes exacts. Rau fit paraître son livre (en 1838) sous l'impression de ces idées premières, qui s'étaient modifiées pendant sa composition. La *préface* qui en révélait l'esprit n'avait pas été changée, et pourtant la situation n'était plus la même. L'on crut longtemps et plusieurs croient encore que l'Organon de Rau est une des productions de l'école spécificienne, et l'on eut lieu de s'en étonner; car l'auteur était toujours resté en bons rapports scientifiques avec les homœopathes exacts, et fut même élu président de l'une des réunions annuelles du *congrès central.*

Rau a fait une complète et très-savante critique des légères erreurs et des exagérations de l'hahnemannisme; mais avec ses prétentions de réformateur, il n'a point dépassé les limites de l'observation, et les sincères partisans des progrès de l'homœopathie regrettent vivement la mort prématurée de ce savant praticien, que les meneurs de l'école dissidente comptent bien à tort au nombre de leurs adhérents. Nous allons analyser ici les points principaux du nouvel *Organon* pour faire mieux saisir par les hommes consciencieux le résultat des attaques dirigées contre notre méthode, et pour répondre à toutes les objections fondées que pourraient nous adresser de loyaux adversaires.

Rau ne veut pas que les symptômes extérieurs et les phénomènes pathogénétiques soient l'unique source des indications; il établit qu'on doit prendre en considération le tempérament, l'état physique des organes, les causes, les circonstances de tout genre; en un mot, il ne veut pas que le médecin se contente d'un diagnostic purement symptomatique. Or, Hahnemann n'a jamais prétendu qu'il fallût se restreindre ainsi; seulement il signalait une nouvelle source d'indications dans le rapport des symptômes avec l'effet médicamenteux, et il y dirigea l'attention d'une manière spéciale:

il est vrai qu'il indiqua ce procédé de comparaison comme applicable à tous les cas, et que Rau s'attache à combattre.

« Il y a des maladies qui ne se manifestent que par un petit
« nombre et même par un seul symptôme qui se remarque
« dans la pathogénésie de plusieurs médicaments; l'indica-
« tion symptomatique fait alors défaut. Voici une névralgie
« faciale simple et qui exigera un remède fort différent sui-
« vant la cause qui lui a donné lieu. Est-elle survenue après
« un refroidissement, on pourra prescrire ou *nux* ou *aco-*
« *nit* , etc. Vient-elle à la suite d'une fièvre intermittente ,
« ce sera *china* ou *arsenic ;* peut-on l'attribuer à un abus de
« mercure , on emploiera l'*or* ou l'*hepar sulf.* Habnemann
« recommande en pareil cas de faire prendre une des subs-
« tances indiquées, et si elle ne réussit pas à dissiper le mal ,
« d'observer les modifications symptomatiques survenues
« sous l'action de ce moyen , et d'en donner un second qui
« réponde plus exactement à cette nouvelle expression mor-
« bide , ainsi de suite jusqu'à guérison. Mais quel est celui
« qui, pouvant se conduire d'après le principe si simple du
« *tolle causam, tollitur effectus,* se décidera jamais à procéder
« d'une façon si déplorable (*Organon* de Rau, p. 298.). »
« Il est des cas où les manifestations symptomatiques sont de
« nature sympathique et ne peuvent, en conséquence , four-
« nir que de fausses indications (*Organ.*, p. 300.). »

Rau prétend (p. 205) qu'il n'est pas nécessaire, comme le veut Habnemann, d'établir exactement pour chaque cas morbide le rapport des effets du mal avec ceux du remède; que ce soin devient tout-à-fait superflu dans les affections spéciales bien caractérisées et sous les influences épidémiques.

On ne doit point recourir toujours exclusivement à l'emploi des spécifiques ; il y a des cas où il faut leur associer quelques-uns des procédés rationnels de l'ancienne école

(p. 350.). La méthode révulsive nous fournit des auxiliaires utiles qu'on aurait tort de rejeter; par exemple, l'hydrothérapie (352); il faut prendre dans toutes les médications ce qui peut aider nos agents spécifiques, et ne pas se soumettre aux exigences d'un dogmatisme empirique. Ce n'est pas qu'il méconnaisse la puissance de ces agents : « La supériorité et les
« avantages de la méthode spécifique ne se manifestent en
« aucun cas d'une manière plus évidente que dans le traite-
« ment des affections aiguës, franchement inflammatoires.
« Dans ces états d'extrême surexcitation, qui sembleraient ne
« pouvoir être calmés qu'en ouvrant largement la veine,
« quelques doses d'un remède bien choisi donné à de courts
« intervalles dissipent en peu d'heures cet appareil orageux
« et rend au pouls son rhythme normal. L'expérience de ce
« fait donne une haute dignité à la pathologie nerveuse (vi-
« taliste) qui sait indiquer la source du trouble des fonctions,
« et met la thérapie sur la voie d'une guérison directe et ra-
« dicale... L'on se trompe si l'on croit, au moyen de l'aconit,
« pouvoir venir à bout de toutes les espèces d'inflammations;
« il ne convient que dans la phlogose des tissus parenchy-
« mateux avec caractère de synocha ; la bryone est indiquée
« lorsqu'il y a caractère de *nervosité* ; belladonne quand il y
« a un éréthisme du tissu cellulaire; pulsatille lorsque l'irri-
« tation de l'appareil veineux prédomine ; arsenic convient
« dans la disposition à la paralysie des extrémités du ré-
« seau nerveux, à la production de la gangrène (p. 344.). »
Rau est très-éloigné de l'opinion de Werber et de ses adhérents concernant la fusion des deux écoles. Suivant lui, l'allopathie doit occuper dans l'art médical un rang tout-à-fait secondaire ; elle doit y jouer un rôle fort restreint et toujours subordonné à l'emploi des spécifiques d'après la loi des semblables. Il ne veut pas même accorder que les substances

médicamenteuses aient un autre mode d'action curatrice, et, par cette opinion franchement exprimée, il se rattache aux homœopathes exacts et repousse un des principes de la réforme spécificienne. « On a prétendu maintes fois que les « dénominations : *homœopathie* et *médecine spécifique* signi- « fiaient deux choses différentes ; parce qu'il y a, dit-on, quel- « ques médications spécifiques dont la manière d'agir n'est « pas conforme au principe *similia similibus* ; c'est que jus- « qu'à ce jour on a entendu par *médications spécifiques* celles « qui frappaient directement le mal. Mais d'après cette dé- « finition tout procédé antipathique ou révulsif, prompte- « ment efficace, pourrait être appelé un spécifique. Il serait « temps qu'on ne jouât plus sur les mots et qu'*on réservât la* « *dénomination d'agents spécifiques à ceux dont les effets se* « *produisent d'après la loi des semblables* (p. 291.). »

Il admet l'efficacité positive des remèdes aux dilutions élevées, entre autres passages, on lit (page 240) : « L'effi- cacité de plusieurs substances médicamenteuses à la 30ᵉ dilution est un fait appuyé par un trop grand nombre d'ob- servations pour qu'on puisse en douter. J'ai pu moi-même reconnaître maintes fois les effets de la belladonne à la 60ᵉ dilution, dans des cas d'encéphalite chez des enfants et ailleurs. » Mais Hahnemann a eu tort de prescrire, d'une manière uniforme, l'emploi de ces doses. Il faut pour que leur action se produise des conditions qui ne se rencon- trent pas toujours. Il faut un organisme très-impressionna- ble ou bien une convenance spécifique parfaite du remède au mal, c'est-à-dire une indication homœopathique parfaite- ment exacte qu'il est très-rare de rencontrer. J'ai souvent réussi avec des dilutions basses alors que les hautes avaient échoué. » Rau n'admet pas la théorie de la *dynamisation* telle que Hahnemann l'a présentée, ou plutôt il l'a mal saisie, et en cela seul il se rapproche des spécificiens. Il reproche à Hahnemann d'avoir appelé *dynamisation* le diluement de toutes les espèces de substances médicamenteuses. Il n'y a, suivant lui, dynamisation (développement des forces latentes) que chez celles qui, à l'état naturel brut, sont dépourvues de toute activité, comme les *terres*, par exemple, et la plupart des métaux ; après les triturations nécessaires, la première dilution renferme la substance dans toute sa puissance (v. p. 237), au lieu de dynamisation, il y a au contraire diminution progressive des forces pour celles qui en jouissent avant toute manipulation, tels les sucs des végétaux, etc. « S'il y avait pour ceux-ci une véritable dynamisation, on en ferait un poison redoutable (v. p. 238). » C'est le cas de dire de Rau ce que Schrön disait de Hahnemann, *aliquanto bonus dormitat Homerus*. Comment l'observateur Rau a-t-il pu émettre une opinion qui renverse tout le système de notre posologie que pourtant il admet. Aussi par une singulière exception n'a-t-il appuyé cette assertion sur aucun fait positif ; c'est un lapsus de théorie qui contredit ses nombreux préceptes sur le soin à apporter dans le choix de la dilution ; à quoi bon ce choix, si les dilutions, au lieu d'apporter des propriétés nouvelles, ne font qu'affaiblir celles qui existaient ? pourquoi a-t-il souvent fait usage des 6e dilutions de végétaux, en sachant que pour plusieurs d'entre eux l'administration du suc brut en pilules ou en potion aurait eu tout l'effet désirable ? Au lieu de préparer laborieusement sa 60e dilution de belladonne, que n'en mêlait-il un goutte dans une verrée d'eau dont il eût donné une cuillerée ? Il propose à nos adversaires l'exemple du sel de cuisine que nous nous ingérons par dose considérable sans en ressentir d'effet, et qui pris aux préparations les plus élevées (24, 30) excite de nombreux phénomènes pathogénétiques. D'où vient cela ? le sel est pourtant à l'état brut, une substance soluble, assimilable. Si, comme il le dit plus haut, dès qu'une substance chimique insoluble est rendue soluble par la trituration, la première solution qu'on en fait possède toute sa puissance thérapeutique ou pathogénétique, pourquoi n'en est-il pas ainsi pour le sel qui est soluble dès le principe ? On ne s'explique pas comment Rau, ce praticien judicieux qui a toujours procédé par voie d'observation, ait pu recourir à des assertions *à priori* pour rejeter une théorie sans lequelle rien ne s'explique dans la méthode dont il est partisan. Comment a-t-il pu traiter si lestement ce point fondamental, après avoir fait de toute la doctrine une révision profonde, expérimentale, qui s'accorde en tous points, sauf celui-ci, avec les conclusions des homœopathes exacts? il est bien permis de penser que s'il eût vécu, il aurait repris ce point défectueux de sa critique.

Ce défaut d'examen fut reçu par les spécificiens comme une opinion arrêtée. Par elle, Rau leur appartenait. Il en découlait logiquement la négation de l'aggravation homœopathique et l'inefficacité des doses dites infinitésimales.

Rau attaque la théorie de la psore comme trop générale et établit qu'une partie des dyscrasies, des altérations des tissus, des constitutions maladives qu'Hahnemann y a fait entrer, n'ont pas leur cause dans l'infection psorique, mais dans les influences déprimantes qui ont détérioré à la longue l'organisme et modifié la composition des humeurs (p. 121). D'ailleurs il admet la théorie comme aussi le traitement spécial par les antipsoriques (p. 349). Il accumule les faits pour prouver l'*aggravation homœopathique* (p. 370), que la plupart des spécificiens s'accordent à nier. Enfin il adopte la doctrine isopathique et l'emploi de ses moyens dans les limites de l'expérience, à l'exemple de tous les bons praticiens.

Voilà Rau, voilà sa réforme radicale. On peut maintenant juger sur pièces à l'appui et déterminer si nos confrères dissidents ont droit de revendiquer cette grave autorité. J'ai insisté sur cette analyse par deux raisons importantes : d'abord, afin d'attirer l'attention sur le meilleur traité doctrinal que notre école ait produit depuis l'*Organon* de Hahnemann ; ensuite, pour détromper ceux qui ne connaissaient l'ouvrage que d'après sa préface et pour mettre son auteur à la place qu'il me semble devoir occuper entre Rummel, Gross et Haubold.

Contrairement à l'opinion généralement reçue, Trinks est un novateur beaucoup plus radical que Rau (dont la place est bien plutôt parmi les homœopathes exacts). Trinks représente une nuance toute particulière qu'il est bon de faire connaître. La loi de similitude est pour lui l'arche sainte ; il ne peut concevoir l'idée d'un rapprochement entre les deux écoles, ni la possibilité d'expliquer par une autre voie l'action des spécifiques. Mais il a choisi la pharmacologie pour théâtre de ses innovations : point de théorie de dynamisation, pas de système ni d'emploi des doses infinitésimales, négation de leur *durée d'action*. Il fait table rase de toute cette partie de la doctrine, c'est là-dessus que s'exerce son esprit inquiet. Je connais Trinks (et qui peut nier l'influence du caractère sur les œuvres?), c'est un homme altier qui ne peut se déterminer à adopter pleinement les doctrines qu'il n'a point faites, ardent à dominer, à conduire, à paraître au premier rang, et cependant répugnant au travail qu'exigent de telles prétentions. Homme du monde, léger et parleur, il prend doncement la vie, et sa petite maison de campagne, près de Dresde, le possède une partie de l'année au milieu de ses fleurs. Maintes fois il a entrepris des ouvrages classiques de longue haleine, dont il a toujours fait porter la plus lourde charge sur des collaborateurs et qu'il a fini par laisser inachevés. Son esprit naturellement vif et observateur lui fit remarquer dans la doctrine de Hahnemann des parties faibles, des points mal établis, et aussitôt il s'élança dans la voie large et commode de la critique *à priori*, pour y cueillir des lauriers plus faciles. Voilà Trinks ; et sa critique dénuée de valeur ne trouverait place en ce livre si elle ne faisait partie de la grande lutte que j'expose en ce moment. La théorie de la dynamisation est, d'après son opinion, la plus grave erreur de Hahnemann, celle qui a exercé sur sa méthode la plus funeste influence.

L'indication de la durée d'action des remèdes est, suivant lui, sans fondement, et met obstacle à la condition du *citò* que le praticien homœopathe doit toujours chercher à remplir. Trinks ne considère pas qu'avec la répétition, admise par Hahnemann lui-même, la prise en considération de la durée d'effet des remèdes n'a plus aucun inconvénient : il y en a beaucoup au contraire à ne pas attendre qu'un médicament ait achevé de produire ses effets. On prend alors souvent des phénomènes pathogénétiques pour des symptômes morbides ; on trouble la réaction salutaire et l'on compromet le résultat du traitement. Les homœopathes exacts ont reconnu depuis longtemps que l'action des remèdes n'a pas une durée fixe et invariable, qu'elle est modifiée par la nature et la marche de la maladie ; que le soufre, par exemple, une des substances les plus lentes à agir, manifeste promptement ses effets dans les cas aigus auxquels il convient. Dans les affections chroniques, constitutionnelles, qui persistent pendant des années, la vie entière même, qu'est-ce que la plus grande durée d'action d'un médicament qui ne se prolonge jamais au-delà de 50 à 60 jours ?

Trinks s'élève avec force et sans plus de fondement contre

la doctrine de la psore : « La doctrine de la psore exerça
« sur notre méthode une fâcheuse influence ; elle fit placer
« à un rang spécial plus élevé un certain nombre de subs-
« tances médicamenteuses chez lesquelles rien ne justifiait
« une pareille prétention. On fit disparaître ainsi en partie
« les véritables indications des autres médicaments, dont
« quelques-uns doués d'une sphère d'action plus étendue
« que celle des soi-disant antipsoriques, restèrent inaperçus
« et négligés, comme n'étant pas de cette catégorie privilé-
« giée. » Cette disposition défavorable de Trinks pour les
antipsoriques lui est commune avec tous les spécificiens : en
effet, à l'état brut la plupart de ces substances sont inertes,
ou elles manifestent des propriétés plutôt chimiques que
pharmaceutiques ; elles ont besoin de triturations et de dilutions répétées ; leur efficacité curatrice ne se produit dans
toute sa plénitude qu'aux hautes divisions. Et lorsqu'on
reste au-dessous de la 3 ou 4e dilution, on n'obtient que de
rares et faibles effets, en présence desquels la pathogénésie
des drogues actives à l'état naturel se montre d'une incom-
parable richesse. C'est ce qui explique pourquoi les médicaments antipsoriques ne sont pas en honneur parmi les spécificiens ; ils ont même été jusqu'a dénier toute action à certaines substances qui tiennent un rang très-élevé dans la
thérapie des homœopathes exacts, telles que le *lycopode*, le
natrum m. et le *causticum.*

Trinks présente Hahnemann et les médecins qu'il appelle
ses *sectateurs* comme épris d'un amour spécial pour les antipsoriques et les choyant en favoris. Or, il est connu que ces
expérimentateurs ont consacré beaucoup plus de temps et de
soin à la pathogénésie des remèdes ordinaires. L'étude des
antipsoriques s'est faite ensuite ; elle a été négligée, et de vagues résultats cliniques ont souvent été appelés à remplir les

nombreuses lacunes laissées par une expérimentation incomplète. J'ai vu tous les praticiens employer le plus ordinairement les remèdes apsoriques, et je n'ai jamais observé que
ces agents fussent l'objet de ce dénigrement que les spécificiens se plaisent à signaler. Quant au rang spécial (et non
pas supérieur) assigné aux antipsoriques, c'est l'expérience
clinique qui le leur a fait, comme le prouvent surabondamment les observations de Rau, de Gross et de Thorer; c'est
l'ensemble de leur pathogénésie qui revêt ce caractère distinctif. Nous l'avons dit souvent : le système de la psore a beaucoup de vrai; la preuve en est dans les inappréciables avantages que la pratique en retire. Mais sa généralité, comme
cause morbide, est aux yeux de tous les homœopathes une
exagération évidente, et la critique des spécificiens était,
sous ce rapport, tout-à-fait superflue.

Trinks est l'un de ceux qui ont le plus contribué à bouleverser les rôles dans la polémique actuelle, et à lui donner
le caractère d'une mêlée désordonnée où les coups sont dirigés sans portée et sans but précis. Ainsi il confond ensemble
et combat comme choses identiques la doctrine hahnemannienne, l'homœopathie proprement dite, et la semi-homœopathie, cette monstrueuse méthode qu'Hahnemann et ses
premiers disciples avaient entièrement repoussée. Terminons
cette appréciation de Trinks en indiquant la manière dont il
se pose dans le rang des *réformateurs.* «..... L'émancipation
« de l'homœopathie était d'autant plus urgente, une réforme
« radicale de la tête aux pieds d'autant plus nécessaire, que
« sous le régime des *ultras* notre méthode marchait rapide-
« ment à sa ruine. Déjà la hache était levée pour l'abattre;
« car n'est-ce pas ce résultat que devait amener la proposi-
« tion faite à la réunion de Cöthen de renoncer aux pres-
« criptions simples et d'administrer, suivant les circons-

« tances, des mélanges médicamenteux (¹). Ce malheur, le
« ciel en soit loué, a été détourné (par la résistance de
ceux-là mêmes qu'il appelle des *ultras*, tels que Gross et Attomyr) ; « l'homœopathie fut préservée de sa destruction,
« et l'ultra-homœopathie s'est elle-même perdue par ses in-
« conséquences et ses absurdités. La réforme de cette école
« est maintenant commencée et fait des progrès incessants.
« Plusieurs théories et dogmes qui, dans ces derniers temps
« (Trinks écrivait cela dans le 2e volume de l'*Hygée*, en
« 1835), s'étaient en quelque sorte accolés à son principe
« comme conséquence nécessaire ou très-importante, en
« ont été séparés, et l'expérience n'a pas tardé à faire voir
« que c'étaient des assertions arbitraires, propres seulement
« à s'opposer au perfectionnement de l'homœopathie comme
« art et comme science. »

Quant au fécond Griesslich, il est difficile de se représenter nettement la nature de la réforme qu'il propose ; cependant, après un examen attentif, on lui reconnaît deux tendances : d'une part il admet la généralité de la loi des semblables ; il se prononce vivement contre l'union de l'ancienne
et de la nouvelle médecine, et critique sans ménagement les
utopies de Werber ; d'un autre côté il se laisse aller à modifier indistinctement tous les autres points de notre doctrine.
Ce fut surtout la posologie qu'il prit à partie et dont il am-
bitionna la transformation radicale : mais il rencontra sur ce
point de rudes adversaires qui ne lui permirent pas d'atteindre ce but. Weber de Lich lui opposa d'abord les pitoyables
résultats cliniques obtenus par les spécificiens, et, ne voulant
point laisser de doute sur une question de cette importance

___

(¹) Bien qu'Hahnemann, à la réunion du congrès central en 1832 ait
paru favorable à cette manière de faire, il est cependant positif qu'il l'a condamnée depuis ; voir la 5me édition de l'Organon.

et si chaudement débattue, il renonça pour un temps à la méthode habituelle; il eut le courage de traiter ses malades avec les doses spécificiennes. C'est le seul homœopathe qui se soit décidé à faire un pareil essai dans un but d'expérimentation. Voici ce qu'il écrivit à ce sujet : « Dans ces der-
« niers temps, j'ai essayé de traiter les maladies aiguës avec
« les remèdes à doses massives, et je n'en ai obtenu aucun
« bon effet. Que l'on refasse cette expérience, et que l'on
« cesse de me critiquer, parce que je crois devoir reprendre
« la méthode qui m'a le mieux réussi. En rapportant dans
« l'*Allgemeine Zeitung* (vol. 9, p. 256,) un des cas d'insuc-
« cès que j'attribue à l'inconvenance de la dose, les remar-
« ques dont j'ai fait suivre cette observation ont paru déplaire
« à plusieurs. Schrœn entre autres m'accuse de m'emporter
« d'une manière injuste contre ceux qui n'admettent pas
« toute la doctrine des doses. Ce reproche est d'autant moins
« fondé, que je n'ai aucun principe arrêté à cet égard, si
« ce n'est de faire usage de toute l'échelle des dynamisations,
« depuis les teintures et substances non diluées jusqu'aux
« plus hautes divisions, suivant les circonstances qui modi-
« fient l'énergie du remède (*Archiv.* 16, 2, 7.). » Bönninghausen avait aussi adopté les doses spécificiennes, mais dans la pensée qu'elles étaient préférables; l'expérience le ramena bientôt à la posologie hahnemannienne.

Käsemann, le successeur de Weber dans la principauté de Lich, esprit doux et conciliant, crut devoir entrer dans la discussion pour donner quelques bons avis. « On com-
« mence à quitter sans inconvénient l'emploi exclusif des
« doses infinitésimales, d'où l'on doit conclure que la chose
« vraiment importante est le choix exact du remède. Mais
« l'on aurait grand tort cependant d'en inférer l'inefficacité
« ou l'inutilité des hautes divisions ; car nous ne devons pas

« perdre de vue que c'est avec de pareilles doses que nous
« avons entrepris nos premiers essais, dont les résultats heu-
« reux nous ont conduit à adopter une méthode qui nous
« avait d'abord repoussé par son opposition aux doctrines
« reçues. Que chacun de nous soit donc prudent et réfléchi
« pour abattre comme pour édifier, afin de ne pas nous trou-
« ver sur des ruines au moment où nous croirions avoir
« élevé un édifice magnifique et durable. »

Au milieu de cette ferveur de réforme, de ces dissidences
variées, de ces travailleurs ardents à démolir et incapables
d'édifier, la voix des homœopathes exacts avait cessé de
se faire entendre. Les praticiens expérimentés, les anciens
disciples de Hahnemann se retirèrent devant cette manifestation fougueuse de l'esprit de discorde et de contradiction, en attendant qu'elle s'apaisât d'elle-même. Ils pen-
saient que l'expérience finirait par triompher, et que la vivacité des attaques s'affaiblirait avec le temps. Du milieu de
1834 jusqu'à la fin de 1836, Attomyr se tut, Gross s'adonna
exclusivement à la pratique; les *Archives* se tinrent à l'écart,
s'appliquant à étudier, par la voie paisible et sûre de l'observation clinique, les questions si brutalement résolues par
l'école spécificienne.

Un seul écrit vint rompre l'uniformité de ce silence, ce
furent les *Mosaïk* de Bernstein, satire d'assez mauvais goût,
bien qu'imitée des *Lettres* d'Attomyr, et pleine de personna-
lités. On y trouve pourtant une verve généralement agréable,
quelques aperçus ingénieux, de l'originalité, et enfin le mérite
de frapper spécialement sur un des spécificiens extrêmes,
qui, dépassant les bornes des plus élémentaires convenances,
injuriait Hahnemann et ses illustres disciples. Bernstein mit
un moment les rieurs du côté des *ultras*.

Cependant la temporisation des homœopathes exacts n'ó-

tant rien à l'ardeur des spécificiens, on put craindre le renversement des principes, qui, dans l'espace de vingt ans, avaient constitué notre école. Ses partisans se concertèrent alors pour opposer une résistance efficace à ces éléments de dissolution. Dans ce but, les rédacteurs des *Archives* publièrent, en juillet 1846, la déclaration suivante : « Le progrès
« interne de l'homœopathie s'est manifesté d'une manière
« évidente par l'esprit de sage critique, avec lequel le jour-
« nal les *Archives* soumit à une révision éclairée tous les
« principes constitutifs de cette méthode. On ne doit pas s'é-
« tonner qu'un terrain aussi fertile ait laissé croître au mi-
« lieu des épis des herbes nuisibles en abondance. La sépa-
« ration du froment d'avec l'ivraie a été le but constant de
« nos travaux ; mais elle ne pouvait être effectuée aussitôt
« que nous l'eussions désiré : il fallait avant tout assurer
« l'existence de notre école et la défendre contre les agres-
« sions incessantes de sa rivale. Cette existence définitive-
« ment assurée, on s'est efforcé de porter notre art à sa
« perfection par une étude attentive de tous ses points dé-
« fectueux.

« Mais la critique peut dégénérer et dépasser la sphère
« qui lui appartient ; ses libres allures, son légitime franc-
« parler peuvent se changer en monomanie ergoteuse ; des
« généreux efforts pour secouer les préjugés et la routine,
« on peut en venir à rejeter l'autorité de l'expérience.
« C'est pourquoi nous avons décidé de diriger contre les
« tendances funestes de cette critique dégénérée, les armes
« que nous avons employées jusqu'à présent à combattre nos
« adversaires de l'école allopathique. A dater de ce volume
« (16e) les *Archives* deviendront l'organe de cette réaction
« nécessaire. Du reste le plan primitif sera conservé.......
« Par dessus tout, nos efforts vont tendre à perfectionner

« l'homœopathie pure, c'est-à-dire l'homœopathie de l'ex-
« périence. Egalement éloignés d'une soumission aveugle à
« l'autorité et d'un goût désordonné pour les vaines fabrications
« d'hypothèses (luftiger hypothesen macherei), nous cherche-
« rons à perfectionner ou à modifier ce qui doit l'être, tout en
« épargnant au fondateur de notre école les insultes qu'on lui
« a prodiguées. »

Cette ferme et franche déclaration fut le point de départ
d'un changement très-favorable. Les homœopathes exacts
se rallièrent et reprirent courage ; leurs écrivains anonymes
se firent connaître ; Attomyr se montra de nouveau avec sa
verve intarissable ; c'en était fait de l'école spécificienne,
qui depuis lors perdit toujours du terrain, déclina progressivement, et d'agressive qu'elle était, fut réduite à se défendre.

Les homœopathes exacts firent précéder la discussion
qu'ils allaient engager d'un manifeste scientifique destiné à
poser nettement les points controversés et les principes
admis par la grande majorité. Wolf de Dresde fut chargé de
ce travail avec l'aide de Rummel. On ne pouvait faire un
meilleur choix. Wolf n'avait jamais été d'aucun parti ; il possédait au même degré le talent du praticien et du critique. On
n'avait pu lui appliquer encore les épithètes de spécifi-
ficien ou d'ultras, et son caractère facile et conciliant aurait
réussi à faire disparaître toutes les dissidences, si la science
pouvait se contenter, comme la politique, d'arrangements à
l'amiable.

Ce manifeste fut publié à la réunion du *congrès central
homœopathique* comme l'expression de l'opinion de ses
membres. « Quand bien même, dit Rummel, cette *sanction*
n'est pas une autorité absolue et d'une valeur irréfragable,
et que le congrès est loin de vouloir se donner cette supré-

matie en fait de science, cependant on ne peut nier son importance. C'est la déclaration formelle des principes adoptés par les homœopathes de toutes les nuances et dans l'état actuel de nos connaissances. Nous espérons que ce travail fera cesser la dissidence et ramènera une concorde bien désirable. Si cela ne se peut, il aura défini l'objet de la discussion et nous aura munis d'armes efficaces pour faire triompher la vraie science. »

Les *thèses* de Wolf (son travail, qui comprend 18 assertions traitées par chapitre, a été appelé de là les 18 *thèses*) s'addressent à l'école allopathique et se déroulent devant les spécificiens comme un document froid et impartial. La petite préface que Rummel y ajoute, l'époque de son apparition, sa place en tête du 16e volume des *Archives*, à la suite de la proclamation des rédacteurs, sa lecture faite au congrès central, dont on connaît l'antagonisme avec la société badoise, la sanction qu'y donnèrent tous les homœopathes exacts, faisaient suffisamment comprendre sa portée. Je n'ai cependant pu m'expliquer pourquoi ce manifeste n'était pas adressé directement aux spécificiens, la lutte ayant été définitivement engagée. Voici ces 18 thèses de notre école moins les développements explicatifs.

1° Les maladies peuvent se guérir avec de très-petites doses de substances médicamenteuses, lesquelles substances administrées à l'homme sain à doses plus fortes développent un état morbide analogue.

2° L'application de cette simple loi thérapeutique ne se fait point d'après les seules apparences extérieures, elle exige une expérience prolongée qui ne s'acquiert point en quelques jours (¹).

(¹) En réponse aux attaques des spécificiens concernant le concours des 1 ics dans la culture de l'homœopathie.

3° On a pu conclure de certaines phrases de l'*Organon* qu'Hahnemann prescrivit un diagnostic et un traitement purement *symptomatique*. Quoiqu'il en soit, nous protestons contre cette manière de faire, qui serait le tombeau de la science et ouvrirait la voie à un grossier empirisme.

4° Nous donnons à cette phrase de Hahnemann « l'ensemble des symptômes est l'unique source des inductions » le sens large dont elle est susceptible ; nous y comprenons l'étiologie dans son entier, l'usage de tous les moyens d'investigation et l'appréciation de toutes les circonstances qui se rattachent directement ou indirectement à l'état morbide.

5° La symptomatologie demeure la source principale de nos indications. Mais elle n'est point (ainsi qu'on ne cesse de nous le reprocher) une appréciation superficielle des phénomènes. Nous ne dirons pas : les substances médicamenteuses ont la propriété de produire chez l'homme sain les *symptômes* qu'elles guérissent chez le malade, mais bien *l'état morbide* ; et quoique généralement les affections de même nature se manifestent par le même groupe symptomatique, cependant il n'en est pas toujours ainsi ; le praticien homœopathe, sans quitter la voie de l'observation, s'efforce de découvrir la véritable valeur des phénomènes et quelquefois les complète par l'habitude de la clinique.

6° C'est à tort qu'on accuse les homœopathes de confondre le symptôme avec la maladie, de prendre l'un pour l'autre. Une telle manière de voir aurait de graves inconvénients dans la pratique. Mon opinion à ce sujet est celle émise par Hahnemann (*Organon*, 5ᵉ édition, § 7). « L'ensemble des symptômes est l'image extérieure réflétée de l'état morbide. » Cette image extérieure n'est pas la maladie, elle ne la fait pas même connaître complètement.

7° Le reproche fait à la doctrine de Hahnemann de ne

considérer qu'une face de l'organisme, son côté purement dynamique et vital, ce reproche n'est pas dénué de fondement. Elle a négligé d'une manière trop absolue de prendre en considération les changements organiques, chimiques, matériels, amenés dans nos tissus et humeurs par suite des troubles morbides. Nous reconnaissons que l'anatomie pathologique peut fournir quelques bonnes indications ; mais beaucoup moins qu'on ne le croit généralement. La privation des données qu'elle peut fournir ne se fait point ressentir d'une manière très-marquée sur les résultats pratiques, attendu que le côté dynamique des maladies est sans comparaison le plus important. »

La 8ᵉ *thèse* jusqu'à la 11ᵉ inclusivement établissent nos doctrines, concernant le traitement direct ou palliatif, sur les règles qui président au choix des médicaments, notions que nous avons développées trop souvent ailleurs pour y revenir ici.

La 12ᵉ thèse traite de la doctrine de Hahnemann sur la psore. « ..... Dans les jugements qu'on a portés sur le livre des *maladies chroniques*, on n'aurait jamais dû perdre de vue les faits nombreux et les motifs puissants tirés des résultats cliniques qui ont engagé Hahnemann à formuler son hypothèse hardie. Quand bien même ses conclusions ne seraient pas complètement exactes, les travaux qu'il a entrepris pour élucider une question d'une si haute importance sont au-dessus de tout éloge, et rien ne saurait justifier les injures qu'on lui a prodiguées à ce sujet..... D'ailleurs ceux qui ont une idée de la littérature homœopathique savent très-bien que nous n'admettons point l'étiologie hahnemannienne dans ce qu'elle a d'exclusif, non plus que la division tranchée et radicale entre les médicaments apsoriques et les antipsoriques. Le principe des semblables nous

sert toujours de guide et nous en retirons toutes les indica-
cations du traitement.

13° Nous savons apprécier l'imperfection des résultats
pathogénétiques consignés dans la *matière médicale pure* ;
nous n'ignorons pas que des erreurs nombreuses ont dû s'y
glisser, et nous sommes loin de vouloir soutenir que chacun des nombreux phénomènes consignés dans les pathogénésies proviennent positivement de l'agent toxique. On
a pu se faire illusion sur l'état de santé des expérimentateurs ; on a pu méconnaître quelquefois le rôle des idiosyncrasies, de l'imagination, etc., etc. Aussi cherchons-nous à
rectifier et à compléter par la clinique les résultats de l'expérimentation sur l'homme sain. Nous reconnaissons également la manière défectueuse avec laquelle Hahnemann a
disposé ces résultats. Cette litanie de symptômes laisse
ignorer la manière dont ils se sont naturellement développés.
On a une froide collection et non pas l'expression vivante
du mode d'action médicamenteuse.

Il manque aussi à la *matière médicale* l'indication des
doses qui ont produit les divers phénomènes. On sent bien
vivement cet oubli, aujourd'hui qu'il s'agit d'établir notre
posologie sur des données expérimentales plus étendues et
plus détaillées. Il faut dire que plusieurs homœopathes ont
tenté avec quelques succès de donner à notre matière médicale une forme plus servable (dienstlich). On ne peut
douter qu'en suivant cette voie d'amélioration, et sans changer en rien les principes de notre doctrine, nous n'arrivions
à obtenir une thérapie capable de satisfaire à toutes les exigences de la pratique.

14° Nous reconnaissons que, dans certains cas, on peut
guérir homœopathiquement avec des remèdes administrés
aux doses ordinaires et même préparés à la manière an-

cienne, puisque c'est avec ces doses qu'Hahnemann débuta, et c'est par elles qu'il fut conduit à la découverte importante de la loi des semblables. Mais dans les états morbides violents et sur-aigus, il serait impossible de traiter sans danger d'après le principe homœopathique si l'on n'employait des doses bien minimes (¹) ; sans cela on amènerait une aggravation mortelle ou tout au moins des réactions violentes qui compromettraient la guérison. Hahnemann qui en fit l'expérience imagina, par les dilutions, un moyen rationnel simple et facile de diminuer la trop grande énergie du médicament donné d'après le principe des semblables. Mais cet essai lui fit faire la merveilleuse découverte d'un fait nouveau et admis aujourd'hui par tous les médecins homœopathes sans exception, à savoir que *des dilutions portées très-haut* (c'est-à-dire répétées un grand nombre de fois) *développent dans la substance médicamenteuse une efficacité qu'on était loin d'y soupçonner.* Notre expérience journalière, l'expérience puissante d'une multitude de praticiens et d'une vingtaine d'années, parle plus haut que les plaisanteries et les *doutes théoriques* à l'égard d'un fait dont nous ne nions pas l'invraisemblance, bien qu'il soit commun à divers phénomènes que chacun admet sans hésiter....

15° Le précepte de laisser agir un médicament, c'està-dire de ne rien prescrire aussi long-temps qu'il manifeste son action, est un précepte aussi rationnel que facile à comprendre. Mais la pensée de fixer à l'avance en nombre de jours et d'une manière absolue la durée d'action d'un remède, est tout-à-fait opposée aux résultats de l'observation, qui nous montre cette durée varier suivant l'espèce de mé-

---

(¹) On entend *minimes par rapport aux doses des allopathes,* car on sait que l'opinion généralement admise par les homœopathes exacts est d'administrer les dilutions basses, c'est-à-dire les doses fortes dans les affections aiguës.

dicament et de maladie, suivant la dose et la constitution du malade. Hahnemann lui-même a fini par abandonner cette idée ainsi que son précepte de la non répétition. Le fait d'une dose extrêmement minime agissant pendant plusieurs jours, paraîtra moins contraire à nos notions physiologiques et moins plaisante à nos adversaires, si nous considérons cette action, non comme l'effet propre actuel du remède, mais comme la suite de l'impulsion, de la direction primitive qn'il a imprimée à la force vitale. Hahnemann a adopté depuis longtemps cette manière de penser que nous partageons.

16° Nous rejetons tout exclusivisme reconnaissant qu'une méthode s'éloigne d'autant plus de la perfection qu'elle est plus exclusive, nous admettons que l'art ancien est un progrès, mais un progrès inférieur à celui qu'a fait faire notre école. Nous rejetons la méthode ancienne, mais non pas ses procédés pris isolément. On ne peut renoncer d'une manière absolue à l'emploi des émissions sanguines par exemple; elles peuvent être indispensables dans des cas de congestion menaçante des organes centraux, alors qu'on peut craindre des lésions mécaniques graves, la gangrène, la paralysie, etc., dans les cas pressants où l'action du remède spécifique ne serait pas assez prompte ni assez efficace. L'emploi de ces moyens n'est point en contradiction avec la méthode homœopathique, qui constitue (avec les procédés accessoires et les palliatifs allopathiques) la médecine tout entière.

17° Hahnemann ne nie pas la *force curatrice* de la nature; mais il la représente comme souvent fâcheuse dans ses effets, rarement efficace, et dissuade d'imiter sa manière d'agir. Cette opinion n'est point celle des homœopathes, et même la plupart d'entre eux ne l'ont jamais partagée.

18° Nous protestons contre l'assertion généralement produite, que les œuvres de Hahnemann sont encore l'exacte et complète expression de la doctrine homœopathique. Quelle que soit notre vénération pour le fondateur de notre école, et nos sentiments de reconnaissance pour les nombreuses vérités et les principes *positifs* que nous lui devons, son autorité ne saurait pas davantage nous arrêter dans la voie du progrès et d'une sage critique, que les doutes théoriques et les méchants pamphlets de nos adversaires. »

Tel fut le manifeste clair et précis que publièrent les homœopathes exacts avant de se lancer dans la polémique. Il n'y avait pas été fait la moindre mention des dissidents badois, afin d'éviter jusqu'à l'apparence d'une attaque personnelle et d'établir la discussion sur le terrain neutre de la science. De ce moment l'école spécificienne, renonçant à absorber l'homœopathie proprement dite, fit à l'allopathie de plus chaudes avances. Jamais cette mauvaise tendance n'avait été aussi marquée. — Dissertations sur l'alliance de l'œnanthiopathie et de notre méthode, prédominance de la clinique sur l'expérimentation pure, étude favorite des remèdes employés dans l'ancienne école, mépris des substances médicamenteuses découvertes par Hahnemann ; affectation d'analyses chimiques, de nécropsies, d'études anatomico-pathologiques, de recherches sur la composition des humeurs, d'érudition en histoire naturelle, — toutes choses bonnes en soi assurément, mais indiquant assez la tendance dont je parle.

Schrœn, à la tête des spécificiens extrêmes, poussait de toute son ardeur dans cette voie de prétendue conciliation. Il voulait rendre la nouvelle méthode plus acceptable aux allopathes, et dans ce but, il n'épargna à notre école aucune de leurs invectives et de leurs injustes critiques, telles entre autres : « Hahnemann remit au jour le principe *simi-* « *lia similibus curantur*, et construisit sur cette base un édi- « fice théorique qu'il aurait dû ne jamais élever.... Il établit « sa doctrine sur le pur dynamisme en opposition radicale « avec la médecine organique.... Il a voulu réduire le mé- « decin au rôle passif d'une machine à comparer, privée de « raisonnement..., » Schrœn accuse Hahnemann « d'avoir manqué d'égards pour l'ancienne école et les illustres pra- ticiens qu'elle a produits. » Il se récrie contre ce qu'il appelle « les détestables insultes de Hahnemann envers l'allopathie. »

La nécessité de la réaction et les rudes attaques qu'on lui faisait subir justifieraient un pareil procédé ; et cependant, on doit le dire, il sut apprécier l'art ancien dans ce qu'il a de bien. Chacun sait le respect avec lequel il a parlé des œuvres d'Hippocrate, de Sydenham, de J. Hunter, d'Huxam, de Van-Helmont, de Zacutus, de Quarin, de Haller et des médecins arabes. Sa grande érudition lui donnait d'ailleurs le droit d'émettre des jugements ; car il avait lu et commenté les ouvrages médicaux les plus remarquables de toutes les épo- ques. « *Cette impardonnable négligence de la science ancienne* » n'est sous la plume de Schrœn qu'une de ces assertions ba- nales et ronflantes qui ont servi de thème et d'aliment à la polémique spécificienne.

Chacun avait reconnu dans Hahnemann le fondateur de la *pharmacodynamie* ; on en faisait un de ses plus beaux titres de gloire. Schrœn et ses adhérents n'ont pas voulu lui con- céder ce point : ils l'accusent « d'avoir mis obstacle aux pro- grès de la pharmacodynamie, en n'étudiant que la surface, l'aspect extérieur du médicament, et en négligeant de pé- nétrer son caractère intime. » S'il s'était permis des divaga- tions scolastiques sur l'essence médicinale, sur la nature intime des remèdes, son travail eût frappé l'imagination et

obtenu tout d'abord plus d'admirateurs, tandis qu'il se voit
critiqué pour avoir tout simplement fait connaître les effets
positifs des substances médicamenteuses ! Il est difficile d'é-
chapper à la contradiction. Non, ce simple exposé des effets
pathogénétiques, l'indication de leurs plus légères nuances
montrent à tout homme sensé qu'Hahnemann avait suivi la
meilleure manière de reconnaître le caractère du médicament. Qui, avant lui, a connu la complète sphère d'action
d'un remède ? Qui a jamais eu l'idée de signaler la différence
essentielle qui existe entre les *effets primitifs et les effets
secondaires* ou *de réaction*. La preuve que dans la multitude
des effets toxiques il ne perdait pas de vue le caractère
général de la substance, c'est ce passage de l'Organon :
« On verra que chaque remède a un mode d'action qui lui
« est propre, bien caractérisé, et qui ne permet pas de le
« confondre avec aucun autre. » (4ᵐᵉ édition, § 112.)

C'est sur les *doses hahnemanniennes* que Schrœn accumule
ses sophismes et concentre l'expression de son haut dédain.
Gross lui répond : « La doctrine de la dynamisation, du
dynamisme médicamenteux, est une découverte qui égale
celle de la loi des semblables, et dont l'honneur revient tout
entier au chef de notre école. Qnoiqu'il n'y ait pas de liaison intime entre ces deux ordres de faits, nous soutenons
que, sans la dynamisation, l'homœopathie ne pourrait acquérir tout le développement dont elle est susceptible, et
qu'elle deviendrait même à peu près inapplicable. Théori-
quement séparables et indépendantes l'une de l'autre, la
dynamisation et la loi des semblables sont, en pratique,
essentiellement nécessaires l'une à l'autre. Des esprits trop
prompts à juger ont prétendu le contraire; ils ont rejeté le
procédé du diluement, et où sont-ils arrivés ? à quelque
chose de monstrueux, à une polypharmacie plus mauvaise

que l'ancienne. On en vint à prescrire la teinture de *lyco-pode* en gouttes, plusieurs fois le jour, *nux vom. tinct.* suivi le lendemain de *pulsatilla tinct.* et le surlendemain de *bryonia tinct.*, ou bien encore ces divers remèdes alternés dans les vingt-quatre heures, *sepia* 1re trituration par grains pendant plusieurs jours de suite, tous les matins un antipsorique différent, et le soir un apsorique ! Lorsqu'on a rejeté l'expérience et qu'on n'écoute que le besoin d'innover, il n'y a pas de sottises dont on ne soit capable. »

« Les dilutions basses, les doses qui n'ont pas été suffisamment dynamisées agissent superficiellement comme une pluie d'orage ; leur action n'est ni pénétrante ni durable. Celui qui donne habituellement de fortes doses et à de fréquents intervalles, celui-là manque d'expérience et connaît très-imparfaitement la pathogénésie. Nos confrères dissidents prescrivent les remèdes avec une merveilleuse prestesse, comme si c'était la chose du monde la plus aisée. Il y a longtemps que je pratique et que j'étudie notre matière médicale, et je trouve encore dans le choix du remède des difficultés immenses : et lorsque je me suis déterminé pour telle ou telle substance, ce n'est point à la légère que je vais changer le résultat d'un examen sérieux, souvent long et difficile ; ce ne sera point d'après des généralités trompeuses que j'irai détruire les effets du remède employé par l'administration d'une autre médication ou des répétitions intempestives. Notre méthode n'est plus un art pour ceux qui ont abandonné la voie tracée par Hahnemann ; c'est une espèce d'empirisme désordonné. Les clameurs des théoriciens qui se sont fait les juges de ces questions délicates en ont induit plusieurs en erreur. Pendant un temps personne n'osa résister à ce torrent de mauvaise critique ; et bientôt la brèche qu'il fit à la digue élevée entre la nouvelle et l'ancienne école devint si large, qu'on put croire un instant qu'il allait tout entraîner. Heureusement on s'efforce de le détourner, et nous avons lieu d'espérer de voir ses flots couler vers les marécages allopathiques et s'y mêler à leurs eaux stagnantes. S'il n'en était ainsi, il faudrait se résigner à voir des siècles passer sur l'œuvre de Hahnemann, jusqu'à ce que nos arrière-neveux, faisant pour lui ce que nous faisons pour Paracelse, la sortent de l'oubli pour répéter ses expériences. »

Hartlaub de Brunswick vint alors prendre part à la discussion et sur un ton fort conciliant ; il s'engagea dans le sens des réformateurs afin de les amener à des opinions plus modérées et plus justes ; il loua leur tendance scientifique et leur esprit d'examen. « ... Mais on aurait tort, dit-il, d'accuser la doctrine hahnemannienne de repousser la science : de ce qu'elle a fait de l'observation pure et simple son élément favori, il n'en ressort pas qu'elle rejette le secours de la synthèse scientifique. Hahnemann a laissé ce genre de travail à ses successeurs ; il devait d'abord former des observateurs et repousser jusqu'à l'apparence des systèmes qu'il avait si vivement critiqués dans l'ancienne école. On doit savoir gré à Griesslich, à Trinks et à tous ceux qui les ont imités dans leur zèle pour le perfectionnement de notre méthode. Le point épineux, c'est l'extrême difficulté que le principe des semblables trouve dans l'application. Chacun reconnaît qu'il y a quelque chose de plus à faire que de comparer les effets médicamenteux aux symptômes. Griesslich et Schrœn veulent que les caractères généraux du remède et du mal dominent les indications tirées de la similitude ; Rau établit que le *simile* ne se montre pas seulement par les manifestations extérieures. Mais les *thèses* de Wolf ont très-bien établi en quoi consiste le procédé homœopathique ; elles lui ont donné l'extension qu'il comporte et satisfont à toutes les exigences.

En effet, les nuances symptomatiques indiquent les variétés de la maladie, et celui-là sait bien apprécier la nature du mal qui prend en considération l'ensemble des symptômes. Là où ils sont insuffisants, ce ne sont pas les hypothèses qui pourront fournir d'utiles lumières. »

Weber, Bönninghausen et Goullon le prirent sur le ton d'Hartlaub, et se joignirent à Gross dans sa discussion avec Schrœn.

Goullon est un praticien distingué, et ses observations ont toujours une certaine valeur ; mais il s'attaque à un problème délicat et le résout mal. Nous avons dit, au commencement de ce chapitre, qu'un des caractères de l'école spécificienne était de considérer l'action spécifique comme indépendante du mode *homœopathique*, comme le renfermant aussi bien que le mode *œnanthiopathique* (procédé par les contraires) ; qu'on doit appeler remède spécifique toute substance qui est dans un rapport spécial et constant avec un organe ou un état vital, quelle que soit sa manière d'agir. Ainsi, disent les spécificiens, dans l'absence de douleurs contractives utérines et dans leur excès, le *secale* convient également ; on administre avec avantage l'*aconit* dans les inflammations comme aussi dans les suites d'hémorrhagies, etc. Goullon veut expliquer ce fait par l'action primitive du remède et la réaction vitale ; il en tire des conclusions erronées, et se voit obligé de convenir que les spécifiques peuvent guérir de différentes manières, mais que notre méthode ne les emploie que d'après l'indication de la similitude ; d'où il résulterait que l'homœopathie serait une des faces de la médication spécifique. Cette opinion, qui ressort des explications défectueuses de notre confrère de Weimar, serait la condamnation la plus formelle de notre doctrine, et le triomphe des ultras spécificiens ; aucun homœopathe ne la partage. Nous reconnais-

sons tous que les spécifiques, dans leurs effets thérapeutiques,
direct et radical, agissent d'après le principe des semblables;
il n'est pas un seul fait jusqu'à ce jour qui contredise cette
manière de voir. Mais l'argument des spécificiens, tiré de la
guérison des états morbides de nature opposée par le même
remède, reste dans toute sa force : il importe donc beaucoup
de le réfuter ; ce qui n'a pas été encore fait, que je sache,
d'une façon satisfaisante.

Werber est celui qui a mis le plus de zèle à présenter et à
développer cette objection. L'expérimentation sur l'homme
sain enlève à la similitude la valeur de loi générale et unique
que la nouvelle école lui reconnait dans le domaine de la thérapie spéciale. C'est que les spécifiques guérissent de diverses
manières, par voie de similitude et par voie d'opposition,
d'antagonisme. Ainsi, par exemple, l'arsenic possède, au
nombre de ses phénomènes pathogénétiques, la sueur colliquative, et personne n'ignore que l'on réussit souvent avec
ce remède à faire cesser la sécheresse âcre et brûlante de la
peau, et ainsi de la plupart des autres médicaments. Schrœn
a préconisé l'œnanthiopathie rationnelle ; Werber prétend
qu'il existe une œnanthiopathie spécifique comme une homœopathie et une foule d'autres méthodes que le seul caractère de la spécificité réunit et domine. Cette objection spécieuse a séduit bien des esprits superficiels et a failli porter
un plus rude coup à notre doctrine que les critiques réunies
de tous ses adversaires ; il est cependant facile d'en montrer
la futilité.

Dans les états morbides que les spécificiens nous présentent comme opposés entre eux, il n'y a vraiment pas d'opposition. Au fond, il y a souvent des rapports intimes entre
un état inflammatoire et l'anémie survenue à la suite d'une
hémorrhagie.

On peut très-bien supposer qu'une hémorrhagie active
soit produite par une phlogose sanguine, que cet état de
phlogose persiste avec l'anémie amenée par la déperdition
du sang. Tout cela peut tenir à un même principe et trouve
dans une même substance médicamenteuse un remède efficace. Les différences symptomatiques sont quelquefois
trompeuses, comme aussi les ressemblances ; c'est pourquoi
le médecin homœopathe, tout en se laissant guider par les
symptômes, doit traduire leur véritable signification et pénétrer au-delà de l'apparence. On peut dire la même chose de
l'autre exemple cité par Goullon touchant l'absence de douleur, expulsives (pendant l'accouchement) et l'excès de ces
douleurs sous forme de crampe continue. Les deux états
ont au fond les plus grands rapports, on les voit se produire chez les mêmes sujets faibles et cachectiques et il n'est
pas étonnant qu'ils cèdent au même médicament. Revenons
à Werber qui ne parle pas d'états morbides, mais seulement de symptômes. Je lui réponds qu'un symptôme quelconque et beaucoup plus rapproché du symptôme directement contraire que du symptôme différent. Un remède
essayé sur l'homme sain produit, dans sa sphère d'action
spécifique, un grand nombre d'effets souvent opposés qui
n'en concourent pas moins à la caractériser et lui appartiennent au même titre. C'est en apparence qu'ils sont opposés ; et l'on n'admet cette opposition, que parce qu'on part
du faux point de vue des gens étrangers aux études physiologiques. Ainsi par exemple, on dit « la *diarrhée* et la *constipation* sont des symptômes contraires. » Ce sont deux états
pathologiques différents qui viennent souvent à la suite l'un
de l'autre, qui alternent parfois, qu'il n'est pas rare de voir
produits par la même cause, et qu'il ne doit pas paraître
étrange de faire cesser par le même procédé. La pathogé-

nésie et la thérapeutique restent entièrement dans le domaine de la loi de similitude. La diarrhée et la constipation ne sont pas nécessairement plus contraires que la toux et la colique, elles sont même beaucoup moins différentes et reconnaissent presque toujours une origine commune ; seulement lorsque l'une se manifeste, l'autre cesse. Rien de plus contraire, en apparence que le froid et le chaud, et cependant quoi de plus rapproché, de plus semblable dans le fait ? Et ne faudrait-il pas avoir perdu toute notion médicale pour placer à une extrémité du cadre nosographique les fièvres algides, et à l'autre extrémité celles où la chaleur prédomine ? Ne séparons donc pas ce qui est de même nature, n'appelons pas contraire ce qui est uni par des rapports intimes , et comprenons bien que les phénomènes dits *contraires* sont en général les plus semblables, parce qu'ils proviennent ordinairement d'une même cause morbide et sont toujours la réaction d'un même appareil organique.

On a construit bien des hypothèses, on s'est vivement querèllé au sujet de ces symptômes dits contraires. Et cependant, à supposer qu'ils existassent comme tels, ils sont si peu nombreux qu'il ne vaudrait pas la peine d'en prendre note. Combien y a-t il, en effet, de ces phénomènes ainsi diamétralement opposés? peut-être une douzaine au milieu de l'infinie variété des modifications morbides qu'on ne peut placer dans cette opposition dychotomique. On a la paralysie, les convulsions; l'insomnie, le coma; les flux et les suppressions de sécrétions ; le froid et le chaud; les névralgies et la torpeur, la pléthore et l'anémie, etc. Maintenant j'entends les spécificiens s'écrier : à quoi donc servira l'expérimentation sur l'homme sain (car ils s'accordent tous à en reconnaître l'utilité) ; comment pourra t-on apprécier la valeur des effets pathogénétiques et en faire usage, si ce qui est le plus contraire en apparence est en réalité ce qu'il y a de plus semblable! si ayant affaire au symptôme *insomnie* il faut prendre également en considération (¹) le remède qui a *sommeil*, et si, ayant à traiter une paralysie du mouvement, il faut noter la substance qui produit les *convulsions?* **A** cela je réponds : étudiez les *différences d'ensemble*, celles-là ne trompent pas et indiquent sûrement le vrai caractère de la maladie et du remède. Faites parler les symptômes et ne les prenez pas à la lettre (ce dont vous nous accusez injustement), et alors vous ne courrez jamais le risque de prendre la loi homœopathique en défaut.

Dans le règne organique, dans le règne vital, l'idée de forces contraires, d'agents contraires, est une idée fausse qui ne peut donner lieu qu'à des théories vicieuses. La seule médecine efficace est celle qui possède des agents capables de modifier la vie, de déterminer des états pathologiques semblables à ceux qui se produisent naturellement. Ces agents s'immiscent sans obstacle dans le travail morbide, atteignent directement le mal avec lequel ils ont des rapports intimes et peuvent le détruire radicalement. C'est *à priori* une doctrine au moins fort spécieuse ; l'expérience l'a sanctionnée par le résultat des études cliniques et physiologiques qui se continuent depuis 40 ans. On ne peut émettre une seule objection sérieuse contre cette loi homœopathique générale ; et ceux des spécificiens qui la combattent, annihilent ainsi toutes les découvertes modernes, et reportent la méthode

---

(¹) Je dis *prendre en considération* ; car je ne prétends pas établir que les phénomènes *contraires* soient toujours de nature semblable, loin de là, mais je soutiens qu'ils ont souvent entre eux une grande affinité, et sont dus souvent à une source identique.

spécifique à ce qu'elle était au siècle passé, lorsque Stœrck essaya de la remettre en honneur (¹).

Ce fut surtout au sujet de la *matière médicale* homœopathique que la polémique devint extrêmement vive ; je n'analyserai point ces interminables discussions. Les spécificiens se décidèrent enfin à mettre à exécution leurs projets de réforme ; ils visèrent au scientifique et s'appliquèrent à indiquer minutieusement toutes les circonstances hygiéniques et météorologiques qui accompagnaient l'expérimentation. Ils noyèrent leurs pathogénésies, assez pauvres du reste, dans un déluge d'indications accessoires et inutiles. Griesslich et Schrœn nient le résultat des expérimentations faites par Hahnemann avec la 30ᵉ dilution. Qu'ont produit les essais de Ruoff et de Koch, deux hygéistes, sur ces mêmes substances prises en nature ? des effets pathogénétiques mal définis, rares et insignifiants. Qu'a fourni leur expérimentation de *calcarea carb.* et *caustica*, et celle de *silicea* pris à doses considérables et fréquemment répétées ? Combien ces résultats sont loin des pathogénésies riches, détaillées, caractéristiques, frappantes de vérité et d'exactitude, obtenues par Hahnemann avec les médicaments dilués !

Le docteur de Pfortner, discutant avec les spécificiens une question de matière médicale, s'exprime ainsi : « ... Le tra-
« vail le plus sérieux de l'école homœopathique, la matière
« médicale pure, et quelques-uns de ses médicaments les
« plus importants durent être annihilés par les efforts de
« cette critique ; les uns étaient, suivant elle, complétement
« inertes, d'autres avaient été mal expérimentés : les pre-
« miers durent être rejetés, et ceux-ci de nouveau essayés

(¹) En parcourant les écrits d'Attomyr, j'ai trouvé une appréciation des *phénomènes contraires* tout-à-fait analogue à celle que je viens d'exposer.

« sans qu'on s'inquiétât des moyens de mieux faire, sans
« qu'on fît même attention aux preuves si évidentes de
« l'exactitude des expériences hahnemanniennes. »

Le docteur Lietzau de Darkemen (en Prusse) chercha
plutôt à perfectionner qu'à refaire cette science à force de
compilations dans les journaux allopathiques ; il a rempli
l'*Allgemeine-Zeitung* de ces laborieuses recherches qui ont
fourni peu de résultats.

La *Revue homœopathique d'Autriche* apparut enfin pour
donner le signal d'une réaction contre ces mauvaises tendances ; conçue dans un esprit de sage critique, elle s'adonna d'une manière spéciale à la réforme de la pharmacodynamie *hahnemannienne*. Son rédacteur en chef, Watske, se
prononça sur l'importance des travaux de Hahnemann, et
il annonça que les modifications porteraient moins sur le
fond que sur la forme.

« Nous conservons, dirent les rédacteurs, le titre de
« (revue) *homœopathique* et nous ne croyons pas devoir
« adopter l'épithète de *spécifique*, comme d'autres journaux
« l'ont fait, sans doute pour complaire aux partisans de
« l'ancienne école. Nous eussions volontiers, pour ce motif,
« adopté cette nouvelle dénomination, si nous ne savions
« que notre premier nom de guerre n'est pour rien dans la
« haine que nous portent nos confrères dissidents, et qu'un
« changement sous ce rapport serait la source d'une foule
« de jugements erronés à notre égard. Et nos loyaux ad-
« versaires nous blâmeraient d'avoir renié par là nos anté-
« cédents et notre illustre chef. » Cette profession de foi de
la feuille de Vienne nous montre que la doctrine des spécificiens n'est point en aussi grande faveur dans cette ville
qu'on aurait pu le croire, d'après les tendances bien connues
de Wurmb, Fleischman, G. Schmid et Lichtenfels.

Attomyr prit à tâche de dominer les débats et de leur conserver un caractère d'unité qui les empêchât de se résoudre en polémiques individuelles. A trois reprises différentes il résuma la discussion dans de longs articles qui mirent en relief les sujets les plus importants de la controverse et servirent à élucider tous les points de notre doctrine.

Dans ses premiers articles Attomyr établit qu'Hahnemann n'a pas opéré une réforme de la médecine ancienne, mais qu'il a produit une doctrine nouvelle ; que ses assertions sont en opposition directe avec les opinions admises jusqu'à présent ; qu'il n'y a entre elles aucun rapport, aucune affinité ; que leur union, leur fusion en un tout doctrinal, est une aberration qui dénote une connaissance bien superficielle des deux méthodes. « Ceux qui poussent notre école sur « cette voie veulent la perdre : il importe de signaler cette « secte ennemie, son origine et ses tendances. » Alors Attomyr trace à grands traits l'histoire de l'homœopathie, la formation de l'école spécificienne, son état actuel et son avenir probable. « ..... Ainsi finit la guerre civile suscitée sur le domaine de notre école, et déjà la secte réformatrice n'existe plus : ç'a été une doctrine essentiellement négative et nuisible, qui défigura la matière médicale pure et le principe des semblables au point d'en rendre l'usage impossible aux praticiens, qui surpassa l'allopathie même dans la grosseur des doses, qui a rendu à la pathologie purifiée par Hahnemann tout son ridicule *humorisme*, qui a enseigné la localisation des maladies, pour justifier cataplasmes et frictions. Cette secte qui a insulté à tout ce qui est sorti de la plume de Hahnemann et de ses disciples, peut-on l'appeler *homœopathique !* elle qui a perdu nos principes dans le *methodus cruenta, hyrudinacea, sordida, nauseosa, cantharidea,* etc., etc., qui les a étouffés sous un échafaudage d'hypothèses touchant la nature des maladies, la composition des humeurs, qui en a fait un mélange informe sous le nom de méthode spécifique! Les choses devaient en venir là ; car la vérité est une, elle est intolérante pour tout ce qui n'est pas fondé sur l'observation ; elle doit servir de règle et non pas d'exception. Elle ne peut se modifier suivant le bon plaisir des amateurs. Celui qui a compris notre doctrine l'admet dans toutes ses conséquences logiques. Celui qui ne la comprend pas ou ne veut pas la comprendre, fera mieux de ne point s'en occuper. Il n'y a pas de chemin mitoyen entre l'allopathie et l'homœopathie. Il faut qu'on choisisse entre la lumière et les ténèbres. Ou l'on retourne aux anciens procédés, comme font certains *Hygéistes*, ou l'on entre franchement dans la pratique nouvelle, à l'exemple de la *Gazette générale*. Ce que deviendra le *Berliner Jahrbücher*, le temps peut seul nous l'apprendre (Vehsemeyer, le rédacteur de cette feuille spécificienne, avait annoncé avec emphase qu'il mettrait fin aux *Archives*, mais son journal cessait déjà de paraître lorsque j'entrai en Allemagne.) L'*Archive*, cette fidèle compagne de l'homœopathie depuis son premier âge, sa représentation vivante, continuera de repousser tous les gâcheurs de son sein, de proclamer les vrais principes, et transmettra aux générations futures le précieux dépôt de notre expérience. »

Attomyr frappait de rudes coups. Je voudrais pouvoir citer cette longue critique et rendre l'énergie et la beauté de son style allemand empreint d'une constante ironie. Fort de sa logique, de sa verve inépuisable et appuyé sur la phalange des praticiens homœopathes, Attomyr avait raison de proclamer la partie gagnée et les envahissements de la réforme désormais arrêtés.

Cependant Griesslich, comme rédacteur de l'*Hygée*, fut

piqué au vif du ton qu'avait pris Attomyr vis-à-vis cette feuille, et publia coup sur coup des réponses virulentes sous le titre de *Sendschreiben* (missives). Cette colère était justifiée par l'inattention d'Attomyr qui, dans son ardeur contre les ultras-spécificiens, avait considéré comme tels tous les écrivains de l'*Hygée* et les avait confondus dans sa brûlante critique. Mais l'*Hygée* est un champ ouvert à toutes les opinions; on y trouve l'école anathématisée par Attomyr comme aussi des opinions très-rapprochées de celles des *Archives* ; on y voit même des articles dus à des homœopathes exacts, tels que Krammerer d'Ulm, qui a publié une excellente pathogénésie de la *calcarea carbon*. Attomyr ne prit pas garde à ces exceptions, et se représenta uniquement le caractère général, l'esprit dominant du journal, sans vouloir considérer que Griesslich lui-même n'avait rien de bien arrêté dans les idées. Il avait raison de ne vouloir rien ménager, et de se mettre au-dessus des individualités, car ses coups allaient plus directement au but et frappaient plus fort.

Griesslich en cette circonstance semble confondre ses principes avec ceux de ses ultrà-collaborateurs ; alors Attomyr, posant la doctrine spécificienne devant lui, ne se contenta plus de l'effleurer, mais en fit une dissection impitoyable. « Voyons donc de près la nature de ces progrès incrustés dans la méthode spécifique, et en quoi ils dépassent l'état actuel de notre simple école homœopathique.

« En *pathologie* qu'avez-vous fait? L'homœopathie avait établi un solidisme éclairé qui permit l'appréciation des phénomènes morbides ; vous l'avez remplacé par un humorisme exagéré qui replonge la thérapeutique dans les égarements de la théorie. On a vu l'un des vôtres recommander l'incision des boutons de petite vérole *pour prévenir l'infection des humeurs*. Cette pathologie humorale peut être fort

goûtée des spécificiens, mais nous leur abandonnons volon_
tiers ce progrès, et préférons nous en tenir à la pathologie
nerveuse ou solidiste hors de laquelle l'application du
principe homœopathique n'est plus possible.

« En *étiologie?* l'homœopathie a enrichi l'étiologie de deux
causes morbides fécondes : les infections médicamenteuses,
et les répercussions ou métastases d'affections psorique. Les
spécificiens ont cru faire un progrès en soutenant contrairement à l'observation, qu'Hahnemann avait exagéré l'importance de la première cause ; quant à la seconde ils ont
absolument nié qu'elle existât. Voilà leurs progrès en étiologie ; ils sont au moins négatifs.

« En *diagnostic et séméïotic?* Chacun sait combien l'esprit
d'hypothèse avait dégradé la séméïotic dans l'ancienne école
et comme on y saute souvent à pieds joints par-dessus les
symptômes, pour tomber sur la nature intime du mal. Pour
nous homœopathes, il n'est pas de diagnostic de la maladie,
mais un diagnostic des symptômes. Celui qui apprécie bien
les symptômes, tous les symptômes, sans partialité pour tel
ou tel, celui-là apprécie bien les maladies. Sur ce point les
spécificiens sont revenus aux anciens errements, et c'est ce
qu'ils appellent un progrès, et le progrès dont ils sont le
plus fiers. Après avoir bien pesé le cas, ils s'écrient : nous
sommes d'accord, c'est une *inflammation*, et ils nous rejettent
en arrière dans la généralisation. Ils reviennent avec ardeur
aux études nécropsiques, et placés au point de vue de leur
pathologie humorale, ils prennent des lésions de tissus et
les altérations du sang pour la cause de la maladie. Ils ont
beau proclamer le contraire, ils rentrent à pleines voiles
dans les eaux de l'allopathie. Le fameux diagnostiqueur
d'affections de poitrine, professeur Scoda de Vienne, avait
cependant éprouvé, pour leur instruction, une mortalité de
18 pour cent.

«Ne préconisons pas outre mesure l'importance des choses; car notre esprit restreint, notre attention limitée, négligent d'un côté ce qu'ils choient d'un autre. On se préoccupe souvent beaucoup trop des procédés accessoires d'investigation; les allopathes auscultent et percutent, et administrent le *tartre stibié*, etc., etc. D'autres allopathes auscultent et percutent pour prescrire le sel de nitre et la saignée. Les spécificiens auscultent et percutent, et donnent le *phosphor*, le *musc*, l'*arnica* et la *moutarde*, etc. Il en a toujours été ainsi : l'indication va d'un côté, la pratique va de l'autre ; ou lorsqu'elles vont ensemble, c'est l'indication qui suit, au lieu que Hahnemann l'a mise en avant le flambeau à la main. Lancez-vous dans ce diagnostic faux, futile et infructueux, c'est un progrès que nous ne vous disputons pas. Nous préférons perfectionner le traitement. Dans quelques dizaines d'années l'on n'entendra plus parler dé votre *stéthoscope,* mais seulement de *l'oreille* en certains cas; tous vos travaux seront oubliés, et l'on se félicitera de posséder les richesses thérapeutiques que l'homœopathie aura ramassées pendant ce temps.» — Il ne faut pas croire pourtant que notre école néglige ces moyens d'investigation. Le docteur Cl. Müller a fait sur l'application de l'auscultation et de la percussion au diagnostic homœopathique des travaux fort remarquables. Il a poussé ses recherches jusqu'à déterminer les modifications que les divers médicaments impriment aux bruit pectoral. Nos pathogénésies ne tarderont pas à se compléter sous ce rapport. Le docteur Genske à Parchim (Mecklenbourg) a fait paraître un livre sur le même sujet, moins les recherches sur les effets des médicaments.

« En *nosologie*? On connaît le sens que nous donnons aux classes nosologiques. Ainsi la *crampe*, *l'angine*, la *pneumonie* sont pour nous des termes génériques ; nous cherchons à descendre jusqu'à l'espèce et même jusqu'au sujet par l'appréciation exacte, minutieuse de tous les symptômes. Cette manière de faire a paru trop peu savante aux spécificiens. Ils veulent qu'en pratique on juge les individus d'après le caractère de la classe, ce qui exige une classification des maladies analogue à celle des substances naturelles, classification dont on ne peut retirer d'indication thérapeutique convenable. Cependant cela donne un certain vernis scientifique que les spécificiens proclament un progrès par comparaison avec notre simplicité.

« Si la *matière médicale* homœopathique est la véritable science des médicaments, celle de l'allopathie n'a plus aucune valeur, car elles se contredisent sur tous points. C'était autrefois l'opinion des spécificiens; ils l'appelaient un *roman*, mais depuis ils ont fait des progrès. D'abord à mesure que leur doctrine se perfectionnait, ils imaginèrent que la matière médicale de Hahnemann devenait de plus en plus défectueuse, ils la reléguèrent dans les choses oubliées et voulurent en faire une autre. La société Badoise indiqua les substances à expérimenter, décerna le prix. Mais toute cette belle ardeur fut stérile. Il est plus facile de remplir des feuilles de critique, que d'observer les effets d'un remède. L'observation est un talent que chacun n'a pas au même degré, et MM. les spécificiens ont pu apprendre par eux-même, qu'il n'est pas facile en cela d'égaler Hahnemann(¹). Ils ont demandé qu'à la liste systématique des phénomènes pathogénétiques on substituât le tableau naturel de l'action médicamenteuse, c'est-à-dire la description de ses effets

____

(¹) Les expérimentations des spécificiens sans être dignes d'éloges ne méritent pas non plus tout ce dénigrement. On y trouve de bonnes choses; on peut obtenir d'utiles résultats sans avoir atteint la perfection de Hahnemann, de Franz, de Stapf et de Wahle.

dans l'ordre et de la manière qu'ils se sont montrés, un tableau vivant, un groupe, au lieu d'une liste. Cette réforme était juste, mais les homœopathes exacts n'avaient point attendu pour la demander, que la nichée des spécificiens fût éclose. Déjà en 1828 feu le docteur Franz avait introduit cette amélioration dans sa pathogénésie de la *ranonculus bulbosus.*

« Les spécificiens ont demandé qu'on fît les expérimentations avec des doses différentes, petites et grosses. Mais Hahnemann l'avait déjà fait, et ils ne tardèrent pas à tourner en ridicule ses essais sur les dilutions. Ils demandèrent qu'on expérimentât sur des personnes d'âge, de sexe, de tempérament différents, même sur des malades ; cela avait été fait avant eux. Ils parlèrent beaucoup de l'utilité des indications thermométriques, barométriques ; mais Franz et plusieurs autres les avaient pris en considératiou pendant leurs essais et sans grand résultats. Il n'y a pas jusqu'à la proposition, tant soit peu excentrique, d'essayer les médicaments pendant que l'économie est sous l'influence d'un modificateur diététique, tels que le vin, le café, etc., qui n'ait été réalisée depuis longtemps ; la preuve en est dans cette multitude de symptômes dont on indique les modifications sous l'action de la bière, du café, du tabac, etc. En matière médicale nos réformateurs badois n'ont rien fait, soit en bien, soit en mal ; mais leur critique n'en a été que plus âpre à attaquer cette œuvre qu'ils ne peuvent ni modifier, ni détruire.

« Le mode de *prescription, les doses*; voilà la question par excellence. Ne nous parlez pas des dilutions élevées et de millionièmes, il nous faut sentir, voir et goûter. Une propriété caractéristique des spécificiens, c'est d'avoir un estomac à toute épreuve ; ils avalent par pellée le *natrum* et le *lycopode* sans en éprouver le moindre effet. G. Schmidt déglute la *noix vomique* par cuillerée sans le moindre inconvé-nient! Le principe naturel de laisser agir une dose de remède aussi longtemps que le mieux se soutient, ils l'ont remplacé par un système de saturation. Ils répètent et répètent encore, que le patient aille bien ou qu'il aille mal. La raison *à priori* et les résultats de la pratique spécificienne dans les hôpitaux et ailleurs condamnent ce procédé. La précieuse découverte de Hahnemann concernant la durée d'action des remèdes, durée d'action qui varie depuis une heure jusqu'à plusieurs semaines, les spécificiens l'ont jugée digne de leur mépris. Telle est la manière dont ils ont cru devoir étudier ce point intéressant de pratique. Quelques homœopa-thes exacts se sont laissé influencer à ce sujet, mais je vois qu'ils commencent à revenir à leurs anciens procédés. Hahne-mann n'a pu donner des préceptes fixes concernant les doses et les répétitions, notre doctrine n'a rien encore pu déter-miner sur ce point. J'ai dit en 1833, que la répétition n'était pas un progrés, mais une nécessité du moment, et je le redis encore quoique depuis 9 ans je répète et alterne avec tous les praticiens. Depuis ce temps les homœopathes s'efforcent de trouver cette loi. Je crains bien qu'il n'y en ait point ; dans tous les cas on est sur la bonne voie. Chacun publie ses observations, chacun en appelle à l'expérience. S'il existe des règles naturelles pour les doses et les répétitions, les homœopathes exacts les trouveront certainement, sinon leurs recherches n'auront pas été infructueuses, car déjà il ressort de ces travaux d'utiles renseignements. Les spéci-ficiens appellent progrès leurs doses brutes et leur répétition insensée ; un autre progrès non moins important est d'avoir rejeté la simplicité des prescriptions introduite par Hahne-mann. Dans les commencements ils se montrèrent très-stricts sur ce point, et critiquèrent vivement les propositions faites

par OEgidi, d'administrer à la fois deux substances médicamenteuses. C'est qu'alors ils avaient encore quelques notions de la saine doctrine homœopathique. Maintenant ils
prescrivent lichen d'Islande et sulfur, belladonne et liniment
volatil, aconit et moutarde, acétate de chaux et opium, tout
en injuriant les *orthodoxes*, les *hahnemanniens* qui ne croient
pas devoir les imiter. Ils appellent cela liberté d'examen,
émancipation, résistance au dogmatisme et finalement, *traitement spécifique.*

« En *diététique* on retrouve la même lumière dont Hahnemann a éclairé les diverses branches de la science médicale;
toute substance qui modifie l'état de l'homme en santé est un
médicament, et l'on doit en éviter l'usage pendant le traitement homœopathique. Voilà le principe de notre régime,
dont on parle tant dans le monde, et qui est si peu connu.
Les spécificiens ont tourné en dérision ce qu'ils appellent le
rigorisme de Hahnemann ; et c'est naturel. Qu'importe une
tasse de café pour celui qui ingurgite impunément de 15 à
20 gouttes de teinture d'opium ! Cependant une fois, faute
d'arguments, ils ont rejeté sur la diète allopathique de l'hôpital la mortalité de 25 % qu'ils obtinrent à leur clinique
de Berlin. Vous ne vous laverez point avec cela : de bonne
foi, prétendrez-vous que la soupe de persil a gêné l'action de
vos doses, de vos frictions camphrées et de vos liniments
spécifiques de toute espèce? Notre risible régime était bon
pour ces temps primitifs où l'homœopathie n'était qu'un
hahnemannisme, avant que Griesslich n'eût apparu comme
le messie régénérateur, et surtout avant que Vehsemeyer
n'eût apprit l'art de faire périr 25 malades sur cent, en dehors
de toute influence épidémique.

« La *thérapie.* Sur ce terrain repose encore le gant jeté par
Hahnemann à tous les praticiens de l'ancienne école : sur ce

terrain on ne se tire pas d'affaire avec les sophismes, les théories savantes, les satires piquantes et les discours injurieux. Là il faut aller au fait et agir : celui qui guérit le plus souvent, c'est celui qui vaut le mieux. Veut-on asseoir son jugement sur une doctrine médicale, ce qu'il y a de mieux à faire est de voir les résultats pratiques qu'elle a donnés. Hahnemann appelle tous ses adversaires sur ce terrain ; les spécificiens se sont enfin décidés à s'y montrer, et ils y ont été battus non-seulement par les homœopathes, mais par les allopathes eux-mêmes. Griesslich s'écrie : Regardez comment la clinique de Leipzig marche bien depuis qu'on y fait usage de fortes doses! Nous regardons, en effet, et nous y voyons une mortalité de 16 pour cent. Alors Vehsemeyer de dire : « Je désire sincèrement qu'on puisse introduire dans un hô-« pital la stricte méthode hahnemannienne, afin qu'on puisse « voir comment les choses iront.» Et Griesslich d'ajouter : «Je prévois le résultat quand bien même le médecin en chef serait le premier des puristes. » Il n'est pas permis de porter l'effronterie jusqu'à ce point : il faut que l'embarras pénible où les a mis la déconfiture de Berlin leur ait fait perdre le sens commun, ou les ait poussés à défendre en désespérés leur école en péril, par un système opiniâtre de mensonges et de mystifications. Ils parlent de la clinique de Leipzig et de Berlin, comme des seules cliniques homœopathiques existantes : et les hôpitaux hongrois et celui de Vienne qui, bien que laissant beaucoup à désirer, présentent une mortalité moyenne de 4 à 6 pour cent ; cliniques dont la bonne tenue et les bons résultats font un contre-poids aux scandaleux insuccès d'une école que beaucoup de gens confondent encore avec la nôtre. Avouez que vous avez amélioré l'homœopathie d'une singulière façon, puisque vous lui faites produire des résultats douze fois moins bons qu'à l'époque de Marenzeller, il y a 14 ans. Pourtant alors on suivait strictement les prescriptions de Hahnemann. J'aime à poser ce brave Marenzeller devant ces spécificiens, parce que je prévois, avec leur système de mystification, qu'ils vont répondre qu'on ne traite pas dans les trois hôpitaux susdits d'après la pure doctrine homœopathique ; mais les expérimentations publiques d'Hermann et de Marenzeller sont bien de ce bon vieux temps où l'on ne songeait pas encore à la réforme des spécificiens, et où l'on obtenait une mortalité moyenne de 2 à 4 pour cent. Vraiment il faut que les spécificiens aient oublié cela pour oser attaquer nos succès avec une malice digne des allopathes les plus passionnés. Vous seuls savez étudier les remèdes, vous seuls avez l'art de doser et de répéter, vous seuls connaissez le principe thérapeutique applicable à tels cas, vous seuls possédez une bonne pratique et un diagnostic éclairé, vous seuls savez qu'Hahnemann ne sait rien et les « puristes » pas grand chose ; avec tout ce talent et ces richesses vous ne pouvez sauver de la famine votre prétentieuse thérapie : ou plutôt vous avez tout, si ce n'est une thérapie, et vous êtes habiles en toute chose, si ce n'est à guérir. C'est pourquoi nous vous avons chassés de notre école, et nous ferons en sorte qu'aucune chaire, qu'aucun hôpital destinés à l'homœopathie, ne tombent entre vos mains. Nous répudions toute communauté scientifique. »

Je me trouvais auprès d'Attomyr lorsqu'il écrivait ces lignes virulentes, bien justifiées par l'outrecuidance insolente des hygéistes : cette bombe lancée dans le camp des spécificiens, suivie du feu bien nourri de Gross, de Goullon et de Bönninghausen, fit une large brèche, par où sortit plus d'un homœopathe sincère. Ils protestaient en revenant contre les ultras-puristes qui, n'existant pas en dehors de leur imagination, ne devaient guère leur chercher querelle. Aussi le rapprochement des homœopathes exacts s'opérait de lui-même sans effort.

Fleischmann, qui avait été un des plus fermes adhérents de l'*Hygée*, voyant la direction funeste imprimée par cette école, se hâta de la repousser et écrivit sur ce sujet à Griesslich une lettre où se montre le praticien judicieux , l'homme de conviction, et qui nous aurait fait sans doute modifier le jugement peut-être trop sévère que nous avons porté sur ce médecin : « A mesure qu'en homœopathie augmente « le nombre des praticiens instruits et consciencieux , cette « méthode quitte peu à peu les langes de l'enfance pour « revêtir la robe virile. Nous apprécions vivement les tra- « vaux de ceux qui ont amené ce résultat , de Müller, de « Trinks, de Rau , de Schrœn (de Schrœn au début, car en- « suite il poussa les choses à cet extrême que Fleischmann « condamne ici), etc. Chaque ami de la vérité et de la science « doit leur savoir gré : mais de même qu'une foule s'est em- « pressée de suivre Hahnemann dans son zèle, une autre « foule de réformateurs écervelés s'est ruée sur ces hommes « de mérite , afin de pénétrer avec eux dans le temple de la « gloire. Ceux-ci renversent tout, bouleversent tout, et s'i- « maginent par là se placer à la tête de la réforme, sans son- « ger qu'on compte pour rien l'ouvrier qui transporte les « débris, en comparaison de celui qui construit ou améliore « l'édifice. De cette manière, avec beaucoup de mauvais et « d'inservable, on a perdu beaucoup de bon et d'utile. On « s'est jeté dans un extrême opposé. — Parce que la diète « était d'abord d'une sévérité ridicule, on la rejette mainte- « nant tout-à-fait , sans songer que les bons praticiens de « toutes les doctrines l'ont toujours considérée comme un « important auxiliaire; parce qu'autrefois les dilutions ne « pouvaient jamais être assez élevées, qu'on ne pouvait se

« pousser assez haut sur cette échelle de Jacob, que même
« on voyait nombre d'homœopathes ne présenter au malade
« que le flacon à *flairer*, maintenant il faut les teintures mères
« données par cuillerées. Cependant personne ne peut rai -
« sonnablement nier l'efficacité des doses infinitésimales ;
« avec une série de remèdes tous administrés de la 24ᵉ à la
« 30ᵉ dilution, j'ai guéri la jeune baronne de Steyermarkt,
« âgée de 26 ans, atteinte depuis plusieurs années d'abcès
« scrofuleux suppurants, et de paralysie des mains. Les mé-
« decins allopathes avaient épuisé sur elle toutes leurs res-
« sources. Sous l'influence de nos préparations elle fut guérie
« au bout de quatre mois, et jouit maintenant d'une santé
« parfaite. Cette observation est restée dans ma mémoire
« mieux gravée qu'une foule d'autres, parce qu'elle fut l'oc-
« casion de la conversion à l'homœopathie de l'estimable
« docteur Annelli de Presbourg. Celui qui ne veut se servir
« que de fortes doses montre qu'il est pauvre d'expérience...
« Il en est de même pour ce qui concerne la répétition des
« remèdes. Si autrefois on conduisait le malade pendant 40
« jours à la lueur de l'espérance sans redonner le médica-
« ment, a-t-on moins tort aujourd'hui de croire qu'on ne
« puisse assez souvent répéter. Ces deux extrêmes sont éga-
« lement à rejeter : ce torrent rapide et destructeur d'une
« critique exagérée s'est jeté sur notre matière médicale. On
« dirait qu'on est honteux de ne pas revenir assez complète-
« ment à l'ancienne routine. Cependant, du milieu de ce
« trouble et de ce désordre, s'élève un ordre nouveau, et
« l'anarchie aura été la cause d'une heureuse renaissance.
« Lorsque se sera apaisée la tempête qui agite maintenant l'é-
« cole homœopathique ; lorsque d'un côté les partisans aveu-
« gles de la lettre morte, et de l'autre les réformateurs irré-
« fléchis, se seront calmés dans leur ardeur de polémique,

« alors nous marcherons ensemble vers la vérité que ne pos-
« sédaient exclusivement ni les uns ni les autres. Seulement
« ayons soin de tenir à l'abri de toute attaque notre excel-
« lent principe *des semblables.* »

Cet abandon de Fleischmann n'était pas flatteur pour les
prétentieux réformateurs de l'homœopathie. W. Gross venant déclarer qu'ils n'ont plus rien de commun avec notre
école, acheva de les déconsidérer. Je rapporte ici cette déclaration qui fut, je crois, le dernier trait qu'il lança contre
les spécificiens. « ... Déjà les disciples de Hahnemann avaient
« perfectionné la méthode de leur maître ; on était sur la
« voie du progrès, lorsque tout-à-coup il se forma une lutte
« intestine et une opposition violente contre leur prétendu
« dogmatisme. On se mit avec passion, sans règle, sans
« plan, sans réflexion, à effectuer fort mal une chose bonne
« en elle-même et qu'on avait déjà commencée : la révision
« de la doctrine hahnemannienne et la séparation du fro-
« ment d'avec la paille. Le langage des réformateurs était
« incisif, présomptueux et insultant : ils venaient nous redon-
« ner la liberté de penser que nous avions perdue. Les pra-
« ticiens homœopathes, réduits d'abord au silence par la voix
« assourdissante de ces sophistes, finirent par repousser
« ces dangereux auxiliaires. Ils ont été mis en dehors de
« notre école, et ils forment une secte médicale qui n'a rien
« de commun avec nous. Il y a maintenant entre eux et nous
« une classe considérable de gens indécis qui ne savent de
« quel côté se porter, et qui jouent le rôle d'éclectiques.
« Voici une trentaine d'années que je me livre à la pratique
« de l'homœopathie ; j'ai traversé toutes les phases de son
« histoire, et je suis arrivé à la conviction intime qu'il n'y
« a qu'une route, et c'est celle qu'Hahnemann a tracée,
« qui puisse conduire notre méthode à son perfectionnement.

« Des connaissances pathogénétiques exactes et très-com-
« plètes et l'emploi de dilutions suffisamment élevées sont,
« suivant moi, les deux plus importantes conditions d'une
« pratique heureuse. » Ces paroles calmes contrastent avec
la *proclamation des rédacteurs des Archives.* On sent que
l'orage se dissipe, que le danger est passé. Entendons Bönninghausen se féliciter de ce changement favorable. « Il
« y a quelques années, lorsqu'il se produisit parmi les ho-
« mœopathes une violente scission, on put croire que les
« spécificiens l'emporteraient sur le soi-disant hahneman-
« nisme. Tous les préceptes de notre illustre chef devinrent
« l'objet d'un dénigrement systématique. Le petit nombre
« d'homœopathes restés fidèles à l'expérience se retirèrent
« d'abord de cette scène confuse, et la livrèrent à ces fou-
« gueux réformateurs, qui s'efforcèrent de détruire l'édi-
« fice laborieusement élevé par trente ans d'observation.
« Pendant cette terrible épreuve, notre école recula et per-
« dit une partie du terrain qu'elle avait si glorieusement
« conquis sur sa rivale. Tous les homœopathes furent plus
« ou moins atteints de cette passion désordonnée de chan-
« gement radical (¹), et je n'ai été délivré de cette funeste
« tendance que par les soins de mon excellent ami et véné-
« rable maître, qui entretint avec moi une correspondance
« active où je puisais tous les éléments d'une conviction
« durable. Un pareil retour s'observe maintenant chez un
« grand nombre; nos rangs dégarnis se remplissent, et
« nous rentrons avec empressement sur le terrain où notre
« école a remporté ses premiers triomphes. Il y a un an qu'on

(¹) Bönninghausen aurait dû en excepter plusieurs des anciens disciples
de Hahnemann et l'immense quantité de praticiens qui ne prirent aucune
part à la discussion ; parmi lesquels il faut comprendre tous les médecins
hongrois.

« n'aurait osé parler de la sorte. Avant 1836, les rédac-
« teurs des *Archives* préféraient ne pas rapporter les obser-
« vations de guérisons avec les petites doses, que de s'ex-
« poser aux sarcasmes de l'*Hygée*. A cette époque de honte
« et de faiblesse, où il m'eût été si doux de donner la main
« aux fidèles et rares défenseurs de la vraie doctrine, des
« circonstances de position sociale ne me permirent pas
« de combattre ouvertement avec eux. Mais, si je ne me
« trompe, il me paraît que nous entrons dans une phase
« meilleure ; une heureuse réaction se manifeste de toutes
« parts. Le fondateur de notre école vient de mourir ; mais
« son esprit semble avoir repris naissance parmi nous : les
« divisions s'effacent, les systèmes s'en vont, la science se
« dégage d'une critique irréfléchie qui avait gêné sa marche
« et compromis son avenir. Dès ce moment formons une
« intime union, admettant dans nos rangs les vrais pra-
« ticiens et, chassant impitoyablement tous ces faiseurs
« de théories qui ont l'insulte pour raisonnement et des
« opinions personnelles pour expérience. En même temps
« rendons un digne hommage à la mémoire de l'immortel
« Hahnemann, en soumettant à un examen approfondi,
« à une étude complète, ses œuvres résultat de cinquante
« ans de travaux. Que nos observations et nos recherches
« s'exercent dans le sens de sa doctrine ; que ce soit au moins
« un résultat heureux de nos déplorables divisions, d'avoir
« montré qu'en dehors de cette doctrine, entre elle et l'an-
« cienne école, il n'y a point de méthode possible, que sur
« ce terrain imaginaire l'on peut critiquer et protester,
« mais qu'on reste toujours dans une impuissance absolue. ».
Voilà dans quel esprit de réaction ou plutôt de bonne direction furent entreprises les nouvelles études médicales et les

recherches sur les doses dont j'ai fait connaître les principaux résultats dans le chapitre précédent.

Je ne puis terminer ces considérations sur l'école spécificienne sans m'occuper d'un fait qui se rattache intimement à l'histoire de ces discussions. Dans ces derniers temps les réformateurs hygéistes, quittant les hautes régions de la critique générale, se prirent à spécialiser les objections ; la matière médicale pure devint l'objet de cette attaque précise et directe, et dans ce monument impérissable du génie observateur, trois pierres de la base reçurent plus spécialement les coups de marteau de ces démolisseurs. Je veux parler de la discussion qui s'établit à propos de la valeur thérapeutique du *natrum mur.*, du *lycopode* et du *causticum*.

Suivant les spécificiens, le *causticum* était une illusion ; Hahnemann avait créé un mythe chimique ; son prétendu *causticum* n'était autre chose que de la *chaux caustique — calcarea caustica*, et l'on devait refaire l'étude de cette substance. Le *natrum mur,* était, à toutes les préparations, un médicament aussi insignifiant que le sel de cuisine ; et le *lycopode*, aussi inerte que la poudre dont les apothicaires saupoudrent leurs pilules. Les brillantes pathogénésies de Hahnemann et les innombrables observations de guérisons obtenues avec ces remèdes, tout cela était réduit à néant, et l'école qui les publia n'avait guère plus de valeur. On comprend le sentiment qui dut animer les praticiens homœopathes à l'apparition de ces critiques; ils reprirent ces questions et les résolurent à la confusion de leurs adversaires irréfléchis.

Bönninghausen s'empressa de publier toutes les observations qu'il avait recueillies sur les effets thérapeutiques de *calcarea* et de *causticum*, afin d'éclairer l'opinion sur la valeur différentielle de ces deux substances. Buchner de

Munich se hâta de faire une analyse de *causticum* (¹) qu'il reconnut être une substance *sui-generis*, dépourvu de tout élément calcaire. Sur l'invitation de Stapf, le pharmacien chimiste Lappe (de Neudietendorf près Erfurt) refit cette analyse qui lui donna les mêmes résultats ; seulement il trouva un vestige variable et insignifiant de chaux. Il constata la présence de l'ammoniaque à un état particulier. Enfin en 1844 le docteur Kurtz établit positivement l'existence de l'élément ammoniacal et la nature spéciale du *causticum*. Cette substance reprit donc son droit à l'existence et son rang dont les spécificiens l'avaient si lestement dépouillée en faisant étudier par le docteur Koch, au lieu de *causticum* le *calcarea caustica*. Pfortner se joignit à Bönninghausen pour publier des observations cliniques sur l'emploi de ce remède qui fut ainsi glorieusement réhabilité.

Le *lycopode* eut à subir les mêmes épreuves si ce n'est qu'on ne lui contesta pas son existence propre ; mais on lui dénia toute action thérapeutique ; on le raya sans ménagement de la liste des remèdes. Cette critique, qui parut dans l'*Hygée*, ne fut pas dirigée par les réformateurs badois, mais par leurs adhérents de Vienne ; car un certain nombre de praticiens de cette ville se sont fait l'écho des doctrines spécificiennes. L'un d'entre eux, le docteur Wurmb, se chargea de faire rejeter le *lycopode*. Il se procura cette substance chez un droguiste sans examiner sa nature (et l'on sait qu'elle est le plus souvent mêlée à d'autres matières) ; il en prit des doses énormes ; il se l'ingurgita par cuillerées et publia qu'il n'avait obtenu aucun résultat de cette *expérimentation!* Les homœopathes exacts (auxquels Wurmb s'est complètement rallié aujourd'hui) répondirent à cela

____

(¹) Le *causticum* est le produit de la distillation d'un mélange aqueux de chaux hydratée et de sulfate acide de potasse.

comme ils l'avaient fait pour le *causticum* : ils expérimen-
tèrent d'une manière spéciale le *lycopode* au lit du malade.
Pendant les années 1843 et 44 le docteur G. Schelling (de
Berneck en Suisse) publia dans l'*Allgemeine Zeitung* une
série d'observations cliniques sur l'emploi de ce médicament,
bien propres à réfuter les assertions de Wurmb. Il y eut du
reste à ce sujet une heureuse coïncidence : pendant que les
spécificiens viennois niaient l'efficacité du lycopode, un médecin allopathe d'Erfurt Wittke publiait ce qui suit [1] :
« Le lycopode s'est montré efficace surtout contre les souf-
« frances crampoïdes de la vessie, chez les enfants, qui ne
« proviennent pas d'irritation cérébrale, mais d'une affec-
« tion du système ganglionnaire avec complication acide,
« vermineuse..... Mais ce n'est point seulement contre ces
« maladies de l'enfance, que ce remède peut être avanta-
« geusement employé ; il rend aussi de grands services chez
« les adultes dans les souffrances nerveuses du bas-ventre
« de nature hystérique ou hypochondriaque, avec crampes,
« dégagement de vents et ténesme. » Le docteur allopathe
Hahnbaum rapporte des observations analogues [2] ; Sommer
de Franckfort-S.-O. vient de donner un dernier démenti à
l'assertion aventurée de Wurmb.

Les dissidences qui ont eu lieu touchant l'efficacité du *lycopode* s'expliquent en partie par la constitution physique de
cette substance.—Voici ce qu'on lit dans un travail du docteur Streintz , intitulé : *Résultat des recherches physiques et
cliniques sur les médicaments homœopathiques* (*Arch.*, v. 23, 1).
« Les sporules fraiches du *lycopodium clavatum* sont d'une
couleur pâle, jaune-paille, insipides et inodores, globuleuses,

[1] Medicinische vereinzeitung, n. 24. 1840.
[2] Medicinische conversationblatte.

de 0,029 à 0,034 millimètres de diamètre, composées d'un noyau dur entouré exactement d'une solide enveloppe qui contient 90 pour cent d'une substance azotée combustible, insoluble dans l'eau, l'alcool et les liquides alcalins. Cette substance, qui se retrouve dans le pollen de plusieurs es-pèces de plantes, surtout des conifères, a reçu le nom de *pollenin*. La sporule du lycopode contient en outre de l'huile, du sucre et de l'amidon. Lorsqu'on met dans de l'eau une pincée de la première trituration, on aperçoit après la dis-parition des cristaux du sucre de lait, les pellicules déchi-rées des sporules qui nagent, des gouttelettes huileuses à la surface du liquide et un dépôt de matière amorphe résultat du noyau réduit en poudre plus ou moins imparfaitement. Dans la deuxième et la troisième trituration, on retrouve les mêmes éléments, avec la différence que leurs particules sont plus petites et plus rares. La trituration du lycopode exige beaucoup d'exactitude et de soins. En examinant au micros-cope plusieurs préparations homœopathiques de ce médica-ment, j'ai trouvé qu'elles étaient, pour la plupart, très-im-parfaites, il arrive souvent que la plus grande partie des sporules reste intacte; dans une préparation sortie d'une of-ficine allopathique, j'ai même pu reconnaître qu'aucune sporule n'avait été entamée.

« Cette circonstance donne une explication satisfaisante des divergences d'opinion au sujet de l'efficacité de ce re-mède; d'ailleurs on doit encore faire entrer en ligne de compte les altérations dont il est susceptible... Il résulte de ces recherches que le *lycopode* n'acquiert de vertu médi-cinale que par une trituration exacte, semblable à celle qu'on fait subir aux métaux, et que tout autre mode de pré-paration est entièrement à rejeter. »

Streintz condamne donc ainsi l'emploi de la teinture que

Grüner a préconinée, et dont plusieurs praticiens commencent à faire usage.

Le docteur Pförtner prit la défense du *natrum mur*. Je rapporte ici le passage où il conclut : « La pathogénésie du « *natrum muriatic.* a été rejetée par Griesslich et ses adhé- « rens, parce qu'Hahneman l'obtint avec des globules de « la 30ᵉ dilution administrés à des personnes saines et très- « robustes. L'indication de cette dose a effarouché les ultra- « spécificiens, qui n'ont point épargné au vénérable chef « de notre école les satires et les reproches. Mais aucun « d'eux ne chercha à vérifier ces résultats pour répondre « par des faits aux assertions de Hahnemann et aux nom- « breuses observations que possède notre littérature sur « les effets cliniques du *natrum* à hautes dilutions... Deux « médecins homœopathes de la société silésienne, Neumann « et Engelhardt, viennent de nous fournir la contre-épreuve « de l'action clinique par les effets sur l'homme sain. Celui- « ci a rapporté dans le 1ᵉʳ volume des *Prachtische beitrage* « une observation de maladie médicamenteuse produite par « le *natrum*. Il en expose en détail toutes les phases, et « l'on y voit se reproduire tous les principaux traits la pa- « thogénésie de ce médicament. On y observe même la pro- « duction veruqueuse propre à cette substance et sa dispa- « rition sous l'influence de l'antidote indiqué par Hahne- » mann (l'éther nitrique). Les phénomènes signalés par « Neumann se sont développés plus particulièrement sur « d'autres appareils organiques, et s'accordent en tous points « avec ceux qui ont été rapportés par Engelhardt. Cette « coïncidence parle assez haut en faveur des expérimenta- « tions de Hahnemann. » Pförtner cite les nombreuses publi- cations où l'on traite des effets thérapeutiques du *natrum*.

Nous avons enfin terminé l'exposé de nos polémiques intestines. Si l'on a pu craindre un jour que l'homœopathie exacte succombât dans cette lutte, une telle crainte est aujourd'hui complètement dissipée. Notre école, comme on voit, n'a cessé de se défendre depuis son origine. Cette lutte perpétuelle a tendu tous ses ressorts, enrichi sa littérature, éclairé une foule de questions obscures, et entretint le zèle et l'activité de ses partisans.

Je pris congé de Griesslich, charmé de ses manières affables et de ses opinions conciliantes. Je le crois moins éloigné de la doctrine homœopathique exacte qu'on ne le pense. Il s'est préparé une belle position ; il ne tient qu'à lui de l'occuper. Par sa création de l'*Hygée* et du *Baden Verein*, il a jeté un pont entre les deux écoles, et poussé un grand nombre de praticiens allopathes à corriger dans le sens de la réforme hahnemannienne, les défectuosités de l'ancienne médecine. Qu'il excite et dirige cette heureuse tendance, en abandonnant la prétention de se poser en réformateur de notre école, en maître et conseiller des praticiens qui ont vieilli dans l'exercice du nouvel art.

CHAPITRE XV.

APPENDICE.

J'arrivai à Strasbourg peu de jours avant l'époque fixée pour la réunion du *Congrès scientifique français* dont la 10e session devait se tenir en cette ville. Les industriels d'Elberfeld et de Mulhouse, les botanistes des Vosges et de la Forêt-Noire vinrent fraterniser sur ce sol gallo-germain ; les artistes de Cologne et de Bonnes, les littérateurs de la Lorraine accoururent y célébrer en beaux discours les gloires de la république des arts et des lettres. Strasbourg épanouit un instant ses traits gothiques à la vue de cette multitude d'enfants francs-teutons réunis dans son enceinte hospitalière ; elle revêtit ses plus beaux habits de fête, et couvrit de feux de joie la flèche dentelée de son *Münster*. Son citoyen Schwilgué termina et put exposer alors sa merveilleuse horloge, chef-d'œuvre unique en son genre, sur laquelle s'écoulent au chant du coq et sous le jeu d'un mouvement varié de personnages, les heures, les jours, les mois et les années, avec l'indication des changements de saisons et des signes du ciel.

Le mélange des Français et des Allemands donna à cette session du *Congrès* un caractère tout particulier. Nos confrères trans-rhénans, croyant sans doute qu'on avait choisi la capitale de l'Alsace pour se rapprocher d'eux, voulurent se montrer sensibles à cette prévenance et prirent la chose à cœur. Ils proposèrent avec attendrissement l'union fraternelle des deux nations, l'entente cordiale des deux peuples, et mêlèrent leurs larmes patriotiques avec celles de maints humanitaires-philanthropes français partisans du progrès des lumières, de l'harmonie et de la paix universelle. Heureusement qu'ils avaient apporté au congrès un tribut plus positif que ces généreux sentiments. Il y eut un grand nombre d'écrits sérieux et originaux qui donnèrent à toutes les sections une animation et un intérêt inusités. La collection de ces mémoires dus aux savants des deux pays a été publiée par l'administration du congrès et restera comme un souvenir durable de cette remarquable session.

Au sein d'une faculté de médecine et sous la présidence du professeur Forget, la section médicale du congrès ne devait pas être la moins brillante. Je pris soin pendant les arrangements préliminaires d'assurer les éléments d'une discussion sur un des points fondamentaux de la doctrine homœopathique. A cet effet, je m'empressai d'aller voir un de nos confrères homœopathes de Strasbourg, le docteur Kirschleger, professeur de botanique à la faculté. J'appris avec plaisir qu'il avait déjà fait insérer dans le programme des questions à traiter *l'expérimentation des remèdes sur l'homme sain.* C'était tout ce qu'il fallait pour entrer en matière sans blesser trop fortement un auditoire allopathique. Un autre sujet, celui du traitement des fièvres intermittentes par l'arsenic, devait nous offrir une seconde occasion de parler. Malheureusement Kirschleger, auquel il ne convenait pas de se prononcer sur nos doctrines en présence de ses collègues, n'avait pas eu l'idée de prévenir les homœopathes alsaciens et badois de la question qu'il avait fait insérer dans le programme. Il eût été si facile, au moyen de Griesslich et de son journal l'*Hygée*, d'en avertir nos confrères voisins, qui se seraient empressés de venir faire à ce congrès une démonstration très-utile aux progrès de notre école en France. Il n'en fut pas ainsi. Il n'y eut que le docteur Jänger de Colmar, qui prononça un discours sur des généralités. Je fus donc seul à traiter cette belle question de l'expérimentation des remèdes. Je le fis à la séance du 6 octobre, laissant entrevoir la doctrine homœopathique, mais n'en prononçant pas le nom afin d'être entendu jusqu'au bout. Je dois le dire, ces idées que les médecins allopathes ont repoussées jusqu'à ce jour, furent accueillies très-favorablement à cette réunion, et lorsque j'eus fini, le professeur Forget proclama « *l'urgence de l'essai des médicaments sur l'homme sain,* et dit, *qu'il était persuadé que tous les membres de la section de médecine seraient d'un avis unanime.* » On a pris note de ces graves paroles. Étaient présents à cette séance messieurs les docteurs Roux de Marseille, Pétrequin de Lyon et Major de Lausanne.

Sur la question des fièvres je parlai de l'abus du quinquina et de ses dangers, et de l'indication homœopathique des préparations arsénicales dans la plupart des fièvres quartes. Le professeur Pascal me fit quelques objections à propos de la loi de similitude dont je développai le sens, et le professeur Bertini de Turin, me prenant à part, me félicita de mes opinions sur le traitement des fièvres. « En Piémont, « me dit-il, nous avons abandonné l'usage du quinquina « dans les fièvres quartes, et nous recourons presque tou- « jours avec le plus grand succès à l'emploi de l'arsenic. Le « type quarte est rarement primitif ; il provient dans le plus « grand nombre des cas d'une lésion profonde du système « ganglionnaire abdominal. »

Nous sommes heureux de signaler l'accueil favorable que nos doctrines reçurent dans cette savante réunion ; il nous montre les progrès que ces doctrines ont déjà faits dans l'opinion des hommes instruits ; il nous donne enfin l'espoir de voir les préjugés aveugles et malveillants de nos confrères dissidents faire place à un esprit de sage examen, si toutefois il est permis de juger de la disposition des académies et facultés par celle des congrès, assemblées mobiles et hétérogènes qui échappent à toute prédominance d'opinion exclusive.

Je rentrai en France chargé de documents positifs sur l'état actuel théorique et pratique d'une méthode qui est la réforme radicale de l'art de guérir, et dont on connaît à peine parmi nous la nature et l'origine. Je repassai la frontière au moment où le docteur Scoutteten entrait en Allemagne, envoyé par le gouvernement français pour étudier les procédés hydrothérapiques ; il se sera senti dans une atmosphère médicale nouvelle, profondément modifiée par l'influence des idées hahnemanniennes ; mais il n'aura rien entendu,

rien vu, rien observé, si ce n'est les applications de l'eau
froide! Le livre de Scoutteten est déjà dans l'oubli, l'hydrothérapie cesse d'exciter l'enthousiasme et voit chaque jour
se restreindre la sphère de ses indications, pendant que l'homœopathie, à l'exemple des grandes vérités, poursuit lentement et régulièrement le cours de ses progrès. Mais l'on peut
être assuré que le gouvernement n'enverra point au-delà du
Rhin, quelque praticien habile, pour le renseigner sur une
méthode dont les résultats, au moins fort probables, dans ses
hospices, prisons et hôpitaux, seraient une mortalité moindre achetée à moindres frais! L'homœopathie froisse trop de
préjugés, d'intérêts et d'amours-propres, pour n'être point
réduite à combattre pendant longtemps encore l'opposition
des corps savants constitués.

Nous avons exposé l'histoire de la médecine spécifique,
appelée aujourd'hui **homœopathie**, l'histoire d'une de
récentes et passagères transformations, dite **école spécificienne**; il resterait, pour compléter le tableau de cette
grande révolution médicale, à faire connaître quel rôle y joua la
médecine ordinaire, cette vieille méthode hippocratico-galé-
nique; car il ne faut point croire qu'elle resta au milieu de
tout ce mouvement dans un état d'aveugle et d'opiniâtre résistance. Ce qu'on peut reprocher à la plupart des individus
n'eut pas lieu pour le corps entier des médecins : leurs doctrines se modifièrent peu à peu; l'emploi des procédés palliatifs et œnanthiopatiques se restreignit de plus en plus pour
faire place à l'usage des médicaments spéciaux. La loi des
semblables, l'expérimentation sur l'homme sain cessèrent de
paraître aussi étranges et inadmissibles; l'on finit par s'habituer à ces idées, à les critiquer, à les commenter, puis
enfin à les appliquer. On parla d'*effets primaires et de réac-*

tion, il est vrai comme notions reçues de tout temps, et dont Hahnemann n'aurait jamais parlé. Le docteur Nauman (*über die quellen der allgemeine therapie*) préconise le rhus et le thuja ; mais sans mentionner le nom de celui auquel on doit ces remèdes. Le docteur Kindervater se vante d'avoir reconnu l'efficacité de l'aconit contre la phlogose inflammatoire. Dans le journal allopathique d'Autriche, le plus répandu (*Œster-reichische Wochenschrifte*, 1844, n° 48,), on lit un article du docteur Popper de Wintenberg, sur l'action de la belladonne, qui montre jusqu'à quel point les allopathes sont poussés par la force des choses à se rapprocher de nous (¹).

Il devenait évident pour tous les partisans éclairés de l'allopathie que cet ancien système médical était menacé d'une ruine complète, dont on ne saurait le préserver que par de larges concessions. C'est ce que sentit fort bien Hufeland et quelques-uns des rédacteurs de son journal. Schrœn a parfaitement apprécié l'intervention favorable de ces praticiens lorsqu'il dit : « N'ayons pas une vive reconnaissance pour « la bienveillance de l'archiatre prussien ; ce qu'il fit en ap-« parence dans l'intérêt de l'homœopathie, il le fit en réalité « pour prévenir la chute prochaine de son école, en y mé-« nageant une petite place pour la nôtre. » Les allopathes

(¹) Le docteur Popper avoue qu'il a été conduit par les conseils de plusieurs praticiens homœopathes à faire usage de la belladonne dans les affections du cou, n'obtenant pas avec le traitement ordinaire des effets thérapeutiques satisfaisants. « Je dois faire observer, dit-il, que la belladonne « renferme un trésor de propriétés medicamenteuses et curatrices comme peu « de drogues en possèdent. Les médecins rationnels sans préjugés devraient « en faire un emploi beaucoup plus fréquent Quant aux sources où ils « pourront puiser la connaissance de ces propriétés, c'est surtout et en « premier lieu la *matière médicale* pure de Hahnemann et les écrits des « médecins homœopathes » Il est fort douteux que nos confrères en France se décident bientôt à puiser dans cette *source de connaissances*..

les plus intelligents comprirent qu'il fallait en finir avec le système de répulsion suivi depuis tant d'années ; que la nouvelle méthode avait pris une trop grande extension pour qu'il fût encore possible de la laisser inaperçue, et de lui refuser sa part légitime de publicité. Les rédacteurs du *Jahrbücher* de Schmidt, le plus répandu des journaux allemands, se crurent obligés, dès l'année 1837, de consacrer une colonne de cette feuille à l'exposé et à la critique de la littérature homœopathique. Un des membres de la rédaction, le docteur Kneschke, qui est spécialement chargé de ce travail, se plaignit d'être dépassé par la fécondité de cette jeune littérature, tout en protestant qu'il s'efforcerait de s'acquitter de son œuvre avec autant de soin que d'impartialité. Il a tenu parole ; mais l'on remarque qu'il ne peut s'empêcher de traiter avec prédilection les ouvrages qui ont une couleur allopathique ou spécificienne. Cependant il rend justice aux productions de l'homœopathie exacte, dont, parfois, il comble les auteurs d'éloge. L'extension que prirent nos querelles intestines modifia bientôt le plan de ce journaliste et lui servit ensuite de prétexte pour cesser la publication de ses comptes-rendus : « Je ne ferai plus, dit-il, de critiques « longues et approfondies sur les œuvres de la nouvelle « école, jusqu'au moment où le calme sera rétabli dans son « domaine, et qu'on saura précisément ce qu'on aura devant « soi ; car c'est maintenant une mer agitée dont les flots « s'entrechoquent et se confondent. » Kneschke reconnaît les deux méthodes et désigne l'allopathie sous le nom d'*ancienne école*.

La traduction libre qui a été faite en allemand de notre dictionnaire en 21 volumes renferme dans différents articles l'exposé complet de notre doctrine. Les traducteurs auraient cru leur travail très-défectueux, s'ils n'y avaient intercalé les principaux résultats pratiques dus aux recherches des homœopathes (¹).

A l'université de Jéna les professeurs Eduard Martin et Wilhelm Starke s'occupent d'homœopathie et publient des dissertations (abhandlungen) favorables à ce système thérapeutique. A l'université de Tübingen, le professeur Eschenmayer publia , dès 1834 , un bon traité sur la valeur relative des deux écoles rivales (²).

Il serait long de citer tous les livres profondément empreints de la doctrine hahnemannienne, qui ont paru dans l'école allopathique depuis ces dernières années ; je me contente d'indiquer la nouvelle *matière médicale* du docteur G. Rademacher, où les médicaments sont classés par ordre spécifique. L'auteur prenant successivement les divers appareils ou organes, indique les substances qui agissent spécialement sur eux ; c'est la première partie du travail. Dans la seconde, il spécialise les cas morbides sous le point de vue anatomique. On comprend que la spécialisation homœopathique qui part de l'expression symptomatique est la seule qui soit généralement et facilement applicable.

L'allopathie se modifie profondément et radicalement en Allemagne, et l'on ne peut douter qu'elle ne se transforme tôt ou tard en notre école ; c'est une question de temps. Il y a quatorze ans que l'impulsion fut donnée : alors apparut sur le terrain de la lutte médicale une étrange figure, un nouveau Guy-Patin plus sérieux, plus rude, plus radical que son devancier , qui laissa le fouet de la critique pour

(¹) Le titre de l'ouvrage est universal lexicon der practischen medizin und chirurgy von Andral, Begin, Blandin, etc, so wie mit den allgemeinen und besonderen grundsätzen und practischen erfahrungen *aus dem gebiet der homœopathie bereichert.* Leipsig. 1535.

(²) Die allopathie und homœopathie verglichen in ihren principien 1834.

prendre une massue. Je veux parler de Krüger-Hansen de Gustrow. C'était en 1832 ; le choléra venait d'exercer ses ravages ; Krüger-Hansen demande ce qu'est cette méthode qui est restée tout-à-fait impuissante contre ce fléau, qui n'a jamais pu arrêter ou modifier une seule épidémie. Il la cite au tribunal du sens commun et de l'expérience ; il la fouille, la dissèque sans pitié et l'expose au public dans son inanité, ses contradictions et son manque de principe.

Cette mordante et impitoyable critique venant d'un des leurs, fut vivement sentie des partisans de l'ancienne école. Je ne dirai point les persécutions qu'ils firent subir au franc parleur de Gustrow ; volontiers ils eussent étouffé son œuvre par la conspiration du silence. Mais ce n'était plus le temps où Guy-Patin mourut oublié ; Krüger-Hansen avait derrière lui la puissante phalange des homœopathes ; et sans doute il compta sur leur appui, car son livre exprime en maints chapitres la bienveillance et l'estime pour les disciples et la doctrine de Hahnemann, qu'*il espère voir triompher de la vieille routine.*

Notre école accueillit avec empressement cet auxiliaire inespéré qui lui venait du camp ennemi : Trinks analysa ses pamphlets et les mit à la portée des gens du monde ([1]). Attomyr y puisa plusieurs traits acérés, et Schweikert s'empressa d'analyser cet ouvrage à la réunion du *Congrès central*. C'était en effet au plus fort de la lutte entre les deux écoles rivales, que le livre de Krüger parut, et nous ne pouvions espérer une plus heureuse diversion.

Un autre personnage qui joua un rôle important dans ce travail de transformation de l'ancienne médecine, fut Johan

---

([1]) Die allopathie dargestellt in den kurbildern der Dr. Krüger-Hansen. Dresden 1832.

Jörg, professeur à l'université de Leipsig. Il publia, dès 1822, une série de mémoires critiques sur l'homœopathie (²). « Pour donner, dit-il, aux étudiants de bons prin-« cipes bien arrêtés et les mettre à l'abri des doutes fâcheux « que pourrait faire naître dans leur esprit l'apparition de « nouveaux systèmes; » il fit donc une analyse critique de toute la doctrine de Hahnemann qu'il rejeta entièrement. C'était un premier service rendu à notre école : l'*Organon* n'avait pas encore de commentaire ; il n'en existait aucun développement clair et précis. La critique de Jörg provoqua cette œuvre indispensable ; ce fut Moritz Müller qui s'en chargea ; et, répondant en détail aux observations du professeur, il nous fournit la première exposition de la doctrine homœopathique, exposition complétée quatre ans après par Gross dans sa réfutation de l'*anti-Organon*, ouvrage d'un autre professeur de l'université de Leipsig, le docteur Heinroth.

Jörg n'avait pas eu l'intention de faire à notre école une opposition partielle et passagère pour donner satisfaction à d'aveugles antipathies de savants ; mais il s'était loyalement engagé à lui déclarer une guerre décisive, à la confondre par l'observation des faits et des expériences positives. Il se mit à répéter l'expérimentation des remèdes sur l'homme sain, bien convaincu qu'il y trouverait la condamnation des prétendues découvertes de Hahnemann. Mais, oh résultat aussi décevant qu'inattendu! les substances médicinales développent des séries de phénomènes pathogénétiques. Jörg se consola en pensant que ces phénomènes n'ont aucun rapport avec ceux qui furent indiqués par Hahnemann ; il se le persuada et le publia ; singulière et misérable défaite! Il suffit à notre confrère Müller de mettre, en regard des symptômes signa-

____

(²) Kritische hefte von Johann ... pag. Leipzig. 182..

lés par Jörg, ceux qui sont contenus dans notre matière médicale pure, et de montrer qu'ils ont entre eux la plus grande analogie. Ces substances expérimentées étaient : *china*, *sulfur*, *camphora*, *helleborus niger*. On comprend l'influence que dut exercer sur les progrès de notre école naissante ce résultat de la critique du professeur de Leipsig.

A mesure qu'il avançait dans son travail, Jörg perdait un peu de sa primitive assurance : « De tout le fatras d'asser- « tions erronées, dit-il, contenues dans les œuvres de Hah- « nemann, la médecine peut retirer quelques utiles précep- « tes, tels par exemple que l'administraion de remèdes sim- « ples, leur étude sur l'homme sain, avant de les employé « sur le malade, et quelquefois leur application aux états « morbides qu'ils peuvent développer eux-mêmes. » C'est là ce qu'il appelle *quelques utiles préceptes!*

Dans son troisième *mémoire critique* Jörg n'est plus reconnaissable; son opposition aveugle à l'homœopathie fait place à un vif enthousiasme pour l'expérimentation des remèdes et la réforme de la matière médicale, dont il se propose de faire dorénavant l'objet favori de ses travaux. Il commence par ces paroles remarquables que je ne puis assez engager nos confrères dissidents à méditer : « Plus j'essaie « les médicaments, plus je m'étonne de notre ignorance en « ce qui concerne leurs propriétés. Je ne connais pas un seul « remède qui soit dépeint dans notre matière médicale tel qu'il « se montre réellement par l'expérimentation sur l'homme « sain... Il est urgent de déterminer les effets propres à « chaque substance, et les doses auxquelles elle les produit; « il est temps de renoncer à s'en faire des idées *a priori*, « d'après des théories plus ou moins fallacieuses..... Lors- « que nous connaîtrons bien et en détail les propriétés « de nos agents thérapeutiques, seulement alors nous pour-

« rons nous flatter de pouvoir guérir vite, agréablement et
« avec toute la certitude désirable. » Jörg fut le premier de
son école à mettre à exécution cet important projet d'études ;
car trois ans après avoir écrit les lignes que nous venons de
rapporter, il publia l'ouvrage suivant : *Matériaux pour une
future matière médicale d'après les essais des remèdes sur
l'homme sain.* Leipsig, bey Knobloch.

Une autre sommité de l'école allopathique, le conseiller
supérieur du prince de Hesse, docteur J. H. Kopp de Hanau,
en appela aussi à l'expérience pour prouver la fausseté de la
doctrine hahnemannienne. Il s'y prit de manière à compléter, pour ainsi dire, le témoignage du professeur de Leipzig. Jörg, tout absorbé par l'essai physiologique des remèdes, n'alla plus au-delà et persista, au milieu de ses recherches, à soutenir qu'il n'existait pas de loi de similitude
générale, que les médicaments agissaient tout aussi bien
d'après les principes de la médecine ordinaire. La moindre
observation clinique l'aurait désabusé ; mais il ne la fit pas.
Kopp de Hanau se chargea lui, de démontrer au lit du malade, la vanité dn système homœopathique ; résolution fort
étrange, car déjà en 1822 il avait préconisé l'emploi de
l'*hepar sulfuris* dans le croup, remède indiqué contre cette
affection par l'analogie de son action pathogénétique, et il
avait envoyé au *Journal d'Hufeland* des observations de
guérison de dyssenteries obtenues au moyen du *sublimé* en
solution. Il ne préjugea rien de ces deux faits ; tant il est
vrai que les opinions depuis longtemps admises s'imposent
à notre jugement, l'aveuglent et le paralysent.

Kopp expérimenta donc les substances spécifiques au lit
du malade, et y vérifia, bien à contre-cœur, l'existence de
la loi des semblables. Homme franc et loyal, il publia le résultat de ses recherches dans un ouvrage admirablement

fait pour amener à l'adoption de notre méthode tout praticien intelligent et consciencieux (¹) ; mais , ô bizarres contradictions de l'esprit humain ! Kopp lui-même ne put être
gagné à notre doctrine par ses propres essais. Il avait conçu
contre elle une trop forte haine , une antipathie trop violente.
Il est curieux d'observer dans son ouvrage même le combat
intérieur qu'il s'est livré en le publiant : poussé d'un côté
par sa loyauté, retenu de l'autre par la pensée de faire
triompher une école qui a froissé péniblement ses opinions
et son amour-propre. Volontiers il voudrait nier cette vérité
qui lui est si terrible (fürchterliche Wahrheit) ; mais il est
trop honnête homme pour parler contre ses convictions.

Malgré cette extrême retenue, Kopp ne fut pas à l'abri
de la mauvaise humeur de ses collègues allopathes. Le professeur Sachs de Kœnigsberg, le plus fougueux adversaire
de notre école , fit paraitre bientôt contre lui un pamphlet
intitulé : *Kopp et l'homœopathie*. Afin d'atténuer l'impression
favorable que produisait le livre de ce praticien, Sachs adresse
aux partisans de Hahnemann les insultes les plus furieuses.
Il insiste auprès du gouvernement prussien pour qu'on in-
terdise absolument la nouvelle méthode et qu'on chasse impitoyablement du royaume tous les contrevenants (²). Ce
furent pour certaines gens les conséquences naturelles à déduire des expérimentations de Kopp! mais elles restèrent
comme un témoignage irrévocable , et leur influence sur
les transformations de la médecine ancienne se fait encore
sentir.

(¹) Denkwürdigkeiten in der arztlichen praxis 2 volumes et plutard parurent sur le même sujet : Erfahrungen und Bemerkungen bey einer prüfen-
den anwendung der homœopathie am krankenbette. Frankfort 1832.

(²) Griesslich adressa au professeur de Kœnigsberg une petite brochure
intitulée *Sachs spiegel* qui a dû lui enseigner la modération.

Quand le monde médical eu France donnera-t-il signe de vie? car son état actuel, malgré son apparente activité, est un état de torpeur qui ne produit rien, et où l'on ne sait que ressasser un stérile éclectisme. Nous ne réclamons pas des Krüger-Hansen; nous ne redoutons pas les Sachs; mais nous appelons de tous nos vœux les Kopp et les Jörg, dont les travaux consciencieux préparent les voies à la réforme de l'art médical, désirée depuis si longtemps par les allopathes eux-mêmes.

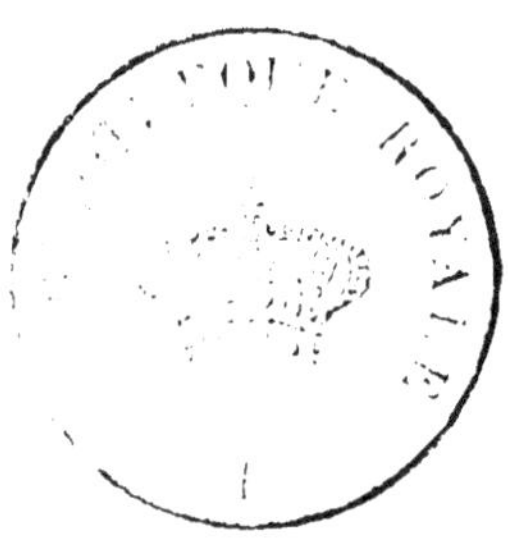

FIN DU TOME SECOND.

TABLE

CHAPITRE II.

DES EAUX MINÉRALES.

CHAPITRE III.

DE L'EXPÉRIMENTATION DES REMÈDES SUR L'HOMME SAIN.

CHAPITRE IV.

DE L'HOMOEOPATHIE EN SAXE.

CHAPITRE V.

DE L'HOMOEOPATHIE A LEIPZIG.

Première partie.

CHAPITRE VI.

DE L'HOMŒOPATHIE A LEIPZIG.

Seconde partie.

CHAPITRE VII.

DE L'HOMŒOPATHIE A BERLIN.

CHAPITRE VIII.

BIOGRAPHIE DE HAHNEMANN.

CHAPITRE IX.

EXAMEN CRITIQUE DES MÉDICATIONS ALLOPATHIQUES.

CHAPITRE X.

DE L'HOMOEOPATHIE EN BAVIÈRE.

CHAPITRE XI.

DE L'HOMOEOPATHIE EN ALLEMAGNE.

Première partie.

CHAPITRE XII.

DE L'HOMOEOPATHIE EN ALLEMAGNE.

Seconde partie.

CHAPITRE XIII.

DE L'HOMOEOPATHIE EN ALLEMAGNE.

Troisième partie.

CHAPITRE XIV.

DE L'ÉCOLE SPÉCIFICIENNE.

CHAPITRE XV.

APPENDICE.

*

FIN DE LA TABLE DES CHAPITRES DU TOME SECOND ET DERNIER.

ERRATA

DU SECOND VOLUME.

Page	2	Ligne	2	hussiste	lisez	hussite.
—	12	—	12	filis mas	—	filix mas.
—	33	—	1	diagnostique	—	diagnostic.
—	66	—	14	attendum	—	attendunt.
—	74	—	17	fragmanta	—	fragmenta.
—	152	—	4	verbera	—	verbena.
—	172	—	22	cachectie	—	cachexie.
—	186	—	14	antipsoriques	—	apsoriques.
—	181	—	10	microscome	—	microcosme.
—	353	—	note 1958	—	1598.
—	460	—	10	prophilactie	—	prophylaxie.
—	510	—	25	attribuer	—	attribués.
—	590	—	6	si le tissu	—	sur le tissu.

TABLE DES MATIÈRES

CONTENUES DANS LES DEUX VOLUMES.

PREMIÈRE PARTIE.

Doctrine.

SECONDE PARTIE.

Thérapeutique.

TROISIÈME PARTIE.

Histoire et Propagation.

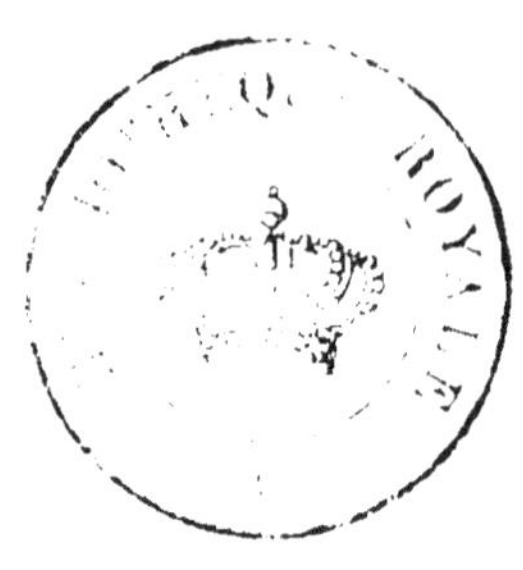

FIN DE LA TABLE

DES MATIÈRES CONTENUES DANS LES DEUX VOLUMES.